0,50

C. Thomas (Herausgeber)
Pathologie

Allgemeine Pathologie
3. Auflage

Pathologie

Herausgegeben von C. Thomas

3., erweiterte Auflage

Allgemeine Pathologie

R. Büttner und C. Thomas

Unter Mitarbeit von
**F. Fend,
H.-D. Mennel,
R. Moll,
K.W. Schmid,
P. Schmitz-Moormann**

Mit 366 meist mehrfarbigen
Abbildungen und 15 Tabellen

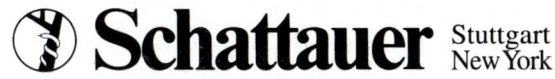 **Schattauer** Stuttgart New York

2003/0936-Qu

Herausgeber

Prof. Dr. C. Thomas
Ehem. Geschäftsführender Direktor
des Medizinischen Zentrums für Pathologie
der Philipps-Universität Marburg,
Klinikum Lahnberge, 35043 Marburg

Autoren und Mitwirkende

Prof. Dr. R. Büttner
Direktor des Instituts für Pathologie,
Universitätskliniken Bonn,
Sigmund-Freud-Str. 25, 53127 Bonn

Prof. Dr. C. Thomas
Ehem. Geschäftsführender Direktor
des Medizinischen Zentrums für Pathologie
der Philipps-Universität Marburg,
Klinikum Lahnberge, 35043 Marburg

Prof. Dr. F. Fend
Institut für Allgemeine Pathologie
und Pathologische Anatomie
der Technischen Universität München,
Ismaninger Straße 22, 81675 München

Prof. Dr. H.-D. Mennel
Abteilung Neuropathologie,
Medizinisches Zentrum für Pathologie
der Philipps-Universität Marburg,
Klinikum Lahnberge, 35043 Marburg

Prof. Dr. R. Moll
Geschäftsführender Direktor
des Medizinischen Zentrums für Pathologie
der Philipps-Universität Marburg,
Klinikum Lahnberge, 35043 Marburg

Prof. Dr. K.W. Schmid
Pathologisches Institut der Westfälischen
Wilhelms-Universität,
Domagkstraße 17, 48149 Münster

Prof. Dr. P. Schmitz-Moormann
Medizinisches Zentrum für Pathologie
der Philipps-Universität Marburg, Klinikum
Lahnberge, 35043 Marburg

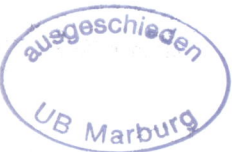

Die Deutsche Bibliothek – CIP-Einheitsaufnahme
Ein Titeldatensatz für diese Publikation
ist bei Der Deutschen Bibliothek erhältlich

© [1995, 2001] 2003 by Schattauer GmbH,
Hölderlinstraße 3, D-70174 Stuttgart, Germany
E-Mail: info@schattauer.de
Internet: http://www.schattauer.de
Printed in Germany

Umschlaggestaltung: Bernd Burkart, Stuttgart
Druck und Einband: Mayr Miesbach, Druckerei und Verlag GmbH,
Am Windfeld 15, D-83714 Miesbach, Germany
Gedruckt auf chlor- und säurefrei gebleichtem Papier.

ISBN 3-7945-2229-X

Vorwort zur 3. Auflage

Bereits 2 Jahre nach dem Erscheinen der vollständig überarbeiteten, 2. Auflage stehen Herausgeber, Autoren und Verlag vor einer Neuauflage. In dieser Auflage haben wir – neben kleinen Änderungen – den von vielen Lesern geäußerten Wunsch berücksichtigt und das überarbeitete Kapitel aus der ersten Auflage **Pathologie des Nervensystems** wieder aufgenommen. Die Trennung von Text und Bildern hat sich bewährt und wird auch beibehalten.

Danksagung: Bücher wie die Allgemeine Pathologie sind das Ergebnis einer engen Zusammenarbeit zwischen Autoren, Verlag und Druckerei, die vom Herausgeber koordiniert werden muss. Mit neuen Produktionsmethoden konnte das vorliegende Werk großzügig mit zum Teil großformatigen Abbildungen ausgestattet werden, ohne die Produktionskosten besonders hoch zu belasten. Diese neuen Wege setzten für alle Beteiligten hohe Anstrengungen voraus. So ist es für mich – als Herausgeber – eine angenehme Pflicht, allen meinen Dank auszusprechen. Dies trifft besonders für die Autoren, für die Geschäftsführer der Schattauer GmbH (Herrn D. Bergemann und Dr.med. Dipl.-Psych. W. Bertram), das Verlagslektorat (Frau G. Katscher) sowie für die Mitarbeiter der Druckerei Mayr Miesbach zu.

Marburg, im Sommer 2002   Prof. Dr. C. Thomas

Vorwort zur 2. Auflage

Die Allgemeine Pathologie nimmt unter den klinisch-theoretischen Lehrfächern eine zentrale Position ein: sie vermittelt dem Studenten das Grundwissen über die Krankheiten. Obwohl zur Zeit ca. 30 000 verschiedene Krankheiten bekannt sind, besitzt der Organismus nur begrenzte Möglichkeiten, um auf eine schädigende Noxe zu reagieren. Es ist die Aufgabe der Allgemeinen Pathologie, dem Studenten systematisch und übersichtlich das notwendige Wissen über diese Reaktionen zu vermitteln. Diese Grundlagen bereiten ihn auf mögliche neue Krankheitsbilder vor, auf die er sich dann selbstständig einstellen muss.

Diese Gesichtspunkte werden heute leider immer seltener berücksichtigt, wenn schon in einer frühen Phase des Medizinstudiums eine »praxisnahe Lehre« auf Kosten einer soliden Grundausbildung gefordert wird. Aus diesem Grund hat man in die **Allgemeine Pathologie** organbezogene Beispiele eingebaut, die in der ersten Auflage in den Kapiteln 10 bis 17 abgehandelt wurden. Auf sie haben wir in der vorliegenden, zweiten Auflage verzichtet, da sie ausführlich in der **Speziellen Pathologie** dargestellt werden.

Zielsetzung: Die rasante wissenschaftliche Entwicklung in der Humanmedizin konfrontiert uns immer wieder mit neuen Erkenntnissen. Der Hochschullehrer muss diesen Wissenszuwachs filtern und nur den gesicherten und klinisch relevanten Stoff an den Studenten weitergeben. Diese Aufgabe trifft besonders für Herausgeber und Autoren eines Lehrbuchs zu, das ja ein Arbeits- und nicht ein Nachschlagewerk sein soll. Man darf nicht übersehen, dass das in einem Lehrbuch vermittelte Wissen möglicherweise vom Studenten in den verschiedenen Prüfungen gefordert wird.

Unter den neuen Arbeitsrichtungen in der Pathologie haben wir Schwerpunkte in der Molekularpathologie und in der Immunhistochemie gesetzt. Beide Methoden haben die Pathologie – und somit auch die Medizin – stark geprägt, sodass die pathologisch-anatomische Diagnostik heute nicht mehr rein morphologisch, sondern überwiegend molekularbiologisch und histogenetisch orientiert ist. Wir haben die Immunhistochemie etwas ausführlicher abgehandelt, um dem Studenten die Möglichkeiten, aber auch die Grenzen dieser neuen Untersuchungsmethode vorzuführen. Durch den Verzicht auf die organbezogenen Kapitel wurde der Gesamtumfang von rund 300 Seiten nicht überschritten.

Didaktik: Die Wissensvermittlung eines überwiegend morphologisch orientierten Lehrfachs muss durch das Bild unterstützt werden. Wir haben makroskopische und histologische Bilder gegenüber Schemata bevorzugt. Sie sind überwiegend auf Tafeln angeordnet und mit einer ausführlichen Legende versehen. Abbildungen und Legenden erlauben – unabhängig vom Haupttext – eine rasche Übersicht bzw. Rekapitulation; gleichzeitig tragen sie zur morphologischen Differenzialdiagnose bei.

Inhalt

4 Exogene Noxen C. Thomas, P. Schmitz-Moormann, R. Büttner

5 Immunpathologie F. Fend

9 Kreislaufstörungen   C. Thomas, P. Schmitz-Moormann

C. Thomas
R. Moll

1

Einleitung

1.1 Pathologie als Fach

Pathologie – wörtlich übersetzt »die Lehre der Leiden« – ist die Lehre der bei Krankheiten auftretenden, morphologisch fassbaren Veränderungen. Die überwiegend funktionellen Störungen gehören in die **Physiopathologie**. Die **allgemeine Pathologie** beschreibt die Grundreaktionen und Strukturveränderungen der Organe, Gewebe und Zellen, mit denen der Organismus auf krankmachende Reize antwortet. In der **speziellen Pathologie** werden diese im Zusammenhang mit einzelnen Krankheiten dargestellt.

Begründer der Pathologie ist Morgagni (1681 bis 1771), der erstmals zeigte, dass die bei den Krankheiten auftretenden Funktionsstörungen vielfach mit charakteristischen, morphologisch nachweisbaren Organveränderungen einhergehen, sodass sie Rückschlüsse auf ein vorliegendes Leiden erlauben. Aufgrund dieser Aussagemöglichkeiten kommt der Pathologie eine zentrale Bedeutung in der intravitalen und postmortalen Krankheitsdiagnostik sowie in der klinischen und tierexperimentellen Forschung zu.

1.2 Gesundheit und Krankheit

> **WHO:** »Gesundheit ist der Zustand völligen körperlichen, seelischen und sozialen Wohlbefindens.«

Krankheit ist jede Störung der Gesundheit, die als Prozess zwischen Krankheitsbeginn und Krankheitsende (oder Tod) verläuft. Der Begriff der Krankheit wird somit von dem Begriff »Gesundheit« abgeleitet. Diese Begriffsbestimmung erfasst die verschiedenen Aspekte des menschlichen Seins, berücksichtigt aber nicht, dass Krankheit und Gesundheit aktive Prozesse sind.

Das Leben hat sich durch bestimmte Regulationsmechanismen entwickeln können, die im Rahmen der Phylogenese entstanden sind. Beim Menschen hat sie zu einer weitgehenden Harmonie der körperlichen, seelischen und geistigen Lebensprozesse sowie zu einer optimalen Anpassung an die äußeren Lebensbedingungen und an die soziale Umwelt geführt. Diese Regulationsmechanismen verfügen über eine erhebliche Bandbreite, sodass geringe Störungen ohne Einschränkung der Gesundheit ausgeglichen werden. Eine Krankheit tritt dann auf, wenn die Störung das Regulationssystem zumindest zeitweise überfordert. Sie kann sich isoliert an den verschiedenen Organen manifestieren, krank ist aber immer der »ganze Mensch«.

1.3 Ätiologie

Als **Ätiologie** werden die auslösenden Ursachen von Krankheiten bezeichnet, die durch innere (*endogene*) und/oder äußere (*exogene*) Faktoren hervorgerufen werden. Krankheiten können monokausal, d. h. durch nur eine Ursache, hervorgerufen werden, z. B. genetisch bedingte Stoffwechselerkrankungen und Enzymdefekte, Verletzungen oder Vergiftungen. Viele Erkrankungen sind aber polykausal (besonders bei älteren Menschen) bedingt, wobei oft exogene und endogene Faktoren zusammenwirken. Im Zusammenhang mit bestimmten Erkrankungen gehäuft beobachtete Merkmale werden als Risikofaktoren bezeichnet. Ein Risikofaktor ist ein Indikator erhöhter Erkrankungswahrscheinlichkeit, muss aber nicht die Krankheitsursache sein. Entsprechend ist eine Reduktion von Risikofaktoren nicht mit der Bekämpfung von Krankheitsursachen gleichzusetzen. Wenn die Erkrankungswahrscheinlichkeit durch ein genetisches Merkmal erhöht wird, spricht man von einer Prädisposition.

1.4 Pathogenese

Unter **Pathogenese** versteht man allgemein den Entstehungsprozess einer Krankheit.

● Die **kausale Pathogenese** *(warum entsteht eine Krankheit?)* umfasst die gesamten endogenen und/oder exogenen Ursachen, die die Entstehung einer Krankheit und ihren weiteren Ablauf bestimmen. Angehen und Verlauf einer bakteriellen Infektion hängen nicht nur vom Erreger, sondern auch von zahlreichen weiteren Faktoren ab, wie Disposition, vorbestehende Stoffwechsel- oder Abwehrstörungen, Ernährungszustand, Wohn- und Lebensverhältnisse sowie Lebensgewohnheiten (z.B. Tabak, Alkohol, Medikamentenkonsum).

● Die **formale Pathogenese** *(wie entsteht eine Krankheit?)* beschreibt – unter Berücksichtigung des zeitlichen Ablaufs – die strukturellen und funktionellen Veränderungen, die sich während einer Krankheit an den verschiedenen Organen und Organsystemen manifestieren, sowie den Ausgang der Krankheit.

● Nach dem **zeitlichen Ablauf** lassen sich akute und chronische Krankheiten unterscheiden.
– **Akute Krankheiten** sind oft durch einen plötzlichen Beginn sowie einen kurzen heftigen Verlauf gekennzeichnet. Es gibt aber auch akute Krankheiten mit einem blanden klinischen Bild (stille Feiung bei Infektionskrankheiten).
– **Chronische Erkrankunge**n beginnen schleichend und haben einen meist protrahierten und weniger dramatischen Verlauf. Auch hier sind Ausnahmen, die mit einem dramatischen klinischen Verlauf einhergehen, zu nennen: Multiple Sklerose, Parkinson-Krankheit und Leberzirrhose.

● **Ausgang von Krankheiten.** Bei günstigem Verlauf kommt es zu einer vollständigen Wiederherstellung der ursprünglichen Struktur und Funktion *(Restitutio ad integrum)*. Es kann aber auch eine bleibende strukturelle oder funktionelle Veränderung – als Defektheilung – zurückbleiben. Zerstörte Ganglien- oder Herzmuskelzellen lassen sich durch Regeneration nicht in ausreichendem Maß ersetzen. Auch Narben rufen gelegentlich bleibende Störungen hervor, wie etwa Einengung von Hohlorganen, Gelenkversteifungen oder Herzklappenfehler. Ein Überschreiten der Adaptations- und Regulationsmöglichkeiten des Organismus durch die krankheitsbedingten Störungen führt zum Tode *(letale Krankheit)*.

● Unter **Resistenz** versteht man die Summe der Abwehr- und Schutzmöglichkeiten, welche die Widerstandskraft des Organismus gegenüber einer Schädigung, insbesondere einer Infektion *(Seuchenfestigkeit)*, ausmacht. Dabei ist zu berücksichtigen, dass dieser Begriff auch für krankmachende belebte Erreger zutrifft (z. B. die Resistenz bestimmter Bakterien gegenüber Antibiotika). Träger dieser Widerstandskraft sind das **Immunsystem** *(spezifische Resistenz)* und eine Reihe weiterer Mechanismen, die man unter dem Begriff der **unspezifischen Resistenz** zusammenfasst. Letztere setzt voraus:
– eine intakte epidermale Schranke (Schutz gegen mechanische oder thermische Schädigungen, Flüssigkeitsverlust sowie Infektionen),
– eine intakte mukoepitheliale Schranke (Flimmerstrom, Schleimbarriere),
– eine unspezifische zelluläre und humorale Abwehr,
– eine ausreichende Blutversorgung,
– ein intaktes Gerinnungssystem und
– ein intaktes endokrines System (beim Diabetes mellitus oder beim M. Cushing liegen eine erhöhte Infektanfälligkeit vor).

Die unspezifische Resistenz sowie die Reaktionsmöglichkeiten des Immunsystems sind in einem erheblichen Umfang genetisch determiniert, werden aber auch durch Umwelteinflüsse, sozioökonomische Gegebenheiten und vorbestehende Defekte bzw. Störungen innerhalb des Organismus bestimmt.

● Als **Disposition** bezeichnet man eine erhöhte Krankheitsanfälligkeit *(Suszeptilität)*. Die Krankheitsdisposition beruht auf einer dauernd oder zeitweise verminderten Fähigkeit des Organismus, Umwelteinflüsse mit Hilfe seines Regulationssystems auszugleichen und das biologische Gleichgewicht *(Homöostase)* aufrechtzuerhalten. Begünstigt wird die Krankheitsdisposition durch:
● **Genetische Faktoren.** Genetische Unterschiede sind verantwortlich für die unterschiedliche Suszeptibilität verschiedener Rassen. So ist das Risiko, an einem malignen Melanom zu erkranken, bei

Weißen wesentlich höher als bei Farbigen. Eine erbliche Veranlagung ist für viele Erkrankungen des Nervensystems, der Muskulatur, des Herz-Kreislauf-Systems und des Stoffwechsels sowie für Störungen des Immunsystems gesichert.

● **Alter.** Kinder erkranken besonders häufig an Infektionskrankheiten infolge fehlender Immunität gegen bestimmte Erreger. Auch bei älteren Menschen besteht eine erhöhte Infektanfälligkeit, jetzt aber infolge nachlassender Produktionskraft des Immunsystems. Außerdem treten im Alter gehäuft Arteriosklerose, Diabetes mellitus *(Altersdiabetes)*, Osteoporose und Arthrosis deformans auf *(Abnutzungskrankheiten)*. Demgegenüber kommen allergische Krankheiten, also überschießende Reaktionen des Immunsystems, bevorzugt bei Jugendlichen und jungen Erwachsenen vor.

● **Geschlecht.** Geschlechtsfaktoren, wie z. B. weibliche Sexualhormone, sind dafür verantwortlich, dass das Mammakarzinom bei der Frau hundertmal häufiger vorkommt als beim Mann. Auch das Gallensteinleiden und die Cholezystitis finden sich bei der Frau wesentlich häufiger als beim Mann. Umgekehrt kommen Gicht und Hämophilie fast nur bei Männern vor.

● **Umweltfaktoren.** Eine Krankheitsdisposition kann auch durch Umweltfaktoren bestimmt werden. Schlechte hygienische Bedingungen und Mangel- bzw. Fehlernährung begünstigen Infektionen, die – insbesondere bei noch unzureichend entwickeltem Immunsystem – schwerer verlaufen können. In gleicher Weise kann auch ein chronischer Alkoholabusus wirken. Die hohe Kindersterblichkeit in tropischen Entwicklungsländern ist nicht nur auf eine primäre Mangelernährung, sondern auf ein erhöhtes Risiko – vor allem bei unzureichend therapierten Gastrointestinalinfektionen – zurückzuführen. Auch psychosoziale Faktoren beeinflussen die Krankheitsbereitschaft.

● **Vorbestehende Krankheiten und Defektheilungen** können für das Auftreten anderer Erkrankungen verantwortlich sein. So kommen Gallenblasenkarzinome praktisch nur in einer chronisch vernarbten Gallenblase vor. Auch Defektheilungen können die Entwicklung von Zweitkrankheiten mitbestimmen (z. B. eine bakterielle Endokarditis auf rheumatisch vorgeschädigten Herzklappen).

1.5 Statistische Maßzahlen

Folgende **statistische Maßzahlen** sind von Bedeutung:

● Unter **mittlerer Lebenserwartung** versteht man die Lebenserwartung eines Neugeborenen, berechnet auf der Basis der Sterbetafel. Sie liegt in Deutschland derzeit bei etwa 73 Jahren (Männer) bzw. 79 Jahren (Frauen). Die **mediane Lebenserwartung** (von der Hälfte der Bevölkerung erreichtes Alter) liegt mehrere Jahre höher, weil die mittlere Lebenserwartung durch die Säuglingssterblichkeit stärker beeinflußt wird als die mediane.

● Als **Morbidität** bezeichnet man die Häufigkeit, mit der eine bestimmte Erkrankung in einer abgegrenzten Bevölkerung (Wohnbevölkerung) innerhalb eines definierten Zeitraums aufgetreten ist. Als Maß dienen die **Inzidenz** (Neuerkrankungen pro Wohnbevölkerung pro Jahr), die **Punktprävalenz** (Erkrankungshäufigkeit pro Wohnbevölkerung zu einem bestimmten Zeitpunkt) und die **Periodenprävalenz** (Vorkommen von Erkrankungen pro Wohnbevölkerung in einem bestimmten Zeitabschnitt).

● Die **Mortalität** *(Sterblichkeit)* drückt das Verhältnis der Zahl der Todesfälle an einer bestimmten Krankheit zur Gesamtbevölkerung aus, im allgemeinen Zahl der Verstorbenen pro 100 000 Einwohner pro Jahr.

● Die **perinatale Sterblichkeit** fasst Totgeborene und innerhalb der ersten sieben Lebenstage Gestorbene pro 1000 (Lebend- und Tot-)Geburten zusammen. Dabei muss das Geburtsgewicht mindestens 500 Gramm betragen.

● Die **Letalität** berücksichtigt die Anzahl der an einer bestimmten Krankheit verstorbenen Menschen im Verhältnis zur Gesamtzahl der Erkrankten.

1.6 Strategien der Diagnostik

1.6.1 Intravitale Diagnostik

Die Untersuchung von intravital gewonnenem Gewebe- und Zellmaterial hat in den letzten Jahren zunehmend an Bedeutung gewonnen und ist heute für die klinische Medizin ein unentbehrliches diagnostisches Verfahren geworden. Zudem wurden verfeinerte und spezielle morphologische Untersuchungsmethoden entwickelt, welche die diagnostischen Aussagemöglichkeiten wesentlich erweitern.

• Die **zytologische Untersuchung** wird bevorzugt bei Vorsorgeuntersuchungen zur Früherkennung des Bronchial- oder Zervixkarzinoms eingesetzt. Hier liefert sie in positiven Fällen eine Verdachtsdiagnose, die histologisch überprüft werden muss. Bei anderen Organen, wie Mamma, Schilddrüse oder Prostata, wird vielfach die Karzinomdiagnose aufgrund der Zytologie gestellt. Mit Einführung der bildgebenden Verfahren wird die Punktionszytologie auch zur Tumordiagnostik anderer – bisher wenig zugänglicher – Organe (z. B. Pankreas, retroperitoneale Tumoren) verwendet.

• **Histologische Untersuchungen** werden vor allem an bioptisch gewonnenem Material vorgenommen. Sie führen zur Erkennung und genaueren Differenzierung entzündlicher oder stoffwechselbedingter Erkrankungen sowie von gutartigen und bösartigen Neubildungen.

> Jedes Organ, das bei einem chirurgischen Eingriff aus therapeutischen Gründen entnommen wird, sollte – als Beweis des korrekt durchgeführten Eingriffs – histologisch untersucht werden. Nicht selten deckt erst die feingewebliche Untersuchung eine bis zu diesem Zeitpunkt unbekannte pathologische Veränderung (Tumor, spezifische Entzündung, Anomalie) auf. Außerdem dient die histopathologische Diagnose dem Operateur als Nachweis des durchgeführten Eingriffs (z. B. Appendektomie, vollständige Durchtrennung der Tuben).

1.6.2 Möglichkeiten der intravitalen Zell- und Gewebeentnahme

• Unter **Biopsie** versteht man eine intravital gewonnene Gewebeprobe. Das Gewebestück muss genügend groß sein, um eine adäquate Aufarbeitung und morphologische Beurteilung zu erlauben, und so klein wie möglich, um die Organschädigung gering zu halten. Die Gewebeproben können als Knips-, Saug- oder Zangenbiopsien während einer Endoskopie (Broncho-, Mediastino-, Gastro- oder Koloskopie) oder aus einem Gelenk (Arthroskopie) entnommen werden. Sie können auch durch eine evtl. mit Hilfe der Sonographie oder Tomographie gezielte Punktion eines Organs gewonnen werden.

Diese Punktionszylinder stammen vorwiegend aus Leber, Prostata, Haut, Niere, Milz, Pleura, Gelenkkapsel oder Knochen. Schließlich kann auch durch Abschaben *(Kürettage)* Untersuchungsmaterial zur Verfügung gestellt werden (Abradat aus dem Cavum uteri). Ferner gehören zu den Biopsien auch die intraoperativen Probeexzisionen.

• Im Rahmen einer **zytologischen Untersuchung** ist die **Punktionszytologie** von der Exfoliativzytologie zu unterscheiden. Durch eine Organpunktion mit einer Feinnadel (Außendurchmesser ca. 0,6 mm) werden Zellen aus dem Verband gelöst und aspiriert. Diese Feinnadelpunktion ist schonender als die übliche Gewebepunktion mit einer wesentlich dickeren Nadel und ist besonders für die Diagnostik von Tumoren oder von hämatologischen Erkrankungen (Schilddrüse, Milz, Lymphknoten u.a.) von Bedeutung. Zur hämatologischen Routineuntersuchung gehört die Knochenmarkzytologie (z. B. nach Sternalpunktion) oder -histologie (Beckenkammstanze).

Mikrohistologie. Gelegentlich werden mit der Punktion kleinste Gewebebröckel gewonnen, die bereits eine histologische Diagnose zulassen. Dies trifft besonders für die Mammapunktion zu.

Unter **Exfoliativzytologie** versteht man die Gewinnung und Untersuchung von Zellen, die innere oder äußere Körperflächen bedecken. Dabei kann es sich um spontan entleerte Sekrete (Urin, Sputum), um Spülflüssigkeiten (Bronchien, Verdauungstrakt, Harnblase) oder direkt abgetragene Zellen (Portio- und Vaginalepithel im Rahmen der Krebsvorsorgeuntersuchung) handeln.

1.6.3 Aufarbeitung der Zellen und Gewebe

• Das **histologische Untersuchungsmaterial** wird nach Fixierung in 4%iger Formalinlösung (10% wässrige Lösung einer 40%igen Formalinlösung) entwässert (aufsteigende Alkoholreihe und Xylol) und in Paraffin eingebettet. Von den Paraffinblöcken werden mit einem Mikrotom etwa 5 µm dicke Schnitte angefertigt, die auf warmem Wasser gestreckt und anschließend auf einen Glasobjektträger aufgezogen werden. Die getrockneten Schnitte werden entparaffiniert, gewässert (Xylol und absteigende Alkoholreihe), gefärbt und eingedeckt. Die Routinefärbung erfolgt mit Hämatoxylin-Eosin; diese kann – je nach Fragestellung – durch Spezialfär-

Tab. 1-1. Routine- und Spezialfärbungen in der histopathologischen Diagostik. POL: Polarisation

Färbungen in der histopathologischen Diagnostik

Methode	Ergebnis		Bemerkungen
Hämatoxylin-Eosin-Fbg. **HE**	**Blau** *(Hämatoxylin)* Zellkerne, Bakterien, Kalk	**Rot** *(Eosin)* Zytoplasma (Eiweiß), Bindege- webe, Osteoid (entkalkter Kno- chen), Exsudat, Muskulatur	Allgemeine Routinefärbung
Gieson-Fbg.	**Gelb** *(Pikrinsäure)* Zytoplasma, Eiweiß Muskulatur, Amyloid Fibrin, Fibrinoid **Schwarz** *(Eisenhämatoxylin)* Zellkerne	**Rot** *(Fuchsin)* Bindegewebe Hyalin	Routinefärbung für Bindegewebe, Gefäß- und Lun- generkrankungen
Elastika-Gieson **EvG** **Azan**	**Schwarz** *(Resorcin-Fuchsin)* in Kombination mit Gieson-Fbg. elastische Fasern **Rot** *(Azokarmin)* Zellkerne, Erythrozyten Fibrin, Fibrinoid, Zytoplasma	**Blau** *(Anilinblau-Orange G)* kollagene Fasern, Hyalin, Schleim	auch kombiniert mit Kernechtrot Bindegewebe: DD Hyalin-Fibrin
Versilberungen nach **Gomori** oder **Foote** **Levaditi** **Masson-Hamperl** **Movat** **Kossa** **Grocott** **Warthin-Starry**	**Schwarz** *(AgNO$_3$-Lösungen)* Gitterfasern, Nervenfasern, Kollagen braun Syphiliserreger *(Treponema pallidum)* Melanin Basalmembran Kalkablagerungen Zellwand von Pilzen und Protozoen (Routinefärbung in der Mykologie) Zellwand von Bakterien *(Helicobacter pylori)*		
Sudan-Fbg.	**Rot** *(Sudan III)* Neutralfette	**Blau** *(Hämalaun)* Zellkerne	Kryostat- oder Gefrierschnitt
Kongorot-Fbg. Amyloid	**Orangerot** *(Kongorot)* Zellkerne	**Blau** *(Hämatoxylin)*	grüne Doppelbre- chung im POL
Giemsa-Fbg. (May-Grünwald-Giemsa)	**Blau** *(Methylviolett)* Zellkerne, Bakterien, baso- phile Granula, Schleim	**Rot** *(Azur-Eosin)* Zytoplasma, eosinophile Granula Erythrozyten (Orangerot)	hämatologische Routinefärbung Lymphomdia- gnostik
Berliner-Blau-Reaktion	**Blau** *(Ferrozyankalium)* Hämosiderin Fe^{+++}	**Rot** *(Kernechtrot)* Gewebe, Zellkerne	histochemische Eisenreaktion
Fibrin-Fbg. nach Weigert	**Blau** *(Kristallviolett)* Fibrin, Bakterien	**Rot** *(Kernechtrot)* Zellkerne	Fibrinnachweis
Perjodsäure-Schiff- **Reaktion (PAS)**	**Purpurrot** *(Schiff-Reagenz)* Schleim, Polysaccharide, Basalmembran, Pilze	**Blau** *(Hämalaun)* Zellkerne	Glykogen ist posi- tiv bei wasser- freier Behandlung
Ziehl-Neelsen-Fbg.	**Rot** *(Karbolfuchsin)* säurefeste Stäbchen	**Blau** *(Hämalaun)* Zellkerne	bakteriologische Färbung
Gram-Fbg.	**Blau** *(Gentiana-Violett)* Grampositive Bakterien	**Rot** *(Safranin)* Gramnegative Bakterien	bakteriologische Färbung
Papanicolaou-Fbg.	**Blauviolett** *(Hämatoxylin)* Zellkerne	**Rot** *(Eosin, Orange G, Lichtgrün)* Nukleolus, Zytoplama	gynäkologische Abstriche

bungen ergänzt werden. Die wichtigsten Färbungen sind in Tabelle 1.1 zusammengestellt.

● Zur **zytologischen Untersuchung** von punktierten Flüssigkeiten oder Spülflüssigkeiten werden die Zellen mit einer Zytozentrifuge konzentriert und direkt auf den Objektträger gebracht, sodass Quetschungsartefakte, wie sie bei Sedimentausstrichen auftreten, vermieden werden. Nach Antrocknung bzw. nach Alkoholfixierung werden die Ausstriche gefärbt. Die verwendete Färbemethode hängt jeweils vom Material ab. Zu den Routineuntersuchungen zählen die Färbungen nach Papanicolaou und Giemsa.

● Eine besondere zytologische Untersuchung stellt die **Durchflusszytophotometrie** *(Flowzytophotometrie)* dar. Vollautomatisch werden Zellen gezählt und – nach besonderer (z. B. immunhistochemischer) Behandlung – quantitativ differenziert. Ein Vorteil der Methode ist, dass sehr große Zellzahlen erfasst werden. Sie erlaubt z. B. eine Differenzierung der Zellen nach ihrem DNA-Gehalt in euploide und aneuploide Stammlinien, die für die Krebsdiagnostik relevant ist. Eine weitere wichtige Anwendung ist die Differenzierung von Entzündungszellen in der Bronchialflüssigkeit.

1.6.4 Sofortuntersuchungen
(Schnelldiagnose)

Während die Herstellung eines Routinepräparats, je nach Größe der Gewebeproben, 4 bis 16 Stunden dauert, erfolgt die Sofortuntersuchung an fixierten Gefrierschnitten (oder an unfixierten Kryostatschnitten), die in 5 bis 10 Minuten hergestellt werden.

Die Schnellschnittuntersuchung wird vorwiegend im Rahmen der intraoperativen Diagnostik eingesetzt, wenn das weitere chirurgische Vorgehen vom Ergebnis dieser Untersuchung abhängt. Dies trifft besonders für die Bestimmung der Natur und Dignität von Neubildungen zu, die vor der Operation nicht erfasst werden konnten. Tumorresektionen werden häufig unter histologischer Kontrolle durchgeführt, um festzustellen, ob die Entfernung im Gesunden erfolgte.

Ein **Nachteil der Schnellschnittdiagnostik** – gegenüber dem konventionellen Paraffinschnitt – ist die geringere technische Qualität der Präparate und dass der Pathologe den Befund unter Zeitdruck er-

heben muß. Diese eingeschränkte Aussagekraft muß dem behandelnden Arzt bekannt sein. Schnellschnittuntersuchungen sind daher nur unter strenger Indikation einzusetzen. Schwierige histopathologische Diagnosen, die meist die Anwendung von Spezialfärbungen erfordern (Diagnostik von Lymphomen, Weichteil- und Knochentumoren), sollten in der Regel nicht am Schnellschnitt gestellt werden. Gelegentlich wird sich die Schnellschnittuntersuchung auf die Beantwortung der Fragen »Tumor: ja/nein? Gut- oder bösartig?« beschränken.

1.6.5 Spezielle Untersuchungsmethoden

● Neben der Hämatoxylin-Eosin-Färbung – als Routinefärbung – stehen zahlreiche Spezialfärbungen zur Verfügung, mit denen sich bestimmte Gewebestrukturen selektiv oder zumindest deutlicher darstellen lassen. Einige Beispiele sind in Tabelle 1-1 aufgeführt (Abb. 1-2 bis Abb. 1-24).

● Diese Untersuchungen können durch **physikalische Methoden** (UV-Licht, polarisiertes Licht [Nachweis von doppelbrechenden Substanzen, wie Cholesterin, Talkum, Quarz u. a.]) ergänzt werden.

● Die **histochemischen Reaktionen** erlauben Gewebebestandteile biochemisch zu identifizieren und grob mengenmäßig zu quantifizieren. Als Beispiele sind der Nachweis von Eisen (**Berliner-Blau-Reaktion**) und von verschiedenen Speichersubstanzen (Glykogen, Phospholipide) zu nennen.

● Ähnlich lassen sich mit **enzymhistochemischen Methoden** spezielle Zellenzyme erfassen und in ihrer Aktivität abschätzen. So wird die ATPase-Reaktion in der Muskeldiagnostik eingesetzt. Besonders wichtig ist die enzymhistochemische Differenzierung der verschiedenen Stufen der Myelopoese (ASD-Azetat-Esterase, ASD-Chlorazetat-Esterase, alkalische und saure Phosphatase).

● Mit **immunhistochemischen Verfahren** können zellspezifische Antigene sowie belebte Erreger erfasst werden (siehe Kap. 1.9). Die zytogenetische Differenzierung mit immunhistochemischen Methoden stützt sich vor allem auf den Nachweis von gewebetypischen Zytoskelettproteinen. Gegen Oberflächenantigene gerichtete monoklonale Antikörper erlauben eine Differenzierung der B- und T-Lymphozyten sowie ihrer Untergruppen (CD = Differenzierungscluster). Maligne Lymphome, Weichteilsarkome, neurogene Neubildungen sowie verschiedene Karzinomformen werden heute immunhistochemisch genauer histogenetisch differenziert und unterteilt.

● In einigen Fällen ist zur Abklärung der Diagnose eine **elektronenmikroskopische Untersuchung** erforderlich. Dazu werden die Biopsien in Glutaraldehyd fixiert, in Kunststoff eingebettet und als Semidünnschnitte (maximal 1 µm dick) und später als Ultradünnschnitte (ca. 60 nm dick) aufgearbeitet. Nach Kontrastierung mit Uranylazetat, Bleizitrat oder anderen Schwermetallsalzen lassen sich die Präparate elektronenmikroskopisch beurteilen. Derartige – allerdings recht aufwendige – Untersuchungen haben einen hohen Stellenwert in der Differenzierung der verschiedenen Formen der Glomerulonephritis, sie sind aber auch für die Klassifizierung undifferenzierter maligner Tumoren (besonders der Weichteilsarkome) von Bedeutung. Eine besondere ultrastrukturelle Untersuchungsmethode stellt die **Rasterelektronenmikroskopie** dar (Abb. 1-25). Mit ihr werden Veränderungen der Form und Oberfläche (z. B. der Dünndarmzotten) erfasst. In der Routinediagnostik spielt diese Methode aber eine nur geringe Rolle.

● **Molekularbiologische Untersuchungsmethoden** (In-situ-Hybridisierung, PCR) gewinnen an Bedeutung für die Diagnostik. Sie erlauben die gezielte Identifizierung bestimmter DNA- und RNA-Basensequenzen und somit die Erfassung von Genstörungen, wie sie bei den malignen Tumoren oder bei genetisch bedingten Enzymdefekten vorkommen. Hier sind auch die Bestimmungen der verschiedenen Proliferationsfraktionen oder die Auszählung der versilberbaren nukleolären Regionen (Ag-NOR) als Proliferationsindikatoren zu nennen.

1.6.6 Pathologisch-anatomischer Befund

Ziel der durchgeführten Untersuchungen ist es, zu einer möglichst genauen Diagnose zu gelangen, die dem Kliniker ein gezieltes weiteres Vorgehen (Einleitung der Therapie und Formulierung der Prognose) ermöglicht.

● Zum pathologisch-anatomischen Befund gehört eine genaue **makroskopische Beschreibung** des Operationspräparats mit Angaben zu Form und Größe des entnommenen Organs sowie einer Darstellung der Veränderung (Art, Größe, Farbe, Beschaffenheit, Ausbreitung). Im Rahmen dieses Untersuchungsschrittes wird eine **vorläufige makroskopische Diagnose** gestellt, die die weitere histo-

pathologische Diagnostik bestimmt. Auch kleinere Gewebeproben sollten makroskopisch beschrieben werden. Diese Angaben können bei einem Verdacht auf Verwechslung des Materials zur Klärung beitragen.

● Im **histologischen Befund** sind alle krankhaften Veränderungen der Zelle bzw. des Gewebes zu beschreiben, ohne jedoch eine Diagnose vorwegzunehmen. Der Befund muss – im Gegensatz zur Diagnose – von einer zeitlich unbegrenzten Aussagekraft sein. Bei Operationspräparaten mit einem malignen Tumor muss die Ausbreitung der Neubildung (Tumorstadium) bestimmt werden.

● **Diagnose – Epikrise.** Die pathologisch-anatomische Diagnose ist abschließend – mit differentialdiagnostischen Erwägungen – epikritisch zu werten. Hier sind auch histopathologische Voruntersuchungen (Abweichungen, Übereinstimmungen oder Ergänzungen) zu berücksichtigen.

Auf die Aussagemöglichkeiten, aber auch auf die Grenzen der Histopathologie ist hinzuweisen. Ist eine Diagnose nur unter Einbeziehung klinischer Daten möglich, muss dieser Umstand erwähnt werden. Pathologisch-anatomische Befunde, Diagnose und Epikrise sind unmissverständlich zu formulieren, sodass sie jeder juristischen Überprüfung standhalten und vor Gericht als eindeutiges Beweismittel dienen können.

1.7 Postmortale Diagnostik

Die **postmortale Diagnostik** kann sich auf die histologische Untersuchung von postmortal gewonnenen Gewebeproben beschränken. In der Regel erfolgt sie aber in Form einer Leichenöffnung.

Aufgaben einer **klinischen Obduktion** sind die Feststellung der bei den Krankheiten auftretenden Organveränderungen (insbesondere des Grundleidens und der Todesursache), die Kontrolle der klinischen Diagnostik und Therapie sowie die Ausbildung von Studenten und Fortbildung von Ärzten. Ferner soll die Obduktion zur Klärung von sozialmedizinischen und versicherungsrechtlichen Fragen beitragen sowie als Grundlage für statistische Aussagen (z. B. Krebsregister) dienen.

Der klinischen Obduktion kommt auch eine erhebliche Bedeutung in der klinischen Forschung zu.

Nicht selten sind die Obduktionsergebnisse Anlass für weitere wissenschaftliche Untersuchungen.

Für die Durchführung der klinischen Obduktion ist es wichtig, dass schon vorher dem Pathologen die klinischen Diagnosen und Fragestellungen mitgeteilt werden. Nur so ist es möglich, die Obduktion an die jeweilige klinische Fragestellung anzupassen.

1.7.1 Obduktion (Autopsie)

Im Gegensatz zu anderen Ländern ist in Deutschland die Durchführung von Obduktionen nicht durch ein einheitliches Gesetz geregelt. Ausnahmen sind:

- Die **gerichtliche Obduktion** wird bei einem unnatürlichen Tod (Verdacht genügt) oder bei einer nicht identifizierten Leiche durchgeführt.
- Die **Feuerbestattungssektion** wird vom Amtsarzt angeordnet, wenn er vor einer Feuerbestattung bei der Totenschau die Todesursache nicht klären kann.
- Die **Seuchensektion** wird vom Amtsarzt angeordnet, wenn der Verdacht auf das Vorliegen einer meldepflichtigen Infektionskrankheit besteht und diese zu Lebzeiten nicht diagnostiziert werden konnte.
- Die **Verwaltungssektion** kann bei außerklinischen Todesfällen mit unklarer Todesursache angeordnet werden.

Bei der **klinischen Obduktion** werden in der Regel alle Körperhöhlen eröffnet und die entnommenen Organe untersucht. Nur in ganz besonderen Fällen (z. B. wenn sonst keine Zustimmung der Angehörigen zu erreichen wäre) kann sich die Obduktion auf die Untersuchung einer Körperhöhle (Verzicht auf eine Schädelsektion, Entfernung der Brustorgane über einen Bauchschnitt) beschränken. Hier sei aber ausdrücklich darauf hingewiesen, dass eine unvollständige Obduktion nicht selten zahlreiche Fragen unbeantwortet lässt.

1.7.2 Ziel der Obduktion

Ziel der Obduktion ist, alle morphologisch nachweisbaren Krankheiten zu erfassen, insbesondere das Grundleiden, wichtige Nebenleiden und die Todesursache sowie die Aufklärung der pathogenetischen Zusammenhänge.

Qualitätskontrolle. Die Obduktion ist für den Kliniker die letzte Möglichkeit, seine Diagnose und sein therapeutisches Vorgehen zu überprüfen. So kann geklärt werden, ob Hauptleiden (Grundleiden), Nebenerkrankungen und unmittelbare Todesursache richtig diagnostiziert wurden. Ferner kann festgestellt werden, ob der Patient verstarb, weil sein Leiden unheilbar bzw. die Behandlung nicht adäquat oder ungenügend war. Außerdem sind mögliche Nebenwirkungen der Behandlung zu erfassen.

1.7.3 Dokumentation

Alle bei der Obduktion festgestellten Befunde werden in einem Protokoll dokumentiert.

- **Äußere und innere Besichtigung sowie die Untersuchung der entnommenen Organe.** Aufgrund der makroskopisch erhobenen Befunde wird unter Berücksichtigung der klinischen Angaben eine vorläufige Obduktionsdiagnose erstellt. Sie gliedert sich in Grundleiden, letale Komplikationen und unmittelbare Todesursache. Zuletzt werden die pathologischen Veränderungen (Nebenbefunde) aufgelistet, die keinen unmittelbaren Einfluß auf das Grundleiden oder auf die unmittelbare Todesursache hatten.

- Routinemäßig werden einige Organproben (Herz, Lungen, Leber, Milz, Nieren, inneres Genitale und Knochenmark) zur **histologischen Untersuchung** entnommen oder zumindest asserviert. Weiterhin werden Proben aus den Organen bearbeitet, die makroskopisch auffällige pathologische Veränderungen aufweisen. Die histologische Untersuchung soll die makroskopisch gestellten Diagnosen überprüfen.

Nur durch diese ständige Selbstkontrolle erlangt der Pathologe die Fähigkeit, makroskopisch fassbare Veränderungen eindeutig zu diagnostizieren oder zumindest die differentialdiagnostischen Möglichkeiten sicher zu berücksichtigen. Weiter sind makroskopisch unklare Befunde durch die Histologie zu klären. Bei einer histopathologischen Voruntersuchung ist zu prüfen, ob Abweichungen zwischen den zu Lebzeiten und den postmortal gestellten Diagnosen bestehen (wichtige Qualitätskontrolle der histopathologischen Diagnostik).

● **Endgültige Obduktionsdiagnose.** Aufgrund der histologisch erhobenen Befunde wird die vorläufige Diagnose korrigiert und ergänzt.

● In einer abschließenden **Epikrise** werden klinische und pathologisch-anatomische Zusammenhänge diskutiert.

1.7.4 Begutachtung

Sozial-, arbeits- oder versicherungsmedizinische Fragen, z. B. Klärung des Zusammenhangs zwischen Tod und Wehrdienstbeschädigung oder beruflich bedingter Schädigung (Berufskrankheit), lassen sich vielfach nur aufgrund einer Obduktion eindeutig beantworten.

1.8 Sterben

Der Übergang vom Leben zum Tod, das **Sterben,** erfolgt nicht schlagartig, sondern fließend. Dies trifft sowohl für das gesamte Individuum als auch für die einzelnen Organe und Gewebe zu und wird als **Agonie** bezeichnet.

Phasen der Agonie
– die **akute Krise** mit einer inkompletten Dysregulation der lebenserhaltenden Funktionen *(Vita reducta)* und
– die **finale Krise** mit kompletter Dysregulation der lebenserhaltenden Funktionen *(Vita minima, Scheintod).*

1.8.1 Tod

Der **biologische Tod** ist definiert als irreversibles Versagen aller lebenserhaltenden Funktionen. Dieses Versagen tritt gesetzmäßig im hohen Alter ein, kann aber auch vorzeitig infolge Krankheit (natürlicher Tod) oder nach einer äußeren Gewalteinwirkung (nicht natürlicher Tod) erfolgen.

1.8.2 Allgemeine Todeszeichen

Die **sicheren Zeichen des biologischen Todes** (Totenflecke, Totenstarre, Fäulniszeichen) entwickeln sich erst nach irreversiblem Erlöschen der Herz-, Lungen- und Gehirntätigkeit. **Unsichere Todeszeichen** sind die Totenkälte und die Trübung der Kornea.

● Die **Totenflecke** *(Livores)* entstehen durch Sedimentation des nicht mehr strömenden Blutes und bilden sich an den abhängigen Körperpartien – in

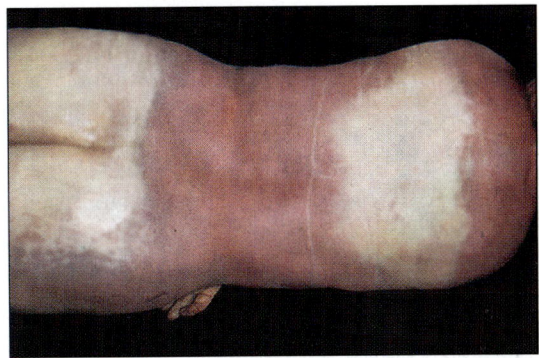

Abb. 1-1. Leichenflecken am Rücken

der Regel am Rücken – aus (Abb. 1-1). Ausgespart bleiben die aufliegenden Körperpartien. Totenflecke treten meist 20 bis 30 Minuten nach dem Tod auf, zuerst kleinfleckig, dann konfluierend, und sind nach ca. 4 Stunden voll ausgebildet. In den ersten 6 Stunden sind sie noch mit dem Finger wegdrückbar. Dementsprechend wandern die Totenflecke bei Umlagerung der Leiche. Infolge Eindickung und Hämolyse des Blutes verschwinden diese Eigenschaften nach 12 bis 17 Stunden.

● Bei der **Totenstarre** *(Rigor mortis)* handelt es sich um eine Kontraktur der Muskeln. Mit dem Absinken der zytosolischen ATP-Konzentration reicht der ATP-Spiegel nicht mehr zur Verhinderung der direkten Interaktion der Aktin- und Myosinfilamente (so genannte Weichmacherwirkung des ATP) aus. Die Totenstarre löst sich infolge einer Selbstverdauung *(Autolyse)* des Muskeleiweiß (Einwirkung von Hydrolasen aus zerfallenen Lysosomen). Die Totenstarre beginnt 1 bis 3 Stunden nach dem Tode im Kiefergelenk und breitet sich von oben nach unten über den gesamten Körper aus (Nysten-Regel). Nach 5 bis 6 Stunden ist die Starre voll ausgebildet und löst sich in der gleichen Reihenfolge nach 2 bis 4 Tagen. Höhere Außentemperaturen beschleunigen die Entwicklung und Lösung der Totenstarre. Bei schweren Schädel-Hirn-Traumen kann bereits vor dem Eintritt des Todes – durch Wegfall der zerebralen Hemmung der spinalen Motoneurone – der Muskeltonus stark ansteigen (Enthirnungsstarre). Die eigentliche Totenstarre tritt in diesem Fall infolge Erschöpfung der muskulären Energiereserven sehr rasch ein, sodass der Übergang von der Dauerkontraktion zur Kontraktur des *Rigor mortis* gleitend erfolgen kann.

● **Fäulnisveränderungen** gehen vor allem von den Darmkeimen aus und führen zu einer grünlichen Verfärbung *(Pseudomelanin)*, besonders im Bereich der Bauchdecken. Es handelt sich um eine Reaktion des aus dem Darm ausgetretenen Schwefelwasserstoffs mit dem Hämoglobin, wobei Sulfhämoglobin entsteht. Bei stärkergradiger Fäulnis kann es auch zur Gasbildung kommen.

● **Abfall der Körpertemperatur.** Nach Eintritt des Todes gleicht sich die Temperatur der Leiche *(Algor mortis)* der Umgebung an. Eine spürbare Abkühlung lässt sich in der Regel an unbedeckten Körperteilen nach 1 bis 2 Stunden, an bedeckten Körperteilen nach 4 bis 5 Stunden feststellen. Die Abkühlung hängt stark von der Umgebungstemperatur ab, aber auch vom prämortalen Krankheitsverlauf. Von forensischer Bedeutung ist die Bestimmung der *rektalen Körpertemperatur*, die nach dem Tod bei einer räumlichen Umgebungstemperatur von 18 bis 20 °C um 1 °C pro Stunde absinkt.

● Die **Trübung der Kornea** beruht auf einer anoxisch bedingten Schwellung der Zellen; sie tritt am offenen Auge nach ca. 1 Stunde, am geschlossenen Auge nach ca. 2 bis 4 Stunden auf.

1.8.3 Zeichen der Vita reducta und des klinischen Todes

Fallen nicht alle lebenswichtigen Funktionen gleichzeitig aus *(Vita reducta)*, kann bei einem entsprechenden apparativen Aufwand (Intensivmedizin) das Leben erhalten werden.

Der **klinische Tod** ist durch ein Erlöschen der vitalen Funktion gekennzeichnet:

– Bewußtlosigkeit
– Herzstillstand (Pulslosigkeit)
– Atemstillstand
– Erlöschen des Kornealreflexes auf Berührung
– Erlöschen des Pupillenreflexes auf Lichteinfall.

Solange es noch nicht zu einer irreversiblen hypoxischen Hirnschädigung gekommen ist, also innerhalb von 10 Minuten, kann durch Herzmassage, Elektrodefibrillation, künstliche Beatmung und pharmakotherapeutische Maßnahmen der klinische Tod überwunden werden.

Nach den heutigen Kriterien gilt der Mensch als tot, wenn der Hirntod eingetreten ist, auch wenn durch künstliche Maßnahmen die übrigen Körperfunktionen noch aufrechterhalten werden (frühere Bezeichnung: dissoziierter Hirntod).

1.8.4 Zeichen des Hirntodes

Voraussetzung für die Feststellung des Hirntodes ist das Vorliegen einer akuten schweren primären oder sekundären Hirnschädigung sowie der Ausschluss von Intoxikation, neuromuskulärer Blockade, primärer Unterkühlung, endokrinem oder metabolischem Koma als mögliche Ursache oder Mitursache für den Ausfall der Hirnfunktion.

Die **Diagnose des Hirntodes** stützt sich auf den Nachweis

– des Ausfalls der integrativen Groß- und Stammhirnfunktionen und
– der Irreversibilität dieses Ausfalls.

Symptome für den **Ausfall der Hirnfunktion**:

– Bewusstlosigkeit (Koma)
– Ausfall der Spontanatmung
– Lichtstarre beider wenigstens mittel-, meistens maximal weiten Pupillen, wobei keine Wirkung eines Mydriatikums vorliegen darf
– Fehlen des okulozephalen Reflexes
– Fehlen des Kornealreflexes
– Fehlen von Reaktionen auf Schmerzreize im Trigeminusbereich
– Fehlen des Pharyngeal-Tracheal-Reflexes.

Die **Irreversibilität des Ausfalls der Hirnstammfunktionen** kann durch ein isoelektrisches Elektroenzephalogramm (EEG-Nullinie) und/oder durch die Ableitung akustisch evozierter Potenziale (AEP) bestätigt werden. Ein Hirntod liegt auch vor, wenn – neben den genannten Symptomen – im doppelseitigen Angiogramm bei ausreichendem Systemblutdruck ein zerebraler Zirkulationsstillstand (nach Verabreichung eines Kontrastmittels, Doppler-Sonographie) festgestellt wird.

Morphologisches Substrat des Hirntodes ist ein massives Hirnödem infolge hypoxisch gesteigerter Kapillarpermeabilität. Bei länger dauernder Hypoxie kommt es zu einer Schädigung der Ganglienzellen bis zur Ganglienzellnekrose.

1.9 Immunhistochemische Methoden

Zwei Untersuchungsmethoden haben in den letzten Jahren die histopathologische Diagnostik geradezu revolutioniert: die Immunhistochemie und die molekulare Pathologie. Letztere wird ausführlicher im Buch »Histopathologie« abgehandelt. Hier sollen die Vorteile und Grenzen der Immunhistochemie vorgestellt werden.

Durch die Immunhistochemie werden definierte, in Zellen und Geweben vorhandene Makromoleküle im Lichtmikroskop sichtbar gemacht. Dies geschieht mittels gezielt erzeugter Antikörper, die für antigene Epitope dieser Makromoleküle spezifisch sind, an diese binden und somit das jeweilige Makromolekül spezifisch markieren. Damit wird eine neue, über die klassischen morphologischen Methoden hinausgehende Dimension der Gewebeanalyse eröffnet: es gelingt, eine nahezu unbegrenzte Anzahl von strukturell und funktionell bedeutsamen Makromolekülen – in erster Linie Proteine – in ihrer histologischen, zellulären und subzellulären Lokalisation darzustellen. Die Immunhistochemie stellt gewissermaßen eine biochemische Mikroanatomie dar.

Als erste immunhistochemische Methode wurde bereits 1942 von A. H. Coons die direkte Immunfluoreszenzmikroskopie eingeführt. Mit später entwickelten Methoden wurde eine Auswertung am einfachen Lichtmikroskop möglich (immunenzymatische Verfahren). Anstelle von Gefrierschnitten konnte routinemäßig fixiertes Paraffinmaterial eingesetzt werden, und die Sensitivität wurde erheblich gesteigert. So nahm die Immunhistochemie vor allem in den 80er und 90er Jahren des letzten Jahrhunderts einen rasanten Aufschwung. Inzwischen gehört die Immunhistochemie zum methodischen Standardrepertoire in der wissenschaftlichen und klinisch-diagnostischen Pathologie. Immunhistochemische Untersuchungen werden vor allem bei der histopathologischen Analyse von Tumoren eingesetzt, aber auch bei immunpathologischen Veränderungen und zum Nachweis spezifischer Erreger. Dabei bleibt die klassische lichtmikroskopische Untersuchung auf der Basis histologischer Routinefärbungen immer die Grundlage der morphologischen Diagnostik, während die immunhistochemischen Analysen wichtige Ergänzungsinformationen liefern.

1.9.1 Prinzipien immunhistochemischer Methoden

Bei den immunhistochemisch nachweisbaren Makromolekülen handelt es sich hauptsächlich um Proteine (einschließlich Peptidhormone) und Glykoproteine, seltener um Kohlenhydratantigene. Die meisten dieser Makromoleküle sind Zellbestandteile, die an der Zellmembran, im Zytoplasma (in Zellorganellen oder im Zytosol) oder im Zellkern lokalisiert sein können. Daneben gibt es immunhistochemische Bestimmungen für extrazelluläre bzw. extrazellulär gebundene Makromoleküle (z. B. Immunglobuline, Komplement).

Das entscheidende Reagenz aller immunhistochemischen Methoden ist der gegen das Gewebeantigen (das antigene Epitop des nachzuweisenden Makromoleküls) gerichtete Antikörper (der so genannte Primärantikörper). Hierbei kann es sich um ein durch Immunisierung von Tieren erzeugtes Antiserum (Kaninchen-Antiserum) handeln. Solche Antiseren enthalten **mehrere Antikörper** (polyklonal genannt), die meist gegen verschiedene Epitope desselben Gewebe-Makromoleküls gerichtet sind. Sie lassen sich daher meist problemlos auch an Formaldehyd-fixiertem Material einsetzen. Heute werden zunehmend **monoklonale Antikörper** (meist von der Maus) verwendet, die eine exakt definierte Spezifität haben und in unbegrenzter Menge produziert werden können. Mit entsprechenden Gewebe-Vorbehandlungen (partielle enzymatische Proteolyse z. B. mit Trypsin, Hitzebehandlung in einem Mikrowellenofen oder einem Schnellkochtopf) lassen sich aber auch diese an routinemäßig fixierten Schnitten mit hoher Zuverlässigkeit anwenden.

● In der **direkten Immunfluoreszenzmikroskopie** ist der Primärantikörper direkt und kovalent mit einem Detektormolekül, einem Fluoreszenzfarbstoff oder Fluorochrom (z. B. Fluoreszein-Isothiozyanat), verbunden. Bei der Inkubation des Gewebeschnitts mit der Antikörperlösung bindet der fluorochromgekoppelte Antikörper spezifisch an das Makromolekül. Nach Waschen und Eindecken des Präparats wird das Fluorochrom durch Belichtung mit einer bestimmten Wellenlänge angeregt; das emittierte Licht (mit einer bestimmten, längeren Wellenlänge) wird dann im Fluoreszenzmikroskop sichtbar und lässt so das zu detektierende Makromolekül in der entsprechenden Zell- oder Gewebestruktur mit hoher Auflösung lokalisieren.

● Bei der **indirekten Immunfluoreszenzmikroskopie** lässt man im ersten Schritt einen ungekoppelten Primärantikörper an das Gewebeantigen binden. An das Primärantikörper-Molekül (z. B. ein monoklonales IgG von der Maus) bindet im zweiten Schritt ein gegen Immunglobuline des Primärantikörpertyps gerichteter, mit dem Detektormolekül (Fluorochrom) markierter Sekundärantikörper

(z. B. ein in der Ziege erzeugtes Anti-Maus-IgG-Antiserum). Man erreicht so eine höhere Sensitivität, und die Notwendigkeit, alle Primärantikörper aufwendig zu koppeln, entfällt.

In der diagnostischen Immunhistochemie werden heute überwiegend **immunenzymatische Methoden** eingesetzt, bei denen anstelle eines Fluorochroms ein Enzym als Detektormolekül dient, das dann eine Farbreaktion katalysiert. Gängigste Enzyme sind die Meerrettich-Peroxidase und die alkalische Phosphatase. Häufig verwendete Substrate sind 3,3'-Diaminobenzidin (DAB), das zusammen mit H_2O_2 durch die (über die Antikörper am Gewebeantigen gebundene) Peroxidase zu einem braunen Farbprodukt umgewandelt wird, und Naphthol-AS-MX-Phosphat mit Fast Red oder Naphthol-AS-BI-Phosphat mit Neufuchsin, die durch alkalische Phosphatase eine rote Farbreaktion ergeben. Auch die immunenzymatischen Methoden können direkt und indirekt (analog zu den Immunfluoreszenzmethoden) durchgeführt werden. Viel häufiger jedoch kommen heute aufgrund ihrer wesentlich höheren Sensitivität modifizierte, komplexe Vielschritt-Verfahren zur Anwendung:

– Bei der Alkalische-Phosphatase-Anti-Alkalische Phosphatase-Komplex-Methode (APAAP-Methode) wird im ersten Schritt ein ungekoppelter Primärantikörper und im zweiten Schritt ein ungekoppelter Sekundärantikörper eingesetzt. Im dritten Schritt wird mit einem Enzym-anti-Enzym-Komplex inkubiert, also einem präformierten Immunkomplex aus zwei Molekülen alkalischer Phosphatase und einem Antikörpermolekül gegen alkalische Phosphatase; dieser Antikörper muß aus derselben Spezies wie der Primärantikörper (z. B. von der Maus) stammen. Dieser Komplex bindet dann an den freien Arm des bereits mit einem Arm an den Primärantikörper gebundenen Sekundärantikörpers (z. B. ein Ziege-Anti-Maus-IgG-Antiserum), welcher somit wie eine Brücke (»Brückenantikörper«) fungiert. Die im jetzt gebundenen Komplex enthaltenen (zwei) Enzymmoleküle vermitteln eine verstärkte Farbreaktion. Ein analoges Prinzip liegt der Peroxidase-Anti-Peroxidase-Methode (PAP-Methode) zugrunde.

– Bei der Avidin-Biotin-Peroxidase-Komplex-Methode (ABC-Methode) wird wiederum ein ungekoppelter Primärantikörper, jedoch ein mit Biotin (= Vitamin H) gekoppelter Sekundärantikörper eingesetzt. Biotin hat eine hohe Affinität zu Avidin (aus Hühnereiweiß) bzw. Streptavidin (aus Streptomyces). Somit kann an das Biotin ein gro-

ßer enzym-(Peroxidase-)haltiger Verstärkungskomplex binden, der aus jeweils mehreren Molekülen Avidin und Biotin-Peroxidase-Konjugat besteht. Im Endeffekt werden dabei pro Gewebeantigen bzw. pro Primärantikörpermolekül mehrere Peroxidasemoleküle gebunden, was der Methode eine sehr hohe Sensitivität verleiht. Inzwischen wurden weitere, noch sensitivere Verstärkungsmethoden entwickelt, die aber bislang Spezialzwecken vorbehalten bleiben.

Ein Sondergebiet ist die **Lektin-Histochemie:** hier werden aus pflanzlichen oder tierischen Materialien gewonnene Lektine eingesetzt. Diese Substanzen haben Bindungsstellen für spezifische Kohlenhydratreste von Oligosacchariden und Glykoproteinen, die auf Zelloberflächen vorkommen können (Beispiel: UEA-1; siehe unter Endothelmarker). Das Schnittpräparat wird mit dem Lektin inkubiert; der Nachweis erfolgt über ein am Lektin gebundenes Detektormolekül oder über einen gegen das Lektin gerichteten spezifischen Antikörper, dessen Bindung durch eine übliche Immunhistochemie dargestellt wird.

Bei immunhistochemischen Färbungen besteht stets die Gefahr von Artefakten, falsch positiven wie falsch negativen Reaktionen. Sorgfältige Durchführung von Kontrollversuchen sowie kritische Interpretation der Färbeergebnisse sind daher erforderlich. Die beschriebenen Methoden lassen sich im Prinzip auch an zytologischem Material wie Ausstrichen und Zytozentrifugaten anwenden (Immunzytochemie), nur Fixierung und Vorbehandlung sind anders als bei der Immunhistochemie.

1.9.2 Systematik immunhistochemisch darstellbarer Makromoleküle

Die meisten immunhistochemischen Untersuchungen in der pathologischen Diagnostik werden durchgeführt, um bei fraglichen Tumoren den Zell- bzw. Tumortyp zu bestimmen. Zelltypspezifische Makromoleküle dienen dabei als Differenzierungsmarker. Andere immunhistochemische Marker lassen auf die biologischen Eigenschaften und die Aggressivität eines Tumors rückschließen (Onkogen-Produkte, Tumorsuppressorgen-Produkte, Proliferationsmarker). Immunpathologische Veränderungen können durch immunhistochemische Nachweise von abgelagerten Immunglobulinen und Komplement charakterisiert werden. Schließlich lassen sich Erreger wie Bakterien, Pilze und vor allem Viren in Zellen und Geweben detektieren (z. B. über virusspezifische Antigene).

1.9.2.1 Epitheliale Marker. Der epitheliale Charakter eines Tumors, somit seine Zugehörigkeit zur Gruppe der Karzinome, kann durch generelle epitheliale Marker (Panepithelmarker) nachgewiesen werden. Dies ist in der Diagnostik wichtig, wenn ein Karzinom entdifferenziert ist, sein epitheliales Baumuster (von Stroma getrennte kompakte epitheliale Zellverbände) verloren hat und z. B. verstreutzellig oder auch spindelzellig (sarkomartig) wächst. Auch zum Nachweis kleinster Karzinomzellverbände oder sogar Einzelzellen (z. B. in chirurgischen Resektionsrändern oder in Lymphknoten als Mikrometastasen) können diese Marker dienen.

Gängigster Epithelmarker ist Panzytokeratin. Zytokeratine sind die Proteinbestandteile der epithelialen Klasse der Intermediärfilamente, zytoplasmatischer Faserstrukturen des Zytoskeletts. Obgleich die Zytokeratine eine komplexe Familie verwandter Proteine darstellen (siehe unten), sind die so genannten Panzytokeratin-Antikörper gegen gemeinsame Epitope gerichtet und weisen daher Zytokeratinfilamente unabhängig von ihrer genauen Zusammensetzung nach. Die Immunhistochemie ergibt eine zytoplasmatische, manchmal fibrilläre Färbung. In Normalgeweben lassen sich spezifisch alle Epithelzellen darstellen. Auch die intermediären Trophoblastzellen, die sich jenseits der Plazenta ausbreiten können, sind epithelialer Natur und somit Zytokeratin-positiv (Abb. 1-26). Ein Beispiel für einen diagnostischen Einsatz von Panzytokeratin zur Karzinomdiagnose sind diffus wachsende, siegelringzellige oder entdifferenzierte Magenkarzinome. Ein anderes Beispiel ist das invasive lobuläre Mammakarzinom, dessen relativ kleine, unscheinbare, oft verstreut (nicht kohäsiv) wachsende Zellen zum Beispiel in einer Hautmetastase histologisch schwer zu erkennen sind. Auch bei ent- bzw. undifferenzierten Karzinomen (kleinzelliges Lungenkarzinom) ist Panzytokeratin ein hilfreicher Marker. Eine limitierte Zytokeratinexpression kann allerdings auch in bestimmten nichtepithelialen (myogenen) Tumoren auftreten.

Die Zytokeratinfilamente epithelialer Zellen sind – als Zytoskelettelemente – an den fokalen Zellhaftstrukturen der Desmosomen angeheftet, deren molekulare Bausteine sich ebenfalls als Epithelmarker eignen könnten. Hier hat besonders das Desmoplakin, ein hochmolekularer Proteinbestandteil der desmosomalen elektronendichten Plaques, bereits Anwendung gefunden. Desmoplakin läßt sich punktförmig an den interzellulären Grenzen in Karzinomen darstellen, während mesenchymale Tumoren negativ sind. Desmoplakinhaltige Desmosomen kommen auch in einzelnen nichtepithelialen Zellen vor, z. B. in den dendritischen Retikulumzellen sekundärer Lymphfollikel. Bei intrakraniellen Tumoren ist Desmoplakin ein charakteristischer Marker für Meningiome.

Das epitheliale Membranantigen (EMA) repräsentiert eine Familie hochmolekularer, stark glykosylierter Glykoproteine, die ursprünglich aus Milchfettkügelchenmembranen isoliert worden waren. Es ist ein sensitiver Marker für die meisten Karzinomarten (nicht nur für Mammakarzinome). Monoklonale Antikörper gegen EMA sind besonders nützlich für die Identifizierung entdifferenzierter Karzinome (Abb. 1-27).

Ein weiteres epithelspezifisches Membran-Glykoprotein-Antigen wird durch monoklonale Antikörper wie Ber-EP4 erkannt. Es findet sich in zahlreichen Karzinomen, nicht jedoch in malignen Mesotheliomen.

Bei **epithelialen Tumoren** ist häufig eine weitere Subtypisierung bezüglich des Ausgangsgewebes von diagnostischem Interesse. Dies gilt besonders, wenn Karzinommetastasen in Leber, Knochen oder Lymphknoten vorliegen, der Primärtumor jedoch unbekannt ist. An erster Stelle sind hier wiederum die Zytokeratine zu nennen, jetzt allerdings als individuelle Subtypen. Zytokeratine stellen eine komplexe Multigenfamilie von 20 Proteinen (CK1 – CK20) dar. Sie werden in verschiedenen Epithelzelltypen in charakteristischen Mustern exprimiert, die sich auch in den entsprechenden Karzinomen in der Regel widerspiegeln. Man kann sie in plattenepitheltypische (CK1 – CK6, CK9 – CK17) und zylinderepitheltypische (CK7, CK8, CK18 – CK20) Zytokeratine einteilen. Plattenepitheltypische Zytokeratine (z. B. CK5) lassen sich auch in wenig differenzierten, nicht verhornenden Plattenepithelkarzinomen (z. B. der Lunge) nachweisen und damit andere, differentialdiagnostisch relevante Karzinomtypen ausschließen. Bestimmte plattenepitheltypische Zytokeratine werden auch in Basalzellen mehrreihiger Epithelien und im Mesothel exprimiert. Auch dies läßt sich diagnostisch ausnutzen: In Adenokarzinomen der Prostata fehlen die CK5-positiven Basalzellen normaler Prostatadrüsen (Abb. 1-28). In duktalen Strukturen der Mamma schließt eine intakte CK5-positive Myoepithelschicht ein invasives Karzinomwachstum aus. Die CK5-Expression maligner Mesotheliome hilft bei der Abgrenzung dieser primären Tumoren der serösen Häute gegenüber Adenokarzinommetastasen in Pleura, Perikard oder Peritoneum.

Bei den zylinderepitheltypischen Zytokeratinen sind besonders die selektiven CK7 und CK20 von diagnostischem Interesse. CK7 kommt in zahlreichen Adenokarzinomen (mit Ausnahme des kolorektalen Karzinoms), kaum jedoch in Plattenepithelkarzinomen und kleinzelligen Lungenkarzinomen vor. CK20 ist ein sehr spezifischer Marker für gastrointestinale Epithelien, das Urothel sowie die Merkel-Zellen der Haut und die davon abgeleiteten Tumoren.

Antikörper gegen Tissue Polypeptide Antigen (TPA) erkennen ebenfalls Zytokeratine des Zylinderepitheltyps und markieren daher Epithel- und Karzinomzellen (Abb. 1-29).

1.9.2.2 Mesenchymale Marker.
Hier ist vor allem das Vimentin zu nennen, das für mesenchymale Zellen und Tumoren charakteristische Intermediärfilamentprotein. Es findet sich konstant in Sarkomen. Vimentin kommt darüber hinaus auch – koexprimiert mit Zytokeratinen – in bestimmten Karzinomen (z. B. in Schilddrüsen-, in Nierenzell- und in Adenokarzinomen des Endometriums) und in malignen Mesotheliomen sowie dem mit Mesothelzellen verwandten Adenomatoidtumor vor.

1.9.2.3 Myogene Marker.
Bei benignen, besonders aber bei malignen mesenchymalen Tumoren ergibt sich oft die Frage, ob die spindelförmigen Tumorzellen von glatten oder quergestreiften Muskelzellen abgeleitet sind, also ob ein Leio- oder Rhabdomyosarkom vorliegt. Durch den immunhistochemischen Nachweis myogener Differenzierungsmarker lassen sich andere, histologisch oft ähnliche mesenchymale Tumoren (wie Fibrosarkome, maligne fibröse Histiozytome, Schwannome und maligne periphere Nervenscheidentumoren) ausschließen. Der am breitesten exprimierte myogene Marker ist Desmin, wiederum ein Intermediärfilamentprotein. Es ist sowohl in Leio- als auch in Rhabdomyosarkomen nachweisbar. Auch die Proteinbestandteile der kontraktilen Elemente können als immunhistochemische Marker dienen. Besonders zu nennen ist hier α-Aktin, wobei die glattmuskuläre Isoform (smooth-muscle-type α-actin) ein guter Marker für leiomyomatöse Tumoren ist, speziell für Leiomyome, Leiomyoblastome und Leiomyosarkome. Dieser Marker stellt auch Myofibroblasten (z. B. im Tumorstroma) und Myoepithelzellen dar. Letztere spielen vor allem bei Läsio-

nen der Mamma eine Rolle: Glattmuskel-α-Aktin-positive Myoepithelzellen finden sich um intakte mammäre Gangstrukturen (Ausschluss invasiven Karzinomwachstums) und – hyperplastisch – in gutartigen Läsionen wie bei Mastopathie (Abb. 1-30), sklerosierender Adenose und intraduktalem Papillom (Ausschluss eines intraduktalen oder invasiven Mammakarzinoms). Rhabdomyomatöse Tumoren, insbesondere Rhabdomyosarkome, lassen sich mit Antikörpern gegen sarkomerisches α-Aktin (z. B. kardiales α-Aktin) und gegen Myosin immunhistochemisch absichern, darüber hinaus auch mit Antikörpern gegen die nukleär lokalisierten Transkriptionsfaktoren Myogenin und MyoD1, die eine Rolle in der embryonalen Skelettmuskelentwicklung spielen.

1.9.2.4 Neurogene und neuroendokrine Marker
● **Nervenscheiden- und Gliamarker.** Bei S100-Protein handelt es sich um eine Familie kleiner, saurer, Ca^{++}-bindender Proteine mit multiplen zellulären Funktionen. S100-Protein ist ein alter und viel verwendeter immunhistochemischer Marker, weil seine Expression auf ganz bestimmte Zell- und Tumortypen beschränkt ist. Entsprechend seinem Vorkommen in Gliazellen, Sustentakularzellen von Paraganglien und Schwann-Zellen findet es sich in Gliomen und ist als Marker besonders wertvoll zum Nachweis von peripheren Nervenscheidentumoren (konstant in benignen Schwannomen, variabler in malignen peripheren Nervenscheidentumoren). In der Haut kommt es in den ebenfalls neuroektodermal abgeleiteten Melanozyten vor, außerdem in den Langerhans-Zellen. Dementsprechend ist S100-Protein ein Marker für – auch amelanotische und metastatische – maligne Melanome sowie für Langerhans-Zell-Histiozytosen.

Das saure Gliafaserprotein (GFAP = Glial Fibrillary Acidic Protein) zeigt im Vergleich zu S100-Protein ein engeres Expressionsspektrum und ist das typische Intermediärfilamentprotein der Astroglia. Es findet sich in normalen und reaktiven Astrozyten wie auch in Astrozytomen und Glioblastomen. GFAP kann aber auch außerhalb des ZNS auftreten; hier sind vor allem normale Myoepithelzellen wie auch pleomorphe Adenome der Speicheldrüsen zu nennen.

● Die Identifizierung des **neuronalen und neuroendokrinen Phänotyps** gehört zu den wichtigen Aufgaben der Immunhistochemie. Bei der Erforschung des diffusen neuroendokrinen Systems

(DNS) hat der immunhistochemische Nachweis neuronaler und neuroendokriner Makromoleküle, besonders von Polypeptidhormonen, eine große Rolle gespielt. Es lassen sich Zellmembranmarker, zytoplasmatische Marker und – besonders wichtig – die in den verschiedenen Vesikeltypen lokalisierten Marker unterscheiden:

– Das neurale Zelladhäsionsmolekül (N-CAM, CD56) ist ein breit in neuronalen und neuroendokrinen Geweben und ihren Tumoren exprimiertes, adhäsionsvermittelndes Zellmembran-Glykoprotein. Es wird besonders als Marker für neuroendokrine Tumoren der Lunge eingesetzt, speziell beim kleinzelligen Lungenkarzinom, dem aufgrund seines niedrigen Differenzierungsgrades andere neuroendokrine Marker fehlen. Außerdem dient es als Marker für bestimmte maligne Lymphome (T-Zellen/natürliche Killerzellen).

– Die neuronenspezifische Enolase (NSE) ist ein wichtiger serologischer Tumormarker. In der Immunhistochemie soll dieser – als Enzym im Zytoplasma lokalisierter – Marker aber nur noch mit Vorsicht eingesetzt werden. Nervenzellen und neuroendokrine Zellen sowie neuronale und neuroendokrine Tumoren sind positiv, allerdings kommen Hintergrund- und Kreuzreaktionen vor.

– Synaptophysin ist ein Membranglykoprotein präsynaptischer (»heller«) Vesikel von Neuronen. Es ist ein sehr spezifischer Marker für neuronale und neuroendokrine Tumoren wie Neuroblastome und andere primitive neuroektodermale Tumoren, Phäochromozytome, Paragangliome, Karzinoide, endokrine Pankreastumoren sowie neuroendokrine Karzinome.

– Ein Basismarker für neuroendokrine (nicht aber neuronale!) Differenzierung ist Chromogranin A, da es eine generelle Matrixkomponente der neurosekretorischen (»dense-core«) Granula neuroendokriner Zellen darstellt, die Peptidhormone und Transmittersubstanzen speichern. Synaptophysin gehört zu den spezifischsten Markern für neuroendokrine Tumoren. Die immunhistochemische Chromograninfärbung hängt – parallel zur Anzahl vorhandener Granula – vom neuroendokrinen Differenzierungsgrad ab. Während Karzinoide und endokrine Pankreastumoren somit eine kräftige Chromograninexpression zeigen, sind kleinzellige Lungenkarzinome oft negativ (Abb. 1-31).

– Neurofilamente sind aus den Neurofilamentproteinen (drei Subtypen: NF-L, NF-M, NF-H) aufgebaute Intermediärfilamente von Neuronen. Sie stellen einen spezifischen Marker für neuronale Tumoren wie Neuroblastome dar. Neurofilamente finden sich auch – koexprimiert mit Zytokeratinen sowie Chromogranin A und Synaptophysin – in einer Subpopulation neuroendokriner Tumoren, besonders in Karzinoiden und in Merkel-Zell-Tumoren.

● **Polypeptidhormone des neuroendokrinen Systems.** Die Immunhistochemie erlaubt, eine Vielzahl von neuroendokrinen Polypeptidhormonen mit hoher Spezifität in normalen und in Tumorzellen nachzuweisen. In den neuroendokrinen Zellen werden sie in den Chromogranin-A-haltigen neurosekretorischen Granula gespeichert. Nach Freisetzung aus neuroendokrinen Zellen können sie sowohl als klassische Hormone als auch als lokal wirksame regulatorische Polypeptide und Neurotransmitter wirken.

– Zur Klassifizierung endokriner Pankreastumoren (Inselzelltumoren) dient die immunhistochemische Bestimmung von gastroenteropankreatischen Polypeptidhormonen wie Insulin (Abb. 1-32), Glukagon, Somatostatin, Gastrin, vasoaktives intestinales Polypeptid (VIP) und pankreatisches Polypeptid (PP). Obwohl Insulinome und PPome in der Regel benigne sind, erlaubt die Bestimmung der Polypeptidhormone keine sicheren Rückschlüsse auf die Dignität von Inselzelltumoren. Es kann auch eine multiple Hormonproduktion vorkommen.

– Die oben aufgeführten Polypeptidhormone sowie weitere wie Bombesin/Gastrin-Releasing Peptide (GRP) und ACTH (adrenocorticotropes Hormon) werden auch in neuroendokrinen Tumoren – insbesondere Karzinoidtumoren – des Gastrointestinaltrakts und des Respirationstrakts exprimiert. Daneben produzieren viele Karzinoide auch Serotonin, welches sich ebenfalls immunhistochemisch nachweisen läßt.

– Hypophysenvorderlappenhormone wie ACTH, FSH, LH, Prolaktin, STH und TSH lassen sich in Hypophysenadenomen nachweisen und diese funktionell charakterisieren.

– Das normalerweise im plazentaren Synzytiotrophoblasten produzierte HCG (human Choriongonadotropin) ist ein wichtiger immunhistochemischer Marker für den Nachweis von Chorionkarzinomen, die als Trophoblasttumoren und – oft mit anderen teratomatösen Gewebekomponenten kombiniert – als Keimzelltumoren (germinative Tumoren) vorkommen. Seminome können einzelne oder kleine Gruppen von HCG-positiven synzytiotrophoblastären Riesenzellen enthalten.

– Die immunhistochemische Darstellung von Parathormon kann für die Diagnose von Epithelkörperchenadenomen (Abgrenzung von Schilddrüsenadenomen) und von den (seltenen) Epithelkörperchenkarzinomen hilfreich sein.

– Kalzitonin ist der wichtigste Marker zur Diagnose des C-Zellen-Karzinoms (medulläres Schilddrüsenkarzinom) und auch der mit dem familiären C-Zellen-Karzinom assoziierten C-Zellen-Hyperplasie der Schilddrüse, die histologisch oft schwer erkennbar ist.

1.9.2.5 Melanozytenmarker. Melanozytäre Tumoren ohne nachweisbares Melaninpigment sind konventionell histologisch schwer zu diagnostizieren. Hier kommen melanozytenspezifische Marker zum Einsatz, die auch in amelanotischen und metastatischen malignen Melanomen exprimiert werden. Diese Marker können jedoch auch in den gutartigen Nävuszellnävi vorkommen und eignen sich daher nicht zur Dignitätsbestimmung. Zu nennen sind das HMB-45-Antigen, ein mit Prämelanosomen assoziiertes Glykoprotein (gp100), das in der Mehrzahl maligner Melanome zumindest fokal nachweisbar ist, und das noch konstanter exprimierte Melan-A. Außerdem sind Melanome stets S100-Protein und Tyrosinase positiv (Abb. 1-33).

1.9.2.6 Schilddrüsenmarker. Das von den Follikelepithelien der Schilddrüse produzierte und im Kolloid gespeicherte hochmolekulare Glykoprotein Thyreoglobulin, aus dem die Schilddrüsenhormone Thyroxin und Trijodthyronin gebildet werden, ist der Standardmarker für Schilddrüsenkarzinome. Es läßt sich im Zytoplasma der Tumorzellen des follikulären und des papillären Schilddrüsenkarzinoms sicher und spezifisch nachweisen, auch – sofern vorhanden – im neoplastischen Kolloid. Diagnostisch relevant ist die immunhistochemische Bestimmung von Thyreoglobulin im Falle von schlechter morphologischer Differenzierung, von histologischen Varianten (hellzelliges follikuläres Karzinom) und von Metastasen (in Halslymphknoten, Lunge oder Knochen) und erlaubt bei positivem Ausfall einen sicheren Rückschluß auf ein primäres Schilddrüsenkarzinom. Leider sind anaplastische Schilddrüsenkarzinome meist negativ, zeigen aber eine typische Koexpression von Zytokeratin und

Vimentin. Der Marker für medulläre Schilddrüsenkarzinome ist Kalzitonin.

1.9.2.7 Mammamarker. Bei Mammakarzinomen ist die wichtigste immunhistochemische Untersuchung der Nachweis des Östrogenrezeptors und des Progesteronrezeptors, deren Anwesenheit die Therapie bestimmen (Ansprechen auf Antiöstrogene) und die Prognose einschätzen lassen. Die Immunhistochemie hat hier die früher üblichen biochemischen Bestimmungen weitgehend abgelöst. Beide Steroidhormonrezeptoren sind nukleär lokalisiert. Die Auswertung erfolgt semiquantitativ (Anteil positiver Tumorzellkerne). Unter den invasiven duktalen Mammakarzinomen sind etwa 60% Östrogenrezeptor-positiv; die Expression ist mit dem Grad der Differenzierung korreliert.

Bei unklaren Fernmetastasen weist der apokrine Marker Gross-Cystic-Disease-Fluid-Protein-15 (GCDFP-15) mit relativ hoher Sensitivität und Spezifität auf ein primäres Mammakarzinom hin.

Eine Amplifikation des Onkogens c-erbB-2 (HER-2), meist begleitet von einer Überexpression des Proteins, tritt in etwa einem Viertel invasiver Mammakarzinome auf, besonders bei den aggressiveren Tumoren. Das HER-2-Protein gehört zur Familie der epidermalen Wachstumsfaktor-Rezeptoren (EGF-R) und ist dementsprechend in der Zellmembran lokalisiert. Sein immunhistochemischer Nachweis wird zunehmend wichtig, nicht nur wegen der Relevanz hinsichtlich Prognose und Ansprechen auf konventionelle Therapie, sondern auch wegen der Möglichkeit einer spezifischen, auf das HER-2-Protein zielenden Immuntherapie. Die immunhistochemische Darstellung normaler und hyperplastischer Myoepithelzellen der Brustdrüse mit Hilfe des Zytokeratins CK5 oder von Glattmuskel-α-Aktin und ihre diagnostische Bedeutung wurden bereits besprochen.

1.9.2.8 Lungenmarker. Bei Lungenkarzinomen kann eine immunhistochemische Sicherung des kleinzelligen Lungenkarzinoms durch neuroendokrine Marker oder des Plattenepithelkarzinoms durch bestimmte Zytokeratine (CK5) diagnostisch hilfreich sein. Wenn es gilt, bei einem pulmonalen oder extrapulmonalen Tumor ein primäres Lungenkarzinom zu beweisen, hat sich der thyreoidale Transkriptionsfaktor-1 (TTF-1) bewährt, der in vielen Lungenkarzinomen (und in Schilddrüsenkarzinomen) nukleär exprimiert wird, in von anderen Organen ausgehenden Karzinomen jedoch fehlt.

1.9.2.9 Prostatamarker. Zur diagnostischen Sicherung eines Prostatakarzinoms, z. B. bei Tumorausbreitung in die Harnblase oder bei Metastasen, wenn der Primärtumor noch nicht bekannt ist, sind zwei Marker mit relativer Spezifität für Prostatazellen im Einsatz: das prostataspezifische Antigen (PSA), bei dem es sich um eine Protease handelt und das auch als serologischer Tumormarker wichtig ist, und die saure Prostata-Phosphatase.

1.9.2.10 Keimzelltumormarker. Maligne Keimzelltumoren wie Seminome, embryonale Karzinome, Dottersacktumoren und Chorionkarzinome zeichnen sich durch eine spezifische Expression der plazentaren alkalischen Phosphatase (PLAP) aus (Abb. 1-34). Auch die intratubuläre Keimzellneoplasie (früher »Carcinoma in situ«) läßt sich durch die positive PLAP-Reaktion auf den atypischen, sich in den Hodentubuli ausbreitenden Keimzellen gut diagnostisch sichern. Das α-Fetoprotein (AFP), ein hochmolekulares Glykoprotein bestimmter embryonaler und fetaler Zellen, ist ein weiterer wichtiger Keimzelltumor-Marker. AFP wird besonders stark in den Dottersacktumoren, aber auch in embryonalen Karzinomen exprimiert. Es dient auch als Marker für das hepatozelluläre Karzinom. Schließlich ist das bereits oben besprochene ß-HCG beim Chorionkarzinom zu nennen.

1.9.2.11 Ovarialtumormarker. Für das seröse Zystadenokarzinom des Ovars gibt es einen relativ spezifischen Marker, das CA 125. Dieses Glykoprotein wird stark auf der Oberfläche der Tumorzellen exprimiert. Der Marker wird zur Sicherung der Diagnose vor allem bei unklaren Peritonealmetastasen angewandt. Das CA 125-Antigen geht auch in das Serum über und ist daher ein wichtiger serologischer Tumormarker, der hilft, das Ausmaß des Tumorleidens abzuschätzen. Auch endometrioide Ovarialkarzinome sind mit dem monoklonalen Antikörper gegen CA 125 positiv. In geringer Menge kann CA 125 auch in anderen Adenokarzinomen vorkommen. Eine starke Expression (bei fehlender oder geringer CEA-Expression; siehe oben) spricht jedoch für ein Ovarialkarzinom. Ein speziell in Granulosazellen ovarieller Follikel exprimiertes Peptidhormon ist das Inhibin, das die FSH-Freisetzung in der Hypophyse inhibiert. Es dient als Marker für Granulosazelltumoren, besonders bei ungewöhnlichem Wachstumsmuster und bei Metastasen. Weiterhin wird es in Sertoli-Leydig-Zell-Tumoren des Ovars exprimiert.

1.9.2.12 Mesothelmarker. Bei Tumorbefall in Pleura, Perikard oder Peritoneum kann sich die oft schwierige Differentialdiagnose zwischen dem malignen Mesotheliom – besonders seiner epithelialen Variante – und einem metastatischen Adenokarzinom (der Lunge oder anderer Organe) stellen. Beide Tumoren sind positiv für Panzytokeratin. Marker, die für ein Adenokarzinom sprechen, sind CEA und Ber-EP4. Die Diagnose eines Mesothelioms muß hier an einem negativen Reaktionsausfall festgemacht werden.

Neuerdings wurden aber auch positive Marker für Mesotheliome etabliert, die in ihrer diagnostischen Aussage sicherer sind. Hierzu zählt das Zytokeratin CK5. Ein weiterer positiver Mesotheliommarker mit besonders hoher Spezifität ist das Calretinin, ein kalziumbindendes Protein von 29 kD, welches zunächst nur im Nervensystem und in der Retina beschrieben wurde, aber vor wenigen Jahren auch als Mesothel- und Mesotheliommarker etabliert werden konnte. In Adenokarzinomen ist es praktisch nicht nachweisbar. Calretinin lässt sich auch erfolgreich in der Ergusszytologie einsetzen. Ferner sind Mesotheliomzellen auch Vimentin-positiv.

1.9.2.13 Endothelmarker. Der klassische Endothelzellmarker ist der von-Willebrand-Faktor (Faktor-VIII-assoziiertes Antigen), ein in Endothelzellen gebildeter, zunächst in den Weibel-Palade-Körperchen gespeicherter, hochmolekularer Proteinkomplex, der die Thrombozytenadhäsion an subendotheliales Kollagen vermittelt und im Plasma den Gerinnungsfaktor VIII bindet. Dieser Faktor läßt sich immunhistochemisch in normalen Endothelzellen und in endothelialen Tumoren wie Angiosarkomen nachweisen, geht aber bei schlecht differenzierten Tumoren verloren. Eine höhere Sensitivität zeigt das Glykoprotein CD31 (PECAM-1), ein Adhäsionsmolekül von Endothel- und bestimmten Blutzellen. Es ist in Hämangioendotheliomen und Angiosarkomen häufig nachweisbar, was die manchmal schwierige Diagnose dieser besonders in Leber, Milz und Weichgewebe vorkommenden Tumoren absichern kann. Immunhistochemisch werden die Zellmembranen der neoplastischen Endothelzellen und die Membranen intrazytoplasmatischer Vakuolen markiert. Das Transmembran-Glykoprotein CD34 wird ebenfalls in endothelialen Tumoren exprimiert, hat aber eine breitere Verteilung: es ist ein Marker auch für hämatopoetische Stammzellen und akute lymphatische und myeloische Leukämien, darüber hinaus auch für gastrointestinale Stromatumoren und das Dermatofibrosarcoma protuberans der Haut. Es gibt auch einen Lektin-Marker für das Endothel: das UEA-1 (Ulex-europaeus-Lektin Typ 1), ein für bestimmte

Zucker-(α-L-Fukosyl-)Reste spezifisches Lektin aus Stechginstersamen; CD31 ist aber spezifischer und sensitiver. Bei schlecht differenzierten vaskulären Tumoren ist es oft sinnvoll, mehrere Endothelmarker einzusetzen, um zu einer sicheren Interpretation zu kommen; dies gilt analog auch für andere Tumor- und Markergruppen.

1.9.2.14 Marker für hämatopoetische Zellen. Spezialmethoden zur Charakterisierung hämatopoetischer Zellen sind neben der Enzymhistochemie die Immunhistochemie auf der Basis spezieller Differenzierungsmarker. In Knochenmarksbiopsien werden diese zur Charakterisierung der hämatopoetischen Zellreihen bei benignen hämatologischen Erkrankungen eingesetzt, vor allem aber zur Diagnostik hämatologischer Neoplasien. Immunhistochemischer Marker der Erythrozytopoese ist das Glykophorin A, das von Erythroblasten bis zu reifen Erythrozyten sowie in den Zellen der Erythroleukämie (AML-M6) nachweisbar ist. Marker der Granulozytopoese ist die Myeloperoxidase der Primärgranula. Mit Hilfe von Antikörpern gegen dieses Enzym lassen sich auch am Paraffinschnitt Infiltrate einer akuten myeloischen Leukämie (vor allem AML-M1, -M2 und -M3) nachweisen und von der akuten Lymphoblastenleukämie (ALL) abgrenzen. Wichtig ist dieser Marker für die Diagnose des seltenen, extramedullär wachsenden Myelosarkoms (granulozytisches Sarkom). Marker der Thrombozytopoese ist das Plättchenglykoprotein IIIa (CD61), das bei der Diagnose der akuten Megakaryoblastenleukämie (AML-M7) hilfreich ist. Akute Lymphoblastenleukämien (und lymphoblastische Lymphome) können mit Hilfe bestimmter Lymphozytenmarker sowie der DNA-Polymerase terminale Desoxynukleotidyltransferase (TdT), einem Marker für unreife B- und T-Lymphozyten, immunhistochemisch am Paraffinmaterial gesichert werden.

1.9.2.15 Makrophagenmarker. Diese Marker können sowohl normale und neoplastische Monozyten im Knochenmark und Blut als auch Gewebemakrophagen (Histiozyten) nachweisen. Der spezifischste immunhistochemische Makrophagenmarker ist CD68 (monoklonaler Antikörper PG-M1), ein in Lysosomen (intrazytoplasmatische granuläre Immunmarkierung!) lokalisiertes Glykoproteinantigen. Etwas weniger spezifisch ist das durch den monoklonalen Antikörper MAC 387 erkannte zytoplasmatische Leukozytenantigen L1 (Calprotectin). Diese Makrophagenmarker – besonders CD68 – sind nützlich bei der Diagnose von Histiozytosen (Sinushistiozytose mit massiver Lymph-adenopathie, infektionsassoziiertes hämophagozytisches Syndrom), der seltenen echten malignen Histiozytose (Infiltrate in lymphoretikulären Organen und der Haut) und den mit letzterer verwandten akuten myeloischen Leukämien mit monozytärer Differenzierung (AML-M4, -M5). In malignen fibrösen Histiozytomen (MFH), einer heterogenen Gruppe von malignen Weichteiltumoren, fehlen dagegen die spezifischen Makrophagenmarker. Des weiteren lassen sich mit diesen Markern reaktive Makrophagen identifizieren, die z. B. im Falle unklarer Gewebeinfiltrate von verstreutzellig wachsenden Tumorzellen unterschieden werden können. Die früher gern als Makrophagenmarker verwendeten α_1-Antitrypsin, α_1-Antichymotrypsin und Lysozym sind heute nicht mehr spezifisch genug; Antikörper gegen α_1-Antitrypsin sind jedoch nützlich bei der Diagnose des α_1-Antitrypsin-Mangels, da sie die Einschlusskügelchen in den Leberzellen spezifisch darstellen. Marker für die Langerhans-Zell-Histiozytose sind S100-Protein und das Membranglykoprotein CD1a.

1.9.2.16 Lymphozytenmarker. Lymphozytenmarker spielen in der Histopathologie eine große Rolle, insbesondere bei der Diagnose und Klassifizierung maligner Lymphome. Meist handelt es sich um Zelloberflächenmarker. Man kann

- Panlymphozytenmarker (Abb. 1-35),
- Pan-B-Zell- und Pan-T-Zell-Marker,
- Marker zur Subtypisierung innerhalb der B-Zell- und der T-Zell-Kategorie und schließlich
- spezielle Aktivierungsmarker unterscheiden.

Die Marker der drei ersten Kategorien lassen sich in jedem normalen lymphatischen Gewebe in den zugehörigen Lymphozytentypen nachweisen.

Gängigster Panlymphozytenmarker ist das CD45 (LCA = Leukocyte Common Antigen), eine Proteinfamilie auf der Oberfläche hämatolymphoider Zellen. Die meisten malignen Lymphome sind LCA-positiv. Großzellige Lymphome sind so z. B. von entdifferenzierten Karzinomen und malignen Melanomen gut abzugrenzen. Kleinzellige Lymphome lassen sich von kleinzelligen Karzinomen (z. B. kleinzelliges Lungenkarzinom) und primitiven »klein-blau-rundzelligen Tumoren«, die oft im Kindesalter vorkommen (z. B. Neuroblastome, Rhabdomyosarkome, Tumoren der Ewing-Sarkom-Familie) unterscheiden. In anaplastischen großzelligen Lymphomen läßt sich LCA jedoch nur bei einem Teil der Fälle nachweisen, Plasmozytome sind überwiegend negativ.

Marker für B-Zellen und ihre Lymphome (Pan-B-Zell-Marker) sind CD20 und CD79a, zwei Phosphoproteine auf der Oberfläche von B-Lymphozyten. Sie sind für die Diagnostik von B-Zell-Lymphomen besonders wichtig. Plasmozytome können noch CD79a exprimieren, sind aber CD20-negativ. Bei einer Sonderform des Morbus Hodgkin, der Hodgkin-Krankheit mit lymphozytärer Prädominanz (noduläres Paragranulom), sind die typischen L&H-Zellen oder Popcorn-Zellen für LCA, CD20 und CD79a positiv, also vom B-Zell-Typ, während diese Marker in den Hodgkin-Zellen und Sternberg-Reed-Zellen des klassischen Morbus Hodgkin meist fehlen. Zur Subtypisierung von B-Zell-Lymphomen eignen sich die Transmembran-Glykoproteine CD5 und CD23 (beide im kleinzelligen lymphozytischen B-Zell-Lymphom einschließlich B-CLL, nur CD5 im Mantelzelllymphom).

Der beste Pan-T-Zell-Marker ist CD3. Die CD3-Proteine sind relativ kleine Membranglykoproteine, die mit dem T-Zell-Rezeptor (TCR) assoziiert sind und – nach Antigenbindung an den TCR – in die Signaltransduktion eingebunden sind. Antikörper gegen CD3 stellen den T-Lymphozytenanteil in entzündungszelligen Infiltraten zuverlässig dar und identifizieren die meisten T-Zell-Lymphome (nur wenige sind negativ). Ergänzend kann der – allerdings nicht ganz T-Zell-spezifische – Marker CD45RO eingesetzt werden. CD8, ein Membranglykoprotein der Immunglobulin-Superfamilie, das als Korezeptor an MHC-Klasse-I-Antigene bindet, ist für zytotoxische bzw. Suppressor-T-Zellen spezifisch. Diese können mit einem monoklonalen Antikörper gegen CD8 immunhistochemisch dargestellt werden. CD4, der Marker für T-Helferzellen, lässt sich dagegen am Paraffinmaterial noch nicht bestimmen. T-Zell-Lymphome exprimieren häufiger CD4 und seltener CD8; in der praktischen Lymphomdiagnostik spielen diese Marker noch keine Rolle.

CD30 (Ki-1) ist ein Oberflächenglykoprotein (120 kDa) mit Eigenschaften eines Zytokinrezeptors, das auf aktivierten lymphoiden Zellen exprimiert wird. Seine Bedeutung liegt zum einen in der Diagnostik des Morbus Hodgkin: Auf der Basis ihrer konstanten und starken (membranständigen und z. T. auch plaqueartig-paranukleären) CD30-Expression lassen sich selbst spärliche Hodgkin- und Sternberg-Reed-Zellen auf einem entzündungszellig-granulomatösen Hintergrund leicht identifizieren. Zum anderen sind anaplastische großzellige Lymphome (Ki-1-Lymphome [Abb. 1-36]), die oft keine anderen lymphoiden Marker exprimieren, charakteristischerweise positiv für CD30. Zur Sicherung der Diagnose von Hodgkin- und Sternberg-Reed-Zellen eignet sich CD15, ein Kohlenhydratantigen (spezifische Zuckersequenz, Lewis-X), das sich auch in neutrophilen Granulozyten und bei bestimmten Leukämien findet.

1.9.2.17 Immunglobuline und Komplement.
Immunglobuline gehören zu den ersten immunhistochemisch nachgewiesenen Makromolekülen. In Tieren erzeugte Immunglobulinantikörper sind Grundreagenzien aller immunhistochemischer Techniken. Mit Antikörpern, die spezifisch für menschliche Immunglobuline bzw. ihre Subtypen und Ketten sind (κ, λ, IgG, IgA, IgM usw.), kann man zytoplasmatische Immunglobuline (CIg) in Plasmazellen einfach darstellen und z. B. die Monoklonalität von Plasmozytominfiltraten beweisen. Oberflächenimmunglobuline (SIg) von B-Lymphozyten sind schwieriger darzustellen, am besten in direkter Immunfluoreszenztechnik an nativem Material, wobei ein monoklonaler Leichtkettenbefund ein wichtiger und klassischer diagnostischer Hinweis auf ein B-Zell-Lymphom ist.

Ablagerungen sezernierter Immunglobuline im Gewebe lassen sich ebenfalls immunhistochemisch nachweisen, was oft von großer diagnostischer Bedeutung ist. So lassen sich z. B. bei blasenbildenden Autoimmunkrankheiten der Haut immunologisch gebundene IgG an ihren Zielstrukturen darstellen (in der Epidermis beim Pemphigus, an der Basalmembran beim bullösen Pemphigoid; in der Regel direkte Immunfluoreszenz am Gefrierschnitt). Ebenso kann man Immunglobuline, die in abgelagerten Immunkomplexen enthalten sind, sichtbar machen (auch am Paraffinmaterial), z. B. in glomerulären Strukturen bei Glomerulonephritiden. Bei diesen Krankheiten kann man auch abgelagerte Komplementfaktoren wie C1q und C3 immunhistochemisch nachweisen.

1.9.2.18 Amyloid.
Der primäre histologische Nachweis von Amyloidosen erfolgt durch die Kongorot-Färbung mit grüngelber Doppelbrechung der Amyloidablagerungen im polarisierten Licht. Die bei systemischen Amyloidosen klinisch wichtige Subtypisierung erfordert aber eine molekulare Analyse mittels Immunhistochemie. Gegen die wichtigsten Vorläuferproteine stehen spezifische Antikörper zur Verfügung.

An erster Stelle ist der Nachweis von Amyloidprotein A bei der AA-Amyloidose zu nennen. Er gelingt in submukösen Blutgefäßwänden von Rektumbiopsien. Bei der AL-Amyloidose können Antikörper gegen die Immunglobulinleichtketten λ und κ hilfreich sein. Die AB-Amyloidose bei Langzeitdialysepatienten läßt sich mit einem Antikörper gegen β_2-Mikroglobulin beweisen; Ablagerungen finden sich nicht nur osteoartikulär, sondern gelegentlich auch im Gastrointestinaltrakt. Die Immunfärbungen sind artefaktanfällig und müssen kritisch interpretiert werden.

1.9.2.19 Onkogen- und Tumorsuppressorgenprodukte.

Genetische Veränderungen von Onkogenen und Tumorsuppressorgenen sind elementare Schritte in der Karzinogenese. Der immunhistochemische Nachweis der entsprechenden Genprodukte (Proteine) ist vor allem in der Forschung, in bestimmten Fällen aber auch schon in der klinischen Pathologie relevant. So hat zum Beispiel die Bestimmung von c-erbB2 (HER2) in Mammakarzinomen klinisch-therapeutische Konsequenzen. Patientinnen, deren Tumorzellen eine membranöse Überexpression aufweisen, können mit einem humanisierten monoklonalen Antikörper gegen HER2 (Herceptin®), der diesen Wachstumsfaktorrezeptor blockiert, behandelt werden.

● Das die Apoptose hemmende Bcl-2, ein Onkogen im weiteren Sinne, ist in follikulären Lymphomen überexprimiert (oft bedingt durch eine spezielle Chromosomentranslokation); es ist ein wertvoller immunhistochemischer Marker zur Unterscheidung von reaktiven Lymphfollikeln, deren Keimzentren negativ für Bcl-2-Protein sind.

● Bei zahlreichen malignen Tumoren spielt p53 eine wichtige Rolle. In normalen Zellen läßt sich das Genprodukt – obgleich vorhanden – aufgrund seiner kurzen Halbwertszeit kaum immunhistochemisch darstellen. Mutationen dieses Tumorsuppressorgens führen jedoch zu einer erhöhten Stabilität des p53-Proteins, das damit immunhistochemisch nachweisbar wird. Eine kräftige Färbung der Tumorzellkerne für p53 spricht also für eine Mutation (und damit einen Verlust der Tumorsuppressorfunktion) und kann in bestimmten Fällen prognostische Aussagen erlauben.

1.9.2.20 Proliferationsmarker.

Die Abschätzung des Proliferationsgrades als Teilbefund des Malignitätsgrades (Grading) ist in der diagnostischen Tumorpathologie sehr wichtig und erfolgt üblicherweise durch Mitosezählung. Ein genaueres Bild liefert aber die immunhistochemische Bestimmung von Proliferationsmarkern. Das PCNA (Proliferating Cell Nuclear Antigen), ein akzessorisches Protein für die nukleäre DNA-Polymerase, markiert vorzugsweise die in der S-Phase befindlichen Zellkerne. Häufiger wird in der Routinediagnostik das

Ki-67-Antigen (monoklonaler Antikörper MIB-1) bestimmt, ein nukleäres und nukleoläres proliferationsassoziiertes Protein. Es läßt sich in allen Zellkernen nachweisen, die sich im aktiven Zellzyklus (G_1-, S-, M- und G_2-Phase) befinden; ruhende G_0-Phasen-Kerne sind negativ. Zur Bestimmung der Wachstumsfraktion eines Tumors schätzt man die Prozentzahl der positiven Tumorzellkerne ab. Man kann Aufschlüsse über die Dignität, den Malignitätsgrad und die Prognose von Tumoren erhalten.

1.9.2.21 Infektionserregernachweis.

Verschiedene Viren, Bakterien, Parasiten und Pilze können immunhistochemisch in fixierten Geweben dargestellt werden, wodurch die virologische, mikrobiologische und serologische Diagnostik ergänzt werden kann. Einige Nachweisreaktionen – besonders auf Viren bzw. virale Antigene – gehören heute zur histopathologischen Routinediagnostik. So lassen sich Zytomegalievirus (CMV)-infizierte Zellen durch Darstellung des frühen CMV-Antigens (zunächst nukleär lokalisiert) schon im Gewebeschnitt erkennen, bevor es zur Entwicklung der typischen Eulenaugenzellen mit ihren großen Kerneinschlüssen kommt (Abb. 1-37). Auch der Nachweis von *Pneumocystis carinii* und *Toxoplasma gondii* ist möglich. In der Hepatitisdiagnostik lassen sich HBs-Antigen und HBc-Antigen in Leberzellen von Hepatitis-B-Patienten darstellen. Es gibt Antikörper zum immunhistochemischen Nachweis von humanen Papillomviren (HPV), die besonders in der Karzinogenese des Zervixkarzinoms des Uterus wichtig sind. Eine Subtypisierung und insbesondere eine sichere Identifizierung der HPV-Hochrisikotypen läßt sich aber besser mit der In-situ-Hybridisierung erreichen. Der Nachweis von Epstein-Barr-Virus (LMP-1-Antigen, latentes Membranprotein) gelingt bei der infektiösen Mononukleose und kann beim undifferenzierten Nasopharynxkarzinom und seinen Metastasen sowie bei bestimmten malignen Lymphomen von diagnostischer Bedeutung werden.

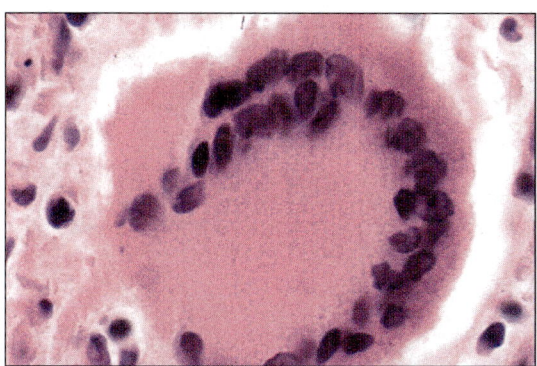

Abb. 1-2. Hämatoxylin-Eosin-Färbung. Langhans-Zelle bei Tuberkulose und anderen granulomatösen Entzündungen. **Blau:** Zellkerne. **Rot:** Zytoplasma.

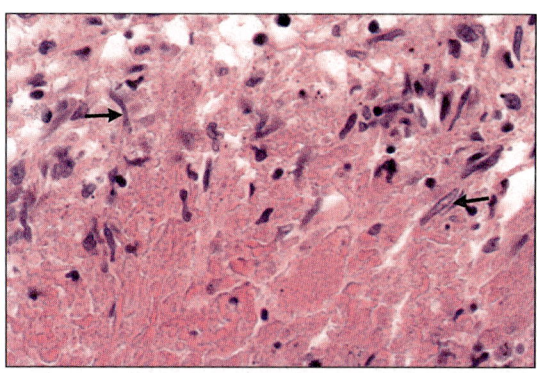

Abb. 1-3. Hämatoxylin-Eosin-Färbung. Verkäsende Nekrose bei Tuberkulose. **Blau:** Zellkerne der Epitheloidzellen (Pfeile) und Lymphozyten. **Rot:** Nekrose.

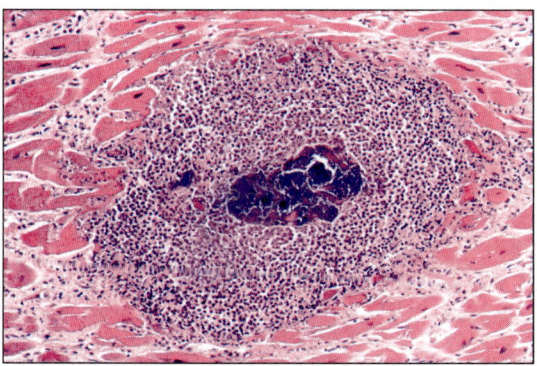

Abb. 1-4. Hämatoxylin-Eosin-Färbung. Septikopyämischer Herd im Myokard. **Rot:** Sarkoplasma der Herzmuskelzellen. **Blau:** Kerne der Eiterzellen (Granulozyten). **Dunkelblau:** Bakterien (Kokken).

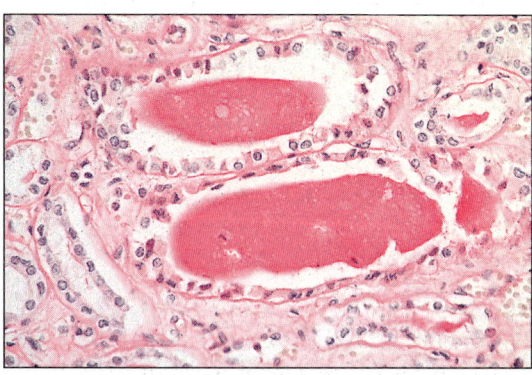

Abb. 1-5. Hämatoxylin-Eosin-Färbung. Eiweißzylinder in der Lichtung der Nierentubuli bei nephrotischem Syndrom. **Homogen Eosinrot:** Eiweiß. **Blau:** Zellkerne.

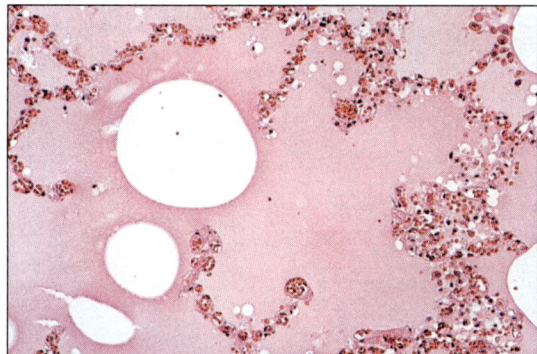

Abb. 1-6. Hämatoxylin-Eosin-Färbung. Lungenödem. **Homogen Rot:** intraalveoläres Eiweißexsudat. **Orangerot:** Erythrozyten.

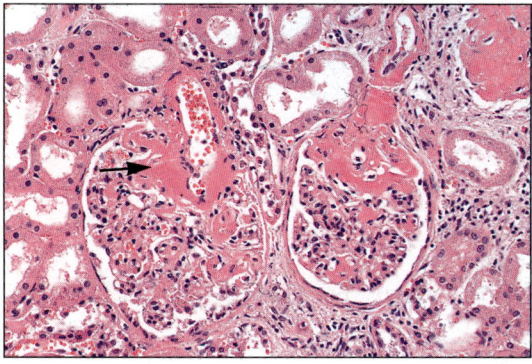

Abb. 1-7. Hämatoxylin-Eosin-Färbung. Nierenamyloidose. **Homogen Eosinrot:** Glomeruli mit Amyloidablagerungen (Pfeil). **Blau:** Zellkerne.

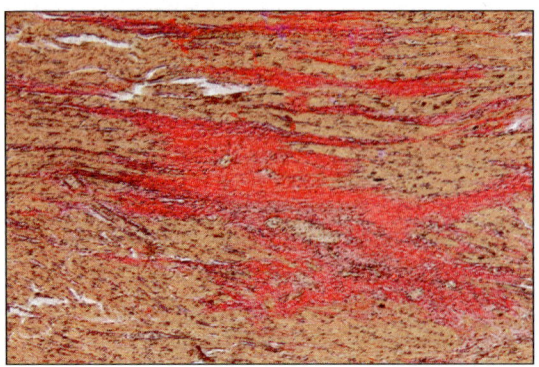

Abb. 1-8. Gieson-Färbung. Alte Infarktnarben im Myokard. Gelb: Sarkoplasma der Myokardiozyten. **Rot:** Narbengewebe. Schwarz: Zellkerne.

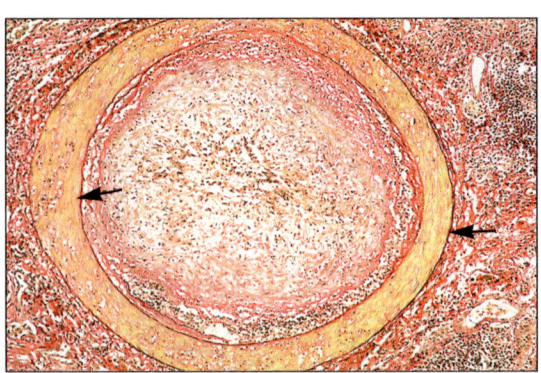

Abb. 1-9. Elastika-Gieson-Färbung. Intimaproliferation in einer Nierenarterie bei chronischer Abstoßungsreaktion. **Gelb:** glatte Muskelfasern. **Rot:** Narbengewebe. **Schwarz:** Zellkerne und elastische Fasern (Pfeile: Elastica interna et externa).

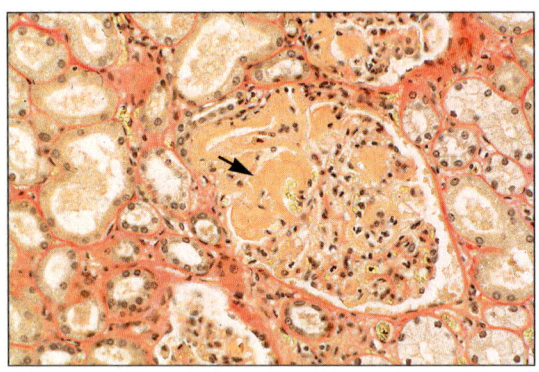

Abb. 1-10. Gieson-Färbung. Nierenamyloidose. **Gelb:** Zytoplasma der Zellen. **Homogen Gelb:** Amyloidablagerungen (Pfeil). **Rot:** kollagenes Zwischengewebe.

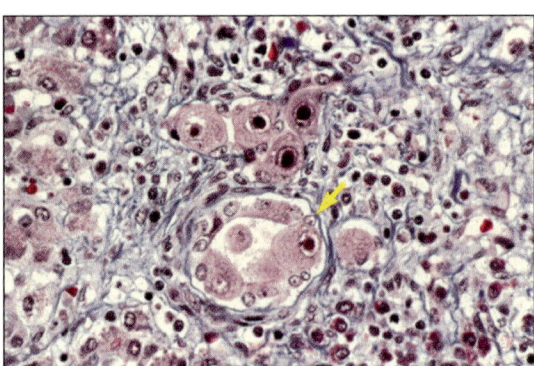

Abb. 1-11. Ladewig-Färbung. Zytomegalie der Leber. **Violett:** Zellzytoplasma. **Hellblau:** Bindegewebe des Portalfeldes. **Schwarzblau:** Zellkerne und Viruseinschlüsse (Pfeil).

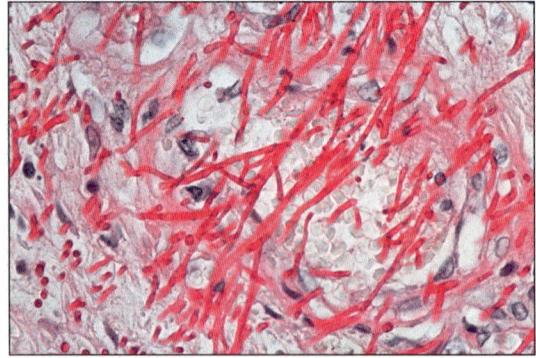

Abb. 1-12. PAS-Färbung. Kandidamyzel. **Purpurrot** (= positiv): Pilzzellen. **Dunkelblau:** Zellkerne. **Graublau:** Zwischengewebe.

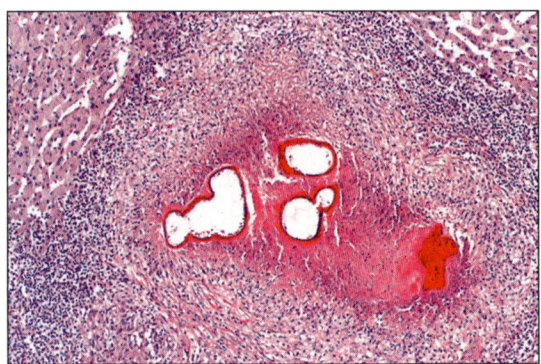

Abb. 1-13. PAS-Färbung. Echinokokkuszysten in der Leber. **Purpurrot:** Kutikula des Parasiten. **Dunkelblau:** Zellkerne. **Rosarot:** Hepatozyten (oben).

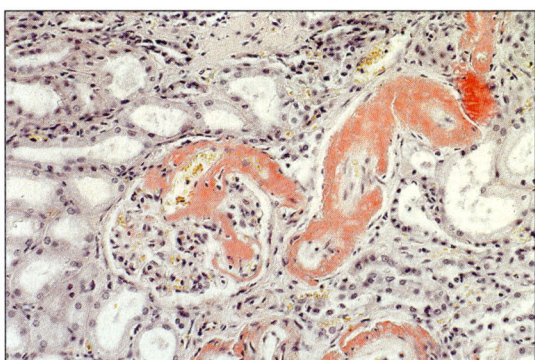

Abb. 1-14.   Kongorot-Färbung. Nierenamyloidose. **Orangerot:** metachromatisch gefärbte Amyloidablagerungen. **Grau:** Zytoplasma. **Dunkelblau:** Zellkerne.

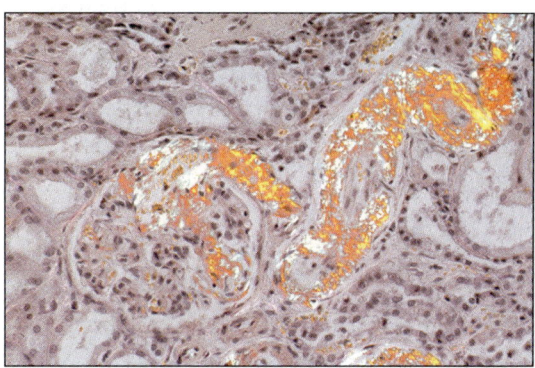

Abb. 1-15.   Kongorot-Färbung. Amyloidose der Niere. **Grün auf dunklem Hintergrund:** Amyloidablagerungen im polarisierten Licht.

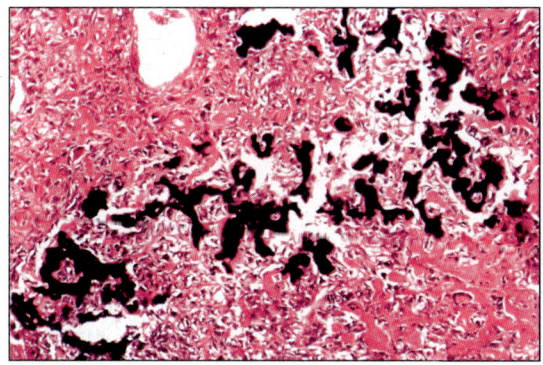

Abb. 1-16.   Hämatoxylin-Eosin-Färbung. Osteogenes Knochensarkom. **Rot:** Osteoid (unten rechts). **Dunkelblau bis schwarz:** Kalkablagerungen (verkalktes Tumorosteoid).

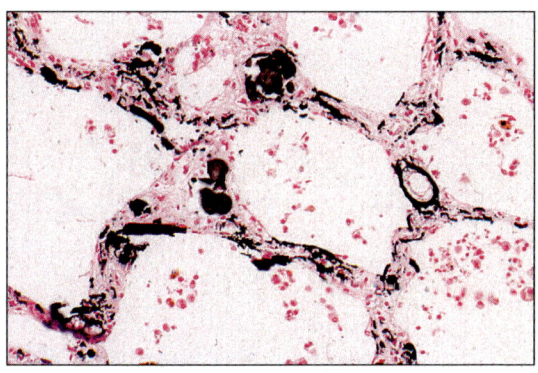

Abb. 1-17.   Kossa-Färbung (Versilberung). Verkalkungen der Alveolarsepten der Lunge bei Hyperparathyreoidismus. **Schwarz:** Kalkablagerungen. **Hellrot:** Zellkerne und Zwischengewebe.

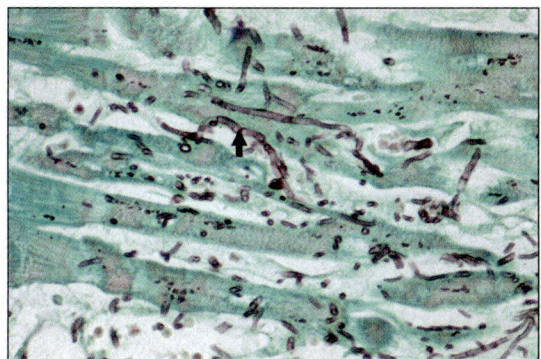

Abb. 1-18.   Grocott-Färbung (Versilberung). Kandidamyokarditis. **Schwarz:** Pilzzellen. **Grün:** Myokardiozyten.

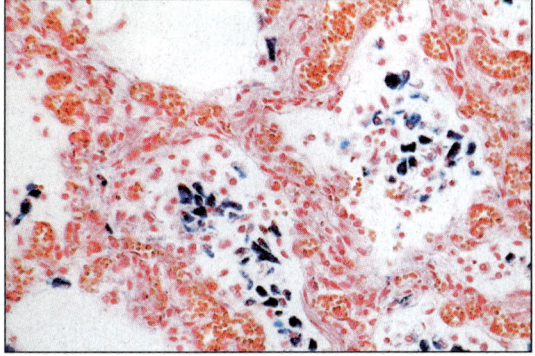

Abb. 1-19.   Berliner-Blau-Reaktion. Herzfehlerzellen in den Alveolarlichtungen. **Blau:** Hämosiderin. **Rot:** Zwischengewebe und Kerne. **Orangerot:** Erythrozyten.

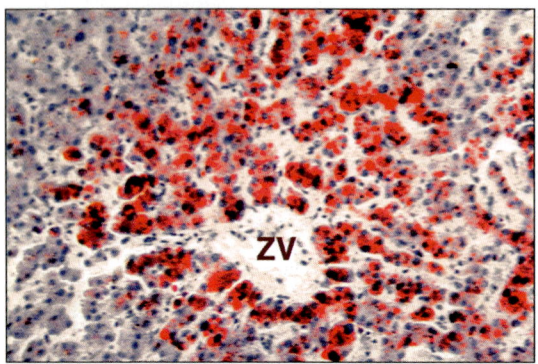

Abb. 1-20.   Sudan-Färbung. Zentrale Leberzellverfettung (**ZV:** Zentralvene) bei Hypoxie. **Orangerot:** verfettete Hepatozyten. **Graublau:** Zytoplasma. **Dunkelblau:** Zellkerne.

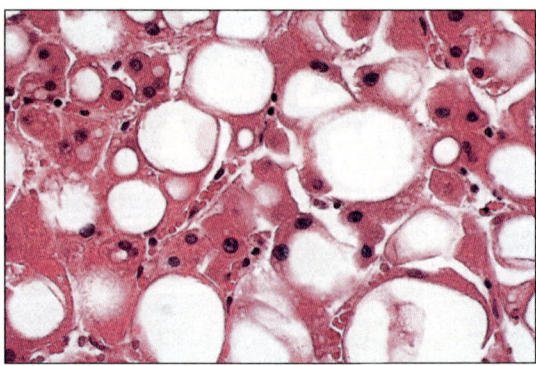

Abb. 1-21.   Hämatoxylin-Eosin-Färbung. Großtropfige Leberzellverfettung. **Rot:** Zytoplasma. **Blau:** Zellkerne. **Optisch leer:** herausgelöstes Fett.

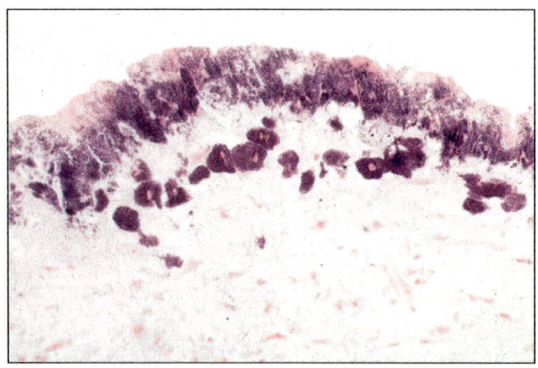

Abb. 1-22.   Gram-Färbung. Bakterielle Endokarditis. Bakterienkolonien auf der Klappenoberfläche. **Dunkelblau:** grampositive Bakterien.

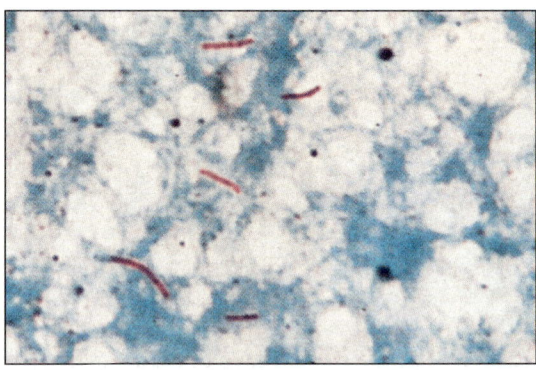

Abb. 1-23.   Ziehl-Neelsen-Färbung. Säurefeste Stäbchen im Sputum bei Tuberkulose. **Rot:** Bakterien. **Grün:** Hintergrund (Detritus, Schleim).

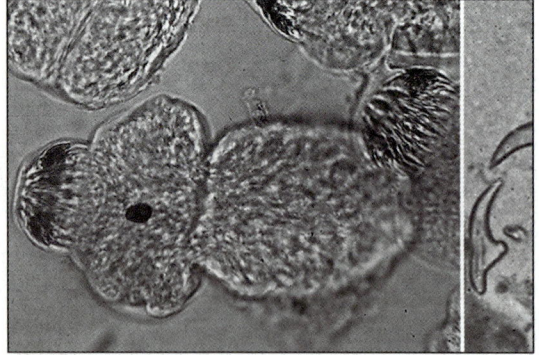

Abb. 1-24.   Ungefärbtes Nativpräparat. Echinokokkus mit Skolex und Häkchenkranz (links). Rechts: isolierte Häkchen in der Hydatidenflüssigkeit.

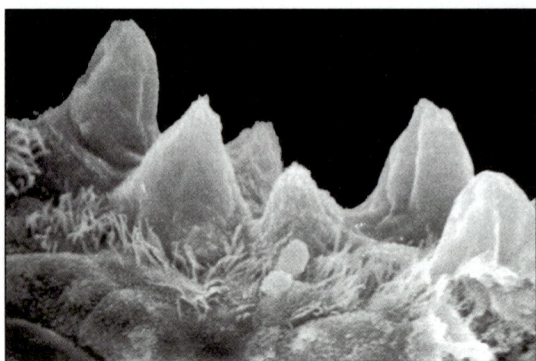

Abb. 1-25.   Rasterelektronenmikroskopisches Bild der Bronchialschleimhaut mit vorspringenden Clara-Zellen.

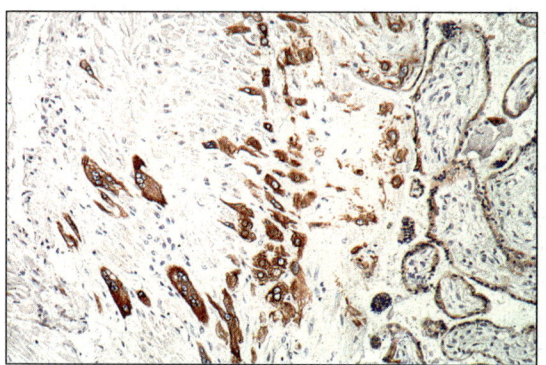

Abb. 1-26. **Zytokeratin.** Intermediärer Trophoblast der Plazentarzotten.

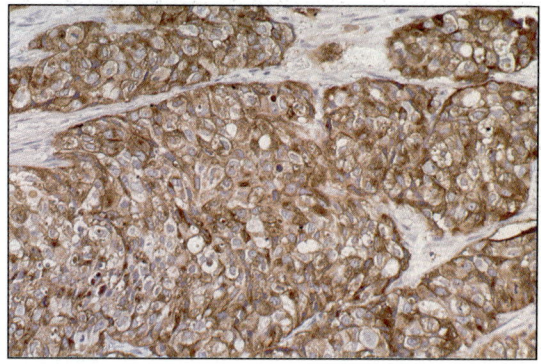

Abb. 1-27. **EMA.** Solides entdifferenziertes Prostatakarzinom.

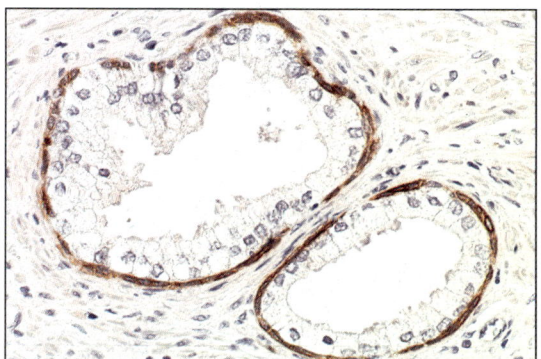

Abb. 1-28. **Zytokeratin 5.** Immunhistochemische Darstellung der basalen Zellen von Prostatadrüsen.

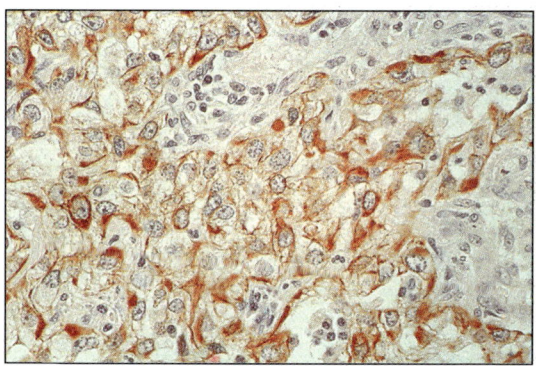

Abb. 1-29. **TPA.** Anaplastisches Schilddrüsenkarzinom.

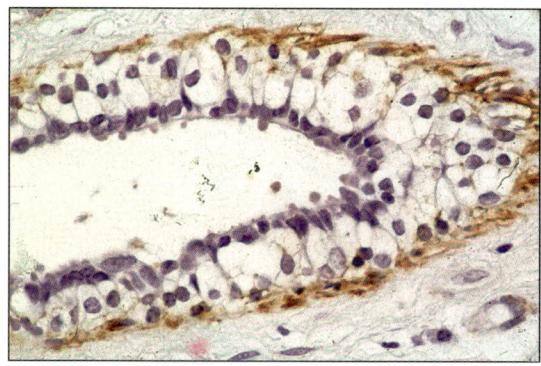

Abb. 1-30. α-Aktin. Epithelhyperplasie einer Mammadrüse. Stark geschwollene Myoepithelien mit basaler Reaktion.

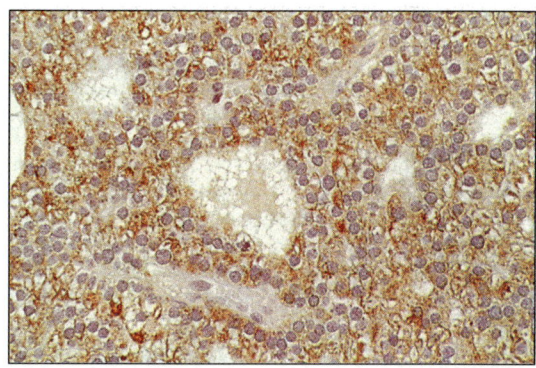

Abb. 1-31. **Chromogranin A.** Epithelkörperchenhyperplasie.

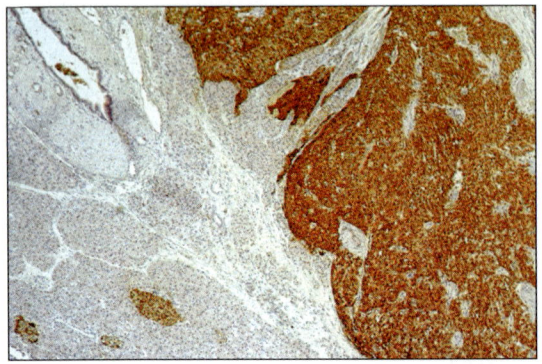

Abb. 1-32. Insulin. Immunhistochemischer Nachweis von Insulin in einem Inseltumor des Pankreas.

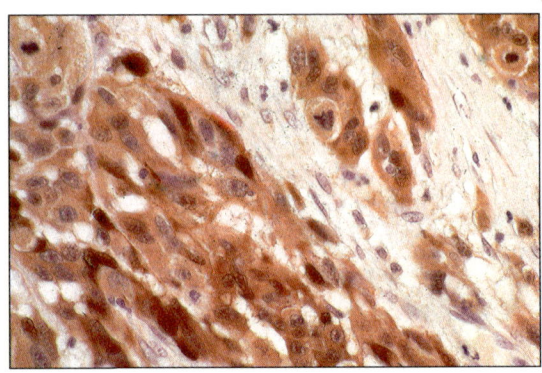

Abb. 1-33. S100-Protein. Malignes Melanom.

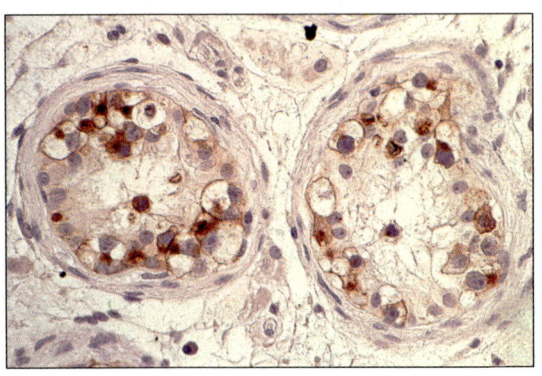

Abb. 1-34. Plazentare alkalische Phosphatase. Intratubuläre Hodenneoplasie (»Carcinoma in situ«).

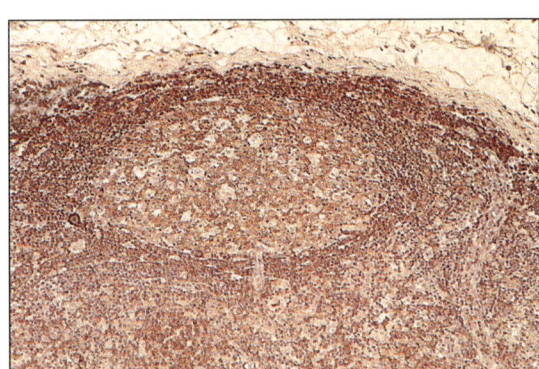

Abb. 1-35. PAN-LC (CD10). Normaler Lymphknoten.

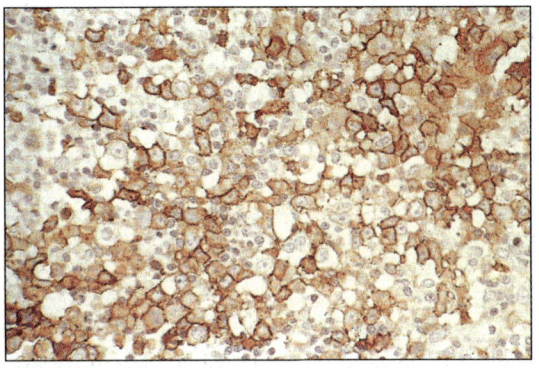

Abb. 1-36. Ki-1. Großzellig anaplastisches Lymphom (CD30).

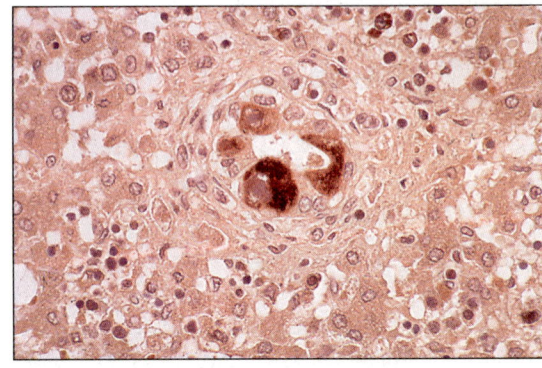

Abb. 1-37. Zytomegalie. Viruseinschlusskörper im Kern von Gallengangsepithelien.

R. Büttner
C. Thomas

2

Anpassungsreaktionen

Normale Zellen eines differenzierten Gewebes führen genetisch präzise programmierte Funktionen aus, die durch externe Signale reguliert werden können. Dabei passen sie ihre Leistungen der normalen physiologischen Beanspruchung exakt an *(Homöostase)*. Überschreiten die externen Anforderungen an ein Organ seine Fähigkeit zur Homöostase, kommt es zu physiologischen und morphologischen Anpassungsreaktionen, die ein neues Gleichgewicht zwischen dem Gewebe und seinen funktionellen Leistungen herstellen. Dies kann im Fall einer gesteigerten Beanspruchung zu einer Gewebevermehrung *(Hypertrophie, Hyperplasie)* oder im Fall einer verminderten Funktionsanforderung zu einem Gewebeschwund *(Atrophie)* führen. Überschreitet das Ausmaß einer externen Beanspruchung die Fähigkeit zu physiologischen Anpassungsreaktionen von Geweben, kommt es zunächst zur reversiblen Zellschädigung und schließlich zum Zelltod. Prinzipiell lassen sich dabei drei verschiedene **Arten des Zelltodes** unterscheiden (siehe auch Kap. 3):

● Die **Nekrose** ist ein passiver Tod als Folge einer massiven physikalischen Zellschädigung, z. B. durch Hitze oder Säuredenaturierung.

● Die **Apoptose** (programmierter Zelltod) erfolgt nach Aktivierung eines inneren Suizidprogramms. Dadurch werden zum einen bei der Differenzierung von Geweben nicht mehr benötigte Zellen entfernt, zum anderen werden geschädigte und für den Organismus unbrauchbare oder sogar potenziell gefährliche Zellen beseitigt.

● **Anoikis** (griechisch: Heimatlosigkeit), der Zelltod nach Entfernung von Zellen aus ihrem Gewebemilieu, stellt die Integrität von Geweben sicher und verhindert, dass sich z. B. abgeschilferte Hepatozyten in der Lunge absiedeln können.

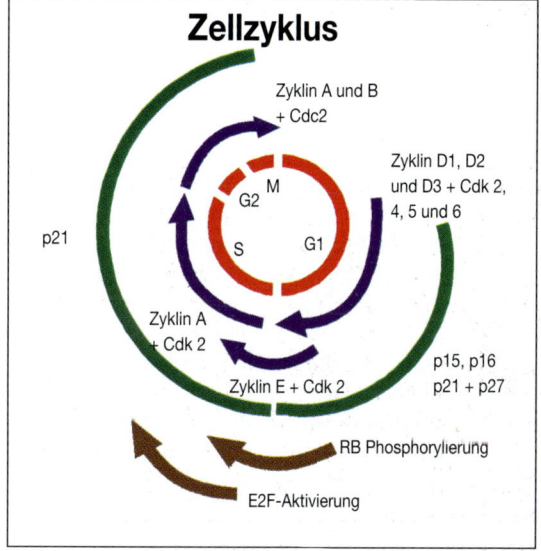

Abb. 2-1.   Zellzyklus

Damit die Zahl von Zellen im Rahmen von physiologischen oder pathologischen Anpassungsreaktionen reguliert werden kann, müssen in Geweben Zellvermehrung und Zelltod exakt kontrolliert werden bzw. übereinstimmen.

2.1 Zellzyklus

In den meisten Geweben findet zeitlebens ein kontinuierlicher Zellersatz durch mitotische Teilung von Stammzellen und Absterben differenzierter Zellen statt (s. Kapitel 7). Durch Verschiebung des Gleichgewichts zwischen proliferierenden und absterbenden Zellen können Gewebe ihre Zellzahl im Rahmen von Anpassungsreaktionen verändern. Kontinuierlich sich teilende Zellen durchlaufen eine feste Abfolge rhythmischer Wachstumsphasen, die in ihrer Gesamtheit als **Zellzyklus** (Abb. 2-1) bezeichnet werden.

In der G1-Phase (Gap-Phase 1) wird die DNA-Synthese vorbereitet. Zu diesem Zeitpunkt weisen die meisten Zellen einen diploiden Chromosomensatz auf, der in der S-Phase (DNA-Synthese) verdoppelt wird. Danach durchlaufen die Zellen eine prämitotische Ruhephase, die G2-Phase, und vollziehen in der Pro-, Meta-, Ana- und Telophase der Mitose (M-Phase) die vollständige Teilung von Chromosomen, Kern und Zellkörper. Nach dem Abschluss der Mitose durchläuft eine Zelle entweder sofort einen neuen Zellzyklus mit Eintritt in die G1-Phase oder sie verlässt den Zellzyklus und tritt in eine Ruhephase (G0-Phase) ein. Die meisten differenzierten Zellen, die spezifische Funktionen in Geweben erfüllen, befinden sich in der G0-Phase.

Den einzelnen Zellzyklusphasen liegt eine transiente Expression von Proteinen zugrunde, die aufgrund dieser Eigenschaft als **Zykline** bezeichnet wurden (periodische Zyklin-Expression, Abb. 2-2). Die Gruppe der D-Zykline wird z. B. beim Eintritt in die G1-Phase neu synthetisiert und nach der M-Phase degradiert, Zyklin E dagegen entsteht in der späten G1-Phase und wird im Verlauf der S-Phase wieder abgebaut. Zykline stellen aktivierende Untereinheiten von Kinasen (Zyklin-abhängige Kinasen oder cyclin-dependent kinases = cdks) dar, die während der Progression der einzelnen Zellzyklusphasen spezifische Stoffwechselfunktionen ausführen. Beispielsweise phosphoryliert der Komplex aus Zyklin E und cdk2 das wachstumsinhibitorische Retinoblastomgen p107. Dadurch wird dieses aus dem Zellkern entfernt und der sonst mit RB (p107) verbundene Transkriptionsfaktor E2F freigesetzt. E2F seinerseits aktiviert eine Vielzahl weiterer Gene, die in der S-Phase benötigt werden, wie z. B. Enzyme zur Bereitstellung von Nukleotiden und DNA-Polymerasen.

Als Gegenspieler zu den Zyklinen hemmen kleine, wachstumsinhibitorische Proteine, wie p21 (weitere Bezeichnungen: WAF1/CIP1/CDKN1A), p27 (kip1), p15 (CDKN2A) und p16 (CDKN2B) Zyklin-abhängige Kinasen, sodass der Ablauf des Zellzyklus je nach Stimulation durch wachstumsfördernde oder -bremsende Einflüsse einem komplexen Wechselspiel zwischen Zyklinen und cdk-Inhibitoren unterliegt.

Der Übergang zwischen den einzelnen Zellzyklusphasen wird an wichtigen Kontrollpunkten (transi-

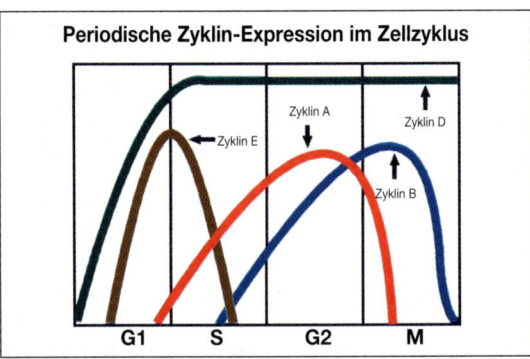

Abb. 2-2.   Periodische Zyklinexpression im Zellzyklus

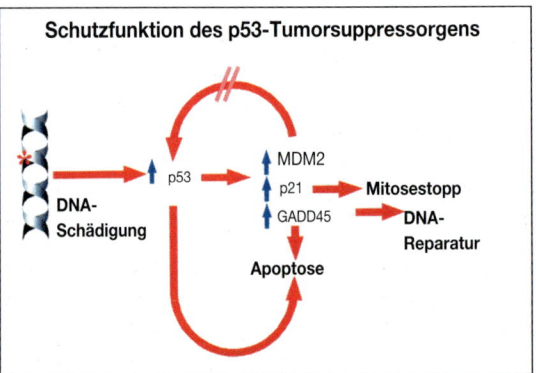

Abb. 2-3.   Schutzfunktion des p53-Tumorsuppressorgens

tion checkpoints) präzise kontrolliert, um Defekte bei der Neusynthese des Genoms zu vermeiden. Der Eintritt von ruhenden Zellen aus der G0- in die G1-Phase, zumeist unter dem Einfluss von Wachstumsfaktoren, bewirkt immer die Neusynthese einer kleinen Gruppe von Genen wie c-myc, c-fos und c-jun. Diese im Englischen auch als »immediate early genes« bezeichneten Proteine aktivieren die Transkription weiterer Gene, wie z. B. von Zyklin D, wodurch der weitere Ablauf der G1-Phase getriggert wird. Ein für die Integrität von Zellen und Geweben wiederum sehr wichtiger Kontrollpunkt reguliert den Übergang zwischen G1- und S-Phase. Falls Zellen metabolisch für die hohen Anforderungen der DNA-Synthese (z. B. ATP-Mangel infolge von Hypoxie) nicht ausreichend vorbereitet sind oder DNA-Schäden aufweisen (z. B. nach Bestrahlung), wird mithilfe von Kinasen das Schutzgen p53 aktiviert. Dieses stoppt zunächst durch Aktivierung anderer Gene (p21, GADD45) den weiteren Ablauf des Zellzyklus. Falls die Beseitigung der Zellschädigung gelingt, wird über eine Induktion von MDM2 p53-Protein wieder degradiert, andernfalls bei anhaltender p53-Aktivierung der programmierte Zelltod eingeleitet *(Apoptose)*. Durch diese biochemische Schutzfunktion wird die irreversible Weitergabe von Genomschäden in der S-Phase verhindert (Genomschutz durch das p53-Tumorsuppressorgen, Abb. 2-3). Aus den dargestellten komplexen Regulationsvorgängen wird ersichtlich, dass die Vermehrung von Zellen einer strengen Regulation unterliegt, die vor allem die neoplastische Entartung verhindern soll.

2.2 Atrophie

Begriffsbestimmung. Als **Atrophie** bezeichnet man eine erworbene Verkleinerung eines regelrecht entwickelten und vorher normal großen Organs. Diese Organverkleinerung kann durch eine Verkleinerung der Zellen *(einfache oder zelluläre Atrophie)* oder durch eine Verminderung der Zellzahl *(nummerische Atrophie)* erfolgen.

● Die **einfache zelluläre Atrophie** findet sich vorwiegend in Geweben mit geringem physiologischen Zellumsatz (Dauergewebe [Herz- und Skelettmuskel]; Epithelzellen der meisten inneren Organe [Leber, Nieren, Pankreas]; Bindegewebe und Knorpel).

● Die **nummerische Atrophie** sieht man meist in Geweben mit einem sehr hohen physiologischen Zellumsatz (Wechselgewebe: Knochenmark, Darmepithelien, Epidermis). Die nummerische Atrophie kann sowohl durch eine verminderte Zellneubildung als auch durch einen gesteigerten (in der Regel apoptotischen) Zellverlust bedingt sein.

Ursachen einer Atrophie
- Metabolitenmangel (Eiweißmangel bei Hungeratrophie) oder Sauerstoffmangel (ischämische Atrophie, Druckatrophie)
- Störungen der Zellneubildung (durch Strahlen oder Zytostatika)
- Funktionsminderung (Atrophie von Muskel und Skelett nach Immobilisation)
- Mangelhafte Stimulation der Stammzellproliferation durch Zytokine, Hormone oder Wachstumsfaktoren.

2.2.1 Physiologische Atrophie

Die physiologische Atrophie äußert sich einmal als Involution, d. h. als Rückbildung von Organen, die ihre Funktion zeitweilig oder auf Dauer erfüllt haben, zum anderen als Altersatrophie, die sich besonders an Gehirn, parenchymatösen Organen, Knochensubstanz, Haut, Herz- und Skelettmuskultur manifestiert.

2.2.1.1 Involution. Eine reversible Involution sieht man nach jeder Schwangerschaft, wenn sich der Uterus zurückbildet, oder an der laktierenden Mamma nach dem Abstillen. Der Gelbkörper bildet sich nach jedem Zyklus irreversibel zurück. Die altersbedingte Involution beginnt am frühesten am Thymus, der mit Abschluss der Adoleszenz fast vollständig durch Fettgewebe ersetzt wird. Etwa ab dem 25. Lebensjahr setzt bereits die Atrophie des lymphatischen Gewebes ein mit einem von der Markzone auf die Rinde übergreifenden Ersatz des Parenchyms durch Fettgewebe *(lipomatöse Atrophie)*. Ähnlich wird im Laufe des Lebens das hämatopoietische Knochenmark in zunehmendem Maße durch Fettmark ersetzt. Die Involution der Ovarien und des Uterus setzt mit der Menopause ein. Ursache ist das Sistieren der Östrogenbildung wegen fehlender endokriner Stimulation der Follikel.

2.2.1.2 Altersatrophie. Mit zunehmendem Alter verringern sich die Zahl und Größe der Zellen in nahezu allen Geweben. Die Teilungsfähigkeit von Stammzellen, von denen der Ersatz funktionsfähiger differenzierter Zellen in den Geweben ausgeht, ist (mit Ausnahme der Keimbahnzellen und einiger Immunzellen) aufgrund fehlender Telomeraseaktivität (s. Kapitel 7) genetisch begrenzt. Die Altersveränderungen der Zellen, die mit einer Abnahme der Größe und Funktionsfähigkeit einhergehen, bestehen in Glykosylierung, Acetylierung und Vernetzung zellulärer Proteine, Schädigung der Membranlipide durch oxidierende Radikale und in endogenen oder exogen induzierten DNA-Mutationen. Diese führen zu Fehlern in der Proteinbiosynthese und zu einer erhöhten Apoptoserate.

Spezielle Formen der Altersatrophie
● **Herz** und **Leber** verringern ihr Gewicht entsprechend, wenn im hohen Alter das Körpergewicht abnimmt, d. h. das relative Herz- und Lebergewicht (0,5% bzw. 2% des Körpergewichts) bleibt erhalten. Beim Herzen kommt es mit zunehmendem Alter trotz Verschmälerung vieler Muskelfasern und bindegewebiger Degeneration vor allem im Vorhof-

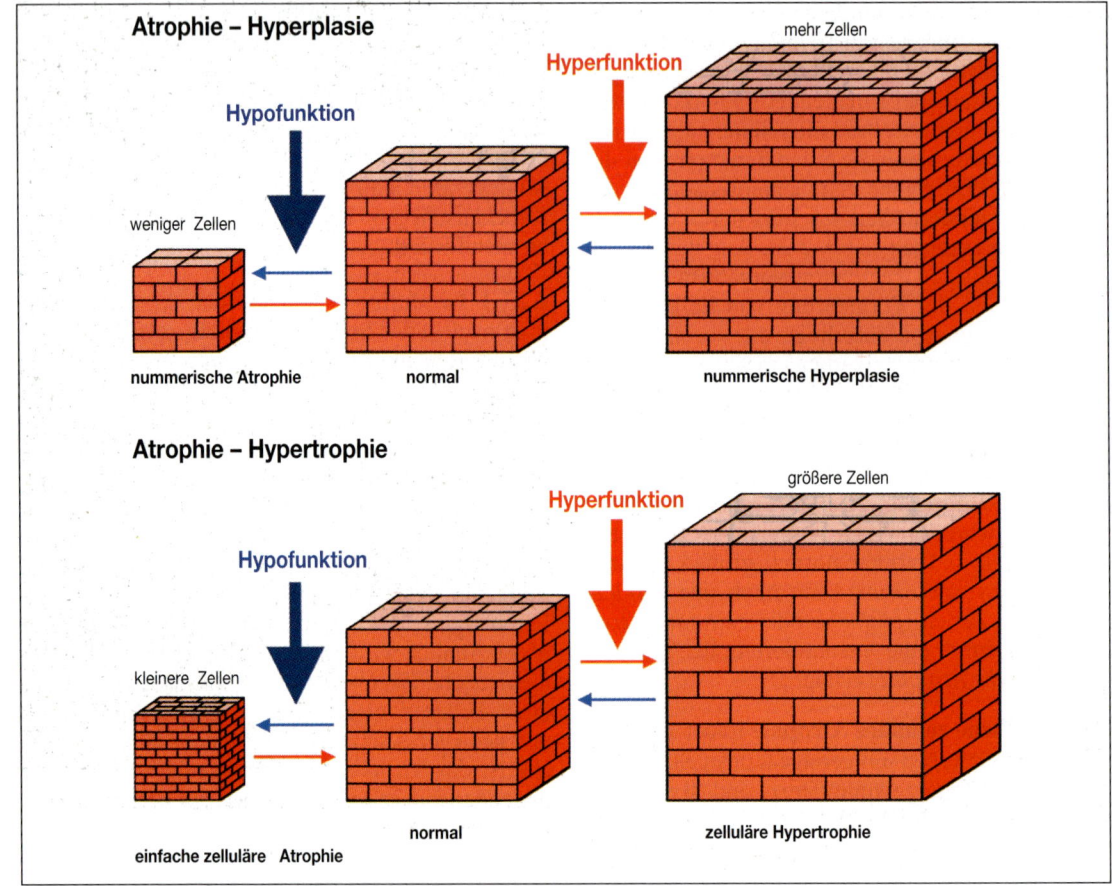

Abb. 2-4. **Hyperplasie – Hypertrophie und nummerische Atrophie – einfache Atrophie.** Schematische Darstellung.

bereich zu einer Gewichtszunahme von ca. 1 g pro Jahr ab dem 30. Lebensjahr. Dies ist als physiologische Anpassung des alternden Organs an die Belastung durch den steigenden Widerstand im arteriellen System zu verstehen. Im Spätstadium allgemeiner altersbedingter Reduktion der Körperfunktionen kann auch das Herz unter Verschmälerung der Myokardfasern atrophieren, wobei im Extremfall (Herzgewicht unter 100 g) auch ein Teil der Muskelfasern zugrunde geht. In den Zellen des Myokards und der Leber (Abb. 2-12 u. 2-13) kommt es zu einer Akkumulation von funktionsbeeinträchtigenden Abbauprodukten des Stoffwechsels, z. B. des Lipofuszinpigments, das dem atrophierenden Organ eine braune Farbe verleiht *(braune Atrophie von Herz und Leber, Lipofuszinose).*

● Bei der **senilen Hirnatrophie** verringert sich der Anteil der grauen, nervenzellreichen Substanz am Gehirnvolumen. Der Gewebeschwund beginnt an

der Dorsal- und Medialfläche des Frontallappens und erfasst die Oberfläche des Schläfenhirns, wohingegen die basalen Abschnitte und der Okzipitalbereich nicht betroffen sind. In den atrophierten Hirnabschnitten sind die Hirnwindungen verschmälert, die Hirnfurchen verbreitert und die Ventrikel vergrößert. Neben dem Verlust von Neuronen bei fehlendem Ersatz durch neuronale Stammzellen kommt es auch zu einer Leistungsminderung durch Reduktion der Synapsenzahl und Verkleinerung der Nervenzellkörper.

● Am **Knochen** (Abb. 2-17) kommt es im Alter zu einer Verminderung der anorganischen Substanz wie auch zu einer Reduktion der Osteoblasten *(Osteopenie).* Als **senile Osteoporose** wird eine das physiologische Maß übersteigende und zu einem Funktionsverlust (z. B. Deckplatteneinbrüche der Wirbelkörper oder Oberschenkelhalsbrüche nach Bagatelltraumen) führende Abnahme der Knochendichte bezeichnet. Wesentliche Ursache ist ein Absinken der Sexualhormonspiegel, das bei der Frau besonders ausgeprägt und abrupt erfolgt *(postmenopausale Osteoporose)*. Der Verlust der gonadalen Sexualhormonsynthese (beidseitige Ovariektomie oder Hodenablation) sowie ein funktioneller Belastungsmangel bei Immobilisation können für sich alleine ebenfalls eine Osteopenie auslösen und begünstigen die senile Osteoporose.

● In der **Haut** findet man an der Epidermis nach dem 50. Lebensjahr eine zunehmende Reduktion der Stammzellproliferation und dadurch kommt es zu einer verzögerten Wundheilung. Histologisch bestehen eine Abflachung der Stachelzellen mit Verbreiterung des Stratum spinosum. Im Stratum corneum sind Zellkohäsivität und Flüssigkeitsgehalt herabgesetzt *(trockene und dünne Pergamenthaut)*. Die Zahl der Melanozyten nimmt nach dem 30. Lebensjahr pro Dekade um 8 bis 25% ab (verminderte und/oder ungleichmäßige Pigmentierung). Im Korium verringert sich während des Erwachsenenlebens der Kollagengehalt jährlich um ca. 1%. Die Kollagenfasern werden dicker und verlieren ihre geordnete Lagerung, an den elastischen Fasern im Stratum reticulare treten Strukturschäden auf (Abb. 2-14 u. 2-15: schlaffe, gerunzelte Haut, *senile Elastose*). Die Zahl der Hautkapillaren ist vermindert, während gleichzeitig die Basalmembranen verschmälert und fragil werden (Purpura senilis). Ebenso reduziert sich die Zahl der Schweißdrüsen und ihre Sekretionskapazität, während die Talgdrüsen an Größe zunehmen *(senile Talgdrüsenhyperplasie)*.

2.2.2 Pathologische Atrophie

2.2.2.1 Generalisierte pathologische Atrophien

● Die **Inanition** (Hungeratrophie) führt zu einem Schwund des gesamten Reservefettgewebes und der Skelettmuskulatur, später auch der Bluteiweiße und der Knochensubstanz. In fortgeschrittenen Stadien werden auch die parenchymatösen Organe kleiner. Im subepikardialen Fettgewebe kommt es mit dem Schwund der Triglyzeride zur Einlagerung einer serösen Flüssigkeit in das Interstitium *(Gallertatrophie)*, ebenso ins Fettmark der Knochen (gallertige oder seröse Atrophie). Ursachen der Inanition sind eine verminderte Nahrungszufuhr, Störungen der Nahrungsaufnahme, der Verdauung oder der Resorption.

● Der **Marasmus** ist ein langsamer, über Monate und Jahre ablaufender Entkräftungsprozess. Bei

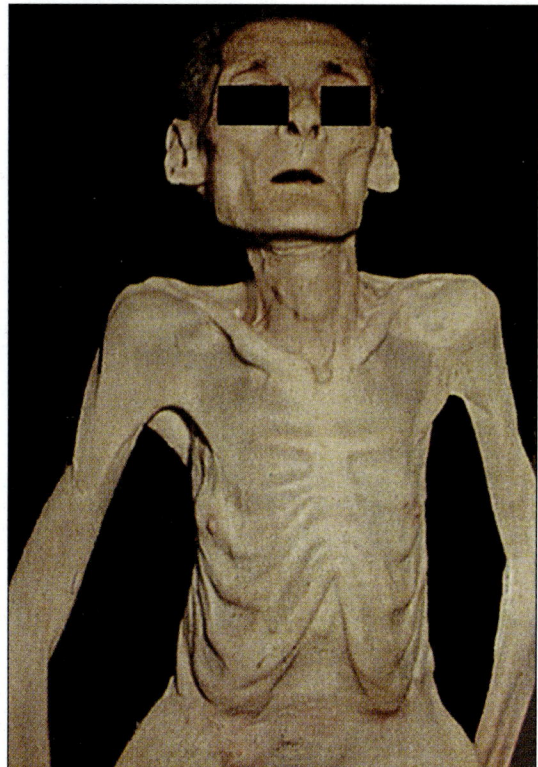

Abb. 2-5. Kachexie. Ausgeprägter Schwund des subkutanen Fellgewebes.

schweren Gedeihstörungen von Säuglingen spricht man von einem Marasmus infantilis. Der senile Marasmus wird als Endstadium der physiologischen Altersatrophie angesehen, ist aber häufig auch durch eine Unter- oder Fehlernährung zumindest mitbedingt.

● Die **Kachexie** (Abb. 2-5: Auszehrung) ist durch eine starke Abmagerung, Appetitlosigkeit, Apathie und einen weitgehenden Kräfteverfall gekennzeichnet. Sie kommt im Terminalstadium von Leber-, Nieren-, Herz- und Lungenkrankheiten sowie bei malignen Tumoren *(Tumorkachexie)* vor. Eine exogen bedingte Kachexie kann auch nach chronischen Vergiftungen (Quecksilber, Blei) auftreten.

2.2.2.2 Lokalisierte pathologische Atrophien

● Die **ischämische Atrophie** entwickelt sich nach einer länger bestehenden lokalen Minderdurchblutung und ist Ausdruck einer Zelladaptation an das herabgesetzte Angebot an Metaboliten. Häufigste Ursache ist eine stenosierende Arteriosklerose von Endarterien wie bei der arterio-arteriosklerotischen Schrumpfniere. An der Leber verursacht jede segmentale oder totale Verminderung der portalen Blutversorgung eine Leberzellatrophie. So findet sich bei der chronischen Blutstauung eine läppchenzentrale Atrophie. Der Verschluss eines Pfortderastes ruft in seinem Versorgungsgebiet eine einfache Leberzellatrophie mit entsprechender Ausweitung der Sinusoide (Zahn-Infarkt) hervor. Arteriosklerotische Gefäßstenosen sind häufig Ursache generalisierter oder lokalisierter Gehirnatrophien.

● **Hirnatrophie.** Eine pathologische Hirnatrophie liegt generalisiert bei der *Alzheimer-Krankheit* (Abb. 2-7) bzw. lokalisiert (z. B. im Frontallappenbereich bei der *Pick-Krankheit:* Abb. 2-6) vor.

● Eine **Druckatrophie** entsteht, wenn die Gewebekompression zu einer Minderdurchblutung führt. Beispiele sind die Zwerchfellschnürfurchen der Leber (Abb. 2-11), besonders ausgeprägt beim chronischen Lungenemphysem, und die Wirbelsäulenund/oder Sternumatrophie bei einem Brustaortenaneurysma. In der Umgebung von gut- und bösartigen Tumoren kann sich eine Druckatrophie entwickeln, z. B. eine umschriebene Atrophie an der Hirnoberfläche bei einem Meningeom (Abb. 2-8 u. 2-9, 2-10).

● Eine **Inaktivitätsatrophie** entsteht als Folge einer Funktionsminderung. So geht jede längere Bettlägerigkeit mit einer Atrophie der Herz- und Skelettmuskulatur sowie einer Osteoporose einher. Bei einer Insuffizienz des Hypophysenvorderlappens (Simmonds-Kachexie, postpartales Sheehan-Syndrom) entwickelt sich eine Atrophie der peripheren endokrinen Drüsen mit entsprechenden hormonellen Ausfällen. Beim primären Hyperparathyreoidismus (meist Adenom eines Epithelkörperchens) atrophieren die restlichen Epithelkörperchen. Die Schädigung von motorischen Nerven (Nervendurchtrennung, Poliomyelitis, Syringomyelie, multiple Sklerose) geht immer mit einer Atrophie der betroffenen Muskeln einher (neuropathische oder neurogene Atrophie).

● **Vakatwucherung von Fett- und Bindegewebe.** In einigen Organen und Geweben wird bei der Atrophie der entstandene Gewebeschwund durch Einlagerung von Fettgewebe volumenmäßig ausgeglichen. So kommt es bei Schrumpfung der Nieren zu einer Vermehrung des peripelvinen Fettgewebes (*Vakatwucherung des Hilumfettgewebes,* Abb. 2-16). Ähnlich wird bei bestimmten Formen der progressiven Muskeldystrophie die atrophische

Skelettmuskulatur durch Fettgewebe ersetzt (Pseudohypertrophie, Gnomenwaden). Eine lipomatöse Atrophie tritt physiologischerweise während des Alterns in Lymphknoten, im blutbildenden Knochenmark, im Pankreas und in den Kopfspeicheldrüsen auf. In einigen Organen (Hoden) geht die Atrophie mit einem bindegewebigen Ersatz (fibrosierende Atrophie) einher.

2.3 Hypertrophie und Hyperplasie

Begriffsbestimmung. Erworbene Vergrößerung eines vorher regelrecht entwickelten und normal großen Organs als Anpassung an eine erhöhte Leistung. Analog zur Atrophie kann die Organvergrößerung durch eine Größenzunahme der Zellen (einfache oder zelluläre Hypertrophie) oder durch eine Erhöhung der Zellzahl (Hyperplasie oder nummerische Hypertrophie) erreicht werden (Abb. 2-4).

2.3.1 Einfache zelluläre Hypertrophie

Die einfache Hypertrophie tritt vor allem im Skelett- und Herzmuskel auf. Gewebe mit niedriger Zellteilungsrate (Leber, Nierentubuli und endokrine Drüsen) zeigen sowohl eine zelluläre als auch eine nummerische Hypertrophie. In Geweben mit hoher Teilungsrate (Knochenmark, Dünndarm, Epidermis) findet sich nur eine nummerische Hypertrophie (Hyperplasie). In Abhängigkeit von der Organstruktur kann bei der Hyperplasie auch die Zahl von histologischen Bauelementen vermehrt werden (Leberläppchen, Lymphfollikel, Knochenosteone).

● Bei **kontraktilen Geweben** (Herz, Skelett und glatte Muskulatur) und beim **Knochen** wird die Gewebevermehrung durch erhöhte mechanische Belastung ausgelöst.

Die **Skelettmuskulatur** hypertrophiert, wenn sie einer länger dauernden Arbeitsbelastung an der oberen Grenze der Leistungsfähigkeit ausgesetzt wird. Dabei ist die Intensität der Kontraktion wichtiger als die Dauer der Arbeitsleistung. Die Hypertrophie erfolgt hauptsächlich in Form einer Faserverdickung durch Neubildung von Myofibrillen. Zusätzlich werden Satellitenzellen (ruhende Myoblasten) reaktiviert, die sich teilen und mit den ausgereiften Muskelfasern oder untereinander fusionieren und so die Kernzahl in den vorhandenen Muskelfasern vermehren bzw. neue Fasern bilden.

– Eine **Herzhypertrophie** kann sowohl durch eine erhöhte Druck- als auch durch eine erhöhte Volumenbelastung induziert werden. Sie betrifft alle

Herzabschnitte (Abb. 2-19 oben), manifestiert sich jedoch vorwiegend am Myokard der Herzkammern. Physiologisch tritt eine derartige Hypertrophie bei Leistungssportlern auf (Sportlerherz); sie kann zu einem Anstieg des Herzgewichts von normal 350 g bis zum kritischen Herzgewicht von 500 g führen. Bei pathologisch bedingter Herzhypertrophie kann ein Gewicht von 1000 g (Cor bovinum) erreicht werden, was zu irreversiblen Schäden durch ischämische Fasernekrosen in den Grenzversorgungsgebieten und zum Umbau der Faserarchitektur führt (hypertensive Myokarderkrankung). Bis zu einem Herzgewicht von 500 g erfolgt die Vermehrung der Herzmuskelmasse nur durch Faserhypertrophie. Die Dicke der Muskelfasern nimmt von 10 bis 11 µm auf 25 µm zu. Durch Neubildung von Sarkomeren werden die Muskelfasern auch verlängert. Parallel zur Vermehrung der Zytoplasmamasse kommt es auch zu einer Erhöhung des DNA-Kerngehaltes (bis zu 32-fache Polyploidisierung) mit Ausbildung von großen, unregelmäßig gestalteten und oft polymorphen Kernen.

- An den **glatten Muskelfasern** führt eine erhöhte mechanische Belastung zu einer zellulären und nummerischen Hypertrophie. Sie entwickelt sich in der Harnblase bei Einengung des Blasenausgangs (häufig infolge einer Prostatahyperplasie) oder der Harnröhre und manifestiert sich als strangförmige, netzartige Verdickung der Blasenmuskulatur (Abb. 2-18: Balkenblase). Im Magen findet sie sich bei Entleerungsstörungen (Abb. 2-19 unten: Pylorusstenose), im Darm bei entzündlichen Stenosen (z. B. Morbus Crohn, Divertikulitis) oder Obstruktion durch Tumoren.

● **Kompensatorische Hyperplasie/Hypertrophie.** Bei **paarigen Organen** (Nieren) wird bei einseitigem Ausfall die Funktion von dem verbliebenen Organ übernommen. Dabei bleibt in der Niere die Zahl der Nephrone konstant. Die hypertrophischen Glomeruli zeigen eine Vergrößerung der Kapillaren; in den weiten und vergrößerten Tubuli kommt es zu einer Vermehrung der Epithelien.

● **Endokrin bedingte Hypertrophien.** Eine Gewebevermehrung kann auch durch Störung eines humoralen Regelkreises ausgelöst werden, welcher die Zellfunktion steuert. So führt Jodmangel über eine verstärkte Ausschüttung von TSH zu einer Vergrößerung der Schilddrüse (Jodmangelstruma). Eine verstärkte Ausschüttung von ACTH verursacht eine Funktionssteigerung und knotige Vergrößerung der Nebennierenrinde.

Auch in den Zielorganen können Hormone eine Hypertrophie auslösen. So kommt es während der Schwangerschaft zu einer physiologischen Hypertrophie des Uterus und der Mammae. Eine hormonelle Imbalance mit Überwiegen der Östrogene löst eine Proliferation des Endometriums (glandulärzystische Hyperplasie) und der Mammae (Abb. 2-20 u. 2-21: Mastopathie) aus. Auch beim Mann führen (therapeutische) Östrogengaben zu einer Hyperplasie der Brustdrüse (Gynäkomastie). Im fortgeschrittenen Alter kommt es beim Mann mit dem Rückgang der Testosteronproduktion zu einem relativen Östrogenüberschuss und zu einer verstärkten Expression der Dihydrotestosteron-Rezeptoren. Dies führt zu einer gesteigerten Wachstumsstimulierung der Innendrüse der Prostata und der mesenchymalen Zellen (Abb. 2-22 u. 2-23: fibromyoglanduläre Hyperplasie = noduläre Hyperplasie).

2.3.2 Hyperplasie

Beispiele einer reinen nummerischen Hyperplasie sind die Hyperplasien des Knochenmarks sowie die Hyperplasie der Epithelkörperchen beim sekundären Hyperparathyreoidismus.

● **Knochenmarkhyperplasie.** Das blutbildende Knochenmark beschränkt sich beim Erwachsenen im Wesentlichen auf die Knochen des Rumpfes, des Schädels (besonders Kalotte) und die proximalen Abschnitte der Extremitäten (Humerus- und Femurepiphysen). Die Steuerung der Hämatopoese aus Stamm- und Vorläuferzellen erfolgt über spezifische Wachstumsfaktoren (CSFs = Colony Stimulating Factors). Für die Erythropoese kommt dem Erythropoetin eine entscheidende Bedeutung zu. Es stimuliert die Umwandlung und Expansion von prädeterminierten Vorläuferzellen zu Erythroblasten und die Ausreifung zu Erythrozyten. Diese Aktivierung der erythropoetischen Zellen äußert sich morphologisch als Knochenmarkhyperplasie und manifestiert sich als Ersatz des Fettgewebes in den blutbildenden Knochen des Rumpfes, der Kalotte und in den langen Röhrenknochen.

Bei extremer Stimulation kommt es auch zur **extramedullären Blutbildung** in Organen, die beim Feten an der Hämatopoese beteiligt waren (Leber, Milz, Lymphknoten, Hilusfettgewebe der Nieren, Nebennierenmark u. a.). Auch die Bildung der Granulozyten und Makrophagen wird über koloniestimulierende Faktoren gesteuert, welche die Proliferation von gemeinsamen Vorläuferzellen von Granulozyten und Monozyten aktivieren (GM-CSF).

In ähnlicher Weise erfolgt eine **Steuerung der Thrombozytopoese** – bei einem erhöhten Thrombozytenverbrauch – mit einer verstärkten Neubildung von Megakaryozyten.

● **Epithelkörperchenhyperplasie.** Der **sekundäre Hyperparathyreoidismus** beruht auf einer Überaktivierung eines physiologischen Regelkreises. Die Funktion der Epithelkörperchen wird über den Gehalt des Blutes an ionisiertem Kalzium gesteuert. Das Absinken dieses Spiegels löst eine Sekretion von Parathormon aus, das aus dem Knochen Kalzium mobilisiert, in der Niere die Kalziumrückresorption fördert und die Phosphatrückresorption hemmt. Bei einer Niereninsuffizienz ist die Phosphatclearance eingeschränkt. Es kommt zur Hyperphosphatämie mit Senkung des Serum-Ca^{++}-Spiegels. Die Folge ist eine Dauerstimulation der Epithelkörperchen mit einer vermehrten Ausschüttung von Parathormon und einer – im Gegensatz zum primären Hyperparathyreoidismus – gleichmäßigen Hyperplasie aller Epithelkörperchen (Abb. 2-24). Diese besteht in einer Vermehrung der Hauptzellen. Am Knochen führt die gesteigerte Parathormonausschüttung zu einer Vermehrung und Aktivierung von Osteoklasten, wobei insbesondere der spongiöse Knochen tunnelförmig abgebaut und durch Bindegewebe ersetzt wird (Abb. 2-25: *tunnelierende Fibroosteoklasie*).

● Eine **Hyperplasie der Leydig-Zwischenzellen** im Hoden tritt physiologischerweise im Alter infolge erhöhter LH- und FSH-Serumspiegel bei nachlassender Testosteronsynthese auf (*Climacterium virile*).

● Eine tumorartige beidseitige **Hyperplasie des Nebennierenrinde** besteht beim adrenogenitalen Syndrom (häufigste Form 21ß-Hydroxylase-Defizienz) durch verminderte Kortisolsynthese mit nachfolgender Aktivierung der hypophysären Hormonausschüttung und Dauerstimulation der Nebennierenrinde.

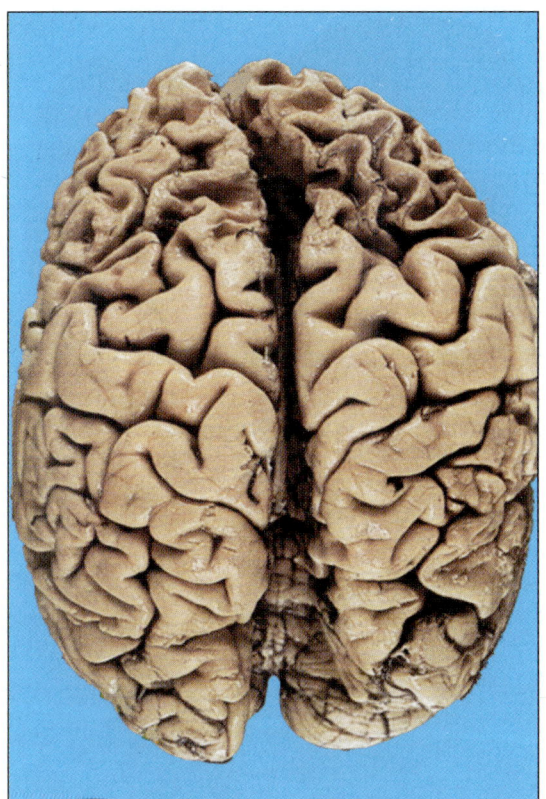

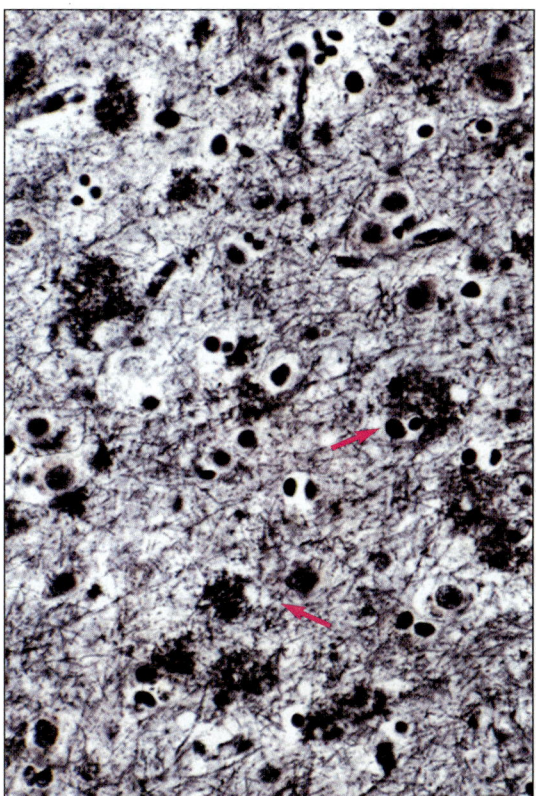

Abb. 2-6. Hirnatrophie bei Pick-Krankheit. Frontalhirnatrophie (links im Bild) mit verschmälerten Windungen und erweiterten Furchen.

Abb. 2-7. Alzheimer-Krankheit mit Alzheimer-Plaques (Pfeile) in der Versilberung.

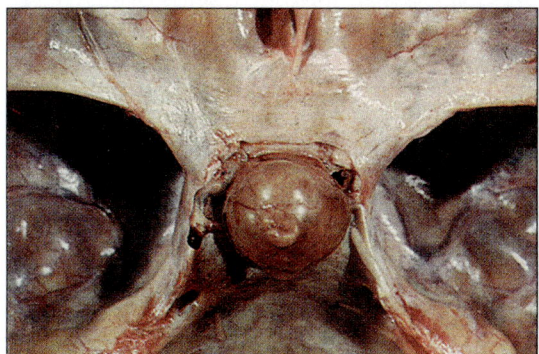

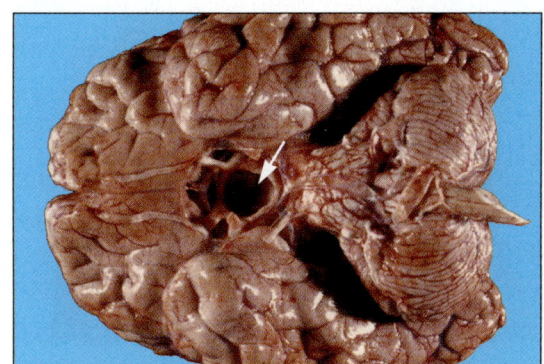

Abb. 2-8. Hypophysenadenom, das aus der Sella turcica herauswächst.

Abb. 2-9. Umschriebene **Druckatrophie des Gehirns** durch ein Hypophysenadenom. Im Bereich des Chiasma opticum eine tiefe Eindellung (Pfeil).

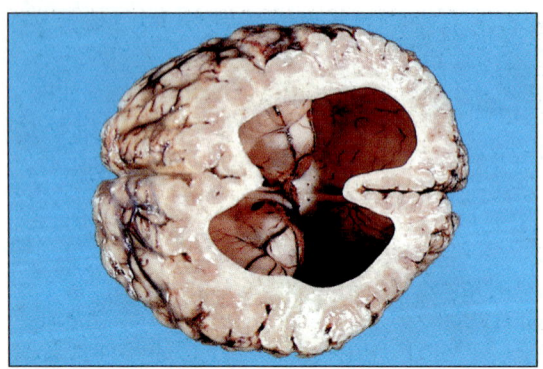

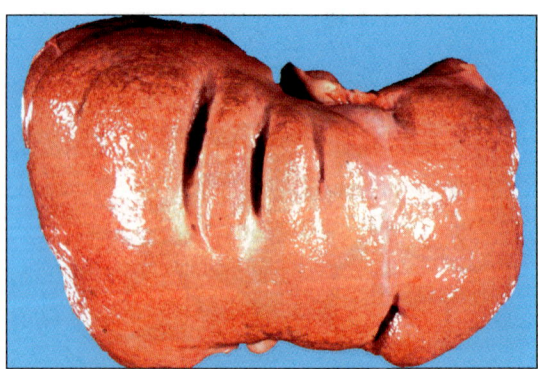

Abb. 2-10. Druckatrophie der Hirnsubstanz bei Hydrocephalus internus. Stark ausgeweitete Hirnkammern. In der Umgebung ist das Hirngewebe deutlich abgeflacht. Aplasie der Hirnmittelstrukturen.

Abb. 2-11. Druckatrophie der Leberoberfläche. Längsgerichtete Zwerchfellfurchen auf der Oberfläche des rechten Leberlappens.

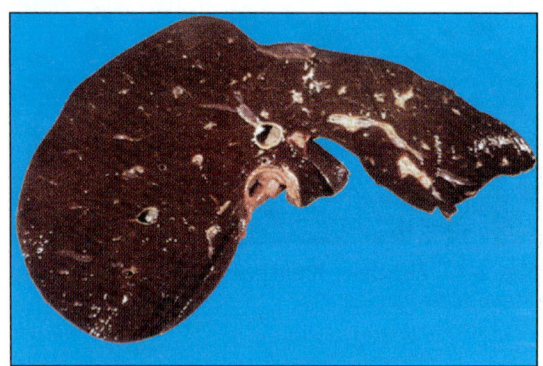

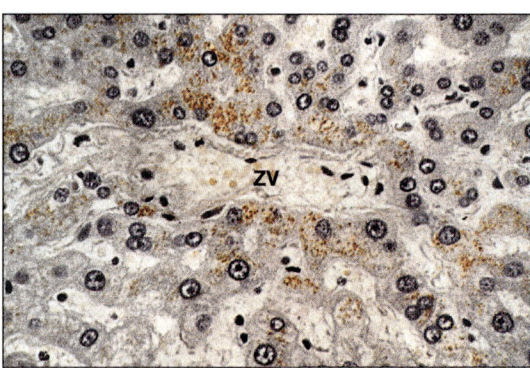

Abb. 2-12. Braune Atrophie der Leber. Leberschnittfläche von dunkelbrauner Farbe infolge einer ausgeprägten Lipofuszinose.

Abb. 2-13. Braungelbe **Lipofuszineinlagerungen** in den Hepatozyten in der Umgebung der Zentralvene **(ZV).** Hämatoxylin-Fbg.

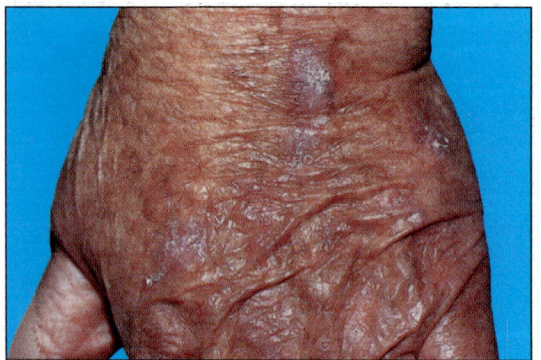

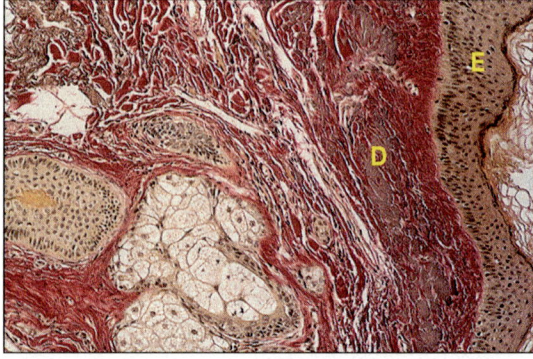

Abb. 2-14. Altersbedingte Hautatrophie. Senile Atrophie mit gerunzelter Haut und Alterspigmentierung.

Abb. 2-15. Altersbedingte Hautatrophie. Senile Elastose der Haut mit Verschmälerung der Epidermis **(E)** und elastoider Degeneration **(D)** im Korium. Elastika-Gieson-Fbg.

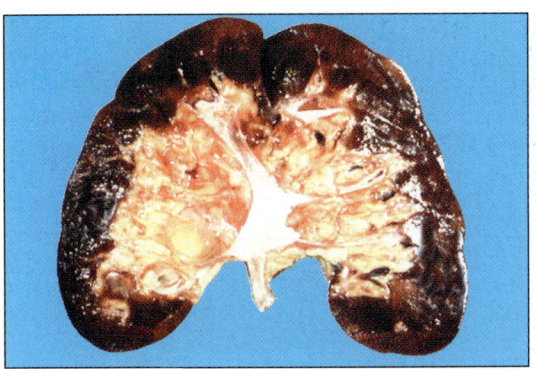

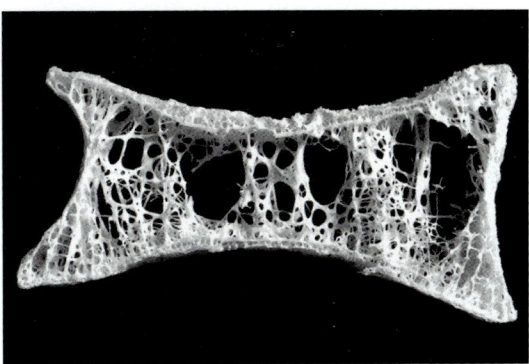

Abb. 2-16. Nierenatrophie mit Vakatwucherung des Hilumfettgewebes. Verschmälerung des Nierenparenchyms und Vermehrung des Fettgewebes.

Abb. 2-17. Knochenatrophie. Ausgeprägte Osteoporose eines Wirbelkörpers mit Rarefizierung der Knochenbälkchen und Eindellung der Deckplatten.

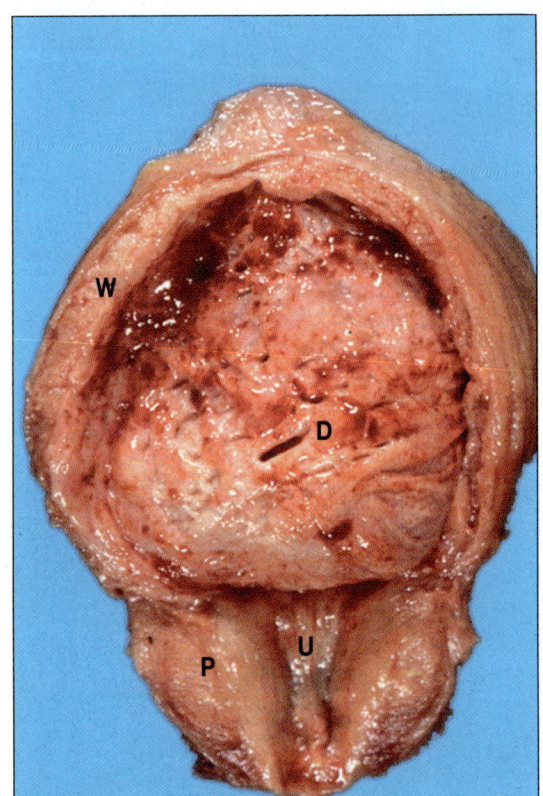

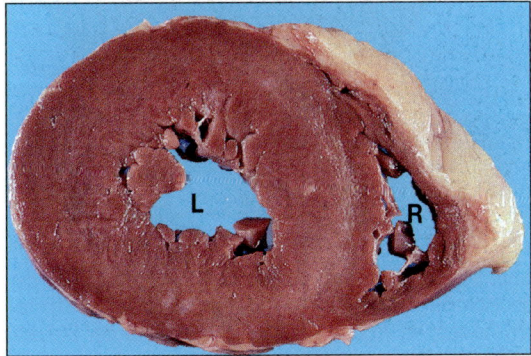

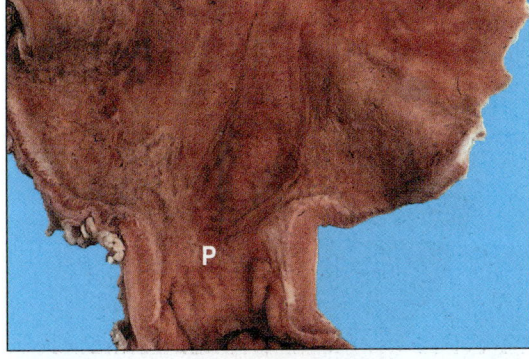

Abb. 2-18. Balkenblase nach Hyperplasie beider Prostataseitenlappen **(P)** und Einengung der Urethra **(U)**. Die Blasenmuskelwand **(W)** erscheint deutlich verdickt. **D:** Pseudodivertikel

Abb. 2-19. Oben: **Konzentrische Hypertrophie der linken Herzkammerwand. L:** links, **R:** rechts. Unten: Angeborene Pylorushypertrophie. Rohrförmige Einengung des Pylorus **(P)** durch muskuläre Wandhypertrophie.

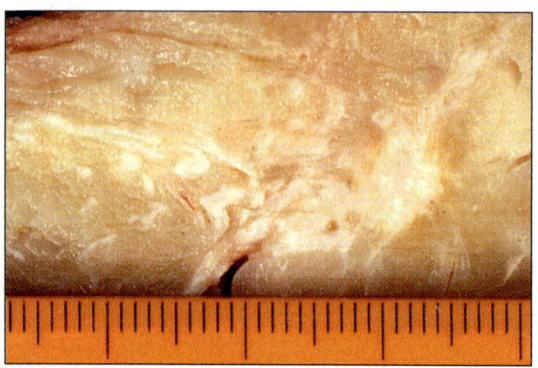

Abb. 2-20. Mastopathie. Schnittfläche einer Mamma mit grauweißen Fibroseherden bei Mastopathie.

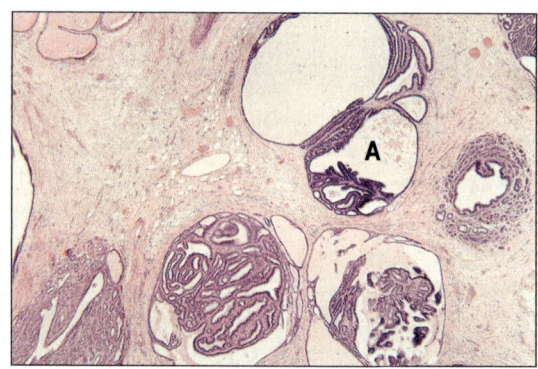

Abb. 2-21. Mastopathie. Epithelproliferation in den ausgeweiteten Ausführungsgängen **(A)** bei Mastopathie Grad II. HE-Fbg.

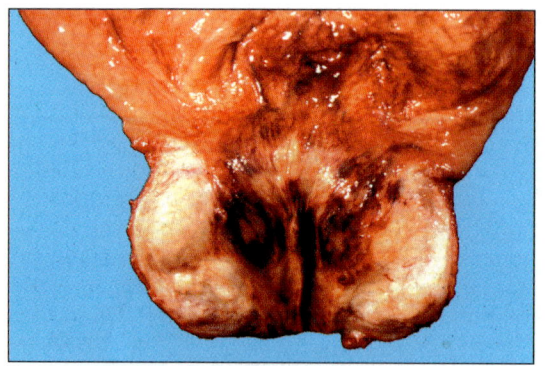

Abb. 2-22. Prostatahyperplasie. Schnittfläche der deutlich vergrößerten und knollig umgewandelten Prostataseitenlappen. In der Mitte die Urethra und der Blasenboden mit Blutungen nach Katheterismus.

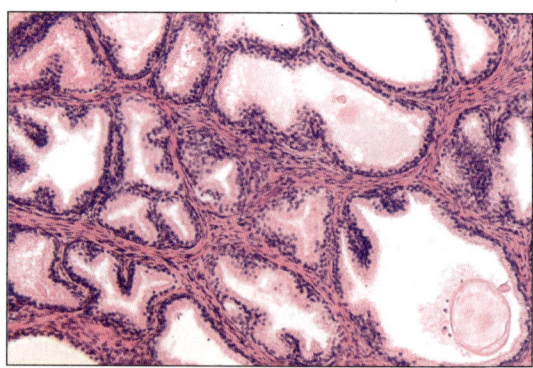

Abb. 2-23. Prostatahyperplasie. Hyperplastische Drüsen mit Pseudopapillen. Unten rechts im Bild ein geschichtetes Prostatakonkrement. HE-Fbg.

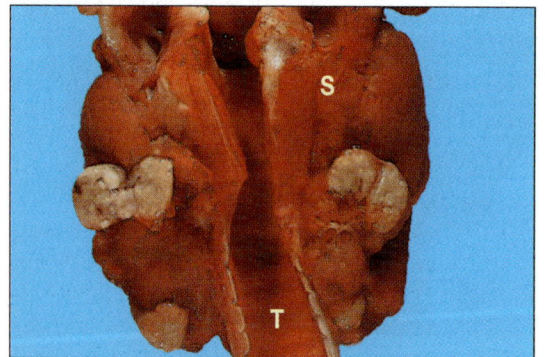

Abb. 2-24. Hyperplasie der Epithelkörperchen bei Hyperparathyreoidismus. **S:** Schilddrüse, **T:** Trachea

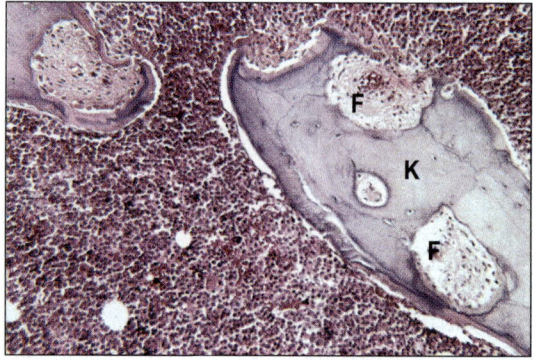

Abb. 2-25. Hyperparathyreoidismus. Tunnelierende Fibroosteoklasie **(F)** im Bereich der Knochenbälkchen **(K)** des Knochenmarks. HE-Fbg.

R. Büttner
C. Thomas

3

Zell- und Gewebeschäden

Schädigungen, die durch exogene oder endogene Noxen hervorgerufen werden, betreffen die Zelle und/oder die extrazelluläre Matrix. Abhängig vom Metabolismus der Zellen und dem Ausmaß der Schädigung führen sie zu reversiblen oder irreversiblen Veränderungen, zu erblichen Schäden des Genoms (Mutationen) oder zum Zelltod. Eine wichtige Herausforderung der histopathologischen Diagnostik besteht darin, die Ursache der Gewebeschädigung zu bestimmen. Dies ist anhand der morphologischen Veränderungn allein nicht immer mit Sicherheit möglich.

3.1 Reversible Schäden und Degeneration

3.1.1 Zelleinlagerung von Wasser
(hydropische Schwellung)

Die reversible Einlagerung von Wasser wird als hydropische Schwellung bezeichnet. Ursache ist ein Austausch der Kalium- und Phosphationen in der Zelle gegen Natrium- und Chloridionen aus dem Extrazellularraum, der mit einem intrazellulären Wassereinstrom verbunden ist. Dieser Ionenaustausch kann einmal durch eine mangelnde Bereitstellung von ATP (Hypoxidose) zustande kommen, sodass der aktive Rücktransport der in die Zelle eingetretenen Natriumionen zusammenbricht (Versagen der Natriumpumpe), zum anderen Folge einer primären Schädigung der Zellmembran sein.

Bei der **Hypoxidose** findet die Wassereinlagerung zuerst in den Mitochondrien als Mitochondrienschwellung statt, ist aber wenig später auch im endoplasmatischen Retikulum nachweisbar. Bei einer **primären Läsion des Membransystems** sind die ersten Veränderungen im endoplasmatischen Retikulum zu finden. Flüssigkeitseinlagerungen finden auch im Kern statt (Kernödem).

Leichte Formen der hydropischen Schwellung lassen sich nur elektronenmikroskopisch erfassen. An den Mitochondrien ist die Matrix aufgequollen. Die Cristae sind verkürzt und fragmentiert, die Organellen des Zytoplasmas auseinandergedrängt. Die Zisternen des endoplasmatischen Retikulums weisen umschriebene kleine oder größere Ausweitungen auf. Lichtmikroskopisch sind die Zellen vergrößert und blasser als normal.

Größere umschriebene Flüssigkeitseinlagerungen im endoplasmatischen Retikulum imponieren als optisch leere Vakuolen (vakuoläre Degeneration). Der Kern ist vergrößert und geschwollen (degenerative Kernschwellung). Bei hochgradiger hydropischer Schwellung ist die Zelle stark aufgetrieben und das Zytoplasma transparent, sodass die Zelle ein ballonartiges Aussehen zeigt (Abb. 3-3. *Bullonierung der Zelle, Zellhydrops*). Elektronenmikroskopisch sind die subzellulären Strukturen weitgehend zerstört, eine Erholung der Zelle ist nicht mehr möglich (*hydropische Nekrose*).

3.1.2 Zelleinlagerung von Glykogen

Zur Glykogensynthese und zum Glykogenabbau sind im Wesentlichen nur Herz- und Skelettmuskulatur sowie Leber und Nieren befähigt.

– Eine **abnorme Anreicherung von Glykogen** tritt in diesen Organen auf, wenn es überschießend gebildet wird oder seine Mobilisierung gestört ist. Beim Diabetes mellitus wird Glykogen aufgrund erhöhten Glucoseangebots vermehrt gebildet und bei Insulinmangel in geringerem Ausmaß abgebaut. Die Glykogenspeicherung erfolgt in den Hepatozyten, wobei das Glykogen in Form von Vakuolen auch in den Kern eingelagert wird (Abb. 3-4: *Lochkerne*) sowie in den Tubulusepithelien, in denen die aus dem Primärharn reabsorbierte Glucose zu Glykogen aufgebaut wird (*Armanni-Ebstein-Zellen*).

– Eine **Mobilisierungsstörung des Glykogens** besteht bei den Glykogenspeicherkrankheiten, die Folge eines genetisch bedingten Enzymdefekts sind.

3.1.3 Zelleinlagerung von Triglyzeriden

Triglyzeride (genauer: freie Fettsäuren) sind neben der Glucose das wichtigste energetische Substrat der meisten Zellen. Triglyzeride *(Neutralfette)* stammen aus der Nahrung (exogene Fette) oder werden im Organismus über eine Liponeogenese aus Kohlenhydraten (endogene Fette) gebildet.

Abnorme Ablagerungen von Triglyzeriden treten in den Fettgewebsezellen (Adipozyten) auf und führen zu einer **Lipomatose** *(lokale Fettsucht)* oder **Adipositas** *(allgemeine Fettsucht).* Außerdem können sich Triglyzeride in fettverarbeitenden Zellen anreichern *(Verfettung, fettige Degeneration).* Schließlich kann es zu einer Anreicherung in Makrophagen kommen, wenn Fette im Gewebe erhöht angeboten oder verstärkt freigesetzt werden *(resorptive Verfettung).*

3.1.3.1 Adipositas – Lipomatosis.
Bei einer **Adipositas** ist der Fettanteil an der Körpermasse zu hoch. Da die Fettkörpermenge schwer zu bestimmen ist, wird Adipositas in der Regel mit Übergewicht gleichgesetzt. Zur Bewertung dient ein Vergleich des Gewichts mit der Körpergröße. Anwendung finden das Referenzgewicht (Gewicht, das nach Lebensversicherungsstatistiken mit der geringsten Mortalität verbunden ist), der **Broca-Index** (Sollwert in kg = Körperlänge in cm – 100) und der Körpermassenindex (**BMI** = Gewicht in kg geteilt durch das Quadrat der Körpergröße in m). Der Schwellenwert für Adipositas ist willkürlich und unterschiedlich festgelegt, meist auf 120% Referenzgewicht, 120 bis 125 % Broca-Sollgewicht oder 25 bis 30 kg/m² BMI.

Der normale Organismus regelt sowohl die Nahrungsaufnahme als auch seinen internen Energieumsatz mit dem Ziel der Konstanthaltung des Körpergewichts, unabhängig vom wechselnden Ausmaß des Energieverbrauchs durch körperliche Betätigung (»Lipostat«). Dabei spielen neurohumorale Mechanismen eine entscheidende Rolle.

Mittels des ins venöse Blut sezernierten Peptidhormons **Leptin** kommunizieren Adipozyten der peripheren Fettgewebe mit hypothalamischen Neuronen, die Leptinrezeptoren auf ihrer Oberfläche tragen. Dabei hemmt eine Stimulation dieser Rezepto-

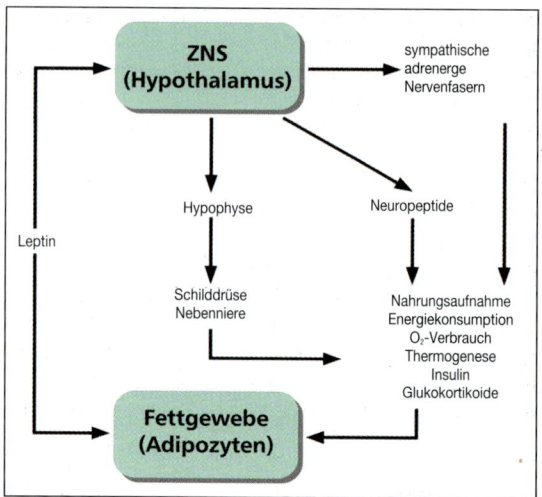

Abb. 3-1. Neurohumorale Regulation des Fettstoffwechsels

ren den Appetit und stimuliert körperliche Aktivität, Energieverbrauch und Thermogenese. Dieser Effekt beruht zum Teil auf einer hypothalamisch gesteuerten Aktivierung sympatischer Nervenfasern im Fettgewebe. Das freigesetzte Noradrenalin führt über die Stimulierung ß-adrenerger Rezeptoren auf den Adipozyten zur Hydrolyse von Fettsäuren und einer Entkopplung der oxidativen Phosphorylierung. Daneben beeinflussen hypothalamische Zentren indirekt über die Ausschüttung hypophysärer Hormone die periphere Fettverbrennung durch Schilddrüsenhormon und Cortison (Abb. 3-1).

Formalpathogenetisch beruht die Entwicklung von Adipositas vor allem auf einer Höherstellung des Körpergewicht-Sollwerts, wodurch es zu einer Störung des neurohumoral geregelten Gleichgewichts zwischen nahrungsabhängiger Energieaufnahme und -verbrauch kommt. Die Manifestation dieser Störung hängt von Umweltbedingungen ab. Nahrungsverfügbarkeit, erworbene Ernährungsgewohnheiten und sozialer Druck (Schönheitsideal) beeinflussen das Ausmaß der Nahrungsaufnahme und möglicherweise auch den Sollwert der Gewichtsregulierung selbst. Im psychopathologischen Bereich wird übermäßige Nahrungsaufnahme mit resultierender Fettsucht als Mechanismus psychischer Abwehr von Konflikten beobachtet. Eine endokrin bedingte Fettsucht tritt bei Hyperkortisolismus und Hyperinsulinismus auf.

Kastraten und hypogonadale Männer haben statistisch kein höheres Körpergewicht als normale Männer, nur eine andere Körperfettverteilung. Die **Dystrophia adiposogenitalis Fröhlich** ist extrem selten; wie beim häufigeren **Prader-Labhart-Willi-Syndrom** mit extremer Obesitas ist eine Bedeutung des Hypogonadismus für die Entstehung der Fettsucht nicht gesichert.

Bei Nahrungsaufnahme *ad libitum* ist der Energieumsatz übergewichtiger Erwachsener, bezogen auf die fettfreie Körpermasse, etwa ebenso hoch wie der Normalgewichtiger, steigt aber weniger an *(reduzierte nahrungsbedingte Thermogenese)*. Als Ursache wird eine unzureichende Aktivierung des sympathoadrenalen Systems nach Nahrungsaufnahme angesehen. Diese Befunde lassen auf eine Beteiligung eines Regulationsdefekts an der Adipositasgenese schließen. Dass bei Adipösen ein zu hoher Sollwert im Regelkreis für das Körpergewicht eingestellt ist, zeigt sich daran, dass nach Senkung des Gewichts durch Fasten ihr Energieumsatz pro fettfreie Körpermasse unter den von Personen, die ohne Nahrungsrestriktion das gleiche Gewicht halten, sinkt.

Eine **vermehrte Fetteinlagerung** kann auf einer Hypertrophie der Fettzellen oder auf einer Hyperplasie mit Hypertrophie beruhen. Die Hypertrophie dominiert bei mäßiger, abdominal betonter Fettsucht, die Hyperplasie bei massiver genereller Adipositas. Die Fetteinlagerung erfolgt bei der Frau vorwiegend an Hüften, Oberschenkeln und Gesäß (gynoider Typ), beim Mann ist sie abdominal betont (android Typ).

Die Adipositas stellt eine wichtige Disposition hinsichtlich der Entwicklung weiterer Erkrankungen dar, insbesondere Diabetes mellitus Typ II, Bluthochdruck, Hypertriglyzeridämie und Hypercholesterinämie, und begünstigt somit zumindest indirekt auch die Entstehung der koronaren Herzkrankheit.

3.1.3.2 Als **Lipomatose** bezeichnet man die Vermehrung des Fettgewebes innerhalb eines Organs. Bei der **Lipomatosis cordis** nimmt das subepikardiale Fettgewebe an Menge zu und greift an der rechten Kammer auf das Myokard über (Abb. 3-8). Am Pankreas und den Speicheldrüsen ist die Lipomatose häufig mit einer Atrophie des exkretorischen Parenchyms vergesellschaftet *(lipomatöse Atrophie)*. Ähnliche Veränderungen werden auch in Lymphknoten und Thymus beobachtet.

3.1.3.3 Verfettung (fettige Degeneration). Eine Verfettung kommt nur in Geweben vor, die ihren Energiebedarf hauptsächlich aus Fetten decken: Herz- und Skelettmuskulatur, Nieren und Leber. Die Fetteinlagerungen sind reversibel und führen zu

keiner wesentlichen Beeinträchtigng der Zellfunktion, sind aber Ausdruck einer Störung.

Triglyzeride liegen normalerweise in Form kleiner, nur elektronenmikroskopisch erfassbarer Tröpfchen im Zytoplasma. Ihr Abbau erfolgt durch Hydrolyse und Betaoxidation der freigesetzten Fettsäuren. Bei Störungen dieses Vorgangs reichern sich die Fette in der Zelle an und bilden lichtmikroskopisch sichtbare Tropfen. Die Größe und Lokalisation dieser Fetttropfen hängt von der Zellstruktur ab. Beim Herz- und Skelettmuskel liegen sie reihenförmig in Form feinster Tropfen zwischen den Myofibrillen. In der Niere sieht man in den Epithelien der Haupt- und Mittelstücke kleine Tropfen, meist basal beginnend. In den Hepatozyten entstehen zunächst kleine Tropfen, die größer werden und schließlich zu einem großen Tropfen zusammenfließen, der den Kern an den Zellrand drängt.

Störungen der Betaoxidation sind meist hypoxisch, seltener toxisch bedingt. **Hypoxische Störungen** manifestieren sich zuerst in den Parenchymzellen, die am venösen Schenkel der Kapillaren liegen, da hier schon physiologisch ein niedriger Sauerstoffpartialdruck besteht: *Tigerung des Myokards, läppchenzentrale Verfettung der Leber* (Abb. 3-5, 3-6). Demgegenüber führen unmittelbar **zelltoxisch wirkende Toxine** zunächst zu einer fettigen Degeneration längs des arteriellen Schenkels der Kapillaren (Peripherie des Leberläppchens, da hier die Toxinkonzentration am höchsten ist; Abb. 3-7).

Leberverfettungen kommen auch vor, wenn Fettangebot und Liponeogenese erhöht sind oder wenn der Fettabtransport gestört ist. Ob schon allein eine dauernd gesteigerte exogene Fettzufuhr oder eine erhöhte Liponeogenese zu einer permanenten Leberverfettung führt, ist fraglich. Sicher treten Leberverfettungen bei gesteigerter peripherer Lipolyse auf, wie beim Diabetes mellitus, beim akuten Alkoholabusus oder in der Anfangsphase eines chronischen Hungerzustandes. Bei Eiweißmangel stehen nicht genügend Proteine für die Bildung der Lipoproteine zur Verfügung, sodass die Fette in Hepatozyten liegen bleiben. Häufigste Ursache ist eine Eiweißmangelernährung, die sich besonders beim wachsenden Organismus auswirkt (**Kwashiorkor:** Eiweißmangelkrankheit von abgestillten Kleinkindern in Afrika, Südamerika und Westindien trotz ausreichender Kohlenhydrat- und Fettzufuhr mit der Nahrung). Eine verstärkte Liponeogenese, eine verminderte Fettsäureoxidation und eine verminderte Lipoproteinbildung sind für die Leberverfettung beim chronischen Alkoholismus verantwortlich.

3.1.3.4 Resorptive Verfettung.

Die bei Gewebsuntergängen und Entzündungen freigesetzten Lipide werden von neutrophilen Granulozyten und Makrophagen phagozytiert und abgebaut. Die Granulozyten haben nur eine kurze Lebenszeit und können sich in Eiterzellen umwandeln. Die Makrophagen (Abb. 3-10: *Lipophagen, Schaumzellen*) bleiben dagegen lange Zeit vital; sie reichern sich im Randbereich der Nekrose und im Entzündungsfeld an. Die resorptive Verfettung ist besonders ausgeprägt

– in der Umgebung von eitrigen Einschmelzungen (*Abszessmembran*),
– in der Umgebung von Hirninfarkten (*Hirnerweichung*): hier erfolgt die Speicherung durch Mikrogliazellen, die das Fett in Form von Körnchen speichern (Abb. 3-11: *Fettkörnchenzellen*).,
– bei Nekrosen des Fettgewebes (Abb. 3-9: *lipophage Granulome*).

3.1.4 Zelleinlagerung von Cholesterin

Cholesterin kann zwar von allen Zellen gebildet, aber nicht abgebaut werden. Überschüssiges Cholesterin wird nur mit dem Stuhl (in Form von Gallensäuren, ca. 0,5 g/Tag) und über die Haut (ca. 0,1 g/Tag) ausgeschieden. Bei Transport- und/oder Ausscheidungsstörungen gelangt das Cholesterin – über den so genannten Scavenger-Weg – in Makrophagen und in die übrigen Zellen des MPS, die infolge der exzessiven Speicherung von Cholesterinestern stark vergrößert sind (*Schaumzellen*). Da auch die Makrophagen in der Intima der Arterien an dieser Speicherung teilnehmen, bedeutet jede chronische Erhöhung des Blutcholesterinspiegels ein erhöhtes Atheroskleroserisiko.

Störungen im Cholesterintransport manifestieren sich klinisch als genetisch bedingte oder erworbene Hyperlipoproteinämien. Lipoproteine werden nach ihrem Verhalten in der Elektrophorese und Ultrazentrifuge eingeteilt. Das Atheroskleroserisiko ist umso höher, je cholesterinreicher das vermehrte Lipoprotein ist.

● **Primäre Hyperlipoproteinämien.** Die genetisch bedingten Formen werden in fünf Typen mit Untergruppen unterteilt (siehe Tab. 3-1). **Sekundäre Hyperlipoproteinämien** können im Rahmen zahlreicher Krankheiten auftreten und entsprechen den primären Formen. Bei langer Verlaufsdauer führen auch sie zu gleichartigen Krankheitsbildern.

● **Lokale Speicherungen von Cholesterinestern** in Schaumzellen finden sich in der Haut als gelbe, knotige oder streifige Ablagerungen. **Xanthome** sind charakteristisch für den Typ IIa der Hyperlipoproteinämien und für die Cholesterinspeicherkrankheit. Cholesterinablagerungen finden sich auch in der Gallenblasenschleimhaut als gelbe Stippchen (Abb. 3-13, 3-14: *Stippchengallenblase, Cholesteatose*) und fleckförmig in der Magenschleimhaut (*Lipidflecken*), sind aber nicht Ausdruck einer allgemeinen Stoffwechselstörung. Reichlich Cholesterinester sieht man in der Aorta in den atheromatösen Intimabeeten bei der Atherosklerose (Abb. 3-12).

3.1.5 Zelleinlagerungen von Phospholipiden, Zerebrosiden und Gangliosiden

Intrazelluläre Ablagerungen von Phospholipiden, Zerebrosiden und Gangliosiden finden sich bei Stoffwechselstörungen durch angeborene, genetisch bedingte Enzymdefekte.

3.1.6 Zelleinlagerungen von Eiweiß
(intrazelluläres Hyalin)

Hyalin ist ein rein deskriptiver, morphologischer Begriff; er bezeichnet eine lichtmikroskopisch homogene, strukturlose Substanz, die sich mit sauren Farbstoffen (Eosin) anfärbt. Diese Veränderungen sind sowohl in ihrem Krankheitswert als auch in ihrer Genese ganz unterschiedlich.

Intrazelluläre hyaline Veränderungen finden sich vorwiegend in Epithelzellen (*epitheliales Hyalin*) und können Ausdruck einer Schädigung oder einer gesteigerten Leistung der Zelle sein. Zeichen einer hepatozellulären Störung sind Riesenmitochondrien, die als kugelige oder langgestreckte, scharf begrenzte Gebilde imponieren und beim chronischen Alkoholismus und bei der Wilson-Krankheit gefunden werden.

– Beim alkoholischen Hyalin (Abb. 3-15: *Mallory-Körperchen*) handelt es sich um korallenstockartig gestaltete, hyaline Gebilde in der Leberzelle. Beim Proteaseinhibitormangel reichern sich die Inhibitoren infolge einer Synthesestörung im endoplasmatischen Retikulum der Hepatozyten in Form von 1 bis 40 nm großen hyalinen Kugeln an.

Tab. 3-1. Primäre Hyperlipidämien

Klassifikation und Genetik primärer Hyperlipidämien					
Typ	Lipoprotein	Lipid*	Relative Häufigkeit [%]	Mutiertes Gen	Arterioskleroserisiko
I	Chylomikronen	TG	< 1	Lipoprotein-Lipase	– / –
IIa	LDL	Chol	10	LDL-Rezeptor oder Apolipoprotein B	+++
IIb	LDL, IDL und VLDL	Chol + TG	40	wie IIa	+++
III	VLDL-Remnants	Chol + TG	< 1	Apolipoprotein E	+++
IV	VLDL	TG	45	Lipoprotein-Lipase	+
V	Chylomikronen und VLDL	TG	5	Apolipoprotein cII oder Lipoprotein-Lipase	+

* Chol: Cholesterin, TG: Triglyzeride

– Councilman-Körperchen sind Einzelzellnekrosen von Hepatozyten; sie kommen bei Virusinfektionen (Gelbfieber, Virushepatitis), aber auch bei medikamentöser oder alkoholtoxischer Leberschädigung vor (Abb. 3-16).

– Zelluläres Hyalin findet sich in Plasmazellen in Form von homogenen roten Kugeln *(Russell-Körperchen)*, die Ausdruck einer Sekretionsstörung für Immunglobuline sind, oft infolge fehlerhafter Synthese *(Paraproteine)*. Man findet sie bei chronischen Entzündungen und in Plasmozytomen.

– Folge einer gesteigerten Zellleistung ist die hyalintropfige Eiweißspeicherung in den proximalen Tubulusepithelien, die bei einer erhöhten Eiweißdurchlässigkeit der Glomeruli *(nephrotisches Syndrom)* auftritt. Hier wird die lysosomale Abbaukapazität der Epithelien für das aus dem Primärharn endozytotisch aufgenommene Eiweiß überschritten, sodass die aufgetriebenen eiweißgefüllten Phagolysosomen als hyaline Tropfen imponieren.

3.2 Zytoskelettstörungen

● Myokard. An der Herzmuskelfaser führt bereits eine temporäre Ischämie von 4 bis 5 Minuten zu einer Zerstörung der Intermediärfilamente, gleichzeitig entstehen subsarkolemmal gelegene Blasen.

Mikrotubuli, die in normalen Myozyten im Zytoplasma gleichmäßig um den Kern verteilt sind, zerfallen, wenn das Gewebe wieder durchblutet wird. Eine Vermehrung der Intermediärfilamente findet in geringem Umfang bei jeder Herzhypertrophie statt, bei familiären Kardiomyopathien kann sie stärker ausgeprägt sein.

● Leberzellen. In den Hepatozyten wird bei einer chronischen Alkoholschädigung das sonst gleichmäßig ausgebildete Netzwerk der Intermediärfilamente vergröbert und unregelmäßig. Später kommt es zu einem zunehmenden Schwund von regelrechten Filamenten. Dieser Verlust des Zytoskeletts führt zu einer starken Vergrößerung und hydropischen Schwellung der Zelle. Zusammengeballte dicke Bündel abnormer Filamente bilden die **Mallory-Körperchen**. Beim Verschlussikterus kommt es in den Hepatozyten zu einer verstärkten Ausbildung von intermediären Filamenten.

● Niere. An den Zellen der proximalen Nierentubuli führt eine Ischämie von 15 Minuten zu einer Zerstörung des Aktin-Zytoskeletts (Mikrofilamente) mit Ausbildung von apikalen Blasen (so genannte zytoplasmatische »blebs«), gleichzeitig öffnen sich die »tight junctions«. Nach Aufhebung der Ischämie verschwinden diese Veränderungen, es erfolgt eine *Restitutio ad integrum*.

● Im ZNS kommt es bei der **Parkinson-Krankheit** (Abb. 3-18) zu einer Anhäufung von intermediären Neurofilamenten *(Lewy-Körper).* Bei der **Alzheimer-Krankheit** (Abb. 3-17) bestehen Veränderungen des Neurofilaments und der Mikrotubuli.

● Im Skelettmuskel wird eine Anreicherung desminhaltiger Intermediärfilamente bei verschiedenen Myopathien beobachtet.

● Blut. Bei einigen hämolytischen Anämien liegt eine Alteration des Zytoskeletts der Erythrozyten vor.

● Auch in malignen Tumoren kommen Zytoskelettstörungen vor.

3.3 Dystrophie

Dystrophie bedeutet im eigentlichen Sinne eine durch Mangel- oder Fehlernährung verursachte Störung einschließlich der daraus resultierenden Veränderungen. Im weiteren Sinne wird der Begriff für »Gedeihstörungen« bestimmter Organe ode Gewebe verwendet.

3.3.1 Hungerdystrophie

Eine Dystrophie im engeren Sinne ist die Hungerdystrophie *(alimentäre Dystrophie).* Die Säuglingsdystrophie umfasst demgegenüber nicht nur Gedeihstörungen infolge Fehl- oder Mangelernährung, sondern auch Gedeihstörungen bei chronischen Infekten (Lues, Tuberkulose), bei Malabsorption oder genetisch bedingten Stoffwechseldefekten.

3.3.2 Speicherungsdystrophien des Zentralnervensystems

Unter Speicherungsdystrophien des Gehirns versteht man eine Störung der Gehirnentwicklung infolge einer Einlagerung von Fremdsubstanzen *(Speicherkrankheit, Thesaurismose).* Sie werden durch genetisch bedingte Enzymdefekte hervorgerufen, die zu Abbaustörungen von Phosphatiden, Sphingomyelinen, Zerebrosiden oder Gangliosiden führen. Bei den **Neurolipidosen** (Abb. 3-19) bleibt die Speicherung auf das Gehirn beschränkt, bei den **neuroviszeralen Lipidosen** ist auch das mononukleäre phagozytäre System (MPS) beteiligt.

Je nachdem, ob die Speicherung mehr in der grauen oder in der weißen Substanz vorhanden ist, unterscheidet man **Poliodystrophien** (z. B. GM_2-Gan-

gliosidose) und **Leukodystrophien** (z. B. metachromatische Leukodystrophie; Abb. 3-20).

3.3.3 Muskeldystrophien

Muskeldystrophien sind genetisch bedingte Erkrankungen, deren progressive Formen durch einen fortschreitenden Muskelschwund gekennzeichnet sind. Bei den **Muskeldystrophien vom Typ Duchenne-Becker** (X-chromosomal rezessive Vererbung) ist ein Gen, das die Synthese eines Glykoproteins der Muskelzellmembran steuert, defekt und damit auch das als Dystrophin bezeichnete Membranprotein. Eine Muskeldystrophie kann auch bei myotonen Störungen, die durch verzögerte Erschlaffung nach willkürlich oder exogen ausgelöster Kontraktion gekennzeichnet sind, auftreten. Die **kongenitale myotone Muskeldystrophie** ist eine Multisystemerkrankung, bei der neben der Skelettmuskulatur auch Herz, Augenlinsen, das Gehirn und das endokrine System (Hodenatrophie) betroffen sind (Abb. 3-21, 3-22).

3.3.4 Leberdystrophie

Unter »Leberdystrophie« versteht man einen plötzlichen, massiven Leberzelluntergang im Rahmen einer nekrotisierenden akuten Virushepatitis oder einer schweren Hepatose (z. B. Knollenblätterpilzvergiftung). Die Leber ist deutlich verkleinert; sie weist eine gelbliche Farbe und eine weiche Konsistenz auf (Abb. 3-23: akute gelbe Leberdystrophie). Überlebt der Patient einige Zeit, so werden die Nekrosen abgeräumt, und die Sinusoide sind prall mit Blut gefüllt (subakute rote Leberdystrophie). Außerdem entwickeln sich – als Ausdruck eines abortiven Regenerationsversuchs – periportale duktuläre Epithelproliferationen.

3.4 Zellalterung

Jede Zelle – mit Ausnahme der Zellen der Keimbahn – hat nur eine beschränkte Lebensdauer. Im fortgeschrittenen Alter weist sie eine Verminderung bestimmter Synthesefunktionen (Protein-, DNA-Stoffwechsel) auf. Bei **hierarchischen Geweben** werden die Zellen nach einer bestimmten Zeit abgestoßen (z. B. Epidermis, Dünndarm) oder sterben unter dem Bild der Apoptose (physiologischer Zelltod). Bei **flexiblen Geweben** gehen die gealterten Zellen nur unter dem Bild der Apoptose zugrunde (z. B. Leber).

3.5 Fokale Zytoplasmanekrose

Zytoplasmaanteile und Organellen können infolge einer äußeren Schädigung oder endogener Einflüsse fokal nekrotisch werden. Sie werden – als **Autophagosomen** – gegen das erhaltene Zytoplasma membranös abgekapselt und nach Vereinigung mit einem Lysosom (Autolysosom) abgebaut.

Eine derartige umschriebene Zytoplasmanekrose ist die **Waller-Degeneration der Nerven**. Sie wird durch eine Nervendurchtrennung, aber auch durch eine segmentale Nervenschädigung durch Druck, Zirkulationsstörungen, toxische, thermische oder andere Einflüsse verursacht und betrifft den distalen Abschnitt. Infolge des unterbrochenen zentripetalen Axonflusses kommt es zunächst zur Axonschwellung und Anreicherung von Mitochondrien und anderen Organellen im Stumpfende bzw. dem an die Schädigung angrenzenden distalen Nervenabschnitt. Anschließend erfolgt ein Zerfall von Axonen und Nervenscheiden, deren Bruchstücke ab dem 12. Tag durch Makrophagen abgeräumt werden. Auch am proximalen Stumpf treten Veränderungen auf, die als retrograde Degeneration bezeichnet werden: Zunächst kommt es zu einer Auftreibung der Axone und zu einer Anreicherung von Mitochondrien und anderen Organellen. Ab dem 2. Tag sprossen Axone aus. Die Nervenzelle selbst reagiert auf die Nervenläsion mit einer mäßiggradigen Schwellung und mit einer zentralen Homogenisierung der Nissl-Schollen (primäre Reizung).

3.6 Pigmentablagerungen

Als Pigmente bezeichnet man alle im Körper vorkommenden Substanzen, die eine Eigenfarbe besitzen. Sie werden von außen in den Organismus eingebracht (exogene Pigmente) oder im Organismus gebildet (endogene Pigmente). Die meisten Pigmente sind unschädliche Substanzen oder haben sogar Schutzfunktionen, einige wirken aber zell- und gewebeschädigend.

3.6.1 Lipopigmente

Lipopigmente enthalten neben Eiweiß schwer lösliche Fettstoffe und verdanken ihre Eigenfarbe oxidierten und polymerisierten ungesättigten Fettsäuren.

● Beim **Lipofuszin** handelt es sich um ein fein- bis mittelkörniges, dunkelgelbes bis braunes Pigment. Es besteht aus lysosomalen Restkörpern (Telolyso-

somen), die bei der Autophagozytose zurückbleiben und intralysosomal nicht weiter abbaubare peroxidierte Reste von lipidhaltigen zellulären Membranen enthalten. Eine Anreicherung erfolgt in den **stabilen Geweben** (Leber und Nieren, glatte Muskulatur) sowie in den **permanenten Geweben**, wie Herz- und Skelettmuskulatur und Ganglienzellen. In der Leber liegt das Pigment läppchenzentral in der Golgi-Zone und am Gallepol der Hepatozyten. Eine verstärkte Bildung sieht man nach langjährigem Medikamentenabusus infolge einer gesteigerten Umsatzrate des glatten endoplasmatischen Retikulums. Ebenso kommt es mit der im Alter stattfindenden Rückbildung der Leberzellmasse und besonders bei einer Kachexie (Abb. 3-24: braune Atrophie) zu einer verstärkten Pigmentablagerung. In den Herzmuskelzellen liegt das Lipofuszin zipfelmützenartig an den Kernpolen, in den Ganglienzellen im Perikaryon. Eine **massive Lipofuszinose** der glatten Muskulatur des Gastrointestinaltraktes findet sich bei dem seltenen **Brown-Bowel-Syndrom**. Als Ursache wird ein Vitamin-E-Mangel (z. B. im Rahmen einer Mangelernährung oder eines Malabsorptionssyndroms) vermutet.

● Auch das **Zeroid** besteht aus gelblichen bis gelbbraunen Körnern. Es entsteht in Makrophagen bei der Resorption fetthaltiger Gewebebestandteile infolge eines unvollständigen Abbaus peroxidierter und polymerisierter ungesättigter Fettsäuren.

3.6.2 Lipochrome

Lipochrome sind Karotine (wichtigste Vertreter sind Betakarotin und Lycopin) und Xanthophylle (Oxikarotinoide). Dabei handelt es sich um Kohlenwasserstoffe, die in zahlreichen Pflanzen vorkommen und eine gelbe oder rote Eigenfarbe haben. Sie werden mit der Nahrung aufgenommen und im Körperfett gelöst. Die Gelbfärbung des Körperfettgewebes hängt vom Lipochromgehalt der Nahrung ab.

3.6.3 Hämatogene Pigmente

Hämatogene Pigmente entstehen als pathologische Hämoglobinabbauprodukte.

3.6.3.1 Eine **Anreicherung von Bilirubin**, dem natürlichen Abbauprodukt des Hämoglobins, im Organismus (Hyperbilirubinämie) äußert sich als **Ikterus** (Gelbsucht). Typische Organmanifestationen sind die gelbe bis gelbgrüne Verfärbung von

Haut, Skleren, Schädelkalotte, Leber (Abb. 3-25: *Cholestase*) und Niere (Abb. 3-26: *Ikterusnephrose*).

3.6.3.2 Das kaffeesatzartige **Hämatin** (= Chlorhämin) entsteht bei Blutungen im Magen, wenn Salzsäure mit Hämoglobin in Kontakt kommt (Abb. 3-27).

3.6.3.3 In Hämatomen bildet sich **Hämatoidin** aus Hämoglobin unter Abspaltung von Eisen. Dieses Pigment kristallisiert in Form von rotbraunen Rhomben aus; es ist chemisch mit Bilirubin identisch (Abb. 3-28).

3.6.3.4 Das tiefschwarze, doppelbrechende **Malariapigment** *(Hämozoin)* leitet sich vom Hämoglobin ab. Es besteht aus einem Eisen-Porphyrin-Eiweiß-Komplex. Es wird unter dem Einfluss der Malariatrophozoiten gebildet und in den Zellen des MPS gespeichert.

3.6.3.5 Bei Störungen der Hämsynthese entstandene **Porphyrine** führen zur Porphyrie.

3.6.4 Melanin und verwandte Pigmente

Störungen in der Melaninbildung können angeboren oder erworben sein.

3.6.4.1 Genetisch bedingt sind die fehlende Melaninbildung beim Albinismus und die Hypopigmentierung bei der Phenylketonurie und beim Chediak-Higashi-Syndrom. Beim **Albinismus** besteht ein völliger Pigmentmangel infolge einer mangelnden Ausbildung des Tyrosinasesystems oder einer Störung beim Einbau des Melanins in die Melanosomenmatrix (Abb. 3-31). Bei der **Phenylketonurie** kann durch Phenylalaninoxidasemangel Phenylalanin nicht zu Tyrosin oxidiert werden, sodass der Grundbaustein für die Melaninsynthese fehlt.

3.6.4.2 Ein **erworbener Pigmentmangel** ist die **Vitiligo,** eine meist progrediente, landkartenartige Depigmentierung der Haut (Abb. 3-32). Ursache ist eine Autoimmunerkrankung, wahrscheinlich vom zellulären Typ. Ein **Leukoderm** (fleckförmiger Melaninverlust der Haut) tritt im Rahmen verschiedener Entzündungen (sekundäre Syphilis, Neurodermatitis, Neuritis, Lepra) auf.

3.6.4.3 Eine **verstärkte Melaninbildung** findet sich bei der Addison-Krankheit, bei der Hämochromatose und beim Chloasma. Beim der **Addison-Krankheit**, der chronischen Nebennierenrindeninsuffizienz, beruht die verstärkte Pigmentierung auf einer verstärkten Sekretion von MSH, das gemeinsam mit ACTH gebildet wird. Bei der **Hämochromatose** wird Glutathion, ein natürlicher Tyrosinasehemmer, durch Eisen blockiert. Auf diese Weise kommt es zu einer verstärkten Tyrosinaseaktivität mit erhöhter Melaninbildung. Beim **Chloasma** handelt es sich um scharf begrenzte, unregelmäßig gestaltete gelbbraune Flecken im Gesicht, besonders an der Stirn, den Wangen und am Kinn. Auslösende Faktoren sind Östrogene, Gestagene, hormonale Kontrazeptiva *(Pillenchloasma)* und bestimmte Medikamente (Hydantoin, Chlorpromazin). In der Schwangerschaft tritt bei zwei Drittel aller Frauen das Chloasma uterinum auf.

3.6.4.4 Auch **Tumoren,** die sich **von den melaninbildenden Zellen** ableiten, enthalten Melanin, wie der Pigmentnävus oder das maligne Melanom (Abb. 3-33 bis 3-36). Melanin findet sich gelegentlich auch in Tumoren und tumorartigen Veränderungen der Epidermis (pigmentiertes Basalzellenkarzinom, seborrhoische Keratose) und Tumoren, die sich aus Neuralleistenzellen ableiten (pigmentierte Schwannome).

3.6.4.5 Mit dem Melanin verwandt sind das **Ochronosepigment** und das koprogene Pigment der Melanosis coli. Bei der **Melanosis coli** besteht eine schwarzbraune »tigerfellartige« Verfärbung der Dickdarmschleimhaut, die an der Ileozäkalklappe abbricht. Das körnige, gelbbraune Pigment liegt in der Schleimhaut in Lysosomen. Es akkumuliert besonders beim Abusus von Laxanzien, die Anthrachinonderivate enthalten.

3.6.5 Anorganische Pigmente

Anorganische Pigmente können innerhalb des Organismus endogenen oder exogenen Ursprungs sein. Sie werden von Makrophagen aufgenommen und dort in den Lysosomen *(Telolysosomen)* gespeichert.

3.6.5.1 Kohlenstaub ist das häufigste exogene Pigment. Er gelangt mit der Atemluft in die Lunge und wird dort von Alveolarmakrophagen aufgenommen (Abb. 3-37, 3-38: *Anthrakose*), die in das Lungeninterstitium einwandern und schließlich in die regionären Lymphknoten gelangen. Kohlenstaub hat keine schädigende Wirkung und bleibt reaktionslos in den Zellen liegen *(inerter Staub)*.

3.6.5.2 Für Tätowierungen werden unterschiedliche Farbstoffe verwendet, wie Kohle, Tusche, Kaolin, Zinnober. Die in die Haut eingebrachten Farbstoffe werden von örtlichen Makrophagen aufgenommen, können jedoch auch direkt an bindegewebige Strukturen gebunden werden.

3.6.5.3 Eine **pathologische Kupferspeicherung** liegt bei der **Wilson-Krankheit** *(hepatozerebrale Degeneration)* vor.

3.6.5.4 Exogen entstehen **Eisenpigmentablagerungen** bei gesteigerter parenteraler Eisenzufuhr, auch nach Einsprengung eisenhaltiger Fremdkörper. Endogen kommen sie bei erhöhtem Zerfall von Hämoglobin oder Myoglobin vor. Eisen wird intrazellulär als Ferritin oder Siderin gespeichert.

● **Ferritin** besteht aus 13 nm großen Eisen/Protein-Partikeln, die nur elektronenmikroskopisch nachweisbar sind.

● **Siderin** ist dagegen bereits lichtmikroskopisch in Form gelbbrauner Granula sichtbar. Dabei handelt es sich um Phagolysosomen, die Ferritinpartikel aufgenommen, teilweise abgebaut und kondensiert haben. Das enteral gespeicherte Eisen wird vorwiegend in den Hepatozyten, das parenteral zugeführte oder freigesetzte Eisen (z. B. bei hämolytischer Anämie) bevorzugt in den Zellen des MPS abgelagert (Abb. 3-29, 3-30).

– **Lokalisierte Siderinablagerungen** finden sich in der Umgebung von Hämatomen oder von eisenhaltigen Fremdkörpern sowie bei der Organisation von Thromben, Muskelnekrosen und Blutergüssen.

– Bei einer **Lungensiderose** liegt eine chronische Linksherzinsuffizienz *(Stauungsinduration)* oder eine Mitralstenose vor, bei der es zu Mikroblutungen in die Alveolen kommt. In den Alveolarmakrophagen *(Herzfehlerzellen)* wird das Hämoglobin abgebaut und das Eisen in Form von Hämosiderin gespeichert. Besonders schwere Lungensiderosen kommen beim Goodpasture-Syndrom und bei der essentiellen Form (Ceelen-Gellerstedt-Krankheit) vor.

– **Generalisierte Siderinablagerungen** finden sich bei der Hämochromatose.

3.7 Lysosomale Speicherkörper

Ähnlich wie Lipofuszin, Eisen und Kupfer können auch andere, nicht weiter abbaubare Zellbestandteile in Lysosomen vorkommen. Eine derartige Speicherung erfolgt bei mehreren **angeborenen Stoffwechselkrankheiten** mit einem isolierten lysoso-

malen Enzymdefekt (Gaucher-, Niemann-Pick-, Krabbe-Krankheit und andere).

3.7.1 Mukopolysaccharidosen (MPS)

Es handelt sich um einen Defekt im lysosomalen Abbau von Mukopolysacchariden mit vermehrter renaler Ausscheidung von Degradationsprodukten. Klinisch und biochemisch unterscheidet man sechs MPS-Formen mit mehreren Subtypen:

3.7.1.1 MPS I mit α-Iduronidase-Defekt. Die schwere Form (Hurler-Krankheit oder MPS Typ H) manifestiert sich schon im Kleinkindesalter durch zerebralen Abbau und pulmonale Infekte. Typische Befunde sind: verdickte Haut, Makroglossie, disproportionierter Minderwuchs, Hepatosplenomegalie, Gelenkkontrakturen und Hornhauttrübung. Leichte Verlaufsformen mit weitgehend normaler Lebenserwartung werden als Scheie-Krankheit (MPS Typ I-S) diagnostiziert.

3.7.1.2 MPS II mit Defekt der Iduronat-S-Sulfatase wird als X-chromosomal vererbte Hurler-Krankheit bezeichnet und kann einen schweren oder einen leichten Verlauf zeigen. Entspricht klinisch der Hurler-Krankheit (ohne Korneatrübung).

3.7.1.3 MPS III (Typ A-D) mit verschiedenen Enzymdefekten gehen unter dem einheitlichen klinischen Bild der Sanfilippo-Krankheit einher: zerebraler Abbau im Kindesalter mit Sprachstörungen, herabgesetzter Lernfähigkeit, später Krampfanfälle und Spastik.

3.7.1.4 MPS IV mit Defekt der N-Acetylgalaktosamin-Sulfatase bzw. ß-Galaktosidase. Bei der Morquio-Krankheit stehen Skelettveränderungen im Vordergrund: disproportionierter Minderwuchs mit Thorax- und Wirbelsäulendeformierungen.

3.7.1.5 MPS VI mit Arylsulfatase-B-Defekt (Maroteaux-Lamy-Krankheit). Entspricht der Hurler-Krankheit mit normaler zerebraler Entwicklung.

3.7.1.6 MPS VII mit Defekt der ß-Glucuronidase (Sly-Krankheit). Seltene MPS mit Symptomen einer Hurler-Krankheit.

3.7.1.7 Mukoliposen mit Defekt der Phosphotransferase werden als I-Cell-Disease und als Pseudo-Hurler-Polydystrophie bezeichnet. Klinisch entsprechen diese Speicherkrankheiten einer Hurler-Krankheit mit Gelenkversteifungen und Augenveränderungen.

3.7.2 Glykoproteinosen

Diese Krankheitsgruppe zeigt Defekte der α-Mannosidase, ß-Mannosidase, α-Fructosidase, α-Neuraminidase oder N-Aspartyl-Glucosaminidase. Diese Erkrankungen entsprechen einer schweren Verlaufsform der Hurler-Krankheit.

3.7.3 Gangliosidosen

Gangliosidosen gehen mit einer Speicherung von zuckerhaltigen Lipiden infolge eines Defekts der ß-Galaktosidase (GM$_1$-Gangliosidose) bzw. der Hexoseaminidase (GM$_2$-Gangliosidose, Tay-Sachs-Krankheit) einher. Besonders betroffen ist das Gehirn mit entsprechenden Symptomen (zerebraler Abbau, Krampfanfälle).

3.7.4 Lipoidosen

In diesen Formenkreis gehören:

3.7.4.1 Gaucher-Krankheit mit einem Defekt der Glucozerebrosidase. Typischer morphologischer Befund ist die Gaucher-Zelle (Abb. 3-39), die sich in Milz, Leber und Knochenmark nachweisen lässt. Man unterscheidet chronische viszerale (ausgeprägte Hepatosplenomegalie) und subakute neuropathische Formen.

3.7.4.2 Niemann-Pick-Krankheit mit einem Sphingomyelinasedefekt. Der gestörte Stoffwechsel (Cholesterin, Sphingomyelin) führt zu einer Speicherung von Metaboliten im ZNS und/oder in den Zellen des MPS mit entsprechender Symptomatik bzw. Organvergrößerung.

3.7.4.3 Fabry-Syndrom mit Defekt der Galaktosidase und Ablagerungen in Gefäßen, verschiedenen Organen und ZNS.

3.8 Zelltod

Morphologisch lassen sich beim Zelltod zwei grundsätzlich verschiedenen Formen unterscheiden: die Nekrose und die Apoptose (Schrumpfnekrose). Die **Nekrose** entsteht als Folge einer Schädigung, welche die Adaptationskapazität der Zelle überschreitet. Sie ist definiert als Summe aller morphologischen Erscheinungen nach (provoziertem) Zell- oder Gewebetod. Die **Apoptose** ist ein programmierter und aktiver Zelltod, also eine Selbstzerstörung der Zelle.

3.8.1 Nekrose

Pathogenese der Nekrose. Für die Lebenserhaltung der Zelle müssen die Grundfunktionen »Energieproduktion, Synthese von Struktur- und Enzymproteinen sowie Aufrechterhaltung der chemischen und osmotischen Gleichgewichte« gesichert sein. Ein Ausfall einer dieser Kardinalfunktionen führt, sobald die Kompensationsfähigkeit der Zelle überschritten wird (»point of no return«), automatisch zu einer Schädigung auch der übrigen Funktionen, sodass schließlich der Zellstoffwechsel zusammenbricht.

Störungen in der Energieproduktion können durch Substrat- und Sauerstoffmangel, aber auch durch eine Mitochondrienschädigung verursacht sein *(Hypoxidose)*. **Störungen in der Eiweißsynthese** treten bei fehlerhafter nukleärer Synthesesteuerung (z. B. Strahlenschaden), bei Inhibition der RNA-Synthese (Knollenblätterpilzvergiftung) sowie bei Blockierung von Enzymen der Eiweißsynthese auf. Auch Virusinfektionen können eine derartige Hemmung hervorrufen, indem das Virus die Eiweißsynthese unspezifisch oder zugunsten von viralem Eiweiß blockiert. **Störungen des chemisch-osmotischen Gleichgewichts** werden beobachtet, wenn die Zellmembranen durch Detergenzien (Fettsäuren), Lysophosphatide oder Enzyme (Phospholipasen A$_2$ und C, Sphingomyelinasen) zerstört werden.

Biochemisch ist die Nekrose durch eine irreversibel gesteigerte Permeabilität des Membransystems gekennzeichnet. Unabhängig von der Ursache (Membranschädigung, Störung des intrazellulären Stoffwechsels) kommt es – durch Verlust der Barrierefunktion des Plasmalemma – zu einem Zusammenbruch des intrazellulären Ionenmilieus. Das einströmende Kalzium aktiviert die membrangebundenen Phospholipasen. Diese bauen die Membranphospholipide zu Fettsäuren und Lysophospholipiden ab, die direkt oder aufgrund ihrer Detergenswirkung die Membranen zerstören. In den Mitochondrien führt das einströmende Kalzium zu einer Schädigung der an der inneren Mitochondrienmembran gelegenen ATP-Synthetase und blockiert dadurch die oxidative Energiegewinnung und indirekt die Eiweißsynthese. Da Nekrosen ganz verschiedener Ursache nur in Anwesenheit von Kalzium auftreten, kommt wahrscheinlich der Erhöhung des freien intrazellulären Kalziums durch extrazellulären Einstrom und/oder Freisetzung aus intrazellulären Speichern eine wesentliche Rolle für den Eintritt des Zelltodes zu.

Morphologie der Nekrose. In der reversiblen Phase der Zellschädigung zeigen die Zellen oft einen Verlust spezieller Oberflächenstrukturen, wie etwa der Mikrovilli. Außerdem bestehen eine geringe Schwellung der Mitochondrien, eine Dilatation der Zisternen des endoplasmatischen Retikulums (vakuoläre Degeneration), ein Glykogenschwund, eine Dissoziation der Ribosomen, eine Desaggregation der Polysomen sowie eine geringe irreguläre Chromatinverklumpung im Kern. Erstes Zeichen der irreversiblen Schädigung ist die stärkergradige Schwellung der Mitochondrien mit flockigen Verdichtungen in der Matrix, die aus denaturierten Matrixproteinen bestehen. Gleichzeitig verschwinden die Cristae in den Mitochondrien (Cristolyse). Der Flüssigkeitseinstrom in das endoplasmatische Retikulum nimmt weiter zu und geht mit einer Fragmentierung und Auflösung der Membranen sowie mit einem Schwund der Ribosomen einher. Jetzt treten auch an den Lysosomen Auflösungserscheinungen auf; die freigesetzten Enzyme führen zu einer weiteren Zerstörung der Zellstrukturen.

Lichtmikroskopisch manifestieren sich die Zytoplasmaveränderungen zunächst in Form einer Zellschwellung (Zellhydrops). Die folgenden Veränderungen können in zwei Richtungen verlaufen: Einmal kann die Flüssigkeitseinlagerung in die Zelle und die lysosomale Selbstverdauung (Autolyse) weiter zunehmen. Die Zelle schwillt an, sodass die Zellstrukturen – einschließlich der Zellmembran – völlig aufgelöst werden (lytische Nekrose bzw. Kolliquationsnekrose). Zum anderen kann das Zelleiweiß – mit Demaskierung basischer Eiweißgruppen und Flüssigkeitsverlust – denaturiert werden. Die Folge ist eine Homogenisierung des Zytoplasmas und eine verstärkte Anfärbbarkeit mit sauren Farbstoffen (Eosinophilie), während die Zellumrisse erhalten bleiben (Koagulationsnekrose).

Der Kern zeigt lichtmikroskopisch als erste Veränderung eine Margination des Chromatins (Kernwandhyperchromasie) mit Kernschrumpfung. Dann kommt es zum Kernzerfall (Karyorrhexis) mit Auflösung der Chromatinbrocken (Karyolysis). Der Kern kann aber auch zunehmend verklumpen, bis nur noch eine kleine dichte Chromatinansammlung sichtbar ist (Karyopyknose), die dann zerfällt und verschwindet. Lichtmikroskopisch und besonders makroskopisch wird die Nekrose erst sichtbar, wenn nach der irreversiblen Zellschädigung weitere Folgeveränderungen eintreten (Manifestationszeit).

Die Freisetzung von Zytoplasma wirkt chemotaktisch auf neutrophile Granulozyten und Makrophagen, sodass es in der Folge von Nekrosen stets zu einer Entzündungsreaktion (Demarkation) kommt, die zur Beseitigung der geschädigten Zellen führt. Im Gegensatz dazu werden apoptotische Zellen ohne Entzündungsreaktion rasch durch phagozytierende Makrophagen abgeräumt.

Besonderheiten des ZNS. Die Ganglienzellen, die sich vorwiegend in der grauen Substanz und in den Kernen finden, sind eiweißreich. Die Markscheiden in der weißen Substanz bestehen dagegen aus lipidhaltigen Strukturen, die nicht von den Ganglienzellen, sondern von den Oligodendrogliazellen ernährt werden. Daher verlaufen disseminierte Einzelzellnekrosen von Ganglienzellen als Koagulationsnekrosen. Betrifft die Nekrose größere markhaltige Areale des ZNS, dann kommt es zur Gewebsverflüssigung (Kolliquationsnekrose).

3.8.1.1 Die **Koagulationsnekrose** beruht auf einer Eiweißdenaturierung und ist morphologisch durch eine Homogenisierung der Zellstrukturen und eine verstärkte Anfärbbarkeit mit sauren Farbstoffen wie Eosin (Eosinophilie) gekennzeichnet. Koagulationsnekrosen finden sich bevorzugt bei ischämischer Schädigung eiweißreicher Gewebe und sind charakteristisch für den anämischen Nieren-, Milz- und Herzinfarkt (Abb. 3-40, 3-53, 3-54).

3.8.1.2 Bei der **Kolliquationsnekrose** kommt es nach einer anfänglichen Zellschwellung nicht zu einer Eiweißdenaturierung. Die Flüssigkeitseinlagerung und die Auflösung der Zellstrukturen bis zur völligen Verflüssigung nehmen weiter zu. Derartige Nekrosen treten in eiweißarmen und lipidreichen Geweben auf. Typisches Beispiel ist der Hirninfarkt (Abb. 3-41). Außerdem sieht man diese Nekroseform, wenn das zugrunde gegangene Gewebe enzymatisch abgebaut wird, z. B. beim Abszess.

3.8.1.3 Enzymatische Fettgewebsnekrosen finden sich vor allem bei der akuten Pankreatitis. Dabei kommt es zu einer verstärkten Freisetzung von Lipase, die die Triglyzeride der Fettzellen in Glyzerin und freie Fettsäuren spaltet. Letztere zerstören aufgrund ihrer Detergenswirkung Zellmembranen. Gleichzeitig führt der Einstrom von Kalzium in die nekrotischen Zellen zur Bildung von Kalkseifen, die morphologisch als Kalkablagerungen im Fettgewebe zu sehen sind. Sie bilden sich frühestens nach 12 Stunden und geben der Fettgewebsnekrose makroskopisch das typische »kalkspritzerartige« Aussehen (Abb. 3-42).

3.8.1.4 Bei der **traumatischen Fettgewebsnekrose**, die sich bei Knochenfrakturen sowie im subkutanen Fettgewebe (z. B. Mamma) findet, kommt es zu einer Ruptur der Fettzellen mit Freisetzung von Triglyzeriden. Eine hydrolytische Spaltung der Neutralfette spielt dabei im Gegensatz zur enzymatischen Fettgewebsnekrose keine Rolle. Die Fette werden durch Lipophagen *(fettspeichernde Histiozyten)* abgebaut und von einem Granulationsgewebe umgeben *(lipophages Granulom)*.

3.8.1.5 Käsige Nekrose. Die käsige Nekrose ist charakteristisch für die exsudative Tuberkulose, kann jedoch auch durch andere Mykobakterien oder durch Pilze hervorgerufen werden. Es kommt zunächst zu einer Verfettung und später zu einer Koagulationsnekrose der Makrophagen und des ortsständigen Gewebes. Diese Nekrose ist histologisch strukturlos und eosinophil (Abb. 3-43, 3-44: homogen oder feinkörnig). Makroskopisch hat sie eine Beschaffenheit wie griechischer Schafskäse. Im weiteren Verlauf kann es zu Kalkeinlagerungen *(verkreidete käsige Nekrose)* kommen. Eine der Verkäsung sehr ähnliche Koagulationsnekrose findet sich im Tertiärstadium der Lues. Sie wird wegen ihrer gummiartigen Konsistenz als *Gumma* bezeichnet. Auch sie zeigt eine eosinrote Nekrose mit schattenhaft erkennbaren Gefäßen.

3.8.1.6 Fibrinoide Nekrose. Bei der Nekrose des Kollagens wird seine Struktur aufgehoben; dabei ändert es sein histologisches Färbeverhalten, sodass es lichtmikroskopisch wie Fibrin aussieht. Elektronenmikroskopisch lassen sich drei Formen von fibrinoiden Nekrosen unterscheiden:

● Das **Quellungsfibrinoid** sieht man bei Entzündungen mit erhöhter Kollagenaseaktivität (Keratitis, chronische Gingivitis). Ultrastrukturell besteht eine Aufsplitterung der Kollagenfibrillen mit Verlust der Querbänderung.

● Beim **Präzipitationsfibrinoid** werden die intakten Kollagenfibrillen von präzipitierten Immunkomplexen auseinandergedrängt. Diese Fibrinoidform findet sich vor allem bei Kollagenosen, rheumatischen Erkrankungen und bei der Polyarteriitis nodosa (Abb. 3-45, 3-46).

● Beim **Nekrosefibrinoid** sind die Kollagenfasern zerfallen und haben die Querbänderung verloren. Auch die elastischen Fasern sind fragmentiert. Zwischen den Faserbruchstücken liegen große Mengen

von Fibrin, Serumbestandteilen und Zelltrümmern. Diese Nekroseform findet sich beim Rheumaknötchen, beim Granuloma anulare, bei der Necrobiosis lipoidica bei der Arteriolonekrose und am Grund von peptischen Magen- und Duodenalulzera (Abb. 3-47).

Bei der **Panarteriitis nodosa** handelt es sich um eine generalisierte nekrotisierende Entzündung kleiner und mittlerer Arterien infolge einer zytotoxisch-allergischen Reaktion (Typ II). Das auslösende Agens ist unbekannt. Betroffen sind vorwiegend Arterien der Nieren, des Herzens und des Magen-Darm-Kanals. Histologisch finden sich segmentale, homogene, eosinophile Arterienwandnekrosen, die zunächst von Granulozyten, später von einem Granulationsgewebe begrenzt und durchsetzt werden. Gleichzeitig kommt es zu einer dichten entzündlichen Infiltration der Adventitia. Im Narbenstadium wird die Gefäßlichtung durch eine Intimafibrose eingeengt oder verlegt (Abb. 3-45, 3-46). *Typ III (Immunkomplexe)*

Bei **peptischen Magen- und Duodenalgeschwüren** wird die fibrinoide Nekrose durch die Magensäure verursacht. Sie führt zu einer Nekrose des im Ulkusgrund neu gebildeten Granulationsgewebes. Histologisch stellt sich die Nekrose als homogen eosinroter Streifen dar, der von einer Detritusschicht aus nekrotischen Epithelien, zerfallenen Granulozyten und Fibrin bedeckt wird und zur Tiefe hin in vitales Granulationsgewebe übergeht (Abb. 3-47).

Das **Rheumagranulom** (Rheumatismus nodosus) entsteht im Rahmen der rheumatoiden Arthritis und entwickelt sich an mechanisch exponierten Stellen der Subkutis, z. B. am Ellbogen. Die Knoten können mehrere Zentimeter dick werden und bestehen histologisch aus einer homogenen, in der Hämatoxylin-Eosin-Färbung eosinroten Nekrose, die palisadenartig von länglichen, ins Zentrum der Nekrose gerichteten Histiozyten umgeben wird. Außen grenzt ein zellreiches Bindegewebe an (Abb. 3-48).

3.8.1.7 Als **gangränöse Nekrose** (Gangrän) werden ischämische Gewebeuntergänge im distalen Bereich der Extremitäten bezeichnet. Sie entstehen in der Regel auf dem Boden von arteriosklerotisch bedingten Durchblutungsstörungen, besonders häufig bei Diabetikern. Meist kommt es zu einer Austrocknung und schwarzbraunen Verfärbung des Gewebes, sodass es wie verbrannt aussieht ((Abb. 3-49: *trockene Gangrän, Mumifizierung, trockener Brand)*. Werden die Nekrosen durch Fäulniserreger superinfiziert, kommt es zu einem schmierigen Gewebszerfall *(feuchte Gangrän, feuchter Brand)*.

3.8.1.8 Hämorrhagische Nekrose. Gewebsuntergänge, die mit starken Einblutungen einhergehen, nennt man hämorrhagische Nekrosen. Man findet sie

- als **hämorrhagische Infarzierung** bei Störungen des venösen Abflusses, z. B. bei der Nierenvenen- oder Mesenterialvenenthrombose (Abb. 3-50).

- als **hämorrhagischer Infarkt** bei arteriellen Gefäßverschlüssen, wenn über das venöse System Blut in die ischämische Nekrose zurückströmt. Hämorrhagische Infarkte treten im Darm auf, da die Mesenterialvenen reichlich anastomosieren und im Pfortadersystem positive Blutdruckwerte herrschen. In gleicher Weise kann eine Hirnerweichung sekundär hämorrhagisch durchsetzt werden, wenn der Blutdruck in der Vena cava bei Rechtsherzinsuffizienz erhöht ist.

- **in Organen mit doppelter Gefäßversorgung.** In der Lunge führt ein Lungenarterienverschluss in der Regel zu keinem Infarkt, da die Blutversorgung über die Kollateralen der A. bronchialis ausreicht. Erst wenn der Blutabfluss gestört ist, besonders nach einer Erhöhung des Lungenvenendrucks durch eine Linksherzinsuffizienz, kommt es zu einer Verlangsamung des Blutstroms mit Einblutungen in das Lungenparenchym. Nach Unterschreiten des kritischen Sauerstoffpartialdrucks entsteht eine Nekrose. Häufigste Ursache ist ein thrombembolischer Verschluss eines mittelgroßen Lungenarterienastes (Abb. 3-51, 3-52)

- bei der **akuten hämorrhagischen Pankreatitis** *(Pankreasapoplexie).* Freigesetzte Lipasen und Fettsäuren sowie weitere aktivierte Verdauungsenzyme führen zu Gefäßwandnekrosen mit Einblutungen in das umgebende Gewebe.

- bei der **hämorrhagisch nekrotisierenden Entzündung.** Hierbei kommt es im Rahmen der entzündlichen Reaktion des Organismus, unterstützt durch Erregertoxine, zu einer so starken Wandschädigung der Kapillaren und Venolen, dass die Erythrozyten in das Gewebe austreten können *(Erythrodiapedese).* Die Grippetracheitis und -pneumonie verläuft typischerweise unter dem Bild einer hämorrhagisch nekrotisierenden Entzündung.

3.8.2 Folgen und Schicksal von Nekrosen

3.8.2.1 Nekrosefolgen. Die Reaktion des Organismus wird durch die Nekrose selbst ausgelöst. Durch die Phospholipaseaktivierung in den nekrotischen Zellen kommt es zur Freisetzung von Arachidonsäurederivaten (Prostaglandine, Leukotriene), welche Granulozyten und Makrophagen anlocken *(Nekrotaxis).* Außerdem wirken diese Substanzen vasoaktiv und führen zu einer verstärkten Durchblutung der Umgebung. Eingewanderte Makrophagen, Blutplättchen, Endothelzellen, glatte Muskelzellen, Gefäßendothelien und Fibroblasten setzen zahlreiche Wachstums- und Angiogenesefaktoren frei, die eine Fibroblastenproliferation und eine Neubildung von Kapillaren induzieren. Wichtige Wachstumsfaktoren sind **FGF** (Fibroblast Growth Factor), **PDGF** (Platelet-derived Growth Factor), **TGF-ß** (Transforming Growth Factor-ß) und der vaskuläre Endothelwachstumsfaktor **VEGF**.

3.10.2.2 Ablauf der Nekrosefolgen. Das Zusammenwirken dieser Mediatoren und Kinine führt zu dem charakteristischen Ablauf der Nekroseorganisation. Bei einem anämischen Infarkt sieht man
- nach 12 bis 24 Stunden einen breiten Wall von Granulozyten *(leukozytäre Demarkation)* und eine starke Blutfülle der Kapillaren *(hämorrhagischer Randsaum)* in der Umgebung der Nekrose.
- 3 bis 7 Tage später wandern Makrophagen in die Nekrose und bilden Resorptionslakunen, in die Kapillaren und Fibroblasten einwachsen.
- Nach 2 bis 3 Wochen findet ein fortschreitender Abbau der Nekrose durch Makrophagen und ein Ersatz durch ein kapillar- und fibroblastenreiches, faserarmes Bindegewebe (Abb. 3-55: *Granulationsgewebe)* statt.
- 5 bis 8 Wochen dauert die von außen nach innen fortschreitende Umwandlung des Granulationsgewebes in ein kapillararmes, faserreiches Narbengewebe.

Bei reinen Parenchymnekrosen werden die Nekrosen wesentlich rascher abgebaut und sind schon innerhalb von 7 Tagen durch ein lockeres Narbengewebe ersetzt.

Enzymatische Fettgewebsnekrosen induzieren zunächst eine leukozytäre Demarkation, die ihren Höhepunkt nach 24 Stunden erreicht. In den folgenden Tagen kommt es zu einer zunehmenden Einwanderung von Makrophagen, welche das nekrotische Material phagozytieren und sich dabei in **Schaumzellen** *(fettspeichernde Makrophagen)* umwandeln.

Nach 3 Wochen ist die Nekrose abgeräumt und geht in eine Narbe über. Bei den **traumatisch entstandenen Fettgewebsnekrosen** werden die freigesetzten Neutralfetttropfen von Makrophagen und Fremdkörperriesenzellen eingeschlossen *(Ölzysten)*. Außerdem bildet sich ein peripheres schaumzellreiches Granulationsgewebe *(Lipogranulom)*.

3.8.2.3 Zustand nach Nekrosen. In Abhängigkeit von der Art und Größe der Nekrose sowie den Reaktionsmöglichkeiten des erhaltenen Gewebes kommt es nach einer Nekrose

- zu einer völligen Wiederherstellung des Gewebes *(Restitutio ad integrum)*,
- zu einer Defektheilung mit Ersatz der Nekrose durch Narbengewebe,
- zur Defektheilung mit Verflüssigung der Nekrose und Ausbildung einer Pseudozyste oder
- zur Verkalkung der Nekrose.

● Eine *Restitutio ad integrum* ist nur möglich, wenn die noch erhaltenen Zellen regenerationsfähig sind. Ganglienzell- oder Myokardnekrosen werden in nur ganz geringem Umfang oder gar nicht ersetzt, sodass es meistens zur Defektheilung kommt. Eine vollständige Regeneration kann in den Nierentubuli, Leberläppchen und in der respiratorischen Schleimhaut stattfinden. Das mesenchymale Gewebe muss noch erhalten sein, da es als Leitschiene für die organspezifische Regeneration dient (Ausnahmen sind das Endometrium und die Schleimhaut des Magen-Darm-Traktes).

● **Defektheilungen mit Narbenbildung** treten ein, wenn das Gewebe nicht regenerationsfähig ist oder wenn Parenchym und Mesenchym zugrunde gegangen sind. Sie können sich auch bei größeren Parenchymnekrosen regenerationsfähiger Organe entwickeln, wenn die Zellneubildung mit dem Abbau der Nekrose nicht Schritt hält. Nekrosen an inneren oder äußeren Körperoberflächen werden im Randbereich durch die Enzyme einwandernder Granulozyten verflüssigt *(Demarkation)* und in die Lichtung abgestoßen. Dabei entsteht ein Ulkus *(Geschwür)*.

● Durch einwachsendes **Granulationsgewebe** (Fibroblasten und Kapillaren), das sich später in ein faserreiches kollagenes Bindegewebe umwandelt, wird dieser Defekt gedeckt. Die Überhäutung erfolgt durch Epithelien, die von der angrenzenden Haut bzw. Schleimhaut aussprossen. Zurück bleibt eine Narbe (Abb. 3-56).

● **Pseudozystische Defektheilungen** treten bei größeren Kolliquationsnekrosen (z. B. im Gehirn oder im peripankreatischen Fettgewebe, seltener im Pankreas) auf. Da das verflüssigte nekrotische Material rasch von Makrophagen phagozytiert und auf dem Lymphweg abtransportiert wird, können nur Randanteile des nekrotischen Areals durch ein Narbengewebe (im Gehirn überwiegend aus fibrillärer Astroglia) ersetzt werden (Abb. 3-57).

● Eine **Verkalkung von Nekrosen** findet statt, wenn das zugrunde gegangene Gewebe weder organisiert noch verflüssigt resorbiert wird. Besonders häufig sieht man dies in käsigen Nekrosen (Abb. 3-58).

3.8.3 Programmierter Zelltod (Apoptose)

Mit dem aus dem Griechischen abgeleiteten Begriff **Apoptose** (»Herabfallen der Blätter«) wird ein programmierter, selbst von der Zelle aktiv eingeleiteter Zelltod bezeichnet, der bei der embryonalen Entwicklung, der Erhaltung der Gewebehomöostase sowie der Elimination geschädigter und potenziell für den Gesamtorganismus gefährlicher Zellen (z. B. Virusinfektionen, Genommutationen) eine ganz wesentliche Rolle spielt.

Eine Vielzahl charakteristischer morphologischer Veränderungen unterscheiden die Apoptose von der Nekrose (Abb. 3-59). Neben der gesamtzellulären Schrumpfung kondensiert und aggregiert das Chromatin und wird zugleich von Endonukleasen an den zwischen den Nukleosomen gelegenen ungeschützten Bereichen gespalten. Dadurch entstehen die typischen DNA-Fragmente mit Größenunterschieden von etwa 200 Basenpaaren, die sich in der Gelelektrophorese leiterartig auftrennen lassen (DNA-laddering). Unter Proteaseneinfluss geht die Zellmembranstabilität verloren *(Zeiose)* und es entstehen durch Abschnürung kleine membranumhüllte Bläschen *(Blebbing* oder *apoptotic bodies)*. Durch Verlust der membranösen Asymmetrie kommt es zur Lokalisation von Phosphatidylserin an der Zelloberfläche.

Im Unterschied zur Nekrose kommt es bei der Apoptose aber nicht zu einer wesentlichen Freisetzung zytosolischer Zellbestandteile, sodass eine Entzündungsreaktion ausbleibt. Gewebemakrophagen oder benachbarte Epithelien räumen apoptotische Zellreste sehr schnell ab, sodass selbst eine hohe Rate an apoptotischen Zellen in Geweben morphologisch leicht übersehen werden kann. Sie las-

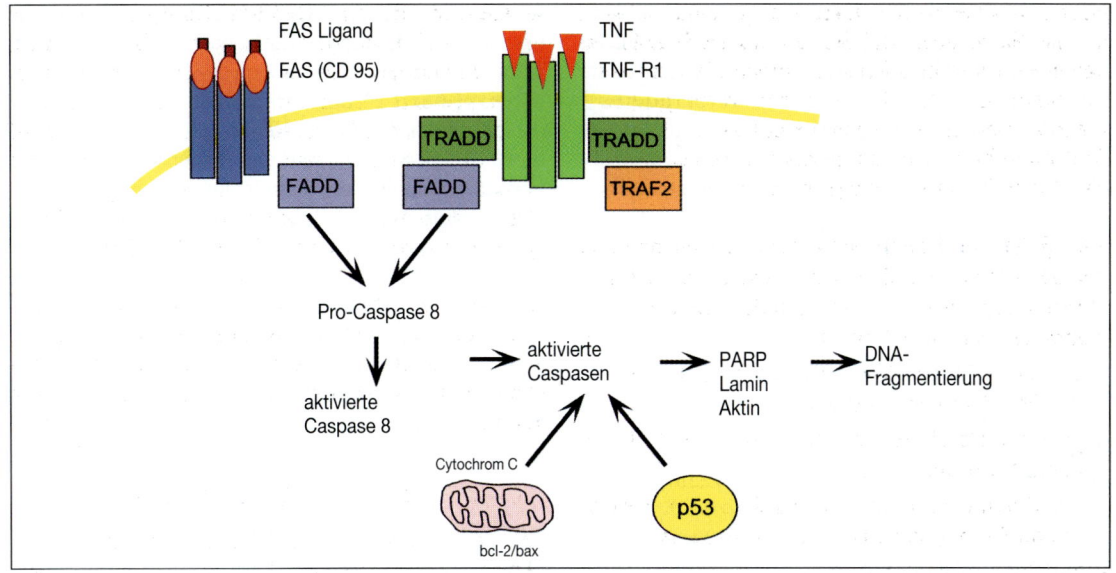

Abb. 3-2. Zelluläre Signalwege zur Induktion von Apoptose

sen sich aber durch immunhistochemische und enzymatische Methoden darstellen, z. B. durch die Anfärbung von Phosphatidylserin auf der Oberfläche unfixierter Zellen oder durch den Nachweis von markierten Nukleotiden, die enzymatisch an apoptotisch fragmentierte DNA angebaut werden können (so genannte TUNEL-Färbung, Abb. 3-59).

Physiologische Bedeutung der Apoptose. Im Rahmen der normalen Embryonalentwicklung höherer, vielzelliger Organismen spielt der programmierte Zelltod eine fundamentale Rolle bei allen wichtigen Vorgängen wie Implantation, Organogenese, Involution und Metamorphose. Beispielsweise sterben bei der Entwicklung des ZNS mehr als die Hälfte aller embryonal angelegten neuronalen Vorläuferzellen apoptotisch ab. Andere Organe, wie z. B. die beim Menschen nur rudimentär angelegte Vorniere, involutieren vollständig mittels Apoptose.

Insbesondere für die Homöostase von Wechselgeweben, deren differenzierte Zellen ständig aus Stamm- und Vorläuferzellen nachgebildet werden, ist die Elimination von Zellen durch Apoptosemechanismen von übergeordneter Bedeutung. Im Immunsystem werden dadurch autoreaktive oder nutzlose Immunzellen beseitigt, z. B. T-Zellen im Thymus, deren T-Zell-Rezeptoren mit körpereigenen Peptiden und MHC reagieren, oder B-Zellen nach misslungenem Rearrangement eines Immunglobulingens. Besonders wichtig ist die Elimination von

T- oder B-Lymphozyten nach erfolgreichem Ablauf einer Immunantwort. Diese Form des aktivierungsinduzierten Zelltodes (**AICD** = Activation Induced Cell Death) wird über einen Transmembranrezeptor (CD95) ausgelöst, der verhindert, dass sich klonale Lymphozyten in Lymphknoten oder Milz anhäufen. Im Falle einer mangelnden Funktion des CD95 Rezeptorsystems kommt es zu einer Lymphadenopathie mit Autoimmunsymptomen.

Fehlfunktionen des apoptoseinduzierenden Systems lassen sich sowohl bei lymphatischen als auch bei vielen epithelialen und mesenchymalen Neoplasien nachweisen. Die stabile Überexpression von Apoptoseschutzgenen, wie z. B. bcl-2, spielt bei zahlreichen malignen Lymphomen eine zentrale Rolle. Mutationen in Molekülen, die für die Ausführung des Apoptoseprogramms wichtig sind, kommen bei soliden Tumoren vor, sodass diese vor der Aktivierung von Apoptose durch Immunzellen geschützt sind. Zudem exprimieren Tumorzellen häufig Moleküle auf ihrer Oberfläche, die die Apoptose in den attackierenden Immunzellen einleiten.

● **Apoptoseaktivierung durch Rezeptoren der Zelloberfläche.** Die membranvermittelte Aktivierung der Apoptose erfolgt ausnahmslos durch die so genannten **Todesrezeptoren,** die eine Subfamilie der NGF(Nerve Growth Factor)- und TNF(Tumor Necrosis Factor)-Rezeptorfamilie bilden. Diese haben zwei bis sechs extrazelluläre zysteinreiche Proteinmotive, eine transmembranöse Domäne und eine hochkonservierte, ca. 80 Aminosäuren lange so genannte Todesdomäne an der zytoplasmatischen Innenseite. Diese ist wichtig für die Rekrutierung und Aktivierung eines Signalkomplexes, der den Zelltod induziert. Je nach Modulierung des intrazellulären Signalweges vermitteln Todesrezeptoren neben der Aktivierung von Apoptose auch Signale, die Differenzierung, Proliferation und Entzündungsreize regulieren.

Die Aktivierung der Todesrezeptoren erfolgt durch die Bindung von zellmembrangebundenen oder löslichen Liganden, die wiederum alle, außer NGF, in die Familie der TNF-homologen Moleküle gehören. Durch die Aktivierung des den Zelltod induzierenden Komplexes an der Innenseite der Zellmembran kommt es letztlich durch proteolytische Spaltung zur Aktivierung einer Kaskade von Proteasen. Aufgrund eines Zysteins im aktiven Zentrum und der Fähigkeit dieser Proteasen, nach einem Aspartat zu spalten, werden sie als Caspasen (Zystein-Aspartasen) bezeichnet. Am **Todeskomplex** selbst wird die inaktive Procaspase-8 zunächst autokatalytisch gespalten, die dann weitere Effektorcaspasen, z. B. Caspase-3, aktiviert. Die Effektorcaspasen spalten schließlich integrale Zellbestandteile, wie z. B. Proteine des Zytoskeletts (Aktin) und der Kernmembran (Lamin). Im Endstadium der Exekutionsphase kommt es schließlich zur Aktivierung von DNasen und RNasen.

Mitochondriale Kontrolle der Apoptose. Prinzipiell lässt sich die Apoptoseinduktion in so genannte Typ-I- und Typ-II-Zellen unterscheiden. In Typ-II-Zellen ist aus bislang noch nicht vollständig verstandener Ursache die Aktivierung der Caspase-8 für die Auslösung von Apoptose nicht ausreichend, wenn nicht zusätzlich ein Signal aus den Mitochondrien hinzukommt. Dieses besteht in der Öffnung von Poren der Mitochondrienmembran, wodurch Cytochrom c freigesetzt wird. Dieses ist ein essentieller Bestandteil der Atmungskette und normalerweise fest mit der inneren Mitochondrienmembran assoziiert. Bei der Induktion von Apoptose über die membranständigen Todesrezeptoren in Typ-II-Zellen, trägt Cytochrom c wesentlich zur Aktivierung von Caspasen bei.

Eine wesentliche Rolle bei der Regulation des kostimulatorischen Apoptosesignals aus den Mitochondrien spielen Moleküle der bcl-2-Familie, die in antiapoptotische (bcl-2, bcl-xL, bcl-w) und proapoptotische (bax, bad, bcl-xS) Moleküle unterteilt

werden. Bcl-2 wurde ursprünglich als Onkogen identifiziert, das als Folge einer chromosomalen Translokation in follikulären B-Zell-Lymphomen überexprimiert ist und die apoptotische Elimination dieser Zellen blockiert. Neuere Daten zeigen, dass diese Moleküle porenbildende Eigenschaften haben und dadurch die Freisetzung von Cytochrom c aus Mitochondrien blockieren oder fördern können.

Durch die Kopplung der mitochondrialen Integrität mit der Einleitung von Apoptose werden insbesondere Zellen eliminiert, die aufgrund einer Schädigung (z. B. nach Hypoxie, Strahlen oder Intoxikationen) oder fortgeschrittener Alterung ihren Stoffwechsel nicht mehr ausreichend aufrechterhalten können und damit zu einer Belastung oder Gefährdung des Gesamtorganismus werden.

Nukleäre Kontrolle der Apoptose. Parallel zu den zytoplasmatischen Signaltransduktionswegen können nukleäre Signale Apoptose durch Aktivierung von Effektorcaspasen auslösen. Hierbei spielt die Aktivierung des Genomschutzproteins p53 eine besondere Rolle. Kommt es zur Anhäufung von Mutationen in der G1-Phase oder zur mangelnden Bereitstellung von Metaboliten für die S-Phase, führt die Aktivierung von p53, vermittelt durch eine Phosphorylierung durch die ATM-Kinase zum Stopp des Zellzyklus. Gelingt es der Zelle nicht, die Genomschäden oder den Metabolitenmangel zu beseitigen, leitet p53 die Aktivierung von Caspasen ein. Darüber hinaus kann die Überexpression von c-myc in der G1-Phase ohne eine adäquate Stimulierung von Zellen durch Wachstumsfaktoren zur Apoptoseeinleitung führen. Die genauen Mechanismen der c-myc-vermittelten Caspaseaktivierung sind bislang noch weitgehend ungeklärt.

3.9 Extrazelluläre Veränderungen

3.9.1 Extrazelluläre Ödeme

Ödeme sind sicht- und tastbare Gewebsschwellungen aufgrund erhöhter Einlagerung von Flüssigkeit im Interstitium. Periphere Ödeme der Subkutis und der Skelettmuskulatur können generalisiert oder lokalisiert auftreten. Bei **generalisierten Ödemen** manifestiert sich eine interstitielle Flüssigkeitseinlagerung erst ab einem Volumen von 3 bis 5 Litern. Ein generalisiertes Ödem des subkutanen Gewebes und der serösen Häute wird als *Anasarka* bezeichnet. Zu einer interstitiellen Volumenzunahme kommt es, wenn das Lymphgefäßsystem nicht in der Lage ist, die in der Mikrozirkulation austretende Flüssigkeit quantitativ abzutransportieren.

3.9.1.1 Ödembildung bei erhöhtem Kapillardruck.

Durch anomal hohen Druck in der Mikrozirkulation bedingt ist die Ödembildung

- im Fuß- und Knöchelbereich bei längerem Stehen (hydrostatische Belastung),
- in der Lunge (Abb. 3-60) beim akuten Linksherzversagen (Blutrückstau im Pulmonalkreislauf) und
- in den Baucheingeweiden und peripheren Geweben bei Rechtsherzversagen (Rückstau in den systemvenösen Kreislauf einschließlich der Pfortader).

Ein **erhöhter Druck in der Mikrozirkulation** ist die wesentliche Ödemursache bei einem Anstieg des Blutvolumens infolge renal bedingter Wasser- und Kochsalzretention *(nephritisches Ödem, Ödem bei primärem Hyperaldosteronismus)*.

Ein **Blutrückstau infolge venöser Insuffizienz** führt rasch zu einer Schädigung der gestauten Gefäßbereiche mit Anstieg der Kapillarpermeabilität, die die (lokale) Ödembildung auch nach Beseitigung des Abflusshindernisses begünstigt. Im Bereich der unteren Extremitäten entstehen dadurch hartnäckige Geschwüre *(Ulcera crures)*.

3.9.1.2 Ödembildung bei erniedrigtem onkotischem Druck.

Ein Absinken der Plasmaproteinkonzentration und damit des onkotischen Druckgradienten zum Interstitium führt zu einer generalisierten Ödembildung bei

- nephrotischem Syndrom *(Proteinurie)*,
- exsudativer Enteropathie *(Eiweißverlust über den Darm)*,
- ausgedehnten Verbrennungen infolge eines starken Proteinverlustes mit dem Exsudat,
- unzureichender Albuminsynthese *(Leberzirrhose oder Eiweißmangelernährung)*.

Die mit dem Flüssigkeitsabstrom ins Gewebe einhergehende Abnahme des zirkulierenden Blutvolumens führt zu einer Senkung des zentralen Blutdrucks und (infolge unzureichenden venösen Rückstroms) auch des arteriellen Drucks. Auf diese Weise werden das Renin-Angiotensin-Aldosteron-System und der Sympathikus aktiviert. Der erhöhte Sympathikotonus und der sekundäre Hyperaldosteronismus verstärken die Ödembildung durch renale Retention von Wasser und Natrium.

3.9.1.3 Ödembildung bei erhöhter Gefäßpermeabilität.

Wenn die Permeabilität der Gefäße der Mikrozirkulation für Plasmaeiweiße infolge hypoxischer, entzündlicher oder toxischer Schädigung zunimmt, sinkt die Effektivität des kolloidosmotischen Gradienten als Triebkraft für die Reabsorption des ausgetretenen Plasmawassers ab. Derartige Ödeme auf dem Boden einer Gefäßendothelschädigung treten lokal oder generalisiert auf bei

- hypoxischer Schädigung *(Höhenkrankheit, lokal bei Ischämie)*,
- Einwirkung endogener oder exogener Toxine *(Urämie, Reizgase, manche Insekten- und Schlangengifte)*,
- entzündlicher allergischer Schädigung (Einwirkung von endogenen Entzündungsmediatoren wie Interleukin-1, Tumornekrosefaktor, Plättchenaktivationsfaktor, Prostaglandinen, Leukotrienen, Kininen usw.) oder
- Schädigung durch ionisierende Strahlen.

3.9.1.4 Ödembildung bei gestörter Lymphdrainage.

Lymphödeme entstehen bei relativer oder absoluter Insuffizienz des Lymphsystems infolge von

- Entzündungen,
- Einwirkung von ionisierenden Strahlen,
- operativer Ausräumung von Lymphknoten,
- Kompression der Lymphbahnen durch Tumoren,
- Obstruktion der Lymphbahnen durch Parasiten *(Elephantiasis tropica* bei lymphatischer Filariose) oder Tumorzellen *(Lymphangiosis carcinomatosa)*.

Die **obstruktive Lymphangiopathie** manifestiert sich bevorzugt an den Extremitäten, da hier Engpässe im Lymphabfluss vorliegen (Knie, Leiste, Axilla). Infolge einer verstärkten Neubildung kollagener Fasern bekommt das ursprünglich weiche Lymphödem eine derbe Konsistenz. Eine häufige Komplikation des Lymphödems ist das rezidivierende Erysipel (eine sich lymphangisch ausbreitende Infektion meistens durch ß-hämolysierende Streptokokken der Gruppe A oder C; Abb. 3-61). Eine seltene Spätkomplikation ist das Lymphangiosarkom *(Stewart-Treves-Syndrom:* Lymphangiosarkom auf dem Boden eines chronischen Oberarmödems nach radikaler axillärer Lymphadenektomie und Bestrahlung wegen eines Mammakarzinoms).

3.9.1.5 Sonstige Ödemursachen.

Wesentliche Bedeutung für die Einlagerung von Flüssigkeit in das Interstitium hat der Zustand der interstitiellen Matrix. Durch hormonelle Beeinflussung des Umsatzes der wasserbindenden Glykosaminoglykane des Gerüstes an kollagenen Fasern kann die Volumendehnbarkeit bis zur Ödembildung erhöht werden. Beispiel dafür ist die ödembegünstigende Wirkung von Östrogenen (z. B. *Schwangerschaftsödem*). Die Wirkung von Sexualhormon ist wahrscheinlich auch für das idiopathische Ödem der Frau verantwortlich. Eine andere Form der Ödembildung aufgrund eines verminderten Abbaus der Matrix-Glykosaminoglykane wird bei der Hypothyreose beobachtet *(Myxödem)*.

3.9.2 Ergüsse

Unter einem Erguss versteht man eine Flüssigkeitsansammlung in einer anatomischen Körperhöhle (Herzbeutel, Pleuraspalt, Bauchhöhle, Gelenk).

Ergussformen und Pathogenese. Aufgrund der Zusammensetzung der Ergussflüssigkeit werden folgende Ergussformen unterschieden:

3.9.2.1 Transsudate sind klar und enthalten keine Enzyme, ihr spezifisches Gewicht ist aufgrund des geringen Eiweißgehalts niedrig (unter 1.015). Transsudate im Thorax bezeichnet man als Hydrothorax, im Herzbeutel als Hydroperikard und in der Bauchhöhle als Aszites. Sie treten bei herabgesetztem onkotischen Druck und/oder bei generalisiertem hydrostatischen Druck auf. Bei der Rechtsherzinsuffizienz bilden sie sich im Stromgebiet der Vena cava. Hydrostatisch bedingte Pleuraergüsse *(Hydrothorax)* treten fast nur bei einer beidseitigen Herzinsuffizienz auf *(Globalinsuffizienz)*, da bei reiner Linksherzinsuffizienz zwar ein Flüssigkeitsaustritt über die viszerale Pleura stattfindet, diese Flüssigkeit aber von der parietalen Pleura reabsorbiert wird. Ein umgekehrtes Verhalten besteht bei der reinen Rechtsherzinsuffizienz. Seröse Ergüsse können aber auch bei Neoplasmen vorkommen, wenn durch die Tumorzellinfiltration Mesothel und Kapillaren der Pleura geschädigt werden.

3.9.2.2 Exsudate sind trüb, enthalten Enzyme und sind eiweißreich (spezifisches Gewicht 1.018 bis 1.030). Sie entstehen auf dem Boden einer gesteigerten Kapillarpermeabilität, die meist entzündlicher Genese ist. Pleuraexsudate finden sich am häufigsten bei Pneumonien, Lungeninfarkten und -abszessen sowie bei primärer bakterieller Pleurainfektion. Peritonealexsudate werden durch eine primäre Peritonealinfektion, eine sekundäre Infektion durch Darminfarkt oder -perforation sowie durch eine Adnexitis mit Pelveoperitonitis verursacht. Eine Läh-

mung der Darmperistaltik (Ileus) jedweder Ursache führt rasch zur Infektion des Peritoneums (Durchwanderungsperitonitis). Ein Perikardexsudat sieht man bei einer viralen, bakteriellen oder urämischen Perikarditis.

3.9.2.3 Der chylöse Erguss ist milchig-trübe und besteht aus Lymphe (*Chyloperikard, Chylothorax, Chyloperitoneum* oder *Chylaskos*). Ursache sind meist Verletzungen größerer Lymphgefäße.

3.9.2.4 Der hämorrhagische Erguss enthält reichlich Erythrozyten (Thoraxraum: *Hämatothorax*, Herzbeutel: *Hämoperikard*, Bauchhöhle: *Hämoperitoneum* oder *Hämaskos*, Gelenk: *Hämarthros*). Hämorrhagische Ergüsse finden sich meist in der Thoraxhöhle. Häufige Ursachen sind Lungeninfarkt, Tuberkulose und bösartige Tumoren.

3.9.2.5 Zellreicher Erguss. Kernhaltige Zellen lassen sich in allen Ergussformen nachweisen. In Transsudaten finden sich immer Mesothelien, Makrophagen, Lymphozyten und ganz vereinzelt Granulozyten. Beim Exsudat ist der Zellgehalt höher. Der chylöse Erguss enthält reichlich Lymphozyten. Bei den zelligen Ergüssen steht der Zellgehalt im Vordergrund. Er kann überwiegend lymphozytär oder granulozytär sein. Häufiger findet man ein Gemisch aus Mesothelien, Makrophagen, Granulozyten, Lymphozyten sowie Plasmazellen. Tumoröse Ergüsse enthalten zudem Zellen von malignen Neoplasmen und sind häufig hämorrhagisch.

3.10 Matrixveränderungen und Ablagerungen

3.10.1 Erworbene Kollagenveränderungen

Es handelt sich häufig um Stoffwechselstörungen der elastischen Fasern und/oder der Grundsubstanz. Diese führen meist zu einer Vermehrung (Fibrose), seltener zu einer Verminderung des Kollagens.

3.10.1.1 Die Fibrose kann durch eine fehlerhafte Selbstregulation der Kollagensynthese oder durch eine verstärkte Stimulation der kollagenbildenden Zellen hervorgerufen werden. Aufgrund ihrer festen Konsistenz werden die Fibrosen als **Induration** *(Verhärtung)*, die narbigen Fibrosen als **Schwiele** bezeichnet.

● In der Anfangsphase der **Arteriosklerose** bilden die (Fibro)Myozyten der Intima verstärkt Kollagen

Typ III und V; später wird zunehmend Kollagen Typ I synthetisiert. Das morphologische Korrelat entspricht einer Intimafibrose.

● Nekrosen werden durch **fibröses Narbengewebe** ersetzt, wenn eine komplette Regeneration nicht mehr möglich ist *(narbige Organisation)*. Das Verteilungsmuster der Nekrosen bestimmt die Form der Fibrose.

● Die **proliferative entzündliche Reaktion**, die sich in der Ausheilungsphase der akuten Entzündung sowie bei chronischen Entzündungen findet, ist durch eine verstärkte Bildung von kollagenen Fasern gekennzeichnet und führt somit zur Fibrose.

● **Chronische Ödeme** lösen eine Fibroblastenproliferation aus, besonders wenn sie eiweißreich sind. Ausgeprägt ist diese Fibrosierung beim **Lymphödem** *(Ödemsklerose)* und bei der Strahlenvaskulopathie. Auch die **Stauungsfibrose**, die sich bevorzugt in der Lunge nach Linksherzinsuffizienz und der Leber nach Rechtsherzinsuffizienz (Abb. 3-62: *Cirrhose cardiaque*) entwickelt, ist Folge eines chronischen Ödems.

● Eine Fibrose als eigenständiges Krankheitsbild stellt die idiopathische retroperitoneale Fibrose; (Abb. 3-63, 3-64: *Ormond-Krankheit*) dar, bei der es zu einer langsam zunehmenden Bindegewebsneubildung im Retroperitoneum zwischen Beckenwand und Nierenhilus mit Ummauerung und Kompression der hier verlaufenden Organe (Gefäße, Nerven, Ureteren) kommt. Die Ursache ist nicht bekannt. Häufiger als die Krankheit ist das Ormond-Syndrom, dem meist ein szirrhöses Karzinom (metastasierendes Pankreas-, Magen- oder Mammakarzinom) zugrunde liegt (Abb. 3-67).

● **Maligne Tumoren** können eine starke Neubildung von kollagenen Fasern, verbunden mit einer Fibroblastenproliferation, auslösen *(desmoplastische Reaktion)*, sodass das neugebildete Bindegewebe gegenüber dem Tumorgewebe mengenmäßig überwiegt. Bösartige epitheliale Geschwülste dieser Wachstumsform werden als **szirrhöse Karzinome** bezeichnet. Sie finden sich am häufigsten in der Mamma und im Magen.

● **Kollagenosen** stellen eine Gruppe von Autoimmunkrankheiten dar, die zu generalisierten Bindegewebsveränderungen führen und chronisch rezidivierend verlaufen. Besonders ausgeprägt ist die Bindegewebsneubildung bei der **Sklerodermie** (Abb. 3-65, 3-66). Die Kollagenfibrillen sind seh-

nenartig gelagert mit deutlicher Schrumpfungstendenz. Die Krankheit führt zu einer Verfestigung der Haut mit Atrophie der Epidermis *(Maskengesicht)*, Sklerodaktylie und Gelenkversteifungen. In Pharynx und Ösophagus verursacht die Fibrose Schluckbeschwerden, in der Lunge eine zunehmende restriktive Ventilationsstörung. Im Serum finden sich antinukleäre Antikörper.

3.10.1.2 Erworbene Verminderungen des Kollagens sind selten Folge einer verminderten Synthese oder Reifung. Meist entstehen sie durch eine verstärkte Kollagenolyse. Eine Synthesehemmung der besonders prolinreichen Kollagenfasermoleküle besteht beim Vitamin-C-Mangel *(Skorbut)*, da dieses Vitamin Kofaktor der Prolinhydroxylase ist. Die Synthesestörung führt zu einer Brüchigkeit der Blutgefäße mit allgemeiner Blutungsneigung. Bei Kleinkindern treten Störungen des Knochenwachstums auf *(Möller-Barlow-Krankheit)*. Andere Beispiele sind die Hemmung der Lysinoxidase infolge Vitamin-B$_6$- oder Kupfermangel (bei Penicillaminbehandlung). Eine Steigerung des Kollagenabbaus erfolgt bei jeder Entzündung durch die aus den Granulozyten und Makrophagen freigesetzten Kollagenasen.

3.11 Erworbene Veränderungen der Basalmembran

Pathologische Verdickungen der kapillären Basalmembran sieht man bei diabetischer Mikroangiopathie, bei der hypertensiven Vaskulopathie und bei einigen Immunglomerulonephritiden.

– Beim Diabetes mellitus manifestiert sich die Verdickung vor allem an den Nierenglomerula als diffuse oder noduläre Glomerulosklerose (Abb. 3-68: *Kimmelstiel-Wilson*), die zu einer gesteigerten Eiweißdurchlässigkeit der Glomerula und in fortgeschrittenen Stadien zu einer Niereninsuffizienz führt. Diese Ablagerungen kommen auch an den Netzhautkapillaren *(diabetische Retinopathie)* vor und führen zu Mikroaneurysmen und Netzhautnekrosen. Biochemisch wird die Veränderung auf eine Zunahme der nichtenzymatischen Glykosylierung von Hydroxylysingruppen zurückgeführt.

– Die hypertensive Kapillarwandverdickung ist Folge einer druckbedingten Aktivitätssteigerung der Endothelzellen.

– Kapillarwandverdickungen bei Immunglomerulonephritiden entstehen infolge einer verstärkten

Bildung von Basalmembransubstanz, die durch Immunkomplexe ausgelöst wird.

– Eine Zerstörung der Basalmembranen erfolgt im Rahmen von Entzündungen durch freigesetzte lytische Enzyme oder durch Tumoren.

3.12 Erworbene Elastinveränderungen

Auch elastische Fasern können in ihrer Bildung bzw. ihrem Abbau gestört sein. Die Elastogenese kann gehemmt, überschießend und/oder fehlgeleitet (Elastose) sein.

3.12.1 Elastindefizit

Eine altersbedingte **Hemmung der Elastogenese** führt zum Schwund der elastischen Fasern in Haut, Gefäßen und Lunge mit Nachlassen der Hautelastizität, Ektasie der Aorta und Ausbildung eines Lungenemphysems.

3.12.2 Elastinüberschuß

Eine **überschießende Bildung abnormen Elastins** findet sich bei der aktinischen Elastose. Sie ist Folge einer Schädigung der Fibroblasten durch UV-Licht und tritt bei älteren Menschen an den sonnenexponierten Hautarealen auf. Histologisch finden sich im oberen Korium verklumpte und fragmentierte elastische Fasern, die später zu einer amorphen Masse zusammenfließen.

3.12.3 Fibroelastose

Eine **Fibroelastose**, d. h. eine gleichzeitige Vermehrung kollagener und elastischer Fasern, kann sich am Endokard als Folge einer Druckerhöhung in der Herzkammer oder einer Myokarditis entwickeln, tritt aber auch angeboren als *endokardiale Fibroelastose* (Abb. 3-69) als Folge einer fetalen Herzschädigung auf.

3.12.4 Elastolyse

Eine **lokal gesteigerte Elastolyse** findet sich bei verschiedenen Entzündungen, besonders eindrucksvoll bei der Mesaortitis luica und der Riesenzellarteriitis *(Arteriitis temporalis Horton)*.

3.13 Erworbene Veränderungen der Grundsubstanz (Proteoglykane)

Erworbene Stoffwechselstörungen der Proteoglykane sind häufig und manifestieren sich vorwiegend an den Gelenken und Bandscheiben.

● Die **Arthrosis deformans** ist durch eine pathologisch gesteigerte Freisetzung von Proteoglykanen aus der Knorpelmatrix gekennzeichnet. Der Abbau der Knorpelmatrix erfolgt trotz erhöhter Synthese durch die Chondrozyten, da diese gleichzeitig verstärkt Proteasen sezernieren. Der Proteoglykanverlust führt zu einer Verminderung des Quelldrucks und so zu einer Herabsetzung der Elastizität und Plastizität des Knorpels, sodass das Knorpelgewebe durch eine noch normale mechanische Belastung zerstört wird. Die Chondrozyten bilden nicht mehr das knorpeltypische Kollagen vom Typ II, sondern das normalerweise in Sehnen vorkommende Kollagen Typ I, dessen Fibrillen zu dicken Fasern aggregieren *(Amianthoidfasern)*. Morphologisch sieht man zunächst oberflächennah eine verminderte Knorpelanfärbbarkeit *(mukoide Verquellung)*, später treten spaltförmige Knorpeldefekte auf, die in den Belastungszonen bis zur völligen Zerstörung reichen (Abb. 3-70, 3-71).

● Bei der **chronischen Meniskopathie** (Abb. 3-72) kommt es zu einer mukoiden Degeneration der Grundsubstanz, welche die Entstehung von Meniskusrissen begünstigt. Auch eine mechanische Überbelastung an den Bandscheiben führt zu einer mukoiden Degeneration mit Einrissen des Anulus fibrosus und Verlagerung des Nucleus pulposus *(Bandscheibenvorfall)*. Erfolgt diese in das Foramen intervertebrale, so werden die hier gelegenen Ganglien und Nerven komprimiert. Wie bei der Arthrose führen auch Gelenkentzündungen zu Zerstörungen des Knorpels: Knorpelfremde Proteasen aus Makrophagen oder Granulozyten lösen die Knorpelmatrix auf oder es werden knorpeleigene Proteasen durch Mediatoren oder Lipopolysaccharide bakteriellen Ursprungs freigesetzt. Außerdem können Sauerstoffradikale zu einer Degeneration der Hyaluronsäure mit Freisetzung intakter Proteoglykane führen.

● Beim **Myxödem** besteht eine verstärkte Einlagerung von Proteoglykanen und Wasser in die Haut. Es tritt als prätibiales Myxödem bei der Basedow-Krankheit (Autoimmunkrankheit mit Hyperthyreose) meist zusammen mit überschießender Glykosaminoglykaneinlagerung in das periorbitale Gewebe (endokrine Ophthalmopathie) auf. Die verstärkte Bildung vor allem von Hyaluronsäure durch die Hautfibroblasten wird wie die Überproduktion von Schilddrüsenhormon durch stimulierende Antikörper ausgelöst. Ein generalisiertes Myxödem findet sich bei der Hypothyreose infolge eines verminderten Abbaus der Proteoglykane.

● **Ablagerung von Fremdsubstanzen** kommen in den Fasern und in der Grundsubstanz vor. Lipidablagerungen in kollagenen Fasern sieht man als Altersveränderung an Sehnen, wobei staubförmige Ablagerungen – insbesondere an der Achillessehne – schon sehr frühzeitig vorkommen. Ob eine derartige Sehnenverfettung Rupturen begünstigt, ist nicht eindeutig geklärt. Fettablagerungen in der Grundsubstanz finden sich bevorzugt im Knorpel und in den Menisken. Sie treten zwar vorwiegend im höheren Lebensalter (Beginn im vierten Lebensjahrzehnt) auf, sind aber keine reine Alterserscheinung, sondern Begleitphänomen der im höheren Alter ebenfalls zunehmenden mukoiden Degeneration der Grundsubstanz.

3.14 Extrazelluläres Hyalin

Hyalin ist die Bezeichnung für eine lichtmikroskopisch homogene, strukturlose Substanz, die sich mit sauren Farbstoffen (Eosin) anfärbt. Extrazellulär kommt Hyalin vor
- in präformierten Räumen (Mikrothromben, die pulmonalen hyalinen Membranen und die hyalinen Nierenzylinder),
- in Gefäßwänden (vaskuläres Hyalin) und
- im Bindegewebe (bindegewebiges Hyalin oder Hyalin im engeren Sinn).

3.14.1 Hyaline Mikrothromben

Hyaline Mikrothromben bestehen aus aggregierten Thrombozyten und Fibrin und treten bei der disseminierten intravaskulären Gerinnung (DIC) in den Kapillaren, Arteriolen und Venolen auf (Abb. 3-73).

3.14.2 Hyaline Membranen

Hyaline Membranen entwickeln sich in der Lunge bei hypoxischer Kapillarschädigung und liegen in den respiratorischen Bronchiolen und den Alveolargängen (Abb. 3-74). Sie bestehen aus Fibrin, Lipoiden, Polysacchariden und zerfallenen Alveolarepi-

thelien. Beim Atemnotsyndrom des Neugeborenen beruht die Hypoxie auf einer mangelnden Lungenentfaltung infolge ungenügender Bildung des Surfactant Factor (IRDS: Infant Respiratory Distress Syndrome). Im Erwachsenenalter sind hyaline Membranen bei der Schocklunge oder nach toxischer Lungenschädigung nachweisbar (ARDS: Adult Respiratory Distress Syndrome).

3.14.3 Hyaline Zylinder

Hyaline Zylinder werden in der Henle-Schleife und im distalen Tubulus der Nephrone nachgewiesen. Sie bestehen aus präzipitierten Eiweißen des Primärharns und lassen sich auch im Urinsediment nachweisen (Abb. 3-75).

3.14.4 Vaskuläres Hyalin

Vaskuläres Hyalin findet sich bei der Hypertonie in der Wand kleiner Arterien und Arteriolen (Gefäßhyalinose). Es entsteht infolge einer verstärkten Bildung von Kollagen Typ IV, Laminin und Fibronektin durch die Endothelzellen und subintimal eingewanderten Myofibroblasten und wird durch den erhöhten hydrostatischen Druck ausgelöst. Ferner enthält es Plasmabestandteile und Lipoproteine (Abb. 3-76: Gefäßlipoidose).

3.14.5 Bindegewebiges Hyalin

Bindegewebiges Hyalin kommt an serösen Häuten, in Narben sowie in Tumoren und tumorartigen Neubildungen vor. An serösen Häuten sieht man Hyalinablagerungen als knorpelartige, plattenförmige Verdickungen der Pleura parietalis (Abb. 3-77), der Milzkapsel und seltener an der serosabedeckten Leberoberfläche.

Lichtmikroskopisch handelt es sich um eine azelluläre, strukturlose Substanz ohne Entzündungszeichen. Elektronenmikroskopisch besteht es aus Kollagenfibrillen, die teilweise sehr breit (Amianthoidfasern) und regellos angeordnet sind. Zwischen den Fasern liegen unterschiedliche Eiweiße, vor allem Globuline, in geringer Menge auch Proteoglykane. Häufigste Ursache der **Pleurahyalinose** ist Asbest, wobei schon eine geringe Faserexposition ausreicht. Die Latenzzeit beträgt 15 bis 20 Jahre. Die Ablagerungen (Plaques) liegen zwischen Mesothel und Fascia endothoracica. Die Plaques sind multipel ausgebildet und liegen fast immer an der parietalen Pleura.

Für die Hyalineinlagerungen in der Milz- *(Zucker-gussmilz, Perisplenitis cartilaginea)* und Leberkapsel ist die Pathogenese nicht eindeutig gesichert. Am ehesten handelt es sich um eine Kapselreaktion auf eine chronische Blutstauung, eine intraabdominelle Infektion oder auf ein nichtinfektiöses Exsudat in der Bauchhöhle.

Hyalinisierte Narben sind derb und finden sich häufig nach Verbrennungen, bei der Silikose oder bei einer tumorartigen Überschussbildung von Narbengewebe *(Narbenkeloid)*. Ferner sieht man Bindegewebshyalin bei der fibrösen Mastopathie, in alten Fibroadenomen der Mamma und in Leiomyomen des Uterus.

3.15 Angeborene Matrixdefekte

Die meisten angeborenen Matrixdefekte sind Folgen eines genetisch bedingten Enzymdefekts, der zu einer Störung in der Bildung und Reifung sowie im Abbau der Fasern oder der Grundsubstanz führt. Dabei bestehen trotz unterschiedlicher Lokalisation der Störung häufig ähnliche klinische Bilder.

3.15.1 Angeborene Defekte der kollagenen und elastischen Fasern

Zu den wichtigsten angeborenen Störungen der kollagenen und elastischen Fasern gehören folgende Krankheitsbilder:

● **Ehlers-Danlos-Syndrom.** Charakteristische Symptome diese Syndroms sind Überelastizität der Haut, Überstreckbarkeit der Gelenke, Zerreißbarkeit von Haut und Gefäßen, Aneurysma dissecans, Zwerchfellhernien sowie Ektasien im Magen-Darm-Kanal und im Respirationstrakt. Genetisch lassen sich sechs verschiedene Typen unterscheiden. Die dominant vererbten Formen weisen Mutationen in Genen der Kollagen-Typen I, III oder V auf, die rezessiven Formen sind mit enzymatischen Defekten der Kollagen-Typ-I-Biosynthese assoziiert.

● Bei der **Osteogenesis imperfecta** besteht eine verminderte Bildung des Kollagen Typ I. Ursache sind Mutationen in den Genen COL1A1 oder COL1A2. Klinische Leitsymptome sind die hochgradige Knochenbrüchigkeit *(Glasknochenkrankheit)*, Schlottergelenke, dünne Haut und durchscheinende (blaue) Skleren.

● Dem **Marfan-Syndrom**, einer dominant erblichen Erkrankung, liegt ein Defekt des Fibrillingens auf Chromosom 15q21.1 zugrunde. **Fibrillin**, ein großes extrazelluläres Matrixprotein, wird von Fibroblasten gebildet und aggregiert nach seiner Sekretion entweder allein oder mit anderen Proteinen zu Mikrofibrillen. Das Syndrom ist durch Hochwuchs, Arachnodaktylie, Schlaffheit der Gelenke, Bänder und Sehnen sowie Lockerung der Augenlinsen gekennzeichnet. Häufig entwickelt sich eine Aortenklappeninsuffizienz, ein Aortenaneurysma und/oder ein Aneurysma dissecans.

● Genetisch bedingte Stoffwechselstörungen können auch sekundär das Bindegewebe in Mitleidenschaft ziehen, wenn Substanzen angehäuft werden, die hemmend in den Kollagenstoffwechsel eingreifen. So stört Homozystin, das bei der **Homozystinurie** akkumuliert, die zur Quervernetzung führende Aldolkondensation, während Homogentinsäure, die sich bei der Alkaptonurie anreichert, die Lysylhydroxylase kompetitiv hemmt.

● Einen **genetisch bedingten, gesteigerten Kollagenabbau** (gekoppelt mit einem gesteigerten Elastinabbau) sieht man beim Proteaseninhibitormangel (α_1-Antitrypsin-Defizienz), einem Leiden der weißen Rasse. Es werden Varianten des Proteaseinhibitors gebildet, die nur 15% *(Z-Protein)* bzw. 60% *(S-Protein)* der ursprünglichen Aktivität *(M-Protein)* besitzen. Infolgedessen werden die lysosomalen Kollagenasen und Elastasen, die beim Zerfall der Granulozyten frei werden, nicht ausreichend blockiert und verursachen ein Lungenemphysem sowie Haut- und Gelenkveränderungen ähnlich wie beim Ehlers-Danlos-Syndrom. Ein Teil der Patienten entwickelt zusätzlich eine cholestatische Lebererkrankung bis hin zur manifesten Leberzirrhose.

3.15.2 Angeborene Stoffwechselstörungen der Proteoglykane

Am häufigsten sind genetisch bedingte Enzymdefekte des Glykosaminoglykanabbaus mit Speicherung der Abbauprodukte in den Lysosomen *(Mukopolysaccharid-Speicherkrankheiten, Mukopolysaccharidosen)*. Charakteristische Symptome sind Zwergwuchs, Skelettdeformitäten und geistige Retardation. Als typisch gilt eine Deformierung des Gesichtsschädels mit einem fratzenhaften Gesichtsausdruck, wie man ihn an den Wasserspeiern mittelalterlicher Kirchen findet *(Gargoylismus)*.

Bisher sind sieben verschiedenen Formen von Mukopolysaccharidosen mit verschiedenen Unterformen bekannt. Noch seltener sind Glykolipoidosen, bei denen gleichzeitig der Abbau der Glykosaminoglykane und der Glykolipide gestört ist.

3.16 Amyloidose

Eigenschaften. Amyloidose ist eine Sammelbezeichnung für verschiedene Erkrankungen mit hyalinen extrazellulären Eiweißablagerungen, die folgende Gemeinsamkeiten haben:
– hohe Affinität zu Kongorot mit grüner Doppelbrechung (Rot-grün-Dichroismus) im polarisierten Licht.
– typische fibrilläre Ultrastruktur. Die Fibrillen sind unverzweigt, unterschiedlich lang und 7,5 bis 10 nm breit. Sie bestehen aus zwei oder mehr miteinander verdrillten, 2,5 bis 3,5 nm breiten Filamenten und
– Faltblattstruktur der Peptidketten (β-Struktur).

Amyloidablagerungen können umschrieben (*lokales Amyloid*) oder systemisch (*Amyloidose*) auftreten. Die Diagnose erfolgt am histologischen Präparat (Biopsie), das mit Kongorot gefärbt und im polarisierten Licht betrachtet wird. Bei lokalen Ablagerungen müssen die Biopsien aus dem entsprechenden Areal stammen, bei systemischen Amyloidosen werden sie der Rektumschleimhaut, der Gingiva oder den Nieren entnommen.

Pathogenese. Gemeinsam ist allen Amyloidformen:
– Es existiert ein lösliches Vorläuferprotein mit amyloidogener Primärstruktur.
– Der normale Aufbau des Vorläuferproteins ist gestört, sodass die Peptidketten mit β-Struktur nicht abgebaut werden und als unlösliche Fibrillen ausfallen. Diese Störung kann Folge einer Überproduktion des Vorläuferproteins sein, aber auch einer Bildung von schlecht abbaubaren Varianten. Ebenso kann eine Störung des MPS zur Ausbildung von Amyloidfibrillen führen. Bei den Amyloidosen zirkuliert das Vorläuferprotein im Blutkreislauf. Bei den lokalen Amyloidablagerungen erfolgen Bildung und Abbau des Vorläuferproteins meist an derselben Stelle.
– In der Regel nimmt die Ablagerung der proteaseresistenten Fibrillen bei systemischen Amyloidosen kontinuierlich zu; die Prognose ist schlecht. Durch eine konsequente Reduktion des amyloi-

dogenen Vorläuferproteins lassen sich manche Fälle jedoch therapeutisch günstig beeinflussen.

Neben den Amyloidfibrillen sind weitere Substanzen im Amyloid nachweisbar und wahrscheinlich an der Ausfällung der Fibrillen beteiligt, wie die Amyloidkomponente P und Glykosaminoglykane, besonders Heparin und Chondroitinsulfat. Die Komponente P ist ein α_1-Glykoprotein des Serums und wird auch in glomerulären Basalmembranen und an elastischen Fasern gebunden.

Lokalisation und Morphologie der Amyloidosen. Bei der periretikulären Amyloidose finden sich die Ablagerungen zunächst an den retikulären Fasern und den Basalmembranen der Blutgefäße. Die perikollagenen Amyloidosen zeigen die ersten Ablagerungen im kollagenen Bindegewebe sowie später in der Adventitia der Gefäße. Zwischen beiden Verteilungsmustern bestehen erhebliche Überschneidungen.

● In der Niere finden sich die Amyloidablagerungen vorwiegend als homogene Masse auf beiden Seiten der Basalmembran oder im Mesangium der Glomerula. Hier führen sie zu einer erhöhten Eiweißdurchlässigkeit der Glomerulusschlingen mit einer verstärkten Eiweißrückresorption und -speicherung in den Tubulusepithelien (*Amyloidnephrose*). Später treten Ablagerungen in der Intima der Arterien auf, die besonders an den Arteriolen zu einer Einengung mit Verödung der zugehörigen Glomerula führen. Der dadurch bedingte Ausfall von Nephronen hat eine Schrumpfung der Niere (*Amyloidschrumpfniere*) zur Folge, die sich klinisch als Niereninsuffizienz manifestiert.

● In der Leber präzipitiert das Amyloid im Dissé-Raum, zunächst in der intermediären Läppchenzone, später auch in den zentralen und peripheren Läppchenanteilen. Makroskopisch ist die Leber vergrößert und kann bis zu 9000 g wiegen. Die Konsistenz ist vermehrt, die Schnittfläche speckig glänzend. Schwerwiegende Leberfunktionsstörungen werden nur selten beobachtet (Abb. 3-78 bis 3-81).

● In der Milz liegt das Amyloid entweder nur als kleine glasige Knötchen in den Lymphfollikeln (*Sagomilz* = Follikelamyloidose) oder diffus in der roten Pulpa (*Schinkenmilz*).

● Im Darm finden sich Amyloidablagerungen vor allem in der Wand von Blutgefäßen. Sie können mit Durchblutungsstörungen einhergehen und durch

Tab. 3-2. Systematik der Amyloidosen

Einteilung der Amyloidosen		
Amyloid-form	**Vorläufer-protein**	**Bezeichnung**
1. Systemische nichthereditäre Amyloidosen		
AL	leichte Ketten	idiopathisch, Gammopathie-assoziiert
AA	SAA(Serum-Amyloid-Protein-A-Komplex)	sekundär
AB	β_2-Mikroglobulin	Hämolyse-assoziiert
2. Systemische hereditäre Amyloidosen		
Nephropathisch		
AA	SAA (Serum-Amyloid-Protein-A-Komplex)	Familiäres Mittelmeerfieber
	SAA (Serum-Amyloid-Protein-A-Komplex)	Muckle-Wells-Syndrom
	SAA (Serum-Amyloid-Protein-A-Komplex)	Atypische idiopathische Amyloidose (?)
Neuropathisch		
AF	Präalbuminvarianten	Familiäre Amyloid-Polyneuropathie
	30 (Met/Val)	Typ I: Portugiesisch/Japanisch/Schwedisch
	33 (Ile/Phe)	Typ I: Jüdisch
	49 (Thr/Gly)	
	84 (Ile/Ser)	Typ II
	Apoprotein AI	Typ III
	26 (Gly/Arg)	
	Gelsolin	Typ IV (finnischer Typ)
Kardiopathisch		
AF	Präalbuminvarianten	
	60 (Thr/Ala)	Appalachian-Typ
	111 (Leu/Met)	Dänischer Typ
ASc1	122 (Val/Ile)	Systemische senile Amyloidose
3. Lokale Amyloidablagerungen		
ASb	**Zerebrales Amyloid**	
	APP (Amyloid Precusor Protein)	Alzheimer-Krankheit
	APP (Amyloid Precusor Protein)	Mongolismus (Down-Syndrom)
		Hereditäre zerebrale Hämorrhagie mit Amyloidose
		Holländischer Typ
	Cystacin	Isländischer Typ
AE	**Endokrines Amyloid**	
	Präkalzitonin	Medulläres Schilddrüsenkarzinom
	IAPP (Inselamyloid-Polypeptid)	Insulinom, Inselamyloidose
		Adenome/Karzinome der Adenohypophyse, Nebenschilddrüse und Pankreasinseln
AD	**Dermales Amyloid**	
	Leichte Ketten	Noduläre Hautamyloidose
	Keratin (?)	Lichen amyloidosus
AS	**Seniles Amyloid**	
ASc	ANP (Atriales natriuretisches Protein)	Vorhofamyloid, Aortenamyloid
	Leichte Ketten	Amyloidtumoren im Respirations- und Urogenitaltrakt

Geschwüre, Perforationen, Malabsorption oder Proteinverlust-Enteropathien kompliziert werden.

● Im Herz treten Amyloidablagerungen am häufigsten unter dem Endokard des linken Vorhofs auf und sind hier klinisch bedeutungslos. Bei den **genetisch bedingten Herzamyloidosen** finden sich die Ablagerungen zwischen den Muskelfasern in Form schmaler Streifen oder klumpiger Gebilde. Klinisch manifestieren sich schwere Formen unter dem Bild einer konstriktiven Perikarditis, einer Koronarsklerose, einer sekundären Kardiomyopathie oder als Reizleitungsstörungen.

● Im peripheren Nervensystem liegen die Amyloidfibrillen im Endoneurium und führen zu fleckförmigen Entmarkungen und axonaler Degeneration, die sich klinisch als Neuropathie manifestieren. Im Gehirn treten Amyloidablagerungen bevorzugt im Rahmen der präsenilen oder senilen Demenz auf und liegen in den Ganglienzellen, senilen Plaques und kleinen Hirngefäßen.

3.16.1 Systemische Amyloidosen

Die Einteilung der generalisierten Amyloidosen berücksichtigt hereditäre und nicht hereditäre Formen; außerdem wird die chemische Natur des Vorläuferproteins angegeben.

3.16.1.1 Hereditäre Amyloidosen. Genetisch bedingte Amyloidosen werden nach der bevorzugten Organmanifestation in nephropatische, neuropathische und kardiopathische Formen unterteilt.

– Die häufigste **familiäre nephropathische Amyloidose** (Amyloidprotein AA = Amyloid A) ist das Mittelmeerfieber, ihre Ursache ein Mangel an Komplement-C5a-Inhibitor. Die insuffiziente Blockade von C5a führt zu rezidivierenden Entzündungsschüben mit überschießender Bildung des Akute-Phase-Proteins SAA, die die Abbaukapazität des MPS überschreitet. Außerdem kann auch eine Punktmutation im SAA-Protein vorliegen. Seltene Formen sind das **Muckle-Wells-Syndrom** und die so genannte **idiopathische atypische Amyloidose**.

– Die **familiären neuropathischen Amyloidosen** (Amyloidprotein AF = Amyloid familiär) werden autosomal dominant vererbt und manifestieren sich zuerst an den unteren Extremitäten (Typ I, Typ III), an den oberen Extremitäten (Typ II) oder im Kopfbereich (Typ III). Vorläuferproteine sind Varianten des Präalbumins. Dieses in der

Serumelektrophorese vor dem Albumin laufende Protein bindet vor allem Thyroxin und Retinol und wird daher auch als Transthyretin (TTR) bezeichnet. Beim Typ III wird eine Variante des Apolipoprotein AI (Apo AI Iowa) als Vorläuferprotein identifiziert. Beim Typ IV ist Gelsolin, ein aktinmodulierendes Protein, das Vorläuferprotein.

– Bei den **familiären kardiopathischen Amyloidosen** (Amyloidprotein AF = Amyloid familiär) sind wiederum Varianten des Präalbumins das Vorläuferprotein, ebenso bei der systemischen senilen Amyloidose. Das spricht dafür, dass auch diese Amyloidosen genetisch zumindest mitbegünstigt sind. Sie manifestieren sich besonders am Herzen (frühere Bezeichnung: *senile kardiale Amyloidose*), an der Lunge and am Gefäßsystem. Hirngefäße und Nierenglomerula bleiben dagegen ausgespart. Die Erkrankung tritt erst nach dem 70. Lebensjahr auf.

3.16.1.2 Nicht hereditäre systemische Amyloidosen treten im Rahmen von monoklonalen Gammopathien, bei chronisch entzündlichen Prozessen und bei chronischen Hämodialyse-Patienten auf.

– Häufigste Ursache der **gammopathieassoziierten Amyloidosen** sind Tumoren der B-Lymphozytenreihe (Plasmozytom, Immunozytom, Immunoblastom), aber auch gutartige monoklonale Gammopathien können Amyloidablagerungen hervorrufen. Die klassische idiopathische Amyloidose ist wahrscheinlich eine gammopathieassoziierte Form. Vorläuferproteine sind die kurzen Ketten der Immunglobuline (Amyloidprotein AL = Amyloid light chains). Die Amyloidablagerungen liegen vorwiegend in der Herz- und Zungenmuskulatur, im Gastrointestinaltrakt, in der Haut sowie in der Adventitia der großen Gefäße.

– **Amyloidosen als Komplikation von chronischen Entzündungen** (Begleitamyloidosen, sekundäre Amyloidosen, Amyloidprotein AA = Amyloid A) fanden sich früher häufig bei Tuberkulose, chronischer Osteomyelitis oder Bronchiektasen. Heute entstehen die meisten Fälle im Rahmen der rheumatoiden Arthritis und der Lepra, außerdem bei chronischen Nephritiden, der Crohn-Krankheit, bei Colitis ulcerosa sowie bei einigen malignen Tumoren (Hodgkin-Lymphom, Nierenkarzinom). Vorläuferprotein ist das Serum-Amyloid-A (ein Akute-Phase-Protein), dessen Serumkonzentration bei Entzündungen auf das 100- bis 1000-fache ansteigt. Da aber nur ein geringer Prozentsatz der Patienten mit einer der genannten Erkrankungen eine Amyloidose entwickelt, müssen noch weitere Faktoren eine Rolle spielen. Gesichert wurde an den Monozyten von Amyloidosekranken, dass sie im Gegensatz zu normalen Kontrollen nicht in der Lage sind, Amyloidprotein A (AA) abzubauen. Die Amyloidablagerungen finden sich vorwiegend in den Nierenglomerula, in der Intima der kleinen Arterien und Arteriolen sowie in Leber, Milz, und Nebenniere. Für den Krankheitsverlauf entscheidend sind die Ablagerungen in der Niere.

– **Dialyse-Amyloid.** Bei den Amyloidablagerungen, die sich bei langjährigen Hämodialyse-Patienten entwickeln, ist β_2-Mikroglobulin das amyloidogene Protein. Es wird normalerweise komplett glomerulär filtriert und tubulär reabsorbiert. Bei Hämodialyse-Patienten reichert es sich im Blut an und präzipitiert als intaktes Molekül zu Amyloid, das sich vornehmlich im Knochen und in der Synovia ablagert und zu Knochenfrakturen und Gelenkzerstörungen führt. Begünstigend kommt die vielfach bestehende Osteoporose bei sekundärem Hyperparathyreoidismus hinzu. Besonders charakteristisch sind Ablagerungen im Ligamentum carpi mit Ausbildung eines Karpaltunnelsyndroms.

3.16.2 Lokale Amyloidablagerungen

Ähnlich wie bei den systemischen Amyloidosen sind auch die lokalen Amyloidablagerungen unterschiedlicher Genese. Die häufigste Form ist das senile Hirnamyloid (Amyloidprotein ASB = Amyloid Senile Brain). Es findet sich bei der Hirnatrophie vom Alzheimer-Typ und entsteht aus dem löslichen Vorläuferprotein APP (Alzheimer Precusor Protein). Ähnliche Ablagerungen entstehen auch beim Down-Syndrom, wenn die Patienten älter als 40 Jahre werden. Es gibt aber auch exogen bedingte Fälle mit Alzheimer-Syndrom und Demenz, z. B. bei Boxern als Spätfolge von Schädeltraumen.

Bei einer weiteren Gruppe von lokalen Amyloidablagerungen wirken Proteohormone bzw. deren Vorstufen amyloidogen (endokrines Amyloid = AE). Derartige Amyloidablagerungen finden sich in gut und bösartigen Tumoren endokriner Drüsen (Hypophyse, Nebenschilddrüse, Schilddrüse, Pankreasinseln). Beim C-Zellen-Karzinom der Schilddrüse (medulläres Schilddrüsenkarzinom) wurde Präkalzitonin in den Amyloidfibrillen nachgewiesen. Die übrigen Vorläuferproteine sind noch nicht identifiziert.

Isolierte Amyloidtumoren, wie sie im Respirationstrakt oder in den Harnwegen vorkommen, bestehen aus **Leichtkettenamyloid** (AL) und sind wahrscheinlich auf dem Boden von Plasmazellansammlungen entstanden. Auch bei der nodulären Hautamyloidose liegt die AL-Form des Amyloid vor. Beim Lichen amyloidosus leiten sich die Fibrillen jedoch vom Keratin ab. Zu den lokalen Amyloidablagerungen gehören auch noch Altersamyloidosen des kardiovaskulären Systems, die isolierte Vorhofamyloidose und die Aortenamyloidose, die aber zu keinen funktionellen Störungen führen.

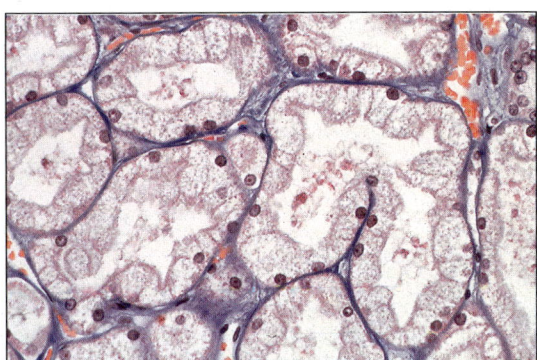

Abb. 3-3. Hydropische Schwellung. Durch Wassereinlagerung (nach Dextraninfusionen = »Dextranniere«) ist das Zytoplasma der Tubulusepithelien geschwollen und aufgehellt. Azan-Fbg.

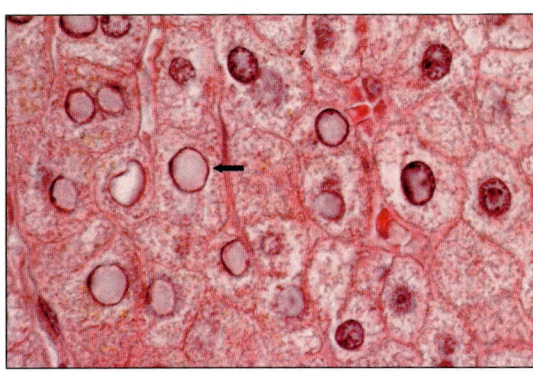

Abb. 3-4. Lochkerne in Hepatozyten bei Diabetes mellitus. Das Glykogen in den Kernen wird bei der histologischen Bearbeitung herausgelöst. So entstehen optisch leere Zellkerne (Pfeil). HE-Fbg.

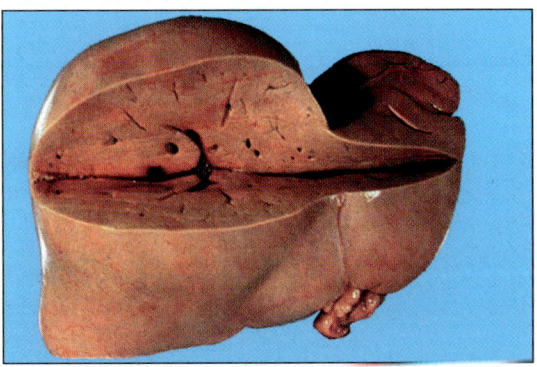

Abb. 3-5. Fettleber. Durch massive Einlagerung von Fett erscheint die Leber vergrößert. Die Form bleibt erhalten. Die Konsistenz ist teigig.

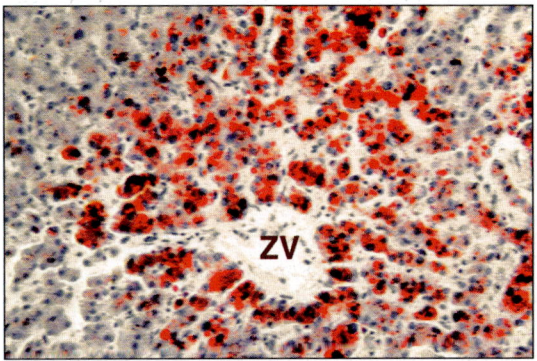

Abb. 3-6. Zentrale Verfettung der Leber. In der Umgebung der Zentralvene **(ZV)** zeigen die Hepatozyten eine diffuse feintropfige Verfettung, die sich in der Sudan-Färbung deutlich darstellt. Diese Form der Verfettung ist typisch für einen Sauerstoffmangel.

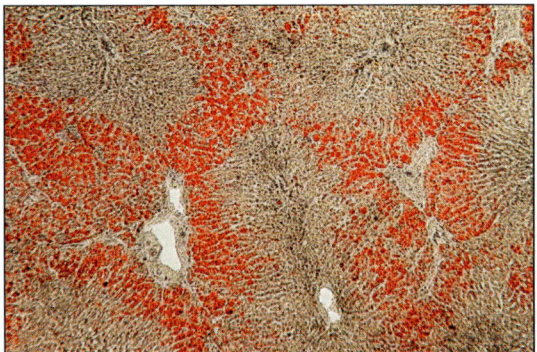

Abb. 3-7. Periphere Verfettung der Leber. In der Umgebung der Portalfelder sind die Hepatozyten verfettet (Sudan-positiv). Diese Veränderungen kommen nach toxischer Einwirkung vor.

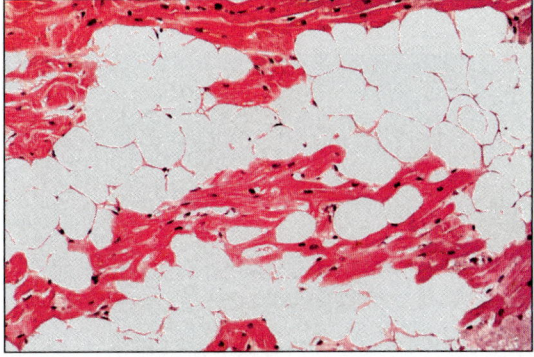

Abb. 3-8. Fettzelldurchwachsung des Myokards bei Lipomatosis cordis. Die Herzmuskelzellen werden durch Fettgewebe auseinander gedrängt. Diese Fettzelldurchwachsung ist besonders ausgeprägt in der Vorderwand des rechten Herzens. HE-Fbg.

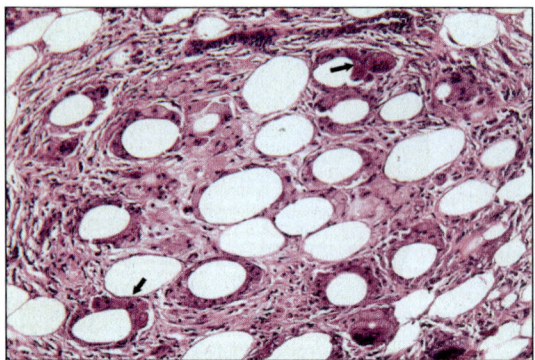

Abb. 3-9.   Lipophages Granulom der Mamma. Das aus Fettgewebe freigesetzte Fett (z. B. nach Trauma) fließt zu Ölzysten zusammen. Diese rufen eine Fremdkörperreaktion (Pfeile) sowie eine narbige Bindegewebevermehrung hervor. HE-Fbg.

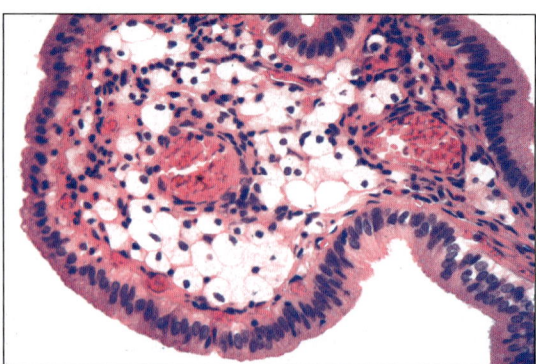

Abb. 3-10.   Schaumzellen in den Zottenspitzen der Gallenblasenschleimhaut bei Cholesteatose. Es handelt sich um Makrophagen, die Fett speichern und daher in der HE-Färbung ein optisch helles oder leeres Zytoplasma zeigen.

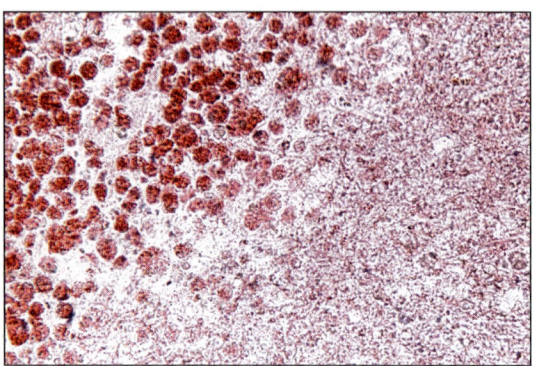

Abb. 3-11.   Fettkörnchenzellen in der Umgebung einer Hirnerweichung (rechts im Bild). Sudan-positive Zellen speichern das aus der Nekrose der weißen Hirnsubstanz freigesetzte Fett.

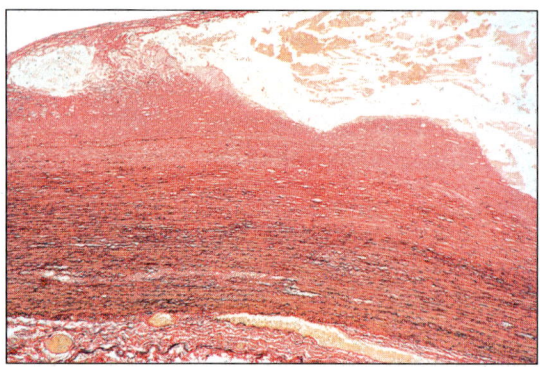

Abb. 3-12.   Atherom der Aorta. Oben im Bild erkennt man über einer fibrös verdickten Intima (Gieson-rot) das optisch leere Atherom mit eingeschlossenem Detritus. Gieson-Fbg.

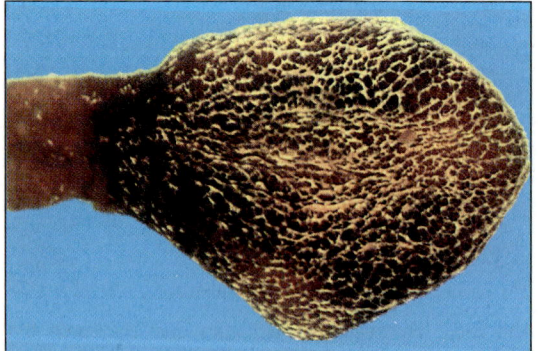

Abb. 3-13.   Cholesteatose der Gallenblase. Die Gallenblase zeigt kleine, teilweise zusammenfließende Stippchen (Schaumzellen).

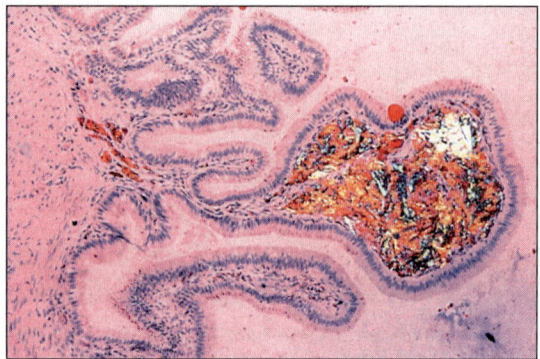

Abb. 3-14.   Schaumzellen. In den Schleimhautspitzen der Gallenblasenschleimhaut Schaumzellen mit doppelbrechendem Cholesterin. Sudan-Fbg. Polarisation

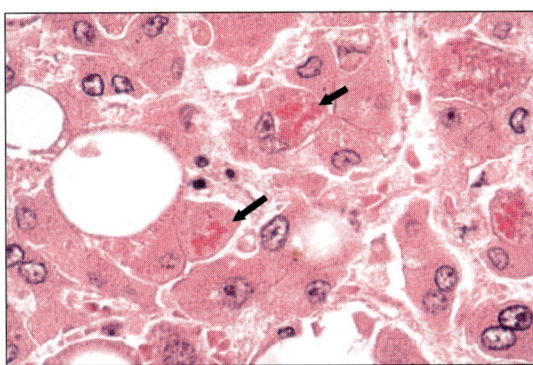

Abb. 3-15. Mallory-Körper. In den Hepatozyten finden sich hirschgeweihartig verzweigte eosinrote Zytoplasma-einlagerungen. Sie treten bevorzugt beim Alkoholismus auf. HE-Fbg.

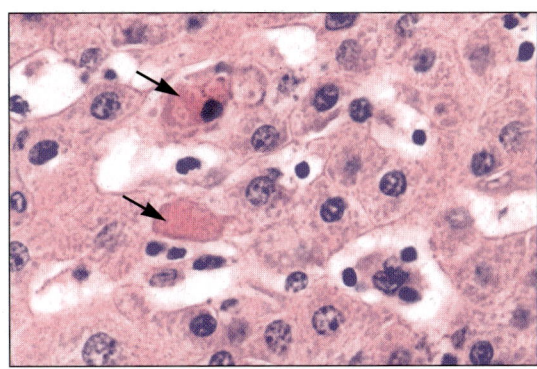

Abb. 3-16. Councilman-Körper. Es handelt sich um Einzelzellnekrosen. Die eosinroten Zellen (Pfeile) sind ab-gerundet und aus dem trabekulären Verband gelöst. Der Kern fehlt oder ist pyknotisch. HE-Fbg.

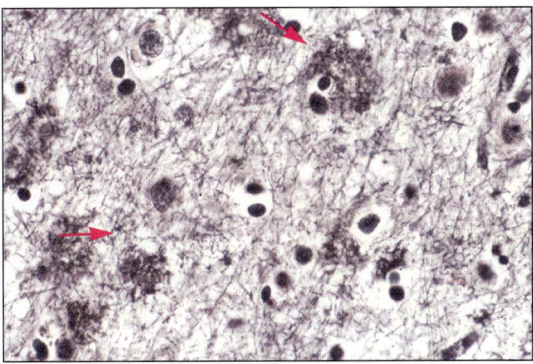

Abb. 3-17. Alzheimer-Krankheit. Versilberbare Alzhei-mer-Plaques (Pfeile). Braunmühl-Fbg.

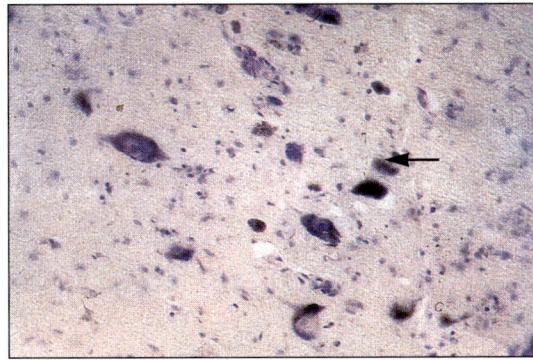

Abb. 3-18. Parkinson-Krankheit. Depigmentierte Zellen und freiliegendes Melanin (Pfeil). Kresylviolett-Fbg.

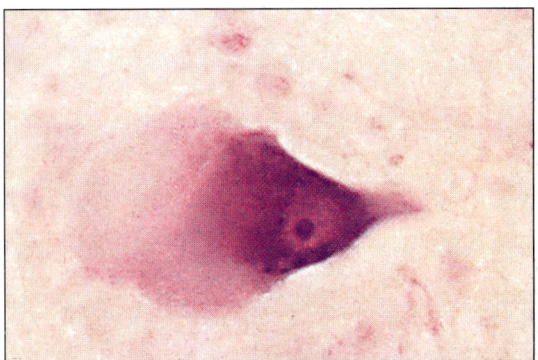

Abb. 3-19. Neurolipidose Tay-Sachs. Durch Speiche-rung von Gangliosiden ballonierte Ganglienzelle. Kresyl-violett-Fbg.

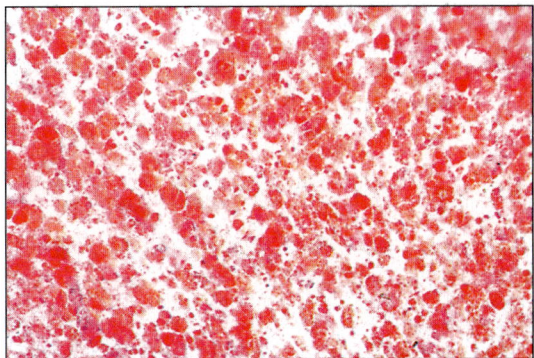

Abb. 3-20. Metachromatische Leukodystrophie. Nur aus Schollen bestehende weiße Substanz. Saure Kresyl-violett-Fbg.

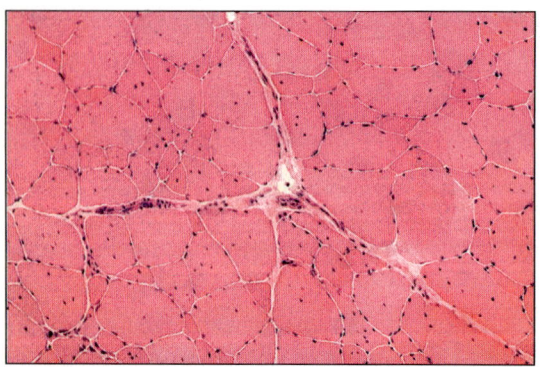

Abb. 3-21. Myotone Dystrophie. Hohe Variabilität der im Querschnitt dargestellten Muskelfasern. Reichlich mittelständige Kerne. HE-Fbg.

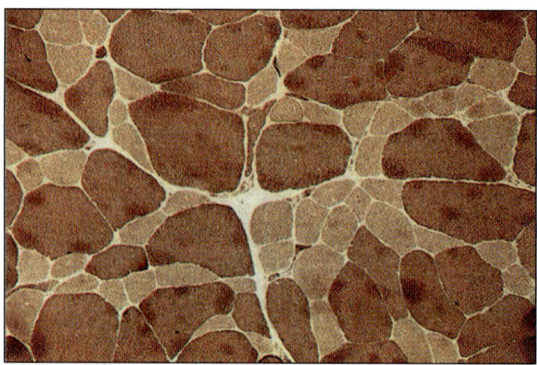

Abb. 3-22. Myotone Dystrophie. Atrophie der Typ-I-Fasern (hell) und hohe Querschnittvariabilität der Typ-II-Fasern (dunkel). ATPase-Reaktion

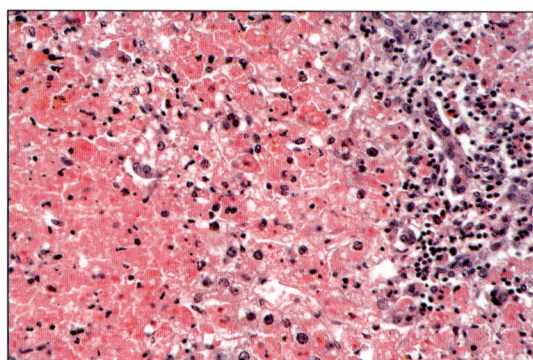

Abb. 3-23. Leberdystrophie bei Gelbfieber. Ausgedehnte Leberparenchymnekrose. Eosinrote, kernlose Hepatozyten nur schattenhaft erkennbar. HE-Fbg.

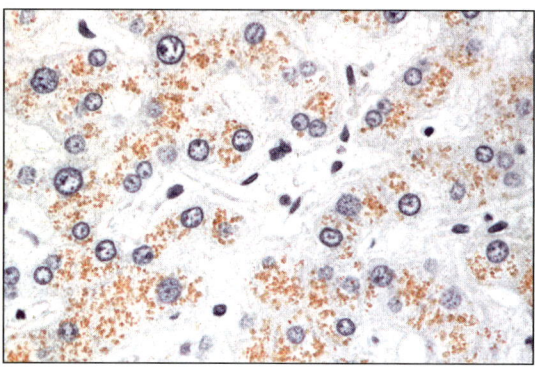

Abb. 3-24. Lipofuszinose der Leber. Im Zytoplasma der Hepatozyten liegt ein feinkörniges, rostbraunes Pigment. Hämatoxylin-Fbg.

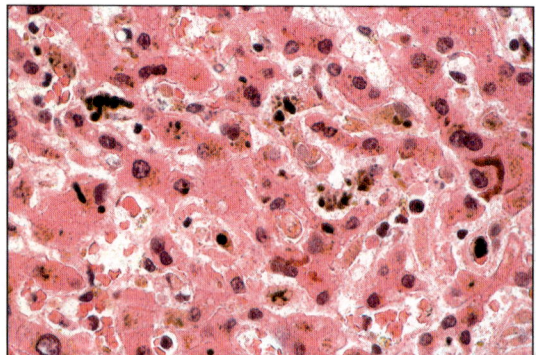

Abb. 3-25. Ikterus der Leber. Zwischen den Hepatozyten erkennt man eingedicktes Gallepigment (Bilirubin) von braungrünlicher Farbe. HE-Fbg.

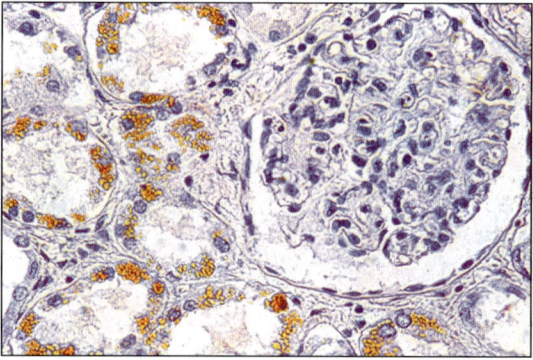

Abb. 3-26. Ikterus der Niere. Im Zytoplasma der Tubulusepithelien wird – nach Resorption – ein gelbes Pigment (Bilirubin) abgelagert. Hämatoxylin-Fbg.

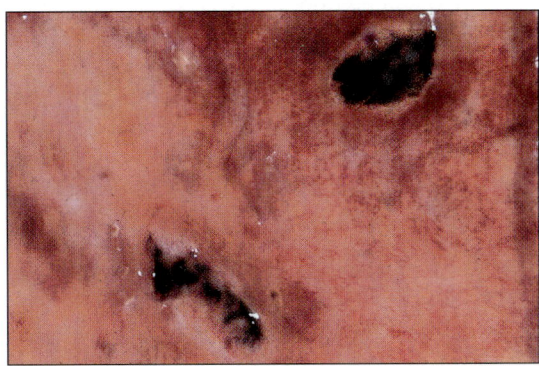

Abb. 3-27. Hämatin im Grund von Ulcera peptica. Zwei scharfrandige Defekte in der Magenschleimhaut. Der Ulkusgrund ist schwarz gefärbt infolge der Einwirkung von HCl auf Hämoglobin.

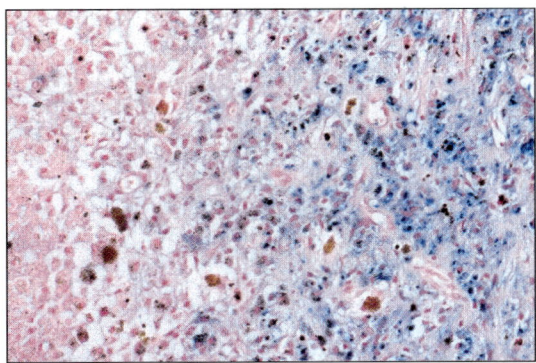

Abb. 3-28. Hämatoidin in einer Weichteilblutung. Neben eisenhaltigem, blau gefärbtem Pigment findet man im Granulationsgewebe ein gelbes Pigment (Bilirubin). Berliner-Blau-Reaktion

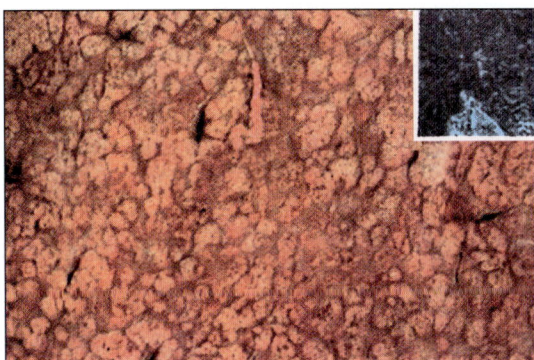

Abb. 3-29. Hämosiderose. Zirrhotische Leberschnittfläche von rostbrauner Farbe. Inset: Lebergewebe nach Berliner-Blau-Reaktion.

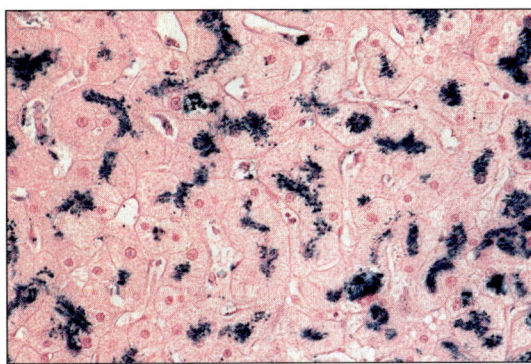

Abb. 3-30. Hämosiderose der Leber. Im Zytoplasma der Hepatozyten wird ein feinkörniges Pigment abgelagert, das sich in der Berliner-Blau-Reaktion dunkelblau darstellt.

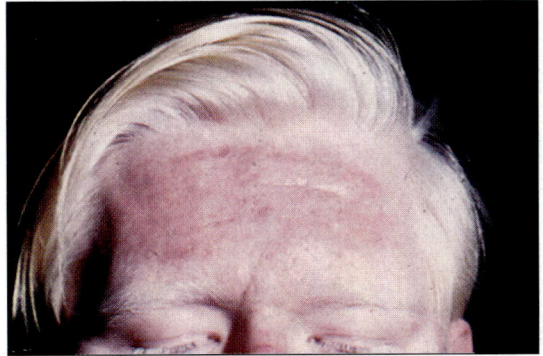

Abb. 3-31. Albinismus. Fehlende Pigmentierung der Haare und der Augenbrauen.

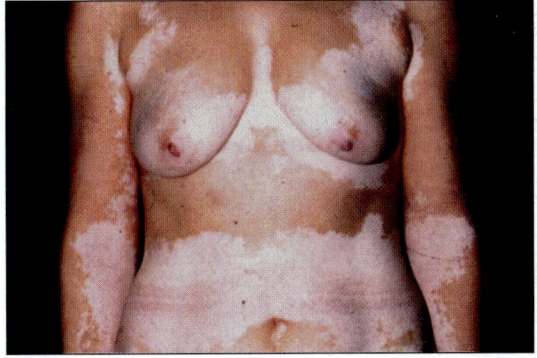

Abb. 3-32. Vitiligo. Depigmentierung der Haut. Die kleinen Flecken neigen zur Konfluenz und bilden größere pigmentlose Areale.

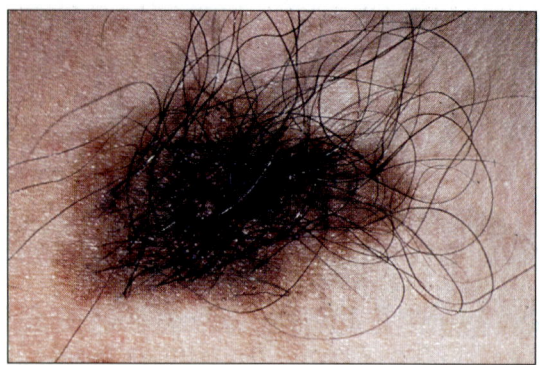

Abb. 3-33.   Naevus pigmentosus et pilosus. Behaarte, leicht erhabene und dunkelbraun pigmentierte Hautveränderung.

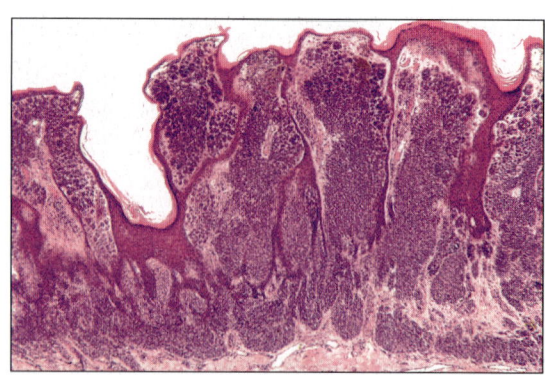

Abb. 3-34.   Nävuszellnävus vom verrukösen Typ. Dichte Ansammlungen von Melanozyten im Korium unter einer hyperkeratotisch verdickten Epidermis. HE-Fbg.

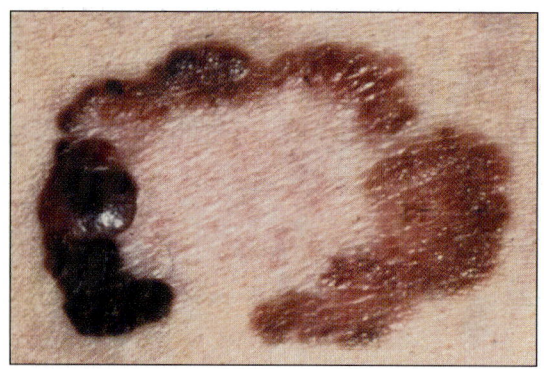

Abb. 3-35.   Malignes superfiziell spreitendes Melanom. Der Tumor breitet sich in der Peripherie aus und blasst im Zentrum ab. Links ein stark schwarz pigmentierter Knoten (nodulärer Übergang).

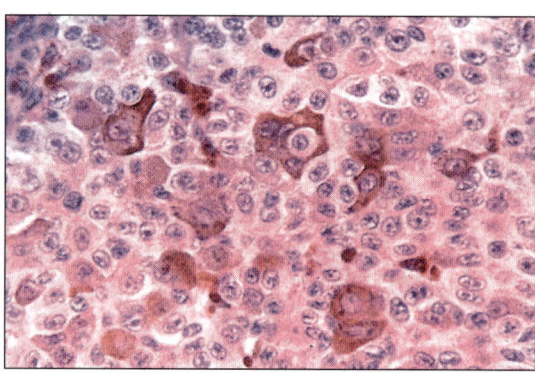

Abb. 3-36.   Malignes Melanom. Das maligne Melanom besteht überwiegend aus polygonalen Zellen, die teilweise ein braunes intrazytoplasmatisches Pigment (Melanin) einschließen. HE-Fbg.

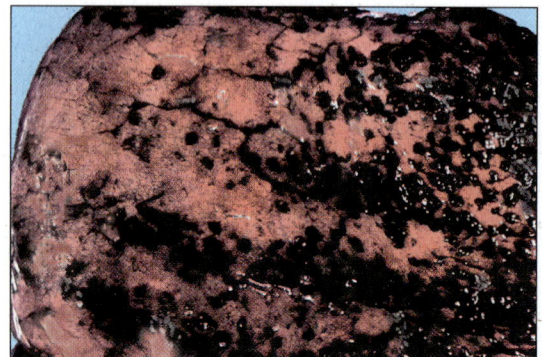

Abb. 3-37.   Anthrakose. Unter der Pleura visceralis liegen dichte, z. T. zusammenfließende Ansammlungen von Kohlepigment.

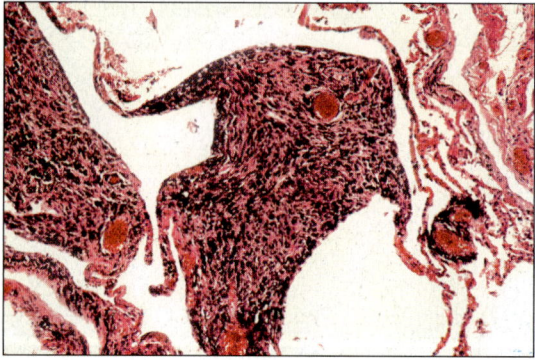

Abb. 3-38.   Anthrakose. In den verdickten Alveolarsepten wird schwarzes Kohlepigment abgelagert. HE-Fbg.

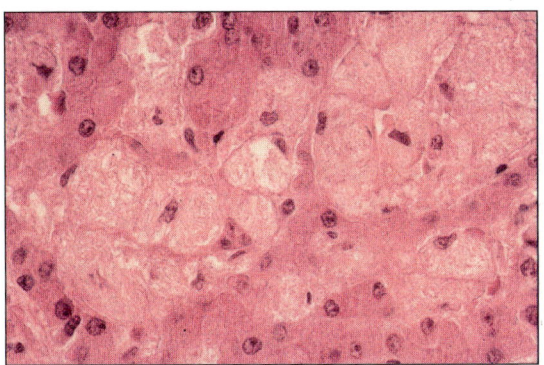

Abb. 3-39. Gaucher-Krankheit Zwischen den dunkleren Hepatozyten liegen abgerundete Gaucher-Zellen. Typisch ist eine »Fältelung« des Zytoplasmas. HE-Fbg.

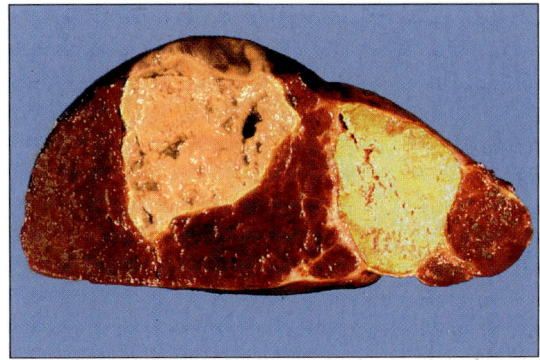

Abb. 3-40. Koagulationsnekrosen. Die Schnittfläche der Milz zeigt zwei unterschiedlich alte anämische Infarkte. Rechts eine frischere, links eine z. T. bereits verflüssigte Nekrose.

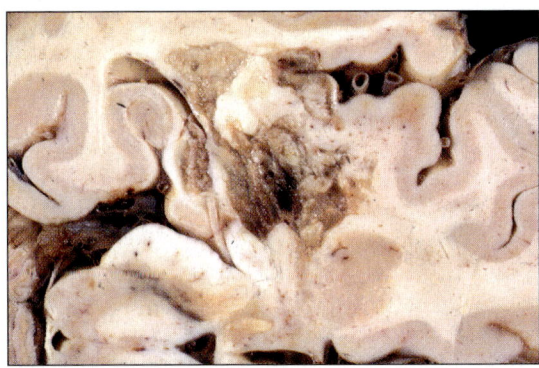

Abb. 3-41. Kolliquationsnekrose. Nicht ganz frischer Hirninfarkt mit bräunlicher Verfärbung der Umgebung.

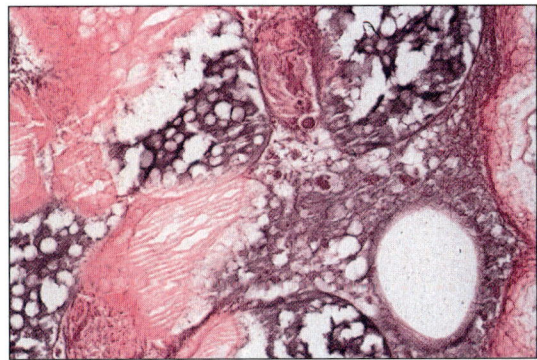

Abb. 3-42. Enzymatische Nekrose. Ausgedehnte tryptische eosinrote Nekrosen des peripankreatischen Fettgewebes, die durch Kalkablagerungen (»Fettkalkspritzer«) einen bläulichen Farbton annehmen. HE-Fbg.

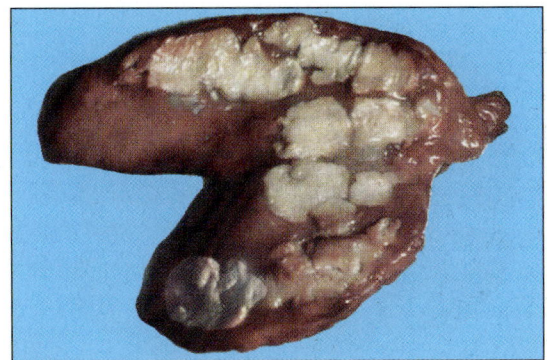

Abb. 3-43. Käsige Nekrose. Lymphknoten mit ausgedehnten tuberkulösen käsigen Nekrosen von einheitlicher weißer bis gelber Farbe.

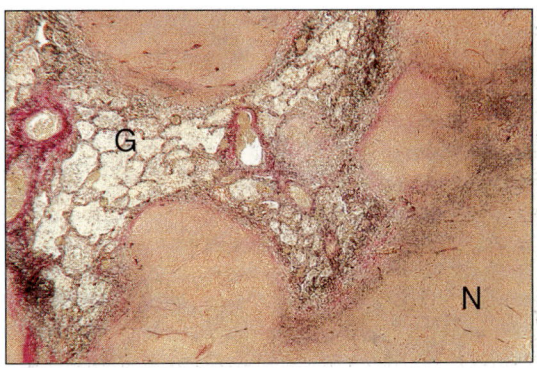

Abb. 3-44. Käsige Nekrose. Das Lungengewebe **(G)** wird weitgehend durch homogene, Gieson-gelbe Nekrosen **(N)** ersetzt.

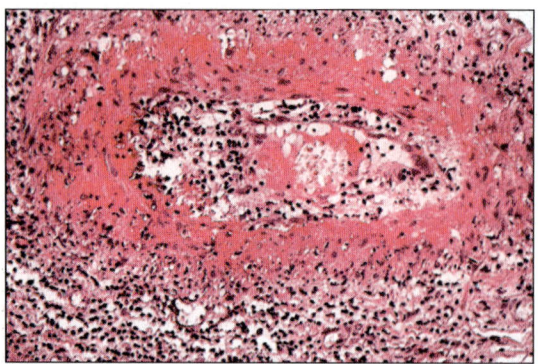

Abb. 3-45.   Panarteriitis nodosa. Nierenarterie mit einer homogenen eosinroten fibrinoiden Nekrose in der Gefäßwand. Die umgebende Adventitia ist dicht entzündlich infiltriert. HE-Fbg.

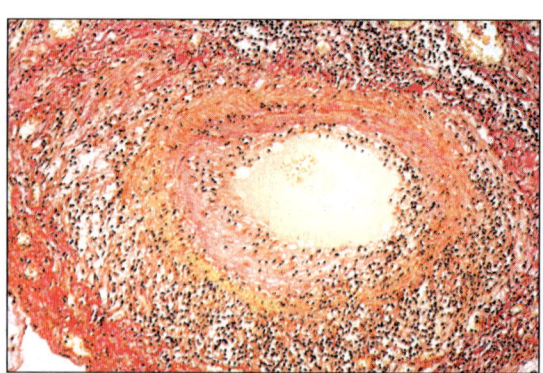

Abb. 3-46.   Panarteriitis nodosa. In der Gieson-Färbung zeigt die fibrinoide Nekrose eine leuchtend gelbe Farbe. Deutlich zu erkennen die entzündliche Reaktion in Adventitia und Intima.

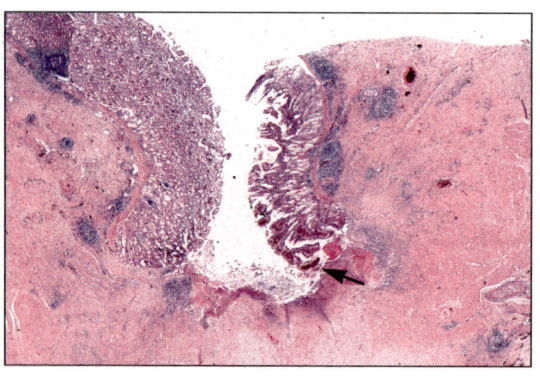

Abb. 3-47.   Peptisches Magenulkus. Defekt der Magenschleimhaut. Im Ulkusgrund erkennt man eine fibrinoide Verquellung des Bindegewebes (Pfeil) infolge HCl-Einwirkung. HE-Fbg.

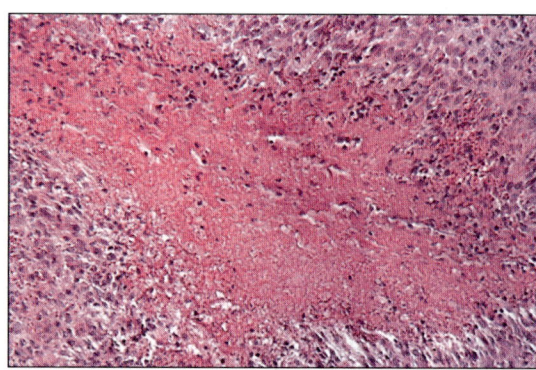

Abb. 3-48.   Rheumagranulom. Zentrale eosinrote, fibrinoide Nekrose des Bindegewebes mit peripheren palisadenartig gestellten Histiozyten. HE-Fbg.

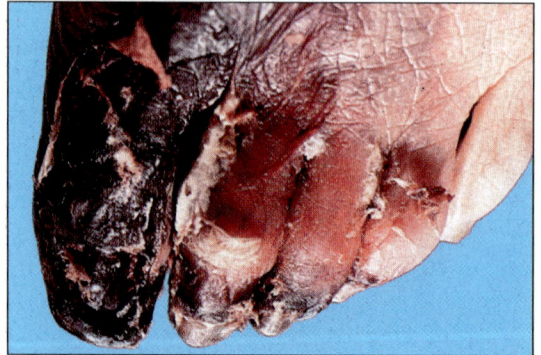

Abb. 3-49.   Gangrän. Ausgedehnte Vorderfußnekrose bei Diabetes mellitus.

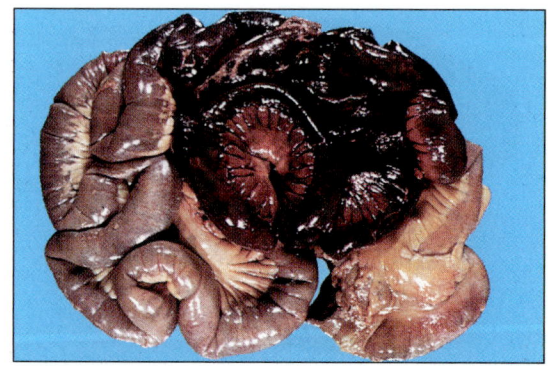

Abb. 3-50.   Hämorrhagische Dünndarminfarzierung nach Mesenterialvenenverschluss. Dünndarmschlingen von dunkelblauer Farbe.

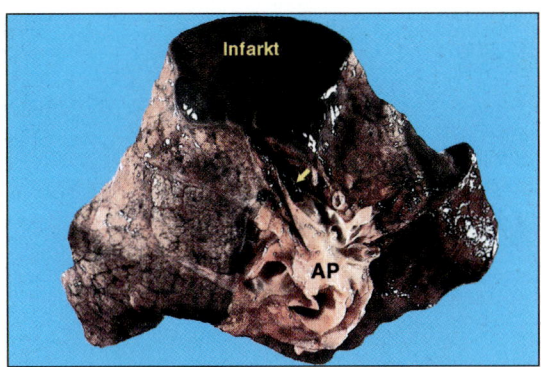

Abb. 3-51. Hämorrhagischer Lungeninfarkt. Umschriebene keilförmige, blutreiche Nekrose der Lunge nach Pulmonalarterienverschluss (Embolie).

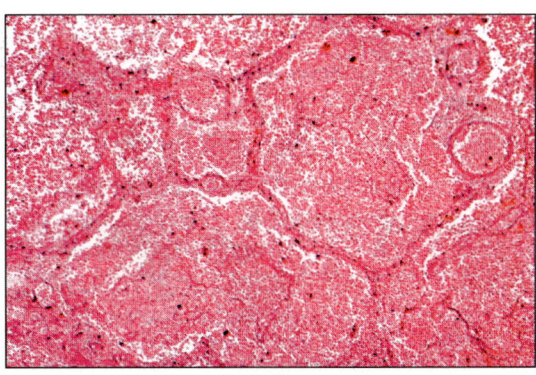

Abb. 3-52. Hämorrhagischer Lungeninfarkt. Die Lichtung der Alveolen ist mit Blut angefüllt. Die kernlosen Septen sind nur noch schattenhaft erkennbar. HE-Fbg.

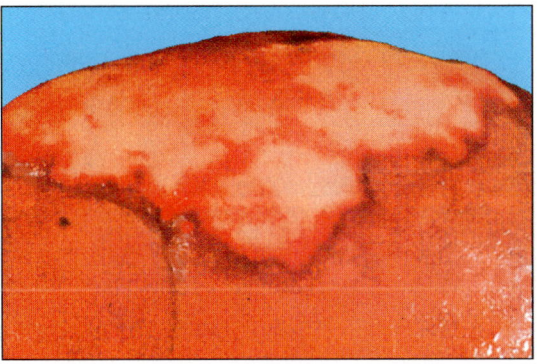

Abb. 3-53. Anämischer Niereninfarkt. Nierenoberfläche mit einem hellen anämischen Infarkt, der von einem hämorrhagischen Randsaum umgeben wird.

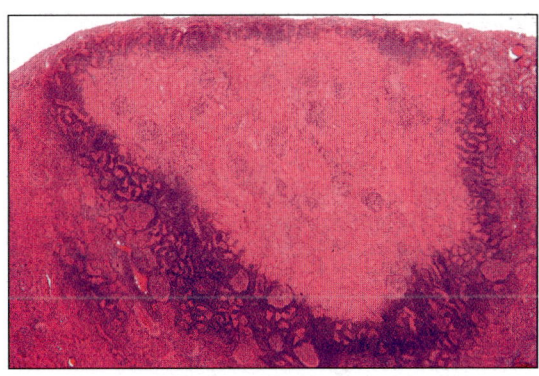

Abb. 3-54. Anämischer Niereninfarkt. Der homogene eosinrote Infarkt wird von einem leukozytären Randsaum begrenzt. HE-Fbg.

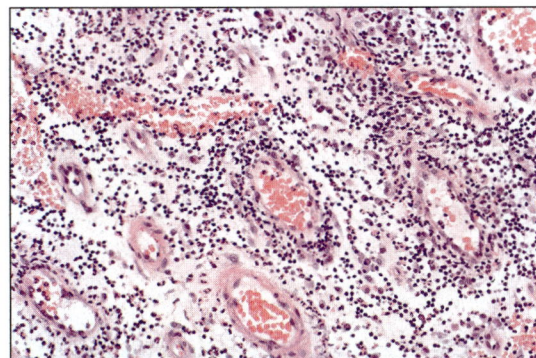

Abb. 3-55. Granulationsgewebe. Histologisch sieht man eine kapillarreiche Reaktion mit dichter entzündlicher Infiltration. HE-Fbg.

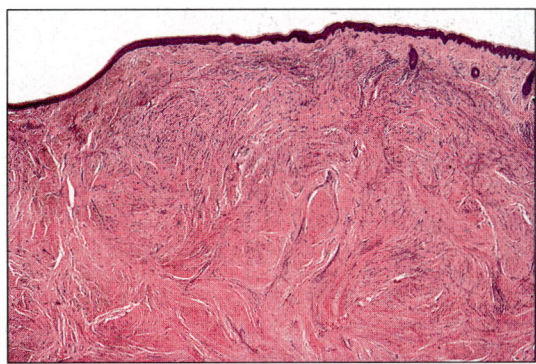

Abb. 3-56. Narbe. Unter einer abgeflachten Epidermis erscheint das Bindegewebe durch neugebildete kollagene Fasern deutlich verdickt. HE-Fbg.

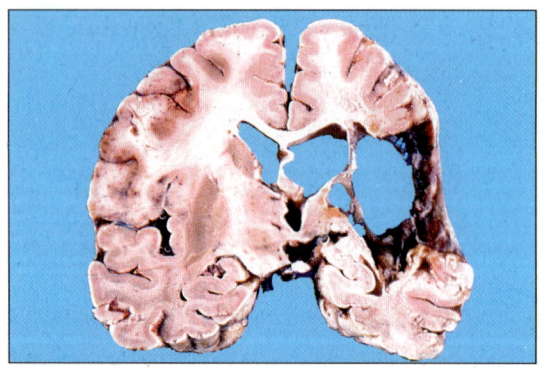

Abb. 3-57. Pseudozystische Defektheilung. Großer Substanzausfall nach Infarkt, der durch eine Pseudozyste ersetzt wird.

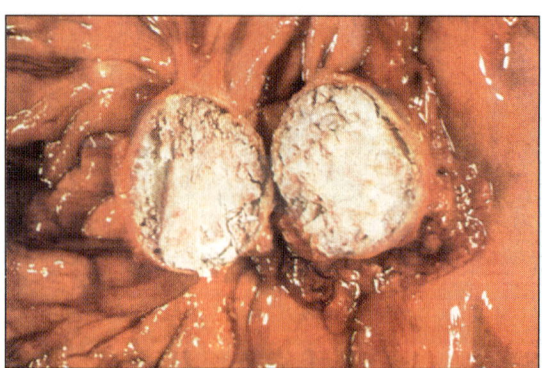

Abb. 3-58. Verkalkte Nekrose. Alte verkäste verkreidete (Kalkablagerungen) Lymphknotentuberkulose. Die Lymphknotenkapsel ist deutlich verdickt.

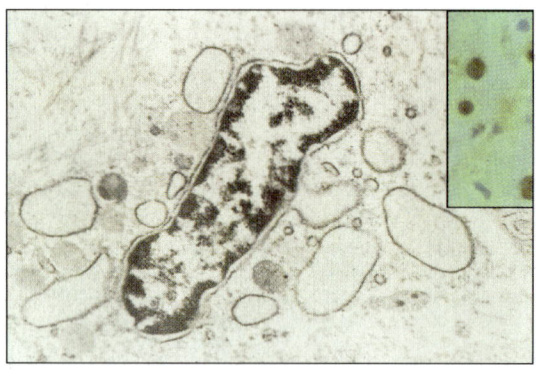

Abb. 3-59. Apoptose. Chromatinfragmentierung bei Apoptose. Elektronenmikroskopie. Inset: TUNEL-Färbung zur Darstellung von DNA-Fragmentierung.

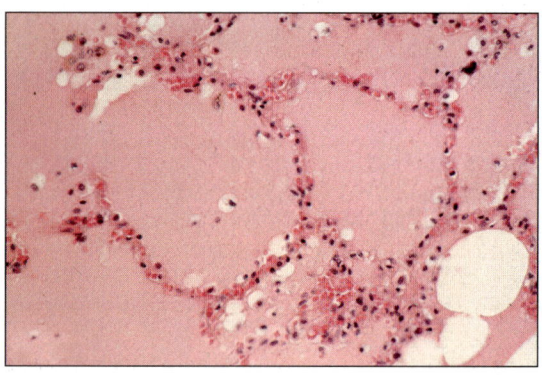

Abb. 3-60. Lungenödem. Die Alveolarlichtungen werden von einem homogenen eiweißreichen Exsudat ausgefüllt. Die Alveolarsepten sind sehr blutreich. Ferner erkennt man größere Luftblasen. HE-Fbg.

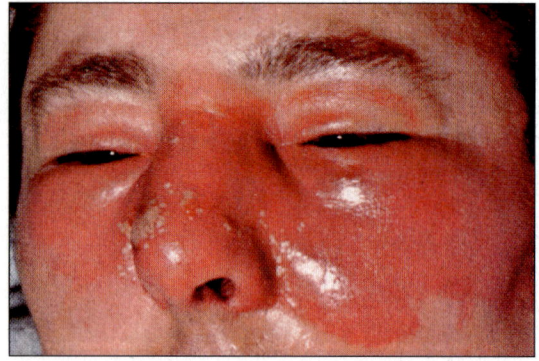

Abb. 3-61. Erysipel. Relativ scharf begrenzte Hautareale von roter Farbe.

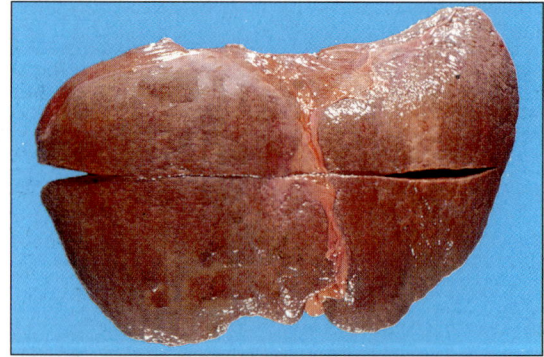

Abb. 3-62. Cirrhosis cardiaque. Bei einer chronischen Blutstauung ist die Leber durch Fibrose von fester Konsistenz, die Oberfläche leicht gehöckert.

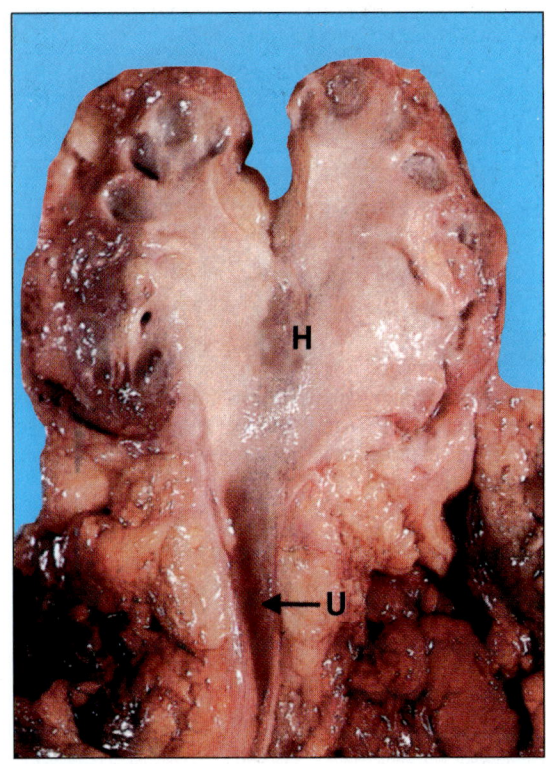

Abb. 3-63. Ormond-Krankheit. Infolge einer ausgeprägten Vernarbung im Retroperitoneum werden die Ureteren **(U)** ummauert. Anschließend kommt es zu einer Hydronephrose **(H)**.

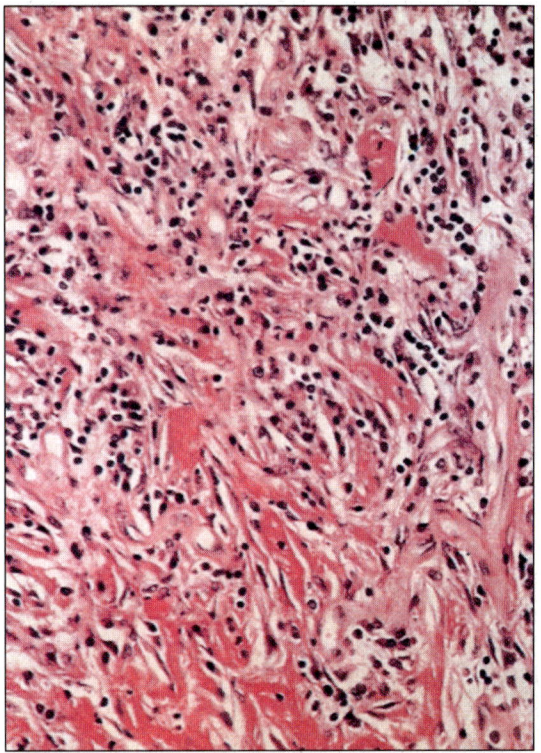

Abb. 3-64. Ormond-Krankheit. Histologisch erkennt man ein kollagenfaserreiches, rundzellig infiltriertes Narbengewebe. Beim Ormond-Syndrom liegt meist ein szirrhöses Karzinom vor. HE-Fbg.

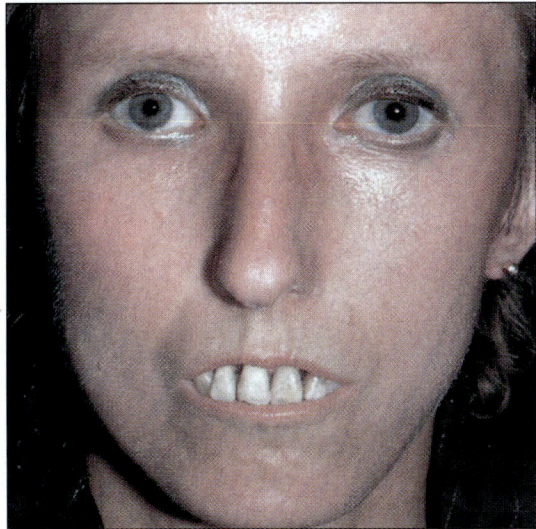

Abb. 3-65. Sklerodermie. Typisches Maskengesicht mit mimischer Starre, spitz erscheinender Nase und »Tabaksbeutelmund«. Die Veränderungen entstehen durch Schrumpfung des subkutanen Bindegewebes.

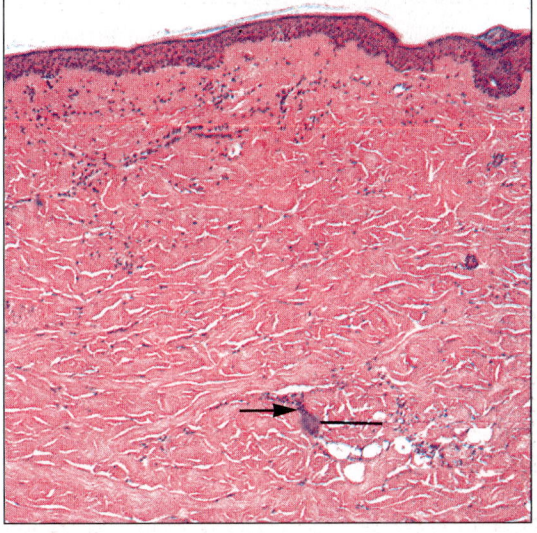

Abb. 3-66. Sklerodermie. Ausgeprägte Kollagenfaservermehrung im Korium mit Übergreifen auf die Subkutis. Hautanhangsgebilde – wie Schweißdrüsen (Pfeil) – werden eingeschlossen.

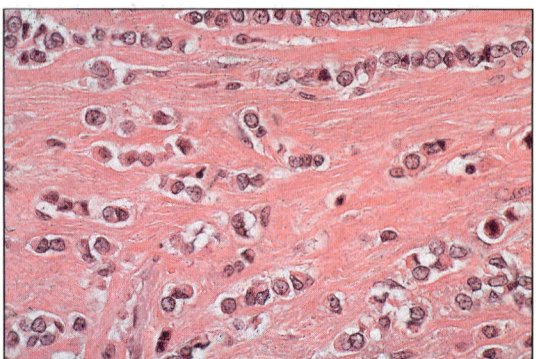

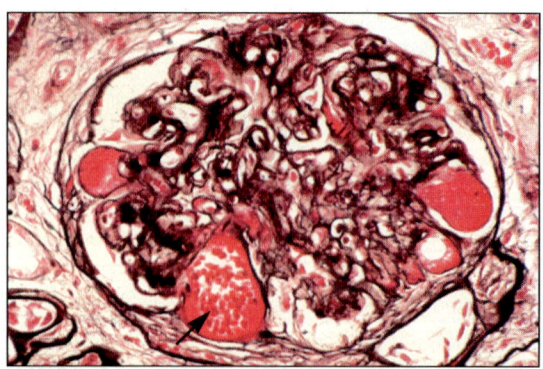

Abb. 3-67. Szirrhöses Mammakarzinom. Zwischen den im »Gänsemarsch« angeordneten Karzinomzellen besteht eine ausgeprägte Vermehrung von kollagenen Fasern. HE-Fbg.

Abb. 3-68. Kimmelstiel-Wilson-Krankheit. Der Glomerulus zeigt in der Versilberung bindegewebige Kugeln, die teilweise organisierte Aneurysmen (Pfeil) darstellen. Movat-Versilberung

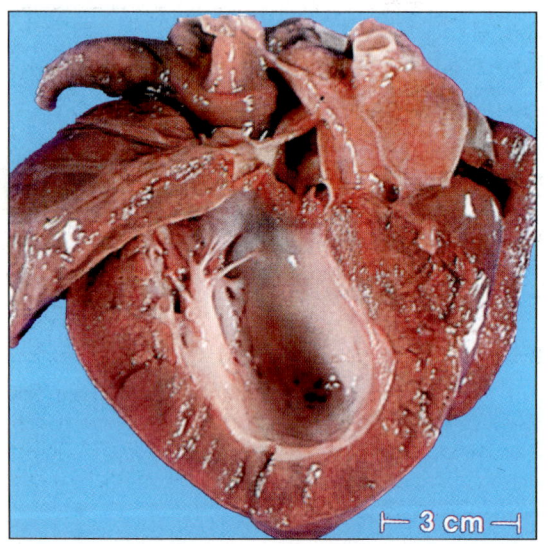

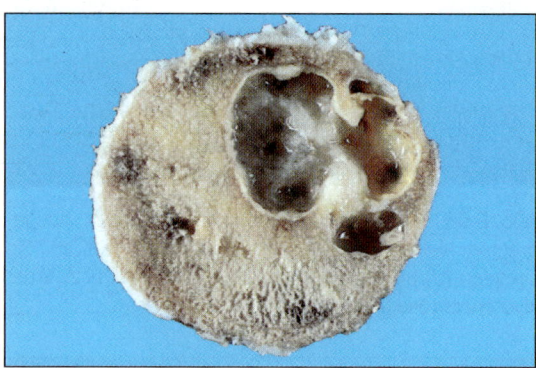

Abb. 3-70. Koxarthrose. Femurkopf mit ausgeprägter Auffaserung des bedeckenden Gelenkknorpels und subchrondralen Hohlräumen (»Geröllzysten«).

Abb. 3-69. Fibroelastosis endocardii. Das parietale Endokard im Bereich des linken Ventrikels ist deutlich verdickt und von heller Farbe.

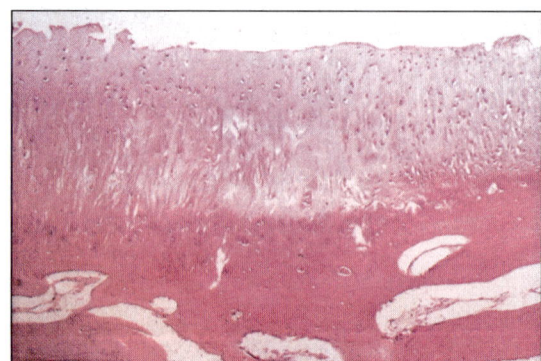

Abb. 3-71. Koxarthrose. Auffaserung des hyalinen Gelenkknorpels (asbestartige Degeneration). Die Gelenkoberfläche zeigt kleine Einrisse. HE-Fbg.

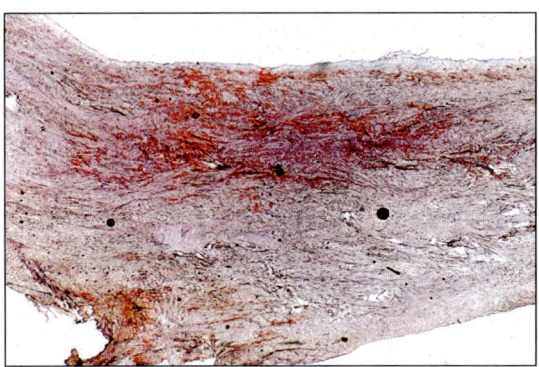

Abb. 3-72. Chronische Meniskopathie. Die aufgesplitterte Grundsubstanz weist eine feintropfige Verfettung auf. Sudan-Fbg.

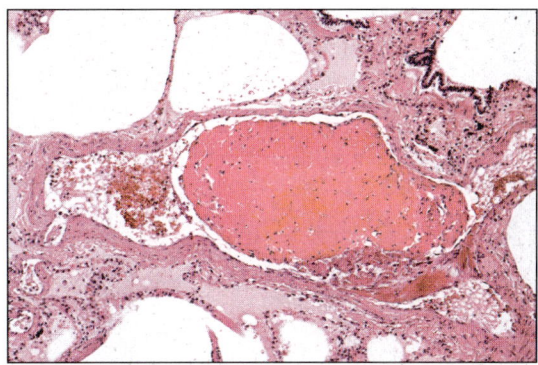

Abb. 3-73. Hyaliner Thrombus. In der Lichtung einer Pulmonalarterie ein homogener eosinroter Thrombus als Zeichen einer disseminierten intravasalen Gerinnung. HE-Fbg.

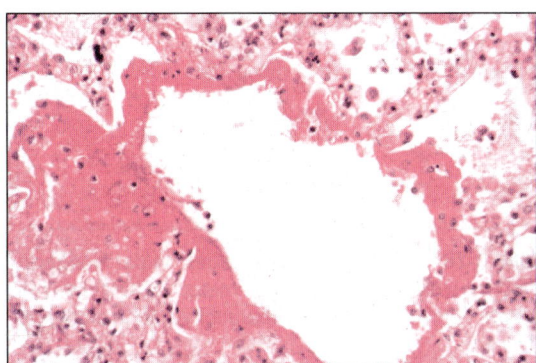

Abb. 3-74. Hyaline Membranen. Die Lichtung der Alveolen wird von einem eosinroten, homogenen Eiweiß austapeziert. Der Befund ist typisch für ein respiratorisches Distress-Syndrom. HE-Fbg.

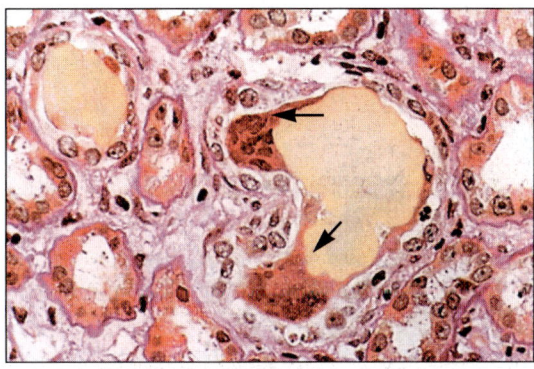

Abb. 3-75. Hyaline Eiweißzylinder in der Niere bei Plasmozytom. In den Lichtungen der Tubuli finden sich homogene Gieson-gelbe Eiweißzylinder. Typisch für ein Plasmoyztom ist die Fremdkörperreaktion (Pfeile) auf das Eiweiß. Gieson-Fbg.

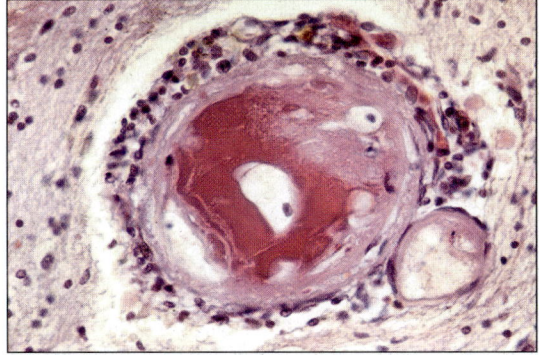

Abb. 3-76. Vaskuläres Hyalin. Die Lichtung einer Hirnarteriole wird durch eine eosinrote Hyalinose eingeengt (hypertensive Arteriolopathie). HE-Fbg.

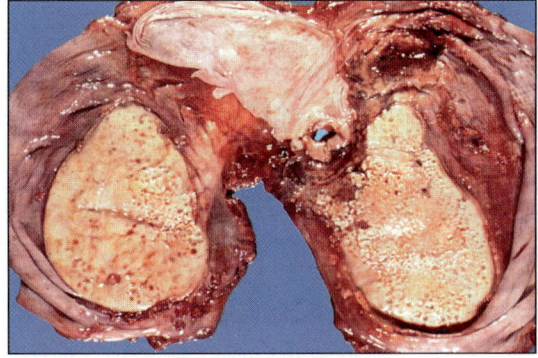

Abb. 3-77. Bindegewebiges Hyalin. Beide Zwerchfellhälften zeigen auf der thorakalen Seite dicke gelbe kollagenfaserreiche Plaques.

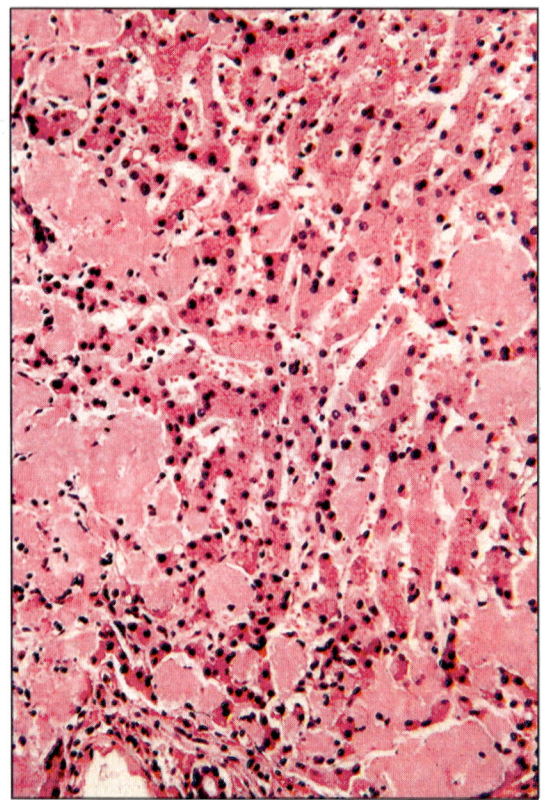

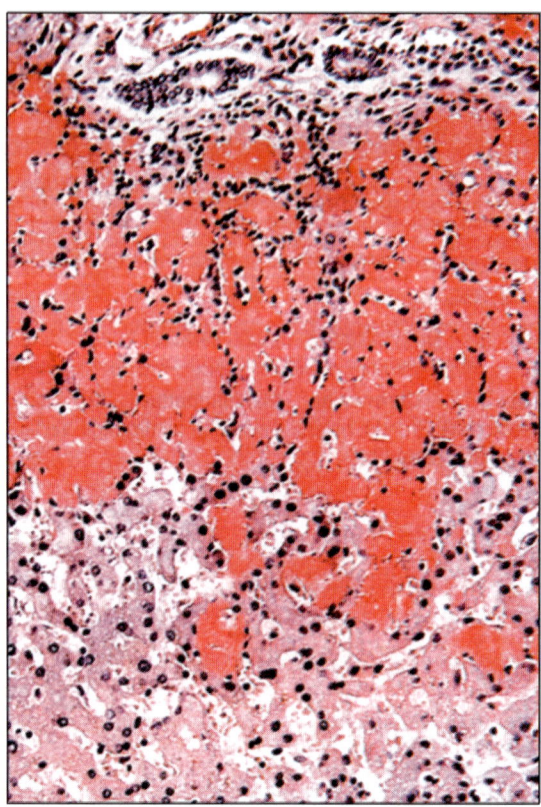

Abb. 3-78. Amyloidose der Leber. Zwischen den Leberbälkchen liegen homogene eosinrote Amyloidablagerungen. HE-Fbg.

Abb. 3-79.   Amyloidose der Leber. In der Kongorot-
Färbung weist das Amyloid eine metachromatische oran-
gerote Farbe auf. Das Leberparenchym färbt sich graublau an.

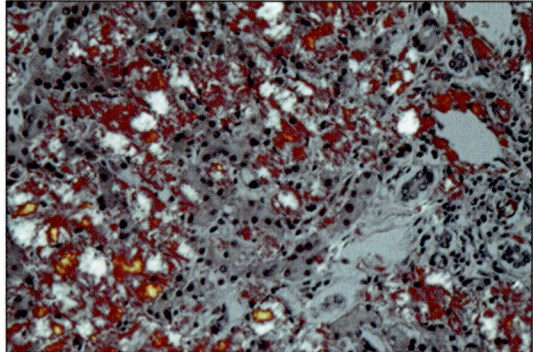

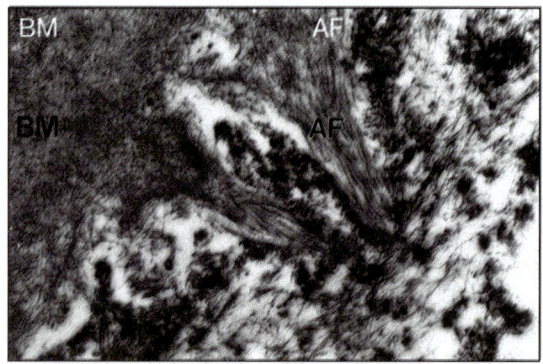

Abb. 3-80. Amyloidose der Leber. Beweisend für eine
Amyloidose ist erst der Nachweis einer gelbgrünlichen
Doppelbrechung im polarisierten Licht. Kongorot-Reak-
tion. Polarisation

Abb. 3-81. Amyloidose. Fibrilläre Amyloidstrukturen
(AF). BM: Basalmembran. Elektronenmikroskopisches
Bild

C. Thomas
P. Schmitz-Moormann
R. Büttner

4

Exogene Noxen

Unter Noxen versteht man alle exogen und endogen schädigenden Faktoren, die auf den Organismus einwirken.

4.1 Chemische Noxen

Eine Schädigung durch chemische Noxen verläuft bei einmaliger Exposition und entsprechend hoher Dosis als akute Vergiftung. Eine wiederholte oder eine langdauernde Exposition kann zu einer chronischen Vergiftung führen, aber auch andere Folgeveränderungen hervorrufen, z. B. eine krebsige Umwandlung oder eine Fibrose.

4.1.1 Stoffe mit schädlicher Wirkung

• **Anorganische Stoffe**
– Gasförmig (Kohlenmonoxid, Chlorgas, Stickoxide, Schwefeldioxid, Ozon)
– Flüssig (Säuren und Laugen)
– Fest (z.B. Silikate [Asbest, Ton], Quarz, Metalle [Beryllium, Blei, Cadmium, Hartmetallstäube]).

• **Organische Verbindungen**
– Phosgen, Alkohol
– Lösungsmittel (Benzol, halogenierte Kohlenwasserstoffe [Tetrachlorkohlenstoff])
– Polychlorierte Biphenyle (PCB)
– Pestizide (chlorierte zyklische Kohlenwasserstoffe [DDT, Aldrin, Dieldrin], polychlorierte Phenole [Pentachlorphenol], Alkylphosphate und Paraquat)
– Arzneimittel
– Pflanzliche Substanzen (α-Amanitin, Secalealkaloide, Saponine, Aflatoxine)
– Bakterielle Substanzen (Botulinustoxine)
– Pilzsubstanzen (Aflatoxine)
– Tierische Toxine (Bienengift, Schlangengift).

4.1.2 Aufnahmewege

Die Aufnahme exogener Noxen erfolgt über Atemwege, Verdauungstrakt, Haut oder parenteral. Für das Ausmaß des Schadens sind die Konzentration, die Einwirkungsdauer der toxischen Substanz und die Vulnerabilität der geschädigten Zelle ausschlaggebend.

Bei Aufnahme über die Atemwege (Inhalation) können die Noxen einmal als Gase (CO, verdampfte Lösungsmittel, chemische Kampfstoffe, Pentachlorphenol) vorliegen oder als Flüssigkeitstropfen eingeatmet werden (Säuren, Laugen, versprühte Pestizide). Chronische Pentachlorphenolvergiftungen treten auf, wenn dieses Holzschutzmittel in Innenräumen verwendet wird. Schließlich können auch feste Stoffe in Form kleinster Partikel mit der Atemluft in den Organismus gelangen (Asbest, Ton, Quarz [SiO_2], Beryllium, Blei und Cadmium, Hartmetallstäube).

Akut schädigende Noxen (Gifte) werden am häufigsten oral, z. B. mit der Nahrung, aufgenommen. In diese Gruppe gehören Pilzgifte (Aflatoxine), polychlorierte Biphenyle (PCB) sowie chlorierte zyklische Kohlenwasserstoffe (DDT, Aldrin, Dieldrin) und polychlorierte Phenole (Pentachlorphenol), die von den Pflanzen aus dem Boden aufgenommen werden und über die Nahrungskette in den Menschen gelangen.

Eine perkutane Inkorporierung ist nur für lipophile Substanzen möglich, die sich in der Haut lösen. Verbindungen mit derartigen Eigenschaften wurden als Kampfgase (z. B. Organophosphat) verwendet. Zu den Flüssigkeiten zählen die Alkylphosphat-Insektizide (z. B. E 605) und polychlorierte Phenole (Pentachlorphenol). Bei unsachgemäßer Anwendung (Zerstäubung ohne Schutzkleidung und Atemschutzmaske) kann es auch zur gleichzeitigen Aufnahme über die Haut und die Atemwege kommen.

4.1.3 Speicherung – Metabolisierung – Elimination

Einige Gifte entfalten ihre Wirkung unmittelbar an der Eintrittspforte. So führen (irrtümlich oder in suizidaler Absicht) verschluckte Säuren zu Koagulationsnekrosen in Mundhöhle, Ösophagus und Magen; Laugen verursachen Kolliquationsnekrosen. In gleicher Weise wirken die beim Verbrennen von Gummi und Plastik entstehenden Chlor-, Schwefel- und Ammoniakgase, die sich bei der Rauchvergiftung in der Schleimmembran der Bronchien als Schwefel- und Salzsäure bzw. NH_4OH lösen. Lipidlösliche Verbrennungsprodukte (Nitrosegase, Phosgen, toxische Aldehyde) führen zu Membranschäden in den tieferen Atemwegen mit toxischem Lungenödem und zu Störungen der Zilienclearance.

Die meisten Gifte werden resorbiert, entfalten ihre Giftwirkung ubiquitär oder bevorzugt an einem Organ und werden unverändert oder nach metabolischem Abbau ausgeschieden. Einige Toxine reichern sich im Organismus an, insbesondere bei chronischer Aufnahme.

Eine Speicherung in der Lunge erfolgt bei der Staubinhalation. Der Großteil des eingeatmeten Staubes wird durch den Selbstreinigungsmechanismus der Atemwege über den Luftweg wieder eliminiert. Ein Teil bleibt jedoch in der Lunge zurück, wird hier von Makrophagen aufgenommen und in das Interstitium transportiert.

Eine Ablagerung im Fettgewebe kommt bei den polychlorierten Biphenylen (PCB) und chlorierten zyklischen Kohlenwasserstoffen (DDT, Aldrin, Dieldrin) vor. Da beide in der Natur nicht oder kaum abgebaut werden (DDT-Halbwertszeit über 10 Jahre), haben sie sich im Boden angereichert. Alle diese Substanzen werden auch beim Menschen nur langsam in der Leber abgebaut (Halbwertszeit: DDT im Menschen >1 Jahr) und aufgrund ihrer Lipophilie im Fettgewebe gespeichert und angereichert.

Besonders toxisch ist das 2,3,7,8-Tetrachlordibenzodioxin (meist kurz Dioxin genannt). Es ist hoch lipophil und adsorbiert fest an Oberflächen. Hauptquelle der Dioxinbelastung für den Menschen sind Nahrungsfette. Toxische Mengen sind bei Kontamination mit dioxinhaltigen Ölen und Lösemitteln (Chemieunfälle) aufgenommen worden. Aufgrund der langen Halbwertszeit (6–10 Jahre) reichert es sich bei chronischer Exposition im Körperfett und in der Leber an. Bei Ratten, Mäusen und Hamstern wirkt Dioxin kanzerogen, vor allem bei Mäusen auch teratogen. Beim Menschen ist auch nach hoher Exposition bisher kein kanzerogener oder teratogener Effekt gesichert.

Eine vorwiegend hepatotoxische Wirkung haben halogenierte Kohlenwasserstoffe. In unveränderter Form wirken sie aufgrund ihrer Lipidlöslichkeit lediglich narkotisierend. Bei einem Abbau in der Leber entstehen dagegen kurzlebige Radikale, welche zu einer Peroxidation der Membranlipide und somit zu einem Zusammenbruch der Membranstrukturen führen. Prototyp ist der Tetrachlorkohlenstoff. Tödliche Dosen (1–10 ml) führen innerhalb von 48 Stunden zu einem schweren Ikterus mit einem extremen Anstieg der Transaminasenwerte im Serum und rapidem Absinken der Gerinnungsfaktoren. Der Tod erfolgt durch Leber- und Nierenversagen.

Überwiegend nephrotoxisch wirkt Cadmium. Die biologische Halbwertszeit beträgt beim Menschen etwa 30 Jahre. Die Wirkung beruht wie beim Quecksilber auf einer Hemmung sulfhydrilhaltiger Enzyme. Akute Vergiftungen infolge Einatmung von Cadmiumrauch oder -staub führen mit einer Latenzzeit von 1 bis 7 Tagen zu einem toxischen Lungenödem und zu Lungenentzündungen. Die chronische Vergiftung ist vor allem durch eine Nierenschädigung (Proteinurie, Glykosurie, Aminoazidurie, gestörte Kalzium- und Phosphatexkretion, Störung der Konzentrationsfähigkeit) gekennzeichnet. Außerdem kann es zu einem *Milkman-Syndrom* (Dekalzifizierungssyndrom mit multiplen spontanen Ermüdungsfrakturen und Bildung eines kalkfreien Kallus) kommen. Cadmium wirkt bei Tieren auch kanzerogen; dies konnte beim Menschen bisher nicht bestätigt werden.

4.1.4 Mechanismen der Schädigungen

Chemische Noxen verursachen Funktionsstörungen der Zelle, die bis zum Zelltod reichen. Bei sofort wirkenden und zum Tode führenden Giften lässt sich kein morphologisches Substrat erfassen. Nekrosen entstehen, wenn die toxische Schädigung so stark ist, dass die Zielzellen bzw. -organe absterben, der Organismus als Ganzes aber überlebt. Toxine können zu einer Blockierung der Sauerstoffzufuhr führen oder unmittelbar an der Zelle ansetzen.

4.1.4.1 Störung der Sauerstoffbereitstellung. Eine Störung der Sauerstoffbereitstellung für die Zelle besteht bei der Kohlenmonoxidvergiftung. CO hat eine 300-fach stärkere Affinität zum Hämoglobin als Sauerstoff. CO führt zu einer ausgeprägten peripheren Vasodilatation (besonders im Gehirn) mit Hypotension. Es wird an intrazelluläre Enzyme (Zytochromoxidase und Zytochrom P-450) gebunden und blockiert die intrazelluläre Energiegewinnung. Morphologisch manifestiert sich die Kohlenmonoxidvergiftung am Gehirn als Pallidumnekrose und im Mark als Entmarkungen. Außerdem besteht ein generalisiertes Hirnödem. In anderen Organen, wie Herz, Leber und Nieren, können disseminierte Zellnekrosen auftreten.

4.1.4.2 Rezeptorirritation. Eine Irritation von Rezeptoren erfolgt bei der Vergiftung mit den als Insektiziden und Pestiziden verwendeten Alkylphosphaten. Alkylphosphate oder ihre Metaboliten hemmen ubiquitär die Cholinesterase, sodass es zu einer Anhäufung von Acetylcholin kommt. Diese führt zu einer Reizung der postganglionären parasympathischen Rezeptoren sowie zu einer Reizung der cholinergischen vegetativen Ganglien und der motorischen Endplatten. Bei Vergiftungen mit Secale-alkaloiden (*Mutterkorn*) beruht die Schädigung (*Ergotismus gangraenosus*) auf einer Rezeptorirritation: α-Adrenorezeptoren und Serotoninrezeptoren werden partiell blockiert, Dopaminrezeptoren stimuliert. Das auch als Muskelrelaxans verwendete Pfeilgift Tubocurarin bindet an die postsynaptischen Rezeptoren der motorischen Endplatte, ohne sie zu erregen, und blockiert sie damit für den physiologischen Transmitter Acetylcholin.

4.1.4.3 Membranläsionen sieht man vor allem bei Vergiftungen mit lipidlöslichen Substanzen. Organische Lösungsmittel, wie Benzol, Benzin sowie unveränderte aliphatische und aromatische Halogen-Kohlenwasserstoffe führen zu einer Veränderung der Lipidmatrix der biologischen Membranen, verhalten sich also wie Narkotika. Ebenso verursachen Saponine Membranschädigungen. Bei intravasaler Injektion rufen bereits kleinste Mengen eine massive Hämolyse hervor.

4.1.4.4 Enzymhemmung. Typische Beispiele einer Enzymhemmung sind Zyankali-, Knollenblätterpilz- und Bleivergiftungen. Blausäure lagert sich in allen Zellen an das dreiwertige Eisen der Ferri-Cytochromoxidase und hemmt die Zellatmung. Bereits 60 mg wirken letal. α-Amanitin des Knollenblätterpilzes verursacht vorwiegend eine Leberschädigung. Das Gift wird in den Hepatozyten an die nukleäre RNA-Polymerase gebunden, blockiert die Transkription und Bildung von messenger-RNA und führt zu einer Unterdrückung der Eiweißsynthese. Blei hemmt Enzyme der Sulfhydrilgruppen, insbesondere der Hämoglobinsynthese. Blei wird im Organismus zu über 90% im Knochen zurückge-

halten (tertiäres Bleiphosphat) und hat eine sehr lange biologische Halbwertszeit. Die chronische Bleivergiftung manifestiert sich als Anämie mit vermehrter renaler Ausscheidung von Häm-Vorstufen, als Neuropathie (Lähmungen) und als Störung der glatten Muskulatur (Bleikoliken). Nach Vergiftungen mit Organophosphaten kommt es durch Hemmung der Cholinesterase zunächst zu einer akuten cholinergen Krise. Wird diese überlebt, entwickelt sich nach einigen Tagen bis Wochen eine demyelinisierende Polyneuropathie (OPIDN = Organophophate-induced Delayed Polyneuropathy). Diese ist Folge einer Hemmung einer kürzlich isolierten Esterase in langen Neuronen (NTE = Neurotoxicity Target Esterase).

4.1.4.5 Aggressive Radikale leiten sich häufig vom Sauerstoff ab (Sauerstoffradikale), wie bei der Ozon-, Paraquat-, Chlorgas- und Benzolvergiftung.

● Ozon entsteht durch eine photochemische Reaktion organischer Substanzen (Auspuffgase!). Es wirkt durch Ausbildung von Sauerstoffradikalen stark oxidierend und führt zu Membranläsionen. Leichte Intoxikationen gehen mit Konjunktivitis und Tracheitis, schwere Formen unter Umständen mit tödlichem Lungenödem einher.

● Paraquat, ein Herbizid, schädigt vorwiegend die Lunge. Bei Inhalation von Stäuben oder Aerosolen kommt es zu einer unmittelbaren Lungenveränderung. Auch nach oraler Aufnahme reichert es sich nach 1 bis 2 Wochen in der Lunge an. Paraquat bildet in der Lunge Sauerstoffradikale. Es kommt zu einem massiven interstitiellen und intraalveolären Ödem mit Zerstörung der Alveolarepithelien und nachfolgender Lungenfibrose (ARDS).

● Chlorgas reagiert mit Wasser unter Bildung von Salzsäure (HCl) und dem stark oxidierenden HOCl. Niedrige Chlorgaskonzentrationen (15–50 mg/m³) rufen Reizerscheinungen an Augen, Nasen- und Rachenschleimhaut hervor, höhere Dosen (60–150 mg/m³) ein toxisches Lungenödem mit Dyspnoe, Zyanose und Herz-Kreislauf-Versagen.

● Auch die schädigende Wirkung des Benzols, das sich aufgrund seiner Lipidlöslichkeit im Fettgewebe anreichert, beruht auf der Bildung von oxidativ reaktiven Epoxiden bei seiner Metabolisierung. Diese radiomimetische (strahlenähnliche) Wirkung des Benzols ist wahrscheinlich bei einer chronischen Vergiftung für die mutagenen und karzinogenen Eigenschaften (Leukämien und Plasmozytome) verantwortlich.

4.1.4.6 Zytoskelettstörungen werden beim Menschen vor allem bei chronischem Alkoholabusus beobachtet, können aber auch durch andere Toxine (*Griseofulvin*) und Spindelgifte (*Colchizin* und *Vinca-Alkaloide*) hervorgerufen werden. Tierische Gifte bestehen oft aus mehreren Komponenten mit unterschiedlichen Angriffsorten. So enthalten Schlangengifte hochgiftige Polypeptide, direkt toxisch wirkende Enzyme, die im Organismus giftige Reaktionsprodukte bilden.

4.1.5 Wichtige Zielorgane

4.1.5.1 Respirationstrakt. Eine Schädigung des Respirationstrakts erfolgt, wenn das Toxin über den Atemweg aufgenommen wird: Aufnahme und Wirkungsort des Toxins fallen zusammen (z. B. bei Rauchvergiftung) oder die Schädigung erfolgt durch Stäube (Staublunge). Lungenschäden können auch durch sekundäre Anreicherung zustande kommen (Paraquatvergiftung).

4.1.5.2 Leber. Leberschäden treten immer dann auf, wenn ein Toxin eine besondere Affinität zu den Hepatozyten zeigt oder wenn beim hepatischen Abbau eines Toxinvorläufers toxische Substanzen entstehen. Leichte Schädigungen dieser Art führen lediglich zu einer Leberzellverfettung, die sich vornehmlich läppchenzentral manifestiert. Bei schwereren Schädigungen entstehen läppchenzentrale Nekrosen, während die Läppchenperipherie verfettet. Bei den tödlichen Vergiftungen besteht eine totale oder subtotale Nekrose des Leberparenchyms (akute Leberdystrophie) mit Zusammenbruch der Leberfunktionen.

4.1.5.3 Niere. Nierenschädigungen entstehen bevorzugt, wenn sich das Toxin bei einer renalen Ausscheidung in der Niere anreichert, wie Quecksilber- oder Cadmiumsalze. Leichte Schäden führen zu einer Störung der Nierenkonzentrationsfähigkeit mit Polyurie sowie zu einer Proteinurie und Erythrozyturie, evtl. auch zu einer temporären Anurie. Schwere Vergiftungen verursachen Tubulusnekrosen mit irreversibler Nierenschädigung. Hohe Dosen des immunsuppressiven Ciclosporin führen zur Tubuluschädigung mit Störung der Nierenfunktion bei Transplantatempfängern. Toxine können auch zu einer indirekten Nierenschädigung führen: Bei Bleivergiftungen werden Durchblutungsstörungen der Niere mit Verödung der Glomeruli und Ausbildung einer Schrumpfniere diskutiert.

4.1.5.4 Blutbildendes System. Schädigungen des blutbildenden Systems können auf ein Kompartiment beschränkt bleiben oder das gesamte blutbildende System betreffen. Sie kommen als aplastische Anämie, Agranulozytose oder Thrombopenie bzw. als Panmyelopathie vor. Zudem können maligne Systemerkrankungen auftreten, wie chronische myeloische oder lymphatische Leukämien.

4.1.5.5 Knochensystem. Am Skelett können Vergiftungen eine Osteomalazie (Fluor, Cadmium), Osteoporose (Cadmium, Phosphor, Vitamin D) oder eine Osteosklerose (Fluor, Vitamin A) zur Folge haben.

4.1.5.6 Nervensystem. Vergiftungen des Nervensystems manifestieren sich klinisch als narkoseähnliche Bewußtseinstrübungen, Erethismus (Übererregbarkeit), Delirium, Halluzinationen, Tremor, epileptiforme Krämpfe, Ataxien, Demenz, Psychose, toxische Neuropathie, Polyradikulitis oder amyotrophe Lateralsklerose. Morphologisch finden sich Ganglienzelluntergänge, Entmarkungen der weißen Substanz, Demyelinisationen und Axonschädigungen der peripheren Nerven oder – besonders bei akuten Intoxikationen – lediglich ein Hirnödem.

4.1.5.7 Reproduktionsorgane. Toxische Schädigungen des Hodens gehen mit Störungen der Spermiogenese (Azoospermie und Atrophie) einher. Sie kommen bei Einwirken von Lithium, Mangan, radioaktiven Substanzen, Schwefelkohlenstoff, Thallium und zahlreichen anderen Toxinen vor. Auch chronische Kokainvergiftungen sowie ein chronischer Alkoholismus im Stadium der Leberzirrhose führen zu derartigen Veränderungen. Bei der Frau manifestieren sich toxische Schädigungen der Ovarien (z. B. nach Vergiftungen mit Blei, Thallium, chlorierten oder nitrierten Kohlenwasserstoffen, Zytostatika) als Amenorrhö. Alle kanzerogen wirkenden Substanzen können mutagen auf die Keimzellen oder teratogen auf die Frucht wirken und so Ursache von Mißbildungen oder Aborten sein.

4.1.5.8 Haut. Hautveränderungen im Rahmen von Vergiftungen sind direkte Folge der Toxinwirkung oder Ausdruck einer ausgelösten Hautsensibilisierung sein. Toxische Veränderungen manifestieren sich als Hautpigmentierung, Hyperkeratose, blasige oder geschwürige Veränderungen, Akne, Herpes zoster, Haarausfall (Alopezie) oder Anhidrose. Sie sind bei direkter Exposition der Haut umschrieben ausgebildet. Wird das Gift über den Respirations-

oder den Digestionstrakt aufgenommen, dann können diese Veränderungen auch ubiquitär auftreten.

4.1.6 Schadstoffe bei anerkannten Berufskrankheiten

Bis heute sind in Deutschland etwa 50 Krankheiten, die durch gesundheitlich schädliche Arbeitsstoffe oder physikalische Noxen hervorgerufen werden, als Berufskrankheiten anerkannt. Die europäische Liste der Berufskrankheiten umfasst ca. 100 Krankheiten. Eine Ergänzungsliste zählt weitere 41 Krankheiten auf, deren berufliche Pathogenese vermutet wird.

4.1.6.1 Quarzstaub. Die **Silikose** wird meist durch die Inhalation von quarzhaltigem Mischstaub (*Mischstaubsilikose*), seltener durch reinen Quarzstaub (SiO_2) verursacht. Eine reine Quarzstaubexposition besteht bei Stollenmineuren in quarzreichem Gestein, Steinhauern und Steinmetzen, Arbeitern in Scheuerpulverfabriken, bei Sandstrahlern und -schleifern sowie in der Kieselgurindustrie (*Kieselgurlunge*). Eine Mischstaubexposition kommt im Kohle- (*Anthrakosilikose*), Erz- und Flussspatbergbau, in der keramischen (*Porzellinersilikose*), der Zement- und der Erdfarbenindustrie sowie bei Ofenbauern und Schamottearbeitern vor.

Bei der Silikose bestehen disseminierte herdförmige Läsionen (Abb. 4-4), für deren Entstehung eine kritische Quarzstaubmenge notwendig ist. Als früheste Läsion findet sich eine knötchenförmige Ansammlung von Makrophagen, in denen sich Staubpartikel angereichert haben (*Staubzellengranulom*). Im weiteren Verlauf werden die Knötchen größer, fibrosieren und lagern in der Umgebung mantelförmig neue Staubablagerungen mit einer reaktiven Entzündung ab. In einem fortgeschrittenen Stadium fließen die Knoten zu Narbenfeldern zusammen und zerstören zunehmend das Lungenparenchym (Abb. 4-5).

Den Makrophagen kommt formalpathogenetisch eine zentrale Bedeutung zu. Die bis in die Alveolen gelangten und dort präzipitierten Quarzpartikel (5 nm) werden von aktivierten alveolären oder interstitiellen Makrophagen aufgenommen. Diese bilden wahrscheinlich Interleukin-1, das zu einer Expansion und Aktivierung der T-Helferzellen führt. Letztere setzen Mediatoren (insbesondere γ-Interferon) frei, das wiederum in den Makrophagen die Sekretion des MDGF (= Macrophage-Derived Growth Factor) stimuliert, der die Bindegewebsneubildung auslöst.

4.1.6.2 Silikate

● **Asbestose.** Asbest (Chrysotyl = Magnesiumsilikat, Krokydolith = Magnesiumeisensilikat), ein faserförmiges Mineral, gelangt als Staub mit der Atmung in die Lunge. Eine Asbestexposition besteht besonders in der asbestbearbeitenden Industrie, aber auch infolge Verwendung von asbesthaltigen Bauelementen sowie Einbau von asbesthaltigen Geräten in geschlossenen Räumen. Asbest ruft eine chronische Entzündung mit Gerüstfibrosierung hervor, bevorzugt in den unteren und mittleren Lungenpartien. Die dünnen Fasern werden von einer eisenhaltigen Eiweißhülle umgeben und lassen sich im Lungenparenchym nachweisen (*Asbestosiskörperchen*). Echte Asbestfasern sind von *Pseudoasbestkörperchen* abzugrenzen: Letztere sind etwas dicker, segmentiert, an den Enden kolbenförmig verdickt und für das Vorliegen einer Asbestose nicht beweisend. Durch Einwanderung in die Pleura (Pleuradrift) kann Asbest eine Pleurahyalinose erzeugen. Spätfolge der Asbestexposition ist das Pleuramesotheliom. Nach 20- bis 30-jähriger Latenz tritt bei etwa 12% der Asbestose-Patienten ein Bronchialkarzinom auf.

● **Kaolinlunge.** Kaolin (Aluminiumsilikat = chinesischer Ton) wird in der Porzellanindustrie verwendet. Bei der reinen (echten) Kaolinlunge besteht röntgenologisch eine grobe weiche Fleckenzeichnung des Lungenparenchyms. Mikroskopisch finden sich Gruppen kaolinbeladener Makrophagen, die von einem lockeren Bindegewebsnetz umgeben werden. Von der echten Kaolinlunge ist die Porzellinerlunge abzugrenzen, bei der es sich um eine Mischstaubsilikose (Quarz und Kaolin) handelt.

4.1.6.3 Beryllium wird zur Herstellung von hochfeuerfesten Geräten, keramischen Farben sowie von Leucht- und Glühkörpern verwendet. Bei Inhalation großer Berylliummengen entsteht innerhalb weniger Tage oder Wochen eine akute Berylliumpneumonie. Ferner können granulomatöse Hautveränderungen auftreten, die einer Hautsarkoidose ähneln. Bei der chronischen Berylliumlunge kommt es zu einer massiven lymphohistiozytären interstitiellen Infiltration mit einer zunehmenden interstitiellen Fibrose. In 50% der Fälle treten typische epitheloidzellige Granulome auf.

4.1.6.4 Hartmetalle sind pulvermetallurgisch erzeugte Werkstoffe, die sich durch große Ver-

schleißfestigkeit sowie Korrosions- und Temperaturbeständigkeit auszeichnen. Sie bestehen überwiegend aus Karbiden von Wolfram, Titan, Tantal, Niob, Molybdän, Chrom und Vanadium. Besonders gefährdet sind Hartmetallschleifer. Die Hartmetalllunge manifestiert sich als diffuse alveoläre Lungenfibrose. Formalpathogenetisch soll dem Kobalt eine besondere Bedeutung zukommen, indem es in ionisierter Form mit Proteinen reagiert und als Hapten wirkt.

4.1.6.5 Organische Stäube. Lungenschädigungen durch organische Stäube sind Folge einer allergischen Reaktion. Sie verlaufen unter dem Bild der exogen allergischen Alveolitis, die als Berufskrankheit anerkannt ist. Am bekanntesten ist die Farmer- oder Drescherlunge. Weiter sind die Byssinose (Flachs, Baumwolle), die Bagassose (Zuckerrohrrückstände), die Suberose (Korkstaublunge), die Käsewäscherlunge, die Paprikaspalterlunge, die Vogelhalterlunge u. a. zu nennen.

4.1.7 Kanzerogene (s. Kapitel 8)

4.1.8 Fremdkörper und inertes Fremdmaterial

Körperfremde korpuskuläre Substanzen werden von Zellen des MPS aufgenommen. Schlecht abbaubare Stoffe, wie kristalline und metallische Substanzen sowie Naturstoffe und Kunststoffe, bilden **Fremdkörpergranulome** (Abb. 4-6, 4-7). Die Verbindungen sind exogener Herkunft; sie gelangen über die Atmung, traumatisch oder parenteral (iatrogen) in den Organismus. Sie können auch endogenen Ursprungs sein: Cholesterinkristalle in Cholegranulomen, Uratkristalle bei Gicht, Hornlamellen bei geplatzten Epidermiszysten oder epithelialer Schleim beim Schleimgranulom.

Eine besondere Fremdkörperreaktion stellt das **Ölgranulom** dar, das nach einer meist traumatischen Freisetzung von Triglyzeriden aus Fettzellen oder nach Injektion öliger Flüssigkeiten entsteht. Es besteht aus einer dichten Ansammlung von fettspeichernden Makrophagen (*Lipophagen, Schaumzellen*) und histiozytären Riesenzellen, die entweder dem Fremdkörpertyp entsprechen oder zentral gelegene Kerne aufweisen, die von einem schaumigen Zytoplasma umgeben werden (Abb. 4-8: *Touton-Riesenzellen*). Ferner finden sich kleine oder größere, mit flüssigem Fett gefüllte Hohlräume, die von einem flachen Saum von Fremdkörperriesenzellen ausgekleidet werden (*Ölzysten*).

Fremdkörper, die völlig unlöslich und chemisch inaktiv sind und auch nicht zu einer mechanischen Schädigung der Makrophagen bzw. der Lysosomen führen, rufen keine entzündliche Reaktion hervor, sondern bleiben unverändert in den Histiozyten liegen. Hier sind das anthrakotische Pigment und Titanweiß zu nennen.

Eine besondere Bedeutung hat die Fremdkörperreaktion bei **prothetischen Implantaten** gewonnen, die aus nicht körpereigenem Material bestehen.

● **Gefäßprothesen** bestehen aus gewebtem oder gestricktem Dakrongarn, dessen Maschen nach der Implantation und Blutdurchströmung durch Thrombozyten- und Fibrinaggregate verschlossen werden. Auf der inneren Oberfläche bildet sich ein Fibrinfilm, der bis zu 1 mm dick ist. In der Folgezeit wird die Prothese von einem Granulationsgewebe mit einer ausgeprägten Fremdkörperreaktion umgeben und durchsetzt (Abb. 4-9).

● Bei den **Gelenkprothesen** werden Metalle, keramische Verbindungen und Polymere verwendet. So wird der Femurkopf durch rostfreien Stahl oder Metalllegierungen ersetzt und mit Zement oder keramischen Substanzen im Femurschaft fixiert. Die implantierte Gelenkpfanne besteht aus einem Polymer, meist aus Polyethylen. Durch Abrieb der Gelenkpfanne kommt es zur Reizung der Synovia mit Ausbildung einer Synovitis prothetica. Eine Lockerung der Gelenkpfanne durch eine umgebende Fremdkörperreaktion erfolgt innerhalb von 10 Jahren bei ca. 25% der Gelenkprothesen. Bei gelockerten Hüftköpfen (0,5–2% pro Jahr) findet sich an der Zement-Knochen-Grenze eine synovialisartige Membran, die zahlreiche Makrophagen einschließt.

● Beim **Zahnersatz** werden zunehmend enossale Implantate in den Kiefer eingesetzt, auf die als Superkonstruktionen Einzelkronen, Brücken oder Prothesen befestigt werden. Als Implantat wird heute fast nur noch Titan verwendet, ein sehr reaktionsfreudiges, an der Luft oxidierendes Metall. Titanoxid wird nicht aufgelöst. Ein Implantatverlust erfolgt vorwiegend in der Einheilungsphase infolge einer durch nekrotisches Material hervorgerufenen aseptischen Entzündung oder infolge einer Infektion.

4.1.9 Hypoxidosen

Unter Hypoxidose versteht man alle Störungen der oxidativen Energiegewinnung sowie die dabei entstehenden morphologischen Veränderungen.

Störungen können bedingt sein
- durch einen ungenügenden Sauerstoffgehalt des Blutes (hypoxämische Hypoxidose),
- durch eine mangelhafte Blutzufuhr (ischämische Hypoxidose),
- durch eine Blockierung der Enzyme der Atmungskette (histotoxische Hypoxidose) oder
- durch einen Substratmangel.

4.1.9.1 Hypoxämische Hypoxidosen treten auf
- bei einem herabgesetzten Sauerstoffpartialdruck der Atemluft (Höhenkrankheit, Druckausfall in Flugzeugen),
- bei Lungenventilationsstörungen infolge einer Lähmung der Atemmuskulatur (Poliomyelitis, hohe Halswirbelfraktur), Verlegung der Atemwege (Kompression der Trachea, Aspiration von Fremdkörpern, verschließender oder komprimierender Tumor, entzündliche Schleimhautschwellung, obstruktive Bronchitis) oder Ausfall von Lungenparenchym (Lungenödem, Pneumonie, Atelektase),
- bei Lungendiffusionsstörungen infolge Verlängerung der alveolokapillären Transitstrecke (Stauungsfibrose, hyaline Membranen, interstitielle Pneumonien, Lungenfibrosen),
- bei Lungenperfusionsstörungen infolge Einengung der Strombahn (Lungenembolie), Verkleinerung des Strombettes (Emphysem) oder Erhöhung des peripheren Widerstandes (Blutstauung bei Linksherzinsuffizienz),
- bei gestörtem Sauerstofftransport infolge vermindertem Hämoglobingehalt des Blutes (Anämien), Hämoglobinblockierung (CO-Vergiftung, Methämoglobinbildung) oder Störung der Hämoglobindissoziation (Unterkühlung) oder
- bei einer Beimischung von venösem zum arterialisierten Blut (angeborene Herzfehler mit Mischblutzyanose).

4.1.9.2 Ischämische Hypoxidosen treten als Folge einer allgemeinen (Schock) oder lokalen (Infarkt) arteriellen Mangeldurchblutung auf sowie bei einer Störung des venösen Abflusses (Rechtsherzinsuffizienz) mit einer ungenügenden Durchblutung der Endstrombahn. Dabei sind nicht nur der Sauerstoffmangel, sondern auch der Substratmangel und die Anhäufung von Stoffwechselprodukten für die entstehenden Gewebeschäden verantwortlich.

4.1.9.3 Histotoxische Hypoxidosen sieht man bei Vergiftungen mit Blausäure (Blockierung der Zyto-

chromoxidase), Malonsäure (Hemmung der Dehydrogenasen), Arsenat (Entkopplung zwischen Substrat-Dehydrierung und Phosphorylierung), Dinitrophenol (Entkopplung zwischen Elektronentransport und oxidativer Phosphorylierung), Valinomycin (Hemmung der ATP-Synthese).

4.1.9.4 Hypoglykämische Hypoxidosen. Nur die Nervenzellen zeigen Stoffwechselstörungen bei Hypoglykämie, die einer Hypoxie ähnlich sind. Die auch auf Glucose angewiesenen Erythrozyten arbeiten anaerob, während Leber-, Muskel-, Nieren- und Herzzellen leicht auf andere Substrate umsteigen bzw. sich selbst mit Glucose versorgen können.

Biochemie. Die Zelle verfügt über Schutzmechanismen, welche ihr erlauben, eine zeitweilige Hypoxie zu überstehen. Vor oder gleichzeitig mit der hypoxidotischen Schädigung finden also regulatorische Vorgänge statt, die im Vergleich zu den irreversiblen Veränderungen rasch ablaufen. Sie versetzen die Zelle in einen nichtletalen hypoxidotischen Zustand, in dem ein nahezu ruhendes Fließgleichgewicht des Stoffwechsels herrscht. Biochemisch führt eine Anoxie zu einem Sistieren der oxidativen Energiegewinnung und zu einer anaeroben Glykolyse. Dementsprechend stehen am Beginn ein ATP-Abfall und ein Laktatanstieg. Weder der ATP-Mangel noch die Ansäuerung des Gewebes sind unmittelbar für die irreversible Zellschädigung verantwortlich. Am wahrscheinlichsten tritt diese infolge einer gleichzeitigen Entgleisung mehrerer kritischer Stoffwechselprozesse auf, der ATP-Synthese, des intrazellulären Kalziumgradienten und des Membranstoffwechsels. Die Stoffwechselstörungen verstärken sich kaskadenartig, bis schließlich der Zellstoffwechsel zusammenbricht und die Zelle zugrunde geht. In der Postischämiephase kann auch das Zellödem die Wiedererholung einschränken, da die vergrößerten Zellen die Kapillaren komprimieren und somit die Durchblutung drosseln.

Morphologische Veränderungen. Elektronenmikroskopisch sind bereits in der reversiblen Phase einer akuten Anoxie oder Ischämie Zellveränderungen nachzuweisen. Diese Veränderungen können Ausdruck einer **ischämischen Schädigung** oder einer **regulatorischen Stoffwechselumstellung** sein; sie bilden sich bei Reoxigenisation des Gewebes innerhalb kurzer Zeit (am extrakorporal durchbluteten Herzen innerhalb von 120 Minuten) völlig zurück.

Die ersten Veränderungen finden sich bereits nach wenigen Minuten an den Mitochondrien. Es kommt mit der Dauer der Ischämie zunehmend zu einem

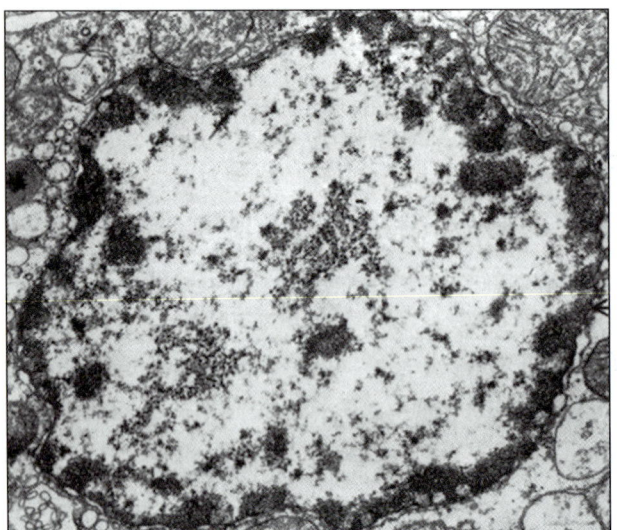

Abb. 4-1.   Hypoxämische Veränderungen des Zellkerns. Rand-kernhyperchromasie: Verdickung und Margination des Chromatins. Elektronenmikroskopisches Bild

Schwund der kalziumbindenden Matrixgranula, einer Aufhellung der Matrix mit Schwellung der Mitochondrien und einer Fragmentation der Cristae. Am Kern sieht man fokale Chromatinverdichtungen, später eine Schwellung mit Margination des Chromatins (Abb. 4-1). Auch im endoplasmatischen Retikulum lässt sich eine zunehmende Flüssigkeitseinlagerung mit Ausweitung der Zisternen des endoplasmatischen Retikulums (vakuoläre Degeneration) feststellen.

Erste Zeichen der irreversiblen Zellschädigung sind flockige Proteinverdichtungen in der Mitochondrienmatrix und eine völlige Aufhellung der Mitochondrien mit fast völligem Schwund der Cristae. Die Kerne sind stark geschwollen oder aber geschrumpft und verdichtet. Die Zisternen des endoplasmatischen Retikulums erscheinen ausgeweitet, die Membranen teilweise eingerissen. Es kommt zur Zellnekrose. Später sieht man eine Fragmentierung der subzellulären und zellulären Membranen mit Freisetzung lysosomaler Enzyme.

Bei **chronischen Hypoxidosen** ist in den Zellen, die zur Deckung ihres Energiebedarfs überwiegend Fette verwenden (Leber, Herz- und Skelettmuskulatur, Nierenrinde), der oxidative Fettsäurenabbau gestört. Als Folge dieser Störungen reichern sich Triglyzeride in Form membrangebundener Tröpfchen im Zytoplasma an (degenerative Zellverfettung). Ferner kann eine lange bestehende Hypoxidose zu einer Verkleinerung oder Verminderung der Zellzahl in einem Organ führen (Atrophie).

Vulnerabilität. Für das Ausmaß der hypoxidotischen Zellschädigung sind nicht nur die Dauer und Stärke der Hypoxie/Ischämie, sondern auch der Sauerstoffbedarf der Zelle entscheidend.

Zellen mit einem hohen oxidativen Stoffwechsel sind besonders vulnerabel. Dementsprechend führen bereits kurzzeitige Hypoxien zu Ganglienzellnekrosen. Parenchymzellen werden wesentlich früher geschädigt als mesenchymale Zellen. Funktionell aktive Zellen mit einem erhöhten Sauerstoffbedarf sind stärker gefährdet als funktionell ruhende Zellen. Aber auch Unterschiede in der physiologischen Sauerstoffversorgung beeinflussen die Ausbildung von hypoxidotischen Gewebsschäden. So treten ischämische Muskelfasernekrosen am Herzen am frühesten in der Innenschicht der linken Ventrikelwand auf, da dieser Herzabschnitt infolge der systolischen Druckbelastung und der dadurch bedingten Durchblutungsdrosselung der Kapillaren normalerweise schlechter mit Sauerstoff versorgt wird. Ähnlich manifestieren sich hypoxämische oder ischämische Gewebsschäden zuerst an den Zellen, die am venösen Schenkel der Kapillaren liegen (Herzmuskeltigerung, läppchenzentrale Leberhypoxidose), da in dieser Zone der Sauerstoffgehalt am niedrigsten ist.

Ein Maß für die Vulnerabilität eines Organs oder eines Gewebes bilden die Toleranzzeit und die Wiederbelebungszeit. Die **Toleranzzeit** (Überlebenszeit) gibt die Zeitspanne zwischen Beginn der Anoxie/Ischämie und der vollständigen Funktionseinstellung an (Gehirn: 2 Minuten, Herz: 3–5 Minuten). Unter Wiederbelebungszeit versteht man die Dauer einer Anoxie oder Ischämie, die – nach Behebung – eine Restitutio ad integrum noch zulässt (Gehirn: 8–10 Minuten, Herz: 15–30 Minuten, Leber: 30–35 Minuten, Lunge: 60 Minuten, Niere: 60–180 Minuten). Diese Zeiten lassen sich (z. B. bei Organtransplantationen und Operationen am Herzen) durch Hypothermie, durch Reduktion des Zellödems (Organdurchströmung mit nicht permeierenden Flüssigkeiten) und Blockade des Kalziumeintritts in die Zelle um ein Mehrfaches verlängern. Für den **Tod des Gesamtorganismus** ist in der Regel die Toleranzzeit des Herzens entscheidend, da mit dem Erlöschen der Herzfunktion die

Hirndurchblutung sistiert; es kommt zu einer irreversiblen Hirnschädigung.

Teratogene Wirkung. In Tierversuchen gelang es an Hühnern und bestimmten Säugern, durch Sauerstoffmangel während der Embryonalperiode Missbildungen hervorzurufen.

4.2 Physikalische Noxen

4.2.1 Veränderungen durch Hitze

4.2.1.1 Hitzeschäden (allgemeine Hitzeeinwirkung)

● Die **Hitzesynkope** entspricht in ihrer Entstehung der orthostatisch bedingten Ohnmacht. Sie tritt beim stehenden Menschen auf und ist Ausdruck eines Missverhältnisses zwischen Blutvolumen und des im Rahmen der Wärmeregulation weitgestellten peripheren Gefäßbettes.

● Ein **Hitzschlag** kommt vor, wenn die Wärmebelastung (Umweltwärme, Stoffwechselwärme) des Organismus die Wärmeabgabemöglichkeiten (Weitstellung der Hautgefäße, Schweißbildung) übersteigt. Die Behinderung der Wärmeabgabe kann umweltbedingt sein (hohe Außentemperaturen bei hoher Luftfeuchtigkeit), aber auch durch unzweckmäßige Kleidung, mangelnde klimatische Anpassung oder vorbestehende Erkrankungen (Hypertonie, Diabetes mellitus, Alkoholismus) verursacht sein. Dabei kommt es meist zu einem Sistieren der Schweißsekretion mit Anstieg der Körperkerntemperatur. Ab 41 °C kann die Schädigung vor allem des Gehirns zum Hitzschlag (Bewusstseinsverlust), ab 43 °C zum Tod führen. Ursache ist eine disseminierte intravasale Gerinnung, die durch ein Versagen der Kreislaufperipherie *(hypovolämischer Schock)* oder durch eine unmittelbare Hitzeschädigung der Endothelien hervorgerufen wird. Das Gehirn zeigt Ringblutungen um kleine Gefäße *(Purpura cerebri)* und ein massives Ödem.

● **Hitzeerschöpfung** entwickelt sich bei Wassermangel oder wenn der Flüssigkeitsbedarf nur durch Wasser ausgeglichen wird, also bei Salzmangel. Ursache ist eine Verkleinerung des Extrazellularraums mit Ausbildung von Schocksymptomen. Die Temperatur ist nicht oder nur leicht erhöht. Ein Übergang in den Hitzschlag ist möglich.

● **Hitzekrämpfe** treten auf, wenn Personen bei Hitze schwer arbeiten und salzfreie Flüssigkeit trinken. Es kommt zu einer Verdünnung der extrazellulären Flüssigkeit mit Wassereintritt in die Muskelzelle mit intra- und extrazellulären Elektrolytstörungen.

● Beim **Sonnenstich** besteht eine Überwärmung des Gehirns infolge unmittelbarer Einwirkung der Sonnenstrahlen, besonders auf den unbedeckten Kopf und den Nacken. Klinisch bestehen Kopfschmerzen, Übelkeit, Fieber, Schwindel; evtl. kommt es zu Kollaps und Tod. Als morphologisches Substrat finden sich ein Hirnödem sowie meningeale Blutungen.

4.2.1.2 Verbrühung – Verbrennung (lokale Hitzeeinwirkung). **Verbrühungen** werden durch Wasserdampf und heiße Flüssigkeiten hervorgerufen, **Verbrennungen** durch Hitzestrahlen, heiße Gase, offene Flammen sowie durch geschmolzene oder feste Körper. Die Intensität der lokalen Schädigung hängt von der Dauer der Einwirkung und der Höhe der Temperatur ab. An der Haut werden vier Schweregrade unterschieden:

● **Verbrennungen Grad 1** *(Combustio erythematosa)* sind durch Rötung und Schwellung der Haut gekennzeichnet. Pathogenetisch wirken Mediatoren, wie Histamin und Kinine, die durch die Hitzeschädigung freigesetzt werden und zu einer gesteigerten Gefäßpermeabilität sowie zu einer Weitstellung und verstärkten Durchblutung der Kapillaren führen.

● **Verbrennungen Grad 2** *(Combustio bullosa)* weisen eine Rötung, Schwellung und Blasen sowie eine Hitzekoagulation der Epidermis auf. Korium und Hautanhangsgebilde bleiben erhalten, evtl. auch Anteile des Stratum germinativum. Pathogenetisch sind für die Schwellung und Rötung – neben den genannten Mediatoren – auch toxische Eiweiße verantwortlich, die bei der Hitzekoagulation der Epidermis entstehen *(Verbrennungstoxine)*. Die verstärkte Exsudation führt zu einer Abhebung der nekrotischen Epidermis von dem intakten Korium. Die Heilung findet innerhalb von 10 bis 14 Tagen statt, wobei die Epithelregeneration von den Haarfollikeln und den erhalten gebliebenen Anteilen des Stratum germinativum ausgeht (Abb. 4-10).

● **Verbrennungen Grad 3** *(Combustio escharotica)* sind durch eine Hitzekoagulation der Epidermis und des Koriums *(Brandschorf)* gekennzeichnet. Auch das subkutane Fettgewebe und noch tiefer gelegene Gewebsschichten (z. B. Faszien) können betroffen sein. Durch die Hitze werden die lysosomalen Enzyme denaturiert, sodass eine Selbstauflösung des Brandschorfs (Autolyse) ausbleibt. Der

Tab. 4-1

Neunerregel mit Abweichungen für Kinder				
Region	Neugeborene	Nach dem 1. Lebensjahr	Nach dem 5. Lebensjahr	Erwachsene
Kopf	21%	19%	15%	9%
Körper				
vorn	16%	16%	16%	18%
hinten	16%	16%	16%	18%
Je Arm	9,5%	9,5%	9,5%	9%
Je Bein	14%	15%	17%	18%

Brandschorf muss durch eine demarkierende Entzündung abgestoßen werden.

● **Verbrennungen Grad 4** sind durch eine Verkohlung des Gewebes gekennzeichnet. Sie treten oft bei Temperaturen über 300 °C auf und reichen bis in die Muskulatur (Abb. 4-11).

4.2.1.3 Verbrennungskrankheit. Ausgedehnte Verbrennungen 2. bis 4. Grades führen nicht nur zu lokalen Veränderungen, sondern auch zu schweren Allgemeinschäden *(Verbrennungskrankheit)*. Die flächenhafte Ausdehnung einer Verbrennung lässt sich mit Hilfe der Neunerregel (Tab. 4-1) abschätzen. Bereits wenige Minuten nach der Verbrennung tritt eine Steigerung der Kapillarpermeabilität auf, die in den folgenden Stunden und Tagen weiter zunimmt. Ursache ist eine Freisetzung von vasoaktiven Substanzen aus dem verbrannten Gewebe, aus eingewanderten Leukozyten und Makrophagen sowie während der ersten Stunden aus dem angrenzenden erhaltenen Gewebe. Es kommt zu einem ausgeprägten Gewebsödem mit einer Exsudation aus den Wundflächen. Dabei können bis zu 50% der Serumproteine verloren gehen mit einem entsprechenden Absinken des kolloidosmotischen Drucks.

Sobald der Kreislauf stabilisiert ist, kommt es bei ausgedehnten Verbrennungen zu einer hochgradigen Stoffwechselsteigerung (Verdopplung, wenn 50% der Körperoberfläche verbrannt sind). Die betroffene Hautfläche verliert ihre Isolationsfähigkeit und weist eine gleich hohe Verdunstung auf wie eine Wasseroberfläche, sodass eine erhebliche Steigerung der Wärmeproduktion erforderlich ist. Die metabolische Wärmeproduktion geht mit dem Ausmaß der Verbrennung parallel, übersteigt den Wärmeverlust aber erheblich. Die Stoffwechselsteigerung führt zu einem vermehrten Abbau von Proteinen und Fetten mit Reduktion des Muskeleiweißes und des Depotfettgewebes, Gewichtsverlust (bis zu 50%) und Erschöpfung der Energiereserven sowie zu einer Erhöhung der Kerntemperatur um 1 bis 2 °C. Folgen sind eine Störung der Wundheilung sowie eine Herabsetzung der unspezifischen und spezifischen Abwehr mit einer erhöhten Infektanfälligkeit. Am Ende der ersten Woche kommt es zu einer Thrombosierung zahlreicher peripherer Gefäße und zur Hämolyse.

4.2.2 Veränderungen durch Kälteeinwirkung

4.2.2.1 Unterkühlung (allgemeine Kälteeinwirkung). Eine Unterkühlung, d. h. ein Absinken der Körperkerntemperatur auf unter 35 °C, löst zunächst eine starke Stoffwechselsteigerung aus. Bei längerdauernder, nicht zu intensiver Abkühlung kann es zum Erschöpfungstod kommen. Bei Absinken der Kerntemperatur unter 30 °C hört die thermoregulatorische Gegenwehr auf, das Bewusstsein schwindet. Bei einer Erniedrigung der Kerntemperatur unter 27 °C tritt der klinische Tod mit Herzstillstand ein. Da infolge der Unterkühlung nur eine *Vita minima* besteht, ist die Zeit der Reanimierbarkeit relativ lang.

> Ein **Kältetod** darf daher erst nach erfolglosem Wiederaufwärmen auf normale Körpertemperatur diagnostiziert werden.

4.2.2.2 Erfrierung (lokale Kälteeinwirkung). Ein lokaler Temperaturabfall löst zunächst reflektorisch eine vorübergehende Hyperämie infolge Weitstellung der terminalen Strombahn aus, später eine Minderdurchblutung infolge Drosselung des arteriellen Zuflusses. Minderdurchblutung und Herabsetzung der Gewebstemperatur führen zu einer Endothelschädigung mit Austritt von Blutflüssigkeit in das Gewebe, Zusammenballung der korpuskulären Blutbestandteile (sludge), zunehmender Verlangsamung des Blutstroms (Stase) und schließlich zu venösen und arteriellen Thrombosen.

Erfrierungen entwickeln sich besonders häufig an den Akren (Abb. 4-12). Während der Kälteeinwirkung erscheint das erfrorene Glied blaß und taub. Der eigentliche Kälteschaden manifestiert sich aber erst nach Wiedererwärmung des Gewebes. Unter Berücksichtigung der Intensität der Schädigung werden drei Erfrierungsgrade unterschieden:

● **Erfrierungen 1. Grades** (*Congelatio erythematosa*) sind durch eine Kapillardilatation mit verstärkter Durchblutung und eine ödematöse Gewebsschwellung gekennzeichnet.

● **Erfrierungen 2. Grades** (*Congelatio bullosa*) zeigen zusätzlich eine Blasenbildung der Haut.

● **Erfrierungen 3. Grades** (*Frostgangrän = Congelatio gangraenosa*) weisen eine Nekrose des Koriums und evtl. der tieferen Gewebsschichten auf. Nach einer vorübergehenden Kälteschädigung kann es zu einer Intimafibrose in Venen und Arterien kommen, welche die Lichtung einengt und zu bleibenden Durchblutungsstörungen führt (Endangiitis obliterans).

4.2.3 Veränderungen durch Einwirkungen von Strahlen

Prinzipien der Strahlenschädigung. Die gewebeschädigende Wirkung elektromagnetischer Strahlung auf das Gewebe hängt von ihrer Quantenenergie (eV) ab, die um so höher ist, je kurzwelliger die Strahlung ist. Strahlen mit einer Quantenenergie unter 34 eV wirken nur wärmeerzeugend. Bei einer höheren Quantenenergie lösen sie bei einem Aufprall auf ein ungeladenes Atom Elektronen aus der Hülle und wirken so ionisierend. Je energiereicher die Strahlung, desto stärkergradig ist die Ionisierung. 30% des Strahlenschadens entstehen durch Ionisation von organischen Zellmolekülen, 70% infolge Radiolyse des Wassers mit Bildung von Hydroxyl- und Wasserstoffionen sowie solvatisierten Elektronen, die sich zu reaktiven Molekülen (H_2O_2) zusammenlagern oder direkt mit Zellbestandteilen reagieren. Eiweiße sind sehr strahlenresistent, am empfindlichsten ist die Disulfidbindung. Wesentlich höher ist die Strahlensensibilität der Nukleinsäuren. Wasser und Sauerstoff im Gewebe verstärken die Strahlenempfindlichkeit.

4.2.3.1 Mikrowellen – Infrarotstrahlen.
Mikrowellen und Infrarotstrahlen erzeugen lediglich Wärme und führen bei Überschreitung der Toleranzgrenze zu einer lokalen Hyperthermie mit Proteinkoagulation. Bei einer chronischen Infrarotstrahlenüberlastung (Hochofenarbeiter, Glasbläser) kommt es zu einer lamellären Abschilferung der vorderen Linsenkapsel mit Linsentrübung (*Feuerstar*).

4.2.3.2 Licht- und Ultraviolettstrahlen

● **Sichtbares Licht** ruft bei hoher Strahlungsintensität Hitzeschädigungen (z. B. Laser) hervor.

● **Langwelliges UV-Licht** induziert eine verstärkte Melaninbildung, kann aber auch eine phototoxische Lichtdermatose hervorrufen, wenn eine Photosensibilisierung besteht. Diese manifestiert sich meist unter dem Bild eines Sonnenbrands. Photosensibilisatoren sind körperfremde Substanzen (Trypaflavin, Eosin, Teere) oder körpereigene Substanzen (Porphyrine). Wesentlich seltener ist die photoallergische Lichtdermatose. Dabei werden die Photosensibilisatoren durch das ultraviolette Licht aktiviert, verbinden sich als Hapten mit körpereigenem Eiweiß und induzieren eine allergische Reaktion vom Spättyp (allergisches Ekzem).

● **Kurzwelliges UV-Licht** (Wellenlänge unter 320 nm) wirkt ionisierend und setzt Mediatoren (Histamin, Kinine und Serotonin) frei, die eine akute Entzündung mit Rötung und Schwellung bis zur Blasenbildung zur Folge haben (phototraumatische Lichtdermatose = Erythema solare). Es kann auch zu DNS-Schäden kommen, die bei Versagen oder Überforderung der DNS-Reparaturmechanismen zu Apoptosen oder Mutationen der proliferationsfähigen Epidermiszellen und bei langdauernder Einwirkung zur Atrophie sowie zur malignen Entartung führen können. Besonders gefährdet sind Menschen mit geringem natürlichen Lichtschutz in Ländern mit starker Sonneneinstrahlung (z. B. die weiße Bevölkerung [Rothaarige] in Australien).

4.2.3.3 Ionisierende Strahlen.
Für die biologische Wirkung der ionisierenden Strahlen sind die Größe der übertragenen Energie und die Dichte der dabei primär oder sekundär entstehenden Ionen entscheidend. Strahlen mit einer hohen linearen Energieübertragung gehen mit schwereren Zell- und Gewebsschäden als die energieärmeren Röntgen- und Gammastrahlen einher. Sie schädigen die Zellen weitgehend unabhängig vom Teilungszyklus und vom Sauerstoffgehalt des Gewebes. Gamma- und Röntgenstrahlen wirken dagegen vorwiegend in der

Mitose- und der G2-Phase, während die späte S-Phase relativ strahlenresistent ist.

Bei der Strahlenschädigung werden stochastische (zufallsbedingte) und nichtstochastische Effekte unterschieden. Beide sind dosisabhängig, für die stochastischen Effekte gilt aber kein Schwellenwert.

● **Stochastische Effekte** sind die Mutationsauslösung, die Krebsinduktion und die embryonale Strahlenschädigung. Eine Strahlenexposition des Embryos während der kritischen Phase (8.–15. Woche) geht (mit einer Häufigkeit von 0,4 % pro Gy) selbst bei niedrigsten Dosen mit schwersten Schäden einher.

● **Nichtstochastische Schäden** sind der akute und der chronische Strahlenschaden, die Strahlensyndrome und der Strahlentod. Das Ausmaß eines Strahlenschadens wird von der Strahlendosis und der Zahl der teilungsfähigen Zellen (*Strahlensensibilität*) bestimmt. Die höchste Strahlensensibilität weisen die vegetativ intermitotischen Zellen (hämatopoetische Stammzellen, Spermatogonien, Kryptenepithelien des Dünndarms, Stratum basale der Epidermis) auf. Mit einer mittelgradigen Strahlensensibilität folgen die differenzierteren intermitotischen Zellen (Zwischenstufen der Hämatopoese und Spermiogenese) sowie die pluripotenten Bindegewebszellen (undifferenzierte Mesenchymzellen, Fibroblasten, Endothelzellen). Eine höhere Strahlenresistenz besitzen die reversibel postmitotischen Zellen (exokrine und endokrine Drüsen) und besonders die fixierten postmitotischen Zellen (Ganglienzellen, Herzmuskulatur, Skelettmuskulatur).

Strahlendosen. Dosen zwischen 1 Gy und 20 Gy verursachen keine Änderung der Zellfunktion, der latente Schaden wird bei ausdifferenzierten Zellen nicht manifest. Bei reproduktiven Zellen führt der strahlenbedingte DNS-Schaden jedoch zu Mitosestörungen. Bereits Dosen von 1 bis 2 Gy rufen eine Mitoseverzögerung hervor, die bei einer Dosis von 10 bis 15 Gy einen ganzen Zellzyklus beträgt. Derartige Dosen von 10 bis 15 Gy verursachen Zelluntergänge in der Mitose (reproduktiver Zelltod). Höhere Strahlendosen führen auch zum Interphase-Zelltod.

Die **Art der Strahlenschädigung** hängt davon ab, ob es sich um ein hierarchisches oder um ein flexibles Gewebe handelt. Beim hierarchischen Gewebe hängt die Manifestation des Zellschadens von der Transitzeit der Zelle durch die drei Kompartimente und von der funktionellen Reservekapazität der Stammzellen ab. Sobald die Strahlendosis ausreicht, um alle teilungsfähigen Zellen zu zerstören, wird der Strahlenschaden durch eine Erhöhung der Dosis nicht mehr verstärkt. Bei den flexiblen Geweben induziert ein strahlenbedingter reproduktiver und intermitotischer Zelltod vermehrt Mitosen, die jedoch aufgrund der radiogenen DNS-Schädigungen gestört sind und im Zelltod münden. Bei den flexiblen Geweben sind die Strahlenschäden um so ausgeprägter, je höher die Strahlendosis ist. Der Strahlenschaden manifestiert sich entsprechend der Proliferationscharakteristika der Gewebe nach Stunden (Dünndarmschleimhaut), Tagen (Epidermis), Wochen (Knochenmark) oder Monaten (Lunge, Niere). Frühe Strahlenschäden sieht man bevorzugt an den hierarchischen, Strahlenspätschäden an flexiblen Geweben.

Ein weiterer Mechanismus, der für die Strahlenspätschäden verantwortlich ist, ist die **Strahlenvaskulopathie**. Ursache ist eine strahlenbedingte Veränderung des Endothels in Arterien, Venen und Kapillaren, sodass Blutplasma in die Gefäßwände und in das perikapilläre Gewebe eindringt und eine Neubildung kollagener Fasern auslöst. Diese führt zu einer Fibrose mit einer irreversiblen stenosierenden Intimaverdickung (Intimafibrose) an den kleinen Arterien und Venen mit Durchblutungsstörungen (Abb. 4-15, 4-16).

Lokale Strahlenschädigung

● Am **Knochenmark** führt eine Dosis von 8 bis 10 Gy zu einer irreversiblen Zerstörung der reproduktiven Zellen der Blutbildung mit nachfolgender Markfibrose. Am empfindlichsten ist die Granulopoese. Beim lymphatischen Gewebe sind auch die ausgereiften Zellen hochgradig strahlensensibel, sodass bereits geringe Strahlendosen zu einer irreversiblen Zerstörung des lymphatischen Gewebes führen.

● Der akute Strahlenschaden des **Magen-Darm-Kanals** ist durch Erosionen und Ulzerationen gekennzeichnet, die sich bevorzugt im Dünndarm infolge ungenügender Neubildung von Zottenepithelien entwickeln. Der chronische Strahlenschaden ist auf die Vaskulopathie zurückzuführen, die zu einer Atrophie und einer erhöhten Lädierbarkeit der Schleimhaut mit Ausbildung schlecht heilender Ulzera sowie nachfolgender Vernarbung, Stenosierung und Fistelbildung führt.

● An der **Haut** manifestiert sich der akute Strahlenschaden unter dem Bild einer Entzündung (*Radio-*

dermatitis), da es zur Freisetzung von Mediatoren aus Mastzellen kommt. Ein Integritätsverlust tritt erst bei einer Strahlendosis von 20 bis 30 Gy auf, welche die Zahl der Basalzellen auf unter 0,01% der gesamten Epidermispopulation senkt. Hautanhangsgebilde werden bereits durch niedrige Strahlendosen zerstört. Strahlenspätschäden sind meist Folgen der angiomesenchymalen Reaktion: Fibrosierung des Koriums, Strahlenulkus, Atrophie und Pigmentverschiebungen der Epidermis (Abb. 4-13, 4-14).

● An den **Ovarien** haben 5 Gy eine Zerstörung der Keimzellen (Röntgenkastration) zur Folge. Dabei gehen die Sekundärfollikel früher zugrunde als die Primordialfollikel. Im Hoden kommt es erst bei höheren Dosen zu einer Zerstörung der Spermatogonien mit Hodenatrophie und Tubulussklerose.

● An der **Lunge** sieht man 1 Woche nach Bestrahlung mit 15 Gy ein interstitielles Ödem. In der Folgezeit entwickeln sich ein zunehmendes intraalveoläres Ödem und eine vorwiegend rundzellige Infiltration des Interstitiums, eine herdförmige Proliferation von Pneumozyten Typ II sowie hyaline Membranen in den Alveolargängen (Strahlenpneumonitis). Spätfolge ist eine Lungenfibrose.

● Am **Zentralnervensystem** (ZNS) führen Strahlendosen von 100 Gy und mehr zu Blutungen und zu einer akuten Strahlennekrose der weißen und der grauen Substanz. Bei den Strahlenspätschäden unterscheidet man eine frühe (Latenzzeit: einige Monate bis 2 Jahre) und eine späte Form (Latenzzeit 2–8 Jahre). Die frühen Spätschäden sind wahrscheinlich Folge einer Strahlenschädigung der Oligodendrogliazellen und durch Entmarkungen sowie durch eine starke Proliferation der Mikroglia gekennzeichnet. Die späten Spätschäden sind Ausdruck einer Strahlenvaskulopathie der mittleren und kleinen Gefäße sowie Kapillaren und durch multifokale Nekrosen (meist im Mark, seltener in der Rinde) gekennzeichnet.

● An der **Niere** führt eine Bestrahlung (15 Gy) zu Tubulusatrophie, Arteriolo- und Glomerulosklerose sowie in einem Teil der Fälle zur renalen Hypertonie und Niereninsuffizienz.

● Am **wachsenden Knochen** verursacht eine Strahlenbelastung von 6 Gy einen Mitosestopp der Chondroblasten, Zellnekrosen und einen temporären Wachstumsstillstand. Am **ausgereiften Knochen** treten erst bei höheren Dosen Schäden auf, am häufigsten als Osteoradionekrose.

Allgemeine Strahlenschädigung (*Strahlensyndrome*). Bei einer Bestrahlung des ganzen Körpers mit tiefreichenden ionisierenden Strahlen, wie sie nach Atombombenexplosionen und nach Kernreaktor-Unfällen gesehen wurde, sind die auftretenden Schäden dosisabhängig. Nach Dosen von 20 bis 100 Gy entwickelt sich das zentralnervöse Syndrom, das innerhalb von 1 bis 2 Tagen zum Tode führt. Ursache ist ein generalisierter Kapillarschaden mit gesteigerter Kapillarpermeabilität, der sich innerhalb weniger Stunden ausbildet. Folge ist ein massiver Flüssigkeitsverlust in das Interstitium mit hypovolämischem Schock und massivem Hirnödem, das für die klinische Symptomatik (Übelkeit, Erbrechen, neurologische Symptome) und für den Tod verantwortlich ist.

– **Gastrointestinales Strahlensyndrom.** Nach einer Dosis von 6 bis 15 Gy ist die Schädigung der rasch proliferierenden Zellen mit der kürzesten Transitzeit (Dünndarmepithelien) für den weiteren Verlauf entscheidend. Infolge der Zerstörung der Proliferationszone in den Lieberkühn-Krypten ist ein Ersatz der an den Zottenspitzen physiologisch abgestoßenen Epithelien nicht mehr möglich. Innerhalb von 3 bis 5 Tagen entwickeln sich Epitheldefekte, über die es zu einem massiven Flüssigkeitsverlust in den Darm mit hämorrhagischen Diarrhöen, Dehydratation und Elektrolytverlust sowie Intoxikation kommt. Ohne Therapie verläuft dieses Syndrom immer tödlich.

– **Knochenmarksyndrom.** Eine Strahlenschädigung der Hämatopoese sieht man bei Dosen von 1 bis 5 Gy, die zu einer reversiblen Knochenmarkinsuffizienz führt. Die Zellen des blutbildenden Systems sind zwar strahlensensibler als die Dünndarmepithelien, haben aber eine längere Transitzeit, sodass Ausfallserscheinungen erst später manifest werden. Nach 10 Tagen kommt es zu einem Abfall der Granulozyten, der nach 3 bis 4 Wochen sein Maximum erreicht. Die Agranulozytose führt zu einem Zusammenbruch der unspezifischen Abwehr mit einer hochgradigen Infektanfälligkeit. Ferner ist das T-Zell-System (zellständige Immunabwehr) extrem geschwächt. Bei schwereren Verlaufsformen kommt es auch zu einer schweren Thrombopenie mit hämorrhagischer Diathese. Die Überlebensrate beträgt bei entsprechender Therapie bis zu 50%.

4.2.3.4 Induktion maligner Tumoren. Wie jede mutagene Beeinflussung der Zelle können auch energiereiche Strahlen die Zelle krebsig umwandeln. Dabei können bei einer chronischen Strahlenbelastung allein aufgrund der mutagenen Wirkung der Strahlen in einer einzigen Zellstammlinie die für die krebsige Umwandlung erforderlichen 3 bis 6 Mutationen von Protoonkogenen und Tumorsuppressorgenen stattfinden. Strahlenbedingte Hautkarzinome wurden erstmals in der Frühzeit der Röntgenologie bei Strahlenärzten festgestellt, später auch bei Patienten als Folge einer vorausgegangenen Strahlentherapie gutartiger Hautveränderungen, wie Akne, Dermatitis oder Lupus vulgaris. Schilddrüsenkarzinome wurden bei 1,6% der Patienten nach Bestrahlung der Halsregion mit 3,5 bis 5 Gy (z. B. bei Kindern wegen Lymphknotentuberkulose) gesehen. Leukämien (besonders myeloische Leukämien) sind durch ionisierende Strahlen induziert worden: So kam es 4 Jahre nach der Atombombenexplosion in Hiroshima zu einer deutlichen Zunahme der chronischen myeloischen Leukämien, die 8 Jahre anhielt. Knochensarkome können – allerdings sehr selten – infolge einer externen Bestrahlung entstehen.

4.2.3.5 Strahlenschäden durch Inkorporation radioaktiver Substanzen. Werden verabreichte radioaktive Isotope nur in speziellen Zellen und Geweben gespeichert, so wirken sie wie eine Organbestrahlung. Bei einer gleichmäßigen Verteilung entspricht ihre Wirkung einer Ganzkörperbestrahlung. Bekanntestes Beispiel ist Thorotrast, das zwischen 1928 und 1955 zur Angiographie verwendet wurde. Dabei handelt es sich um kolloidales Thoriumdioxyd, einen Alphastrahler mit einer Halbwertszeit von $1,39 \times 10^{10}$ Jahren. Das Thorotrast wird im MPS gespeichert und reichert sich besonders in Milz und Leber an. Die Dauerbestrahlung führt zur Fibrose der Leber und zur Atrophie der Milz. Als Spätfolgen treten bösartige Tumoren auf, besonders in der Leber (Angiosarkome, Leberzellkarzinome). Radioaktive Substanzen können mit der Atmung in den Organismus gelangen und karzinogen wirken (Abb. 4-17, 4-18). In einigen Bergbaubetrieben (*Joachimsthal, Schneeberg*) sind gehäuft Lungenkarzinome als Folge der Inhalation von radiumhaltigen Stäuben und radioaktiven Gasen (Radon) beobachtet worden.

4.2.3.6 Strahlenwirkung auf bösartige Geschwülste. In gleicher Weise wie an den normalen Körpergeweben führen ionisierende Strahlen auch an Tumoren zu einer Zellschädigung. Dabei ist die Strahlenwirkung um so ausgeprägter, je höher der Anteil der proliferierenden Zellen ist. Gleichzeitig ist eine strahlenbedingte Vaskulopathie die Ursache

einer Verminderung der Blutversorgung im Tumorgewebe und führt somit zu hypoxischen Nekrosen.

4.2.4 Veränderungen durch elektrischen Strom

Schädigungen durch elektrischen Strom treten meist durch unmittelbaren Kontakt mit der Spannungsquelle auf; sie können durch Wärmeentwicklung sowie durch Reizeffekte auf erregbare Strukturen bedingt sein.

● Die **Wärmeentwicklung** hängt von der Stromdichte (Stromstärke pro Querschnitt) ab und steigt mit der Stromstärke. Die Stromstärke wird von der Spannung, von den Übergangswiderständen (Kleidung, Bodenbeschaffenheit) und vom Widerstand des Körpers bestimmt. Besonders hohe Stromdichten bestehen an der Ein- und Austrittsstelle des Stroms. Daher finden sich Verbrennungen als thermische Stromschäden am häufigsten an der Haut (Strommarken). Hitzebedingte Koagulationsnekrosen treten aber auch an den inneren Organen, besonders an der Skelettmuskulatur auf.

● Durch Strom **reizbare Strukturen** sind die Nerven und die Muskelfasern (glatte Muskulatur, Skelettmuskulatur, Herzmuskulatur). Stromstärken über 15 mA erzeugen eine Dauerkontraktion der durchflossenen Skelettmuskulatur, sodass die Hände einen umfassten Gegenstand nicht mehr loslassen können. Bei höheren Stromstärken kommt es zum Herzflimmern oder zum Herzstillstand.

4.3 Belebte Noxen

4.3.1 Viren

Unter Viren versteht man eine Gruppe von organischen Strukturen, die sich von anderen Mikroorganismen (Bakterien, Pilze, Protozoen) durch folgende Eigenschaften unterscheiden:

– Es handelt sich um sehr kleine Erreger, die in der Regel nur elektronenmikroskopisch darstellbar sind.
– Das Genom der Viren besteht aus ein- oder doppelsträngig angeordneten Nukleinsäuren, und zwar entweder aus DNA oder aus RNA.
– Die Viren besitzen keinen eigenen Stoffwechsel, sondern sind auf lebende Zellen angewiesen, welche die benötigten Baustoffe, Enzyme und die Energie zur Virusvermehrung liefern. Diese Zellleistung wird durch genetische Informationen des Virus induziert und gesteuert.

Viren kommen in allen Lebewesen (Pflanzen, Bakterien, Pilzen, Protozoen, Tieren und Menschen) vor.

Das **Virusgenom** wird bei extrazellulären Viren von einer Eiweißhülle, dem Kapsid, umgeben, welches die antigenen Eigenschaften des Virus bestimmt und auch bei der Anheftung des Virus an die Rezeptoren einer empfänglichen Zelle beteiligt ist. Einige Viren besitzen zusätzlich eine Außenhülle, die Hämagglutinine sowie Enzyme enthalten kann.

Eine **Virusübertragung** kann auf direktem Wege (aerogen, fäkal-oral), durch direkten Kontakt oder über kontaminierte Gegenstände stattfinden. Sie kann auch über zwischengeschaltete Vektoren (z. B. Arthropoden) oder transplazentar über die infizierte Mutter auf den Feten erfolgen. Zu den wichtigsten Eintrittspforten zählen die Haut sowie die Schleimhäute des Respirations- und des Gastrointestinaltrakts. Die aufgenommenen Viren können sich im Bereich der Eintrittsstelle vermehren oder erst nach Ausbreitung in Zielzellen kommen. Die **Virusvermehrung** (und die so hervorgerufenen Symptome) bleiben lokalisiert oder manifestieren sich als generalisierte Infektionskrankheiten. Die aus der infizierten Zelle freigesetzten Viren können den Organismus aerogen (Tröpfchen), mit den Fäzes oder mit anderen Körperflüssigkeiten (Harn, Speichel, Tränenflüssigkeit, Genitalsekrete) verlassen und somit eine **Ansteckungsquelle** darstellen. Für viele humanpathogenen Viren ist der infizierte Mensch das Virusreservoir.

Als **Folge einer Virusinfektion** können folgende Zellveränderungen vorkommen:
- **Latente Virusinfektion:** Das Virusgenom wird in die Zelle eingebaut ohne Replikation oder Zellschaden. Dadurch ist das Virus der immunologischen Abwehr nicht zugänglich. Die Reaktivierung wird durch äußere Reize ausgelöst und geht mit Virusreplikation und Zelltod einher.
- **Nichtzytozide Virusinfektionen:** Die Virusreplikation führt zu keinem Zellschaden. Neugebildete Viren werden durch Exozytose freigesetzt. Dabei kann es zu Zellantigenitätsveränderungen kommen, die später zu einer wirtsimmunologisch bedingten Zellzerstörung führen.

Typisches Beispiel einer virusbedingten Zellreaktion ist die B-Hepatitis. Das Hepatitis-B-Virus (HBV) besteht aus einem Nukleokapsid (*Core*) und einer lipidhaltigen Hülle, die das Hepatitis-B-Surface-Antigen (HBsAg) enthält. Bei einer Infektion wird es in den Leberzellen im Überschuss gebildet und lässt sich im Blut nachweisen. Das HBV und seine Antigene sind für die Leberzellen funktionell und morphologisch apathogen. Bei der Replikation werden jedoch Virusantigene in die Zellmembran eingelagert, welche ihre Antigeneigenschaften ändert und das B- und T-Zell-System stimuliert. Die T-Zellen zerstören die infizierten Leberzellen; die Antikörper neutralisieren freigesetzte Viren, die vom MPS phagozytiert und vernichtet werden. Bei ausreichender Immunreaktion wird das Virus völlig vernichtet; die Entzündung heilt aus (*Eliminationstyp*). Bei unvollständiger Vernichtung erfolgt ein Übergang in eine chronische Entzündung: So finden sich bei der chronisch persistierenden B-Hepatitis in etwa der Hälfte der Fälle, bei der chronisch aggressiven B-Hepatitis in etwa 70% »Milchglaszellen«, also Hepatozyten, die HBsAg im Überschuss speichern.

Zytozide Infektion. Die Virusinfektion und -replikation führt zu einem Zellschaden, der bis zum Zelltod reichen kann. Typische Beispiele derartiger unmittelbar viral bedingter Zellnekrosen sind Herpes-simplex-, Varicella-Zoster-, Influenzainfektion (Grippe) und die Poliomyelitis anterior. Ob das AIDS-Virus (HIV = Human Immune Deficiency Virus) unmittelbar auf die Zielzelle (T-Helferzelle) wirkt oder aber die antigenen Eigenschaften dieser Zelle verändert, ist noch offen.

Bei den **Slow-Virus-Infektionen** beträgt der Zeitraum zwischen Infektion und Manifestation der Zellschädigung mehrere Jahre. Diese Erkrankungen weisen folgende gemeinsame Eigenschaften auf:
- sie werden durch eine noch unbekannte Noxe übertragen,
- die Inkubationszeit kann Jahre betragen,
- betroffen ist vorwiegend das ZNS,
- der Verlauf ist progredient,
- pathologisch-anatomisch fehlt das entzündliche Substrat.

Mit der Entdeckung der **Prionen** ist der Begriff der »Slow-Virus-Infektionskrankheiten« durch die Bezeichnung **»übertragbare spongiforme Enzephalopathien«** (TEs: Transmissible Encephalopathies) ersetzt worden. In diesen Formenkreis gehören beim Menschen die Creutzfeldt-Jakob-Krankheit (Abb. 4-27), die Kuru-Krankheit (Fore-Stamm in Neuguinea), das Gerstmann-Sträusler-

Syndrom, die Alpers-Krankheit und die fatale familiäre Insomnie (FFI). Bei Tieren sind die Scrapie-Krankheit beim Schaf und die bovine spongiforme Enzephalopathie (BSE) zu nennen. Von besonderem Interesse ist die in jüngster Zeit beschriebene Sonderform der Creutzfeldt-Jakob-Krankheit bei Jugendlichen. Sie ist gekennzeichnet durch das Auftreten von Amyloidplaques, die den Verdacht der Übertragbarkeit von BSE auf den Menschen nahe legen.

Viren können bestimmte **Zellsynthesen**, von denen sie selber nicht abhängig sind, stören oder abschalten (z. B. die Translation und die Transkription [Shut-off-Phänomen]) und mit entsprechenden strukturellen Zellveränderungen (Zytoplasmavakuolisierung, Ausbildung von Einschlusskörpern oder Riesenzellen) einhergehen.

Viruseinschlüsse. Zytoplasmavakuolisierungen sind charakteristisch für Herpes-simplex- und Herpes-zoster-Infektionen. Einschlusskörper können im Kern und/oder im Zytoplasma vorkommen (Abb. 4-19, 4-20). Sie entsprechen in ihrer Größe einem Erythrozyten und sind durch einen hellen Hof vom Zytoplasma bzw. Kern abgegrenzt. Zytoplasmatische Einschlusskörper sind typisch für das Molluscum contagiosum (Epithelioma contagiosum, Dellwarze), dessen Erreger ein gering kontagiöses Quadervirus aus der Pockengruppe ist, und für das Hepatitis-B-Virus (Abb. 4-21, 4-22). Kerneinschlusskörper sind charakteristisch für die Zytomegalie (Abb. 4-23, 4-24: »Eulenaugenzellen«) und finden sich bevorzugt in Gangepithelien sowie (bei intrauteriner Infektion) in den Ependym- und Mikrogliazellen des ZNS.

Onkogene Zelltransformation. Onkogene in einem Virus wandeln normale Zellen in eine Tumorzelle um. So werden durch das humane Papilloma-Virus (HPV), zu dem über 40 verschiedene Typen gehören, gutartige kutane Papillome induziert: Verruca vulgaris (Abb. 4-20) plana et plantaris, Condylomata acuminata (Abb. 4-25, 4-26: Feig- oder Feuchtwarzen) und juvenile Larynxpapillome. HPV spielt auch eine Rolle bei der Entstehung des Zervixkarzinoms. Das Epstein-Barr-Virus (EBV) bzw. EBV-spezifische Sequenzen werden beim Menschen für die Entstehung des Burkitt-Lymphoms und des nasopharyngealen Karzinoms verantwortlich gemacht (Abb. 4-28).

Virusbedingte Riesenzellen finden sich bei der Masernerkrankung (Abb. 4-29, 4-30: Warthin-Fin-keldey-Riesenzellen): sie entstehen – bevorzugt in Tonsillen und Appendix – durch Fusion von T-Lymphozyten und enthalten bis zu 100 traubenförmig angeordnete Kerne.

Auslösung von Chromosomenaberrationen. Bestimmte Viren können Missbildungen über Chromosomenbrüche verursachen. Typisches Beispiel ist die pränatale Rötelninfektion (Embryopathia rubeolosa). Sie führt zu Missbildungen, Spontanabort oder Totgeburt. Zu den wichtigsten Entwicklungsstörungen zählen Innenohrtaubheit sowie Augen- und Herzgefäßmißbildungen. Die Missbildungsquote beträgt im ersten Schwangerschaftsmonat 80%, im 3. Monat 15%, später 5%.

4.3.2 Bakterien und Chlamydien

Bakterien gehören als Prokaryonten zur Gruppe der Protisten und sind in der Natur weit verbreitet. Der Grad der Pathogenität (Virulenz) hängt von einer Reihe von Faktoren ab. Zum Eindringen in den Organismus – über die Haut oder Schleimhaut – ist eine spezifische Adhäsion an Epithelzellen erforderlich. Bei der **Invasion** spielen zell- und gewebeschädigende Exoenzyme eine Rolle. Eine **Vermehrung** der Erreger im Organismus ist nur möglich, wenn diese an das im Wirtsorganismus herrschende Milieu optimal angepaßt sind. Bei der Ausbreitung der Erreger sind Exoenzyme der Bakterien wirksam (Hyaluronidase, Kollagenase und andere Proteasen).

Fakultativ pathogene Erreger (Opportunisten) sind Keime mit geringer Pathogenität, die nur bei einer Abwehrschwäche des Wirts zu einer Infektion führen.

Für die **Zell- und Gewebeschädigung** sind die Toxine und Enzyme der Bakterien verantwortlich. Gleichzeitig führen aber auch die im Rahmen der entzündlichen Reaktion freigesetzten Mediatoren und Kinine zu Schädigungen, die bis zur Nekrose reichen.

Nur bei wenigen Infektionskrankheiten beruht die Pathogenese allein auf **bakteriellen Exotoxinen**, z. B. Tetanus, Gasbrand, Diphtherie, Cholera und Keuchhusten.
– Der Erreger (Clostridium tetani) des **Tetanus** (Wundstarrkrampf) dringt nach einer Verletzung ins Gewebe, vermehrt sich bei anaeroben Bedingungen und produziert das Neurotoxin Tetanospasmin, das die Hemmung der motorischen Neurone blockiert. Als Folge setzt eine erhöhte

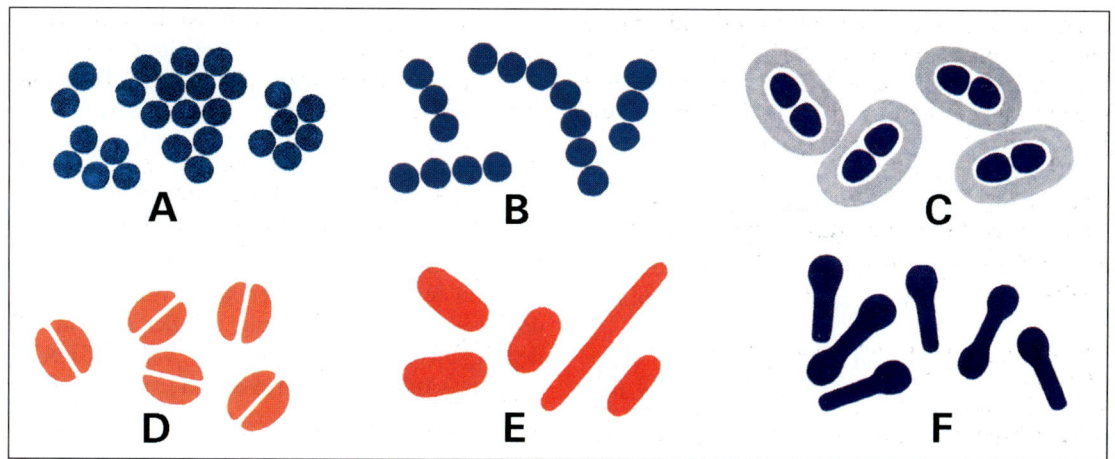

Abb. 4-2. **Bakterien.** **A:** Traubenförmig angeordnete, grampositive Staphylokokken. **B:** Kettenförmige, grampositive Streptokokken. **C:** *Diplococcus pneumoniae* mit Kapsel. **D:** Gramnegative Diplokokken. **E:** Stäbchenförmige, gramnegative Bakterien. **F:** Clostridien mit kolbenförmigem Pol.

muskuläre Reizbarkeit ein, die zu klonischen und tonischen Krämpfen führt.

– Das **Botulinustoxin** blockiert die Freisetzung des Neurotransmitters Acetylcholin aus der präsynaptischen Nervenendigung in den synaptischen Spalt der motorischen Endplatte und der Synapsen der cholinergen vegetativen Nervenfasern. Es resultieren schlaffe Lähmung, Mydriasis, Pupillenstarre, Versiegen der Speichelsekretion, Darm- und Blasenlähmungen.

– Bei der **Gasbrandinfektion** (*C. perfringens, C. novyi, C. septicum* und/oder *C. histolyticum*) führen toxisch wirkende Proteasen zu ausgedehnten Gewebszerstörungen (Abb. 4-31).

– Bei der **Diphtherie** blockiert das von den Erregern *(Corynebacterium diphtheriae)* gebildete Exotoxin die intrazelluläre Proteinsynthese und führt lokal (Tonsillen und Rachenschleimhaut) zu einem schweren Kapillarschaden mit Ödem und Fibrinexsudation. Systemisch sind vorwiegend Nieren, Myokard sowie motorische Neuronen der Kopfnerven betroffen.

– **Cholera:** Das von *Vibrio cholerae* gebildete Exotoxin aktiviert die Adenylatzyklase mit verstärkter Flüssigkeitssekretion der Dünndarmschleimhaut und profusen voluminösen wässrigen Durchfällen (Stuhlvolumen bis zu 25 Liter/Tag).

– Bei **Keuchhusten** besiedelt der Erreger *(Bordetella pertussis* und *B. parapertussis)* das respiratorische Flimmerepithel und bildet ein Exotoxin,

das eine Lymphozytose und eine erhöhte Histaminempfindlichkeit verursacht.

Bei der **Lyme-Borreliose** wird der Erreger *(Borrelia burgdorferi)* durch Tiere (Arthropoden) übertragen; daher spricht man von einer Zoonose. Die Erkrankung beginnt mit dem Erythema chronicum migrans (Abb. 4-32), einer Hautrötung, die von der Eintrittsstelle ausgeht und sich über Wochen weiter ausbreitet. Später kommt es häufig zu rezidivierenden Arthritiden.

4.3.2.1 Eine Erregerübertragung *(Legionella pneumoniae)* durch Aerosole (Klimaanlagen) erfolgt bei der **Legionärskrankheit** *(Legionellose).* Sie verläuft unter dem Bild einer konfluierenden pseudolobulären Bronchopneumonie und geht mit einer Letalität von 20% einher.

4.3.2.2 Erreger, die überwiegend eitrige Entzündungen verursachen, werden als **pyogene Keime** bezeichnet. Diese Gruppe umfasst die Staphylo-, Strepto-, Meningo- und Gonokokken.

– Unter den **Staphylokokken** ist die Spezies *Staphylococcus aureus* der wichtigste Vertreter. **Staphylokokkenerkrankungen** können auf einer Erregerinvasion oder auf einer Resorption freigesetzter Enterotoxine beruhen. Unter der Bezeichnung Staphylococcal-Scalded-Skin Syndrome werden Erkrankungen zusammengefasst, für deren Pathogenese – neben der Invasivität der auf der Haut und den Schleimhäuten vorkommenden Staphylokokken – auch die Bildung epidermolytischer Toxine verantwortlich ist (Abb. 4-33). Im Rahmen einer Septikopyämie kann es zu einer Besiedelung und später zu einer Zerstörung von Herzklappen kommen (Abb. 4-34: Endocarditis ulcerosa).

– Unter den **Streptokokken** ist *Streptococcus pyogenes* besonders humanpathogen. Pneumokokken *(Streptococcus pneumoniae)* rufen insbesondere Pneumonien (Lobärpneumonie) und Bronchopneumonien sowie eitrige Meningitiden hervor.

– **Meningokokken** sind die Erreger der epidemischen Meningitis (Abb. 4-35), können aber auch eine Allgemeininfektion (Meningokokkensepsis) verursachen, die mit einem (meist tödlichen) Waterhouse-Friderichsen-Syndrom (petechiale Blutungen an Rumpf und Extremitäten sowie in verschiedenen inneren Organen, insbesondere in den Nebennieren) einhergehen kann.

– Die **Gonokokkeninfektion** (Gonorrhö) führt beim Mann zu einer eitrigen Urethritis, später zu Prostatitis und Epididymitis. Bei der Frau entwickeln sich zunächst eine Zervizitis, später eine Salpingitis (Pyosalpinx) und Peritonitis.

4.3.2.3 Salmonellen sind Erreger akuter Enteritiden und Gastroenteritiden sowie des Typhus abdominalis. Dabei handelt es sich um eine Allgemeininfektion mit bevorzugter Beteiligung des Dünndarms. Die Erkrankung manifestiert sich meist im terminalen Ileum und verläuft stadienhaft mit Schwellung (Abb. 4-36) und Nekrose des lymphatischen Gewebes, Geschwürsbildung und Abheilung.

4.3.2.4 Tuberkulose. Zu den wichtigsten humanpathogenen Mykobakterien zählt *M. tuberculosis*, der Erreger der Tuberkulose (Abb. 4-37), einer stadienhaft ablaufenden Infektionskrankheit, bei der eine Primär- und die Postprimärinfektionsperiode unterschieden werden. Die Infektion erfolgt in mehr als 90% aerogen mit einem Primärherd in der Lunge.

● **Primärinfektionstuberkulose.** In der präallergischen Phase reichern sich die Tuberkelbakterien vorwiegend am Ort der Primärinfektion und in den regionären Lymphknoten an. Dementsprechend kommt es an diesen Stellen – nach erfolgter Sensibilisierung des T-Zell-Systems – zur stärksten Ausprägung der exsudativen Reaktion, zur käsigen Nekrose. Mit zunehmender Immunisierung bildet sich dann ein Wall von Epitheloidzellen und Langhans-Riesenzellen um die Nekrosen, die zusammen den typischen Tuberkel bilden. Im weiteren Verlauf werden diese Herde in etwa 90% der Fälle narbig abgekapselt und verkalken. Primärherd (Primäraffekt) und der zugehörige Lymphknotenherd werden als Primärkomplex bezeichnet. Eine **hämatogene Ausbreitung der Tuberkulose** *(Frühgeneralisation)* erfolgt, wenn Tuberkelbakterien aus einer käsigen Nekrose über den Ductus thoracicus oder eine Lungenvene in den Blutkreislauf gelangen. Das Ausmaß der Veränderungen hängt von der Menge der ausgeschwemmten Keime und der Abwehrlage des Organismus ab. Die schwerste Verlaufsform ist die **Sepsis tuberculosa gravissima** *(Typhobazillose Landouzy, Landouzy-Sepsis)*, die bei massiven Störungen der Immunabwehr vorkommt und innerhalb weniger Wochen zum Tode führt. Bei einer etwas besseren Abwehrlage, aber immer noch schlechter Infektimmunität entwickelt sich das Bild der **Miliartuberkulose** (Abb. 4-38) mit dicht stehenden, hirsekorngroßen (milium, lat.= Hirse) epitheloidzelligen oder zentral verkästen Granulomen in allen Organen. Als häufigste **Folge der Frühgeneralisation** finden sich tuberkulöse Herde in den Lungenspitzen *(Simon-Spitzenherd)*, die in der Regel mit einer Verkalkung abheilen.

● Die **Postprimärinfektionstuberkulose** ist auf ein Organ beschränkt, kann sich aber auch hämatogen ausbreiten *(Spätgeneralisation)*. Bei der **Organtuberkulose** sind am häufigsten Lungen (60%), Nieren (30%) und Knochen (bevorzugt Wirbelsäule, kleine Hand- und Fussknochen) befallen. Die Auslösung einer Postprimärinfektionstuberkulose erfolgt durch Exazerbation (Reaktivierung eines abgeheilten, aber noch keimhaltigen Herdes), Superinfektion (erneute Infektion bei noch bestehender aktiver Tuberkulose oder noch bestehender relativer Infektionsimmunität = positive Tuberkulinreaktion) oder durch exogene Reinfektion (Neuinfektion nach vollständiger Ausheilung der Tuberkulose und Erlöschen der Infektimmunität = negative Tuberkulinreaktion).

4.3.2.5 Die **Lepra** (Erreger: *Mycobacterium leprae*, Hansen-Bazillus) (Abb. 4-39) manifestiert sich vorwiegend an Haut und Nerven sowie an Schleimhäuten (Mund, Larynx, Pharynx), MPS, Augen, Baucheingeweiden, Knochen und Hoden. Nach dem Verlauf werden eine lepromatöse Form mit anergischer Reaktionslage, massiver, vielfach knotiger Infiltration der Haut (Knotenlepra) (Abb. 4-40) und schlechter Prognose und eine tuberkuloide Form mit starker Gewebsreaktion, Nervenschädigungen und guter Prognose (Nervenlepra) sowie mehrere Zwischenformen unterschieden.

4.3.2.6 Die **Syphilis oder Lues** *(Treponema pallidum)* wird sexuell übertragen und weist einen stadienhaften Verlauf auf (Abb. 4-41).
- **Primärstadium** (4–6 Wochen): derbes indolentes Geschwür an der Inokulationsstelle (Primäraffekt) mit Anschwellung der regionären Lymphknoten.
- **Sekundärstadium** (Monate bis Jahre): Generalisierte geringe Lymphknotenschwellung (Mikropolyadenopathie), makulöse und papulosquamöse Hauteffloreszenzen, breite Kondylome und Enanthem (Plaque muqueuse).
- **Tertiärstadium** (Beginn nach Monaten oder Jahren) kommt als Spätsyphilis (Gumma [Hepar lobatum: Abb. 4-42], Mesaortitis luica, Neurolues), Metasyphilis (Tabes dorsalis, progressive Paralyse) vor.

Bei intrauteriner Übertragung kommt es zum Fruchttod oder zur **Lues connata**.

4.3.2.7 Die **Aktinomykose** *(Strahlenpilzkrankheit)* wird durch Aktinomyzeten (meist *A. israelii*) hervorgerufen. Aktinomyzeten sind grampositive Fadenbakterien (früher als Pilze eingestuft), die oft als verzweigtes Geflecht wachsen. Die Erreger bilden Drusen (Abb. 4-43) und werden von einer eitrig-abszedierenden und verfettenden Entzündung *(schaumzellreiches, entzündliches Infiltrat)* eingeschlossen. Nach der Lokalisation unterscheidet man zervikofaziale, thorakale (pleuropulmonale), abdominale (ileozökale Aktinomykose) und rein kutane Formen.

4.3.2.8 **Chlamydien** (Größe: 200–1000 nm) weisen einen speziellen, streng intrazellulären Vermehrungszyklus auf (Abb. 4-44). Von humanpathogener Bedeutung sind *C. trachomatis* und *C. psittaci*. Der Biotyp trachoma der *C. trachomatis* ist der Erreger des Trachoms. Diese Krankheit führt zur Bildung von Hornhautinfiltraten, die in Narben übergehen und so zur Erblindung führen. Der Biotyp Lymphogranuloma venereum der *C. trachomatis* ist die Ursache des Lymphogranuloma venereum, einer sexuell übertragenen Lymphknotenerkrankung. *Chlamydia psittaci* ist der Erreger der Ornithose *(Psittakose)*. Natürlicher Wirt sind verschiedene Vogelarten. Beim Menschen erfolgt die Infektion durch Inhalation chlamydienhaltigen Staubs (Vogelkot) und manifestiert sich als atypische Pneumonie.

4.3.2.9 Eine abnorme Reaktion des Organismus auf belebte Noxen liegt bei der **Whipple-Krankheit** (intestinale Lipodystrophie) vor. Die Ursache ist eine Infektion mit *Tropheryma whippelli* bei einem Defekt der zellulären Immunität und des makrophagozytären Systems (Störung der intrazellulären Bakteriendegradation). Hauptsächlich betroffen ist der Dünndarm (Klinik: Malabsorptionssyndrom infolge Störung des Chylustransportes). Histologisch findet sich eine dichte entzündliche Infiltration mit reichlich Makrophagen. Sie enthalten PAS-positive Einschlüsse, die elektronenmikroskopisch die »Whipple-Bakterien« darstellen.

4.3.3 Pilze

Pilze *(Eumyzeten)* sind pflanzenähnliche Organismen, die zwar ein Kernäquivalent, aber kein Chlorophyll besitzen und daher nicht zur Photosynthese befähigt sind. Sie benötigen kein Licht, sind aber auf organisches Material als Nahrung angewiesen. Man unterscheidet Makromyzeten (z. B. Speisepilze) und Mikromyzeten. Letztere sind in der Natur (Boden, Pflanzen, Holz, Lebensmittel und Textilien) weit verbreitet; sie werden bevorzugt durch Luft und Wasser verschleppt. Nur selten erfolgt eine direkte Übertragung von Mensch zur Mensch.

Pilzbedingte Erkrankungen manifestieren sich als Mykose, Myzetismus, Mykotoxikose, Mykoallergie oder Mykid. Mykosen sind Pilzinfektionen. Beim Myzetismus hängen die morphologischen Veränderungen von dem wirksamen Toxin ab. So kommt es bei der Knollenblätterpilzvergiftung zu ausgedehnten Lebernekrosen, während sich die Fliegenpilzvergiftung wie eine Atropinvergiftung in starken Erregungszuständen und ohne morphologische Veränderungen äußert. Mykotoxikosen entstehen durch Verunreinigung von Nahrungsmitteln mit meist thermoresistenten Toxinen verschiedener Pilzarten. Mykoallergien sind nicht selten Berufserkrankungen. Sie treten als typische allergische Krankheitsbilder auf, wie Dermatitis, Urtikaria, Ekzem, Rhinitis allergica, Asthma bronchiale. Mykide sind – als mykotisch bedingte IgD-Reaktionen – lichenoide, dyshydrotische, makulopapulöse, exsudative und polymorphe Hautveränderungen. Die Morphologie der wichtigsten pathogenen Pilze geht aus Abb. 4-3 hervor.

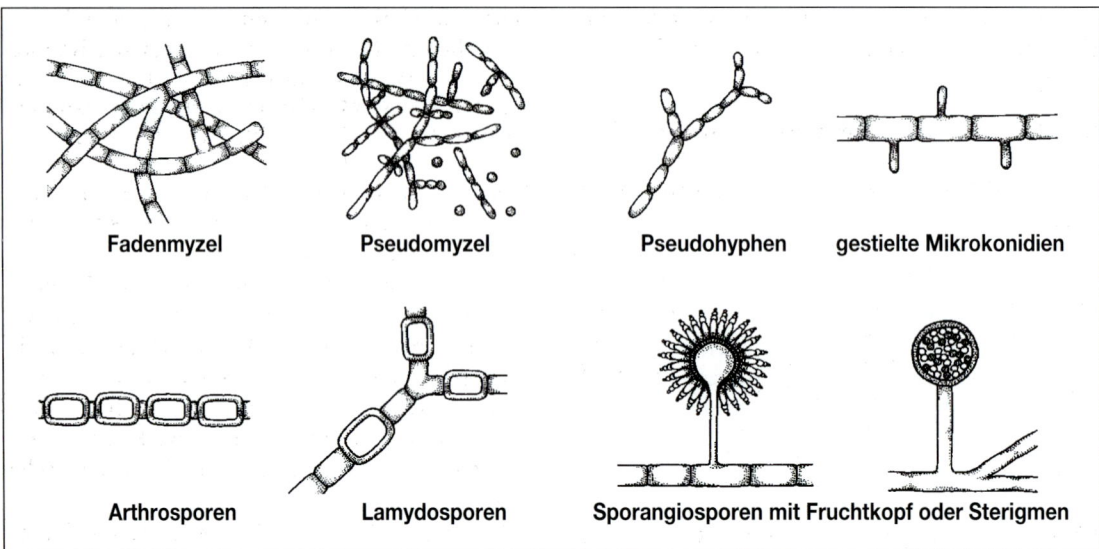

Fadenmyzel   Pseudomyzel   Pseudohyphen   gestielte Mikrokonidien

Arthrosporen   Lamydosporen   Sporangiosporen mit Fruchtkopf oder Sterigmen

Abb. 4-3. Schematische Darstellung verschiedener Pilzarten

Systematik der Mykosen
1. **Oberflächliche Mykosen**
   a) Epikutane Mykosen
   b) Kutane Mykosen (Dermatomykosen)

2. **Tiefe Mykosen**
   a) Subkutane und Schleimhautmykosen
   b) Organ- und Systemmykosen

Oberflächliche Mykosen finden sich im Bereich der Haut. Sie können epikutan lokalisiert sein oder als Dermatomykosen im Bereich der Epidermis bzw. der Haare und Nägel vorkommen. **Tiefe Mykosen** greifen über die Epidermis hinaus auf die tieferen Hautschichten (subkutane Mykosen) über. Eine Pilzbeteiligung innerer Organe (**Organmykosen**) kann aerogen über die Lungen oder im Rahmen einer **Generalisation** (Systemmykosen: z. B. bei Pilzsepsis oder Fungämie) erfolgen.

4.3.3.1 Unter **Tinea** versteht man Dermatophytosen, also oberflächliche Mykosen, bei denen das Pilzwachstum nicht auf tiefere Gewebsschichten übergreift, sondern auf die Epidermis bzw. die Haare und Nägel beschränkt bleibt (Abb. 4-46 oben).

4.3.3.2 Bei der **Kandidose** (häufigster Erreger: *Candida albicans*) handelt es sich um eine teils oberflächliche, teils tiefe Mykose mit möglicher hämatogener Streuung in alle Organe. Die verstärkte Besiedlung der Halbschleimhäute (Mundhöhle,

Ösophagus: Abb. 4-45, Genitale) und der Haut ist Folge einer geänderten Abwehrlage, die gelegentlich durch endokrine oder neoplastische Grundkrankheiten sowie durch Medikamente hervorgerufen wird. Eine Aussaat von Pilzzellen in innere Organe erfolgt praktisch nur bei Immunschwäche bzw. Immundefekten.

4.3.3.3 Die **Aspergillose** ist eine opportunistische Pilzerkrankung, die meist durch *Aspergillus fumigatus* (Abb. 4-46 unten) hervorgerufen wird, am häufigsten die Lunge befällt und in der Regel die Begleiterkrankung eines schweren Leidens (z. B. eines Tumors oder eines malignen Lymphoms) ist. Histologisch finden sich meist Nekroseherde mit einer umgebenden unspezifischen, entzündlichen Infiltration. Abzugrenzen sind **Aspergillome**, tumorartige Pilzmyzelwucherungen in Lungenkavernen (*kavitäre mykotische Pseudotumoren*).

4.3.3.4 Eine opportunistische Pilzinfektion ist die **Mukormykose**, die bevorzugt in der Nase oder in der Orbita beginnt und in das Gehirn einwächst. Die Pilzfäden durchwachsen und zerstören die Gefäßwände und führen zu Thrombosierungen und perivaskulären Blutungen.

4.3.3.5 Die **Kryptokokkose** (Erreger: *Cryptococcus neoformans*) (Abb. 4-47 oben) manifestiert sich als pulmonale, zentralvenöse oder als generalisierte Kryptokokkose. Makroskopisch weisen die Herde ein myxomatöses oder gelatinöses Aussehen auf. Eine entzündliche Gewebsreaktion fehlt fast vollständig.

4.3.3.6 Bei der **Histoplasmose capsulatum** (Vorkommen: Länder der Neuen Welt, Südostasien, Erreger: *Histoplasma capsulatum* var. *capsulatum*) zeigen die Gewebsveränderungen eine gewisse Ähnlichkeit mit der Tuberkulose, insbesondere mit dem Primärkomplex, der miliaren Streuung, den Kavernen und den verkäsenden und verkalkten Nekrosen. Bei der **Histoplasmose duboisii** (Vorkommen: Zentralafrika, Erreger: *Histoplasma capsulatum* var. *duboisii*) sind bevorzugt Haut und Knochen (Langröhrenknochen und Schädel) befallen. Charakteristisch sind subkutane Abszesse, Knoten und granulomartige Veränderungen sowie osteolytische Prozesse.

4.3.3.7 Beim Erreger der **Pneumozystose** *(Pneumocystis carinii)* handelt es sich wahrscheinlich um einen Pilz. Die massive, epidermische Form bei Frühgeburten und unterernährten Säuglingen auf Kinderstationen und in Kinderheimen kommt praktisch nicht mehr vor. Als opportunistische Infektion findet sich die Pneumozystose bei Erwachsenen mit Immunschwäche. Befallen sind fast ausschließlich die Lungen. Mit der PAS-Färbung lässt sich ein schaumiges Exsudat (Abb. 4-47) nachweisen, das die Alveolarlichtungen ausfüllt und die Erreger einschließt. Diese lassen sich selektiv mit der Grocott-Färbung darstellen. Die lympho- und plasmazelluläre interstitielle Infiltration ist bei Abwehrschwäche nur gering ausgeprägt, oder sie fehlt völlig.

4.3.4 Parasiten

Parasitosen sind Krankheiten, die durch Schmarotzer oder Mitesser hervorgerufen werden. In diesen Formenkreis gehören Protozoen, Würmer und Arthropoden. Sie leben auf Kosten eines anderen Lebewesens (Wirt) und kommen als obligate/fakultative, temporäre/stationäre bzw. als Endo- oder Ektoparasiten vor. Die Infektion erfolgt:

Ohne Zwischenwirt
– direkt von Mensch zu Mensch (z.B. Trichomonas durch Geschlechtsverkehr),
– durch auf oralem Wege aufgenommene Eier oder Larven oder
– transkutan durch Bodenkontakt mit infektionsfähigen Larven.

Mit Zwischenwirt
– durch Verzehr von rohem infiziertem Schlachtfleisch oder Fisch sowie
– durch Übertragung durch Insektenstiche.

Gelegentlich wird der Mensch von einem Parasiten befallen, der sonst nur bei einer bestimmten Tierart vorkommt. In diesen Fällen stellt der Mensch einen **Fehlwirt** dar: Der Parasit kann ihn nicht verlassen oder geschlechtsreif werden.

Erkrankungen durch Parasiten weisen eine Reihe von Besonderheiten auf, die sie von den bakteriellen Infektionen abgrenzen:
– Die Parasiten verweilen im allgemeinen lebendig oder tot länger im Menschen und machen hier einen komplexen Entwicklungszyklus durch, in dem auch andere Lebewesen als Vektoren oder als Zwischen- bzw. Endwirte eingeschaltet sein können. Die verschiedenen Entwicklungsstadien können sehr unterschiedliche Krankheitsbilder hervorrufen.
– Geographische und sozioökonomische Faktoren spielen bei den Parasitosen eine besonders wichtige Rolle.
– Parasiten können zu schweren Fremdkörperreaktionen sowie zur Obstruktion von Hohlorganen führen.
– Die Gewebereaktion ist bei Parasitosen verzögert, spärlich und geht häufig mit einer Infiltration von eosinophilen Leukozyten einher.
– Parasiten weisen eine geringere toxische Wirkung als Bakterien auf; das gleiche trifft für allergische Reaktionen zu.
– Parasitosen können beim Menschen zu einer verminderten Resorption der Nahrung oder zu einem Verlust an Blut oder Körperflüssigkeiten führen.

Parasitosen kommen besonders häufig in unterentwickelten Ländern sowie in tropischen und subtropischen Regionen vor. In den letzten Jahren haben diese Erkrankungen weltweit an Bedeutung gewonnen, da man sie immer häufiger als Komplikation erworbener Immunschwächekrankheiten beobachtet.

4.3.4.1 Protozoen. Leishmanien (Flagellaten) werden durch Sandmückenstiche an unbedeckten Körperpartien übertragen. Die Erkrankung (**Leishmaniase**) manifestiert sich beim Menschen als kutane (solitärer Hautknoten), mukokutane (schlecht heilende Mund- und Nasenhöhlenulzera) oder unbehandelt als tödlich verlaufende viszerale Form (Kala-Azar) mit Hepatosplenomegalie (Abb. 4-48). **Giardiase:** Auch *Giardia lamblia (Lamblia intestinalis)* zählt zu den Flagellaten (Abb. 4-49), die bevorzugt das Duodenum und obere Jejunum besiedeln. Als Folge der Parasitose zeigt die Duodenal-schleimhaut eine leichte Zottenatrophie mit geringer entzündlicher Infiltration des Stromas. **Trichomoniase:** Ein weiterer humanpathogener Flagellat ist *Trichomona urogenitalis* (Abb. 4-50), die im unteren weiblichen (Vagina, Vulva) und männlichen (Urethra, Prostata und Harnblase) Genitale vorkommt und bei klinisch manifester Infektion eine nichteitrige Vaginitis oder Urethritis verursacht.

• Zu den humanpathogenen **Rhizopoden** (Wurzelfüßer) zählt *Entamoeba histolytica*. Die Amöbiasis (Amöbenruhr) kommt bevorzugt in warmen Regionen vor. Bei der **akuten Amöbendysenterie** finden sich im Dickdarm Schleimhautnekrosen mit typischen unterminierten Rändern (sog. Kragenknopfgeschwüre). Auf dem Pfortaderweg kann die Leber (Leberamöbenabszess) befallen werden. Vom Darm und/oder der Leber ausgehend kann es auch zu einem Befall aller Organe kommen (generalisierte Amöbiasis).

• Erreger der **Toxoplasmose** ist *Toxoplasma gondii*, ein Sporentierchen (Abb. 4-51). Die *konnatale Toxoplasmose* entwickelt sich, wenn die Mutter während der Schwangerschaft eine Erstinfektion durchmacht. Die Folgen können Abort, Totgeburt oder eine postnatale Spätmanifestation (Chorioretinitis, nekrotisierende Meningoenzephalitis oder Mikrozephalie, Hydrocephalus internus) sein. Die *Erwachsenen-Toxoplasmose* verläuft meist inapparent. Häufigste klinische Manifestation sind vergrößerte retroaurikuläre Lymphknoten (histologisch so genannte Piringer-Kuchinka-Lymphadenitis). *Maligne Verlaufsformen* mit hoher Letalität (insbesondere als Pneumonie) treten bei Immunschwäche auf.

• Zu den Sporentierchen gehören auch die Erreger der **Malaria** (Sumpffieber, Wechselfieber) *Plasmodium vivax, P. falciparum, P. ovale* und *P. malariae* (Abb. 4-52). Erkrankungen in endemischen Gebieten verlaufen nicht selten harmlos, möglicherweise als Folge einer relativen Immunität. Todesfälle kommen besonders bei **Falciparum-Malaria** und bei Touristen vor. Die Übertragung erfolgt durch Anophelesmücken. Morphologisch stehen die Zerstörung der Erythrozyten und die Bildung eines eisenfreien schwarzen Pigments (Malariapigment oder Hämozoin), das in den Zellen des MPS gespeichert wird (Hepatosplenomegalie), im Vordergrund. Die Gewebsschäden entstehen durch Hypoxämie nach Verlegung der Kapillarlichtung durch Parasiten und Erythrozytenaggregate. Bei tödlichen Fällen findet man Mikroinfarkte und Blutungen im Gehirn.

4.3.4.2 Helminthen (Würmer). Die Helminthen werden in Nematoden (Rund- oder Fadenwürmer), Zestoden (Bandwürmer) und Trematoden (Saugwürmer und Egel) unterteilt. **Intestinale Nematodosen** treten weltweit auf, besonders in warmen Regionen. Schlechte hygienische Zustände sind für den hohen Befall, besonders bei Kindern, verantwortlich. Die Übertragung erfolgt durch orale Aufnahme von Eiern oder durch transkutanes Eindringen von Larven. Ancylostoma, Necator, Strongyloides und Ascaris machen im Larvenstadium eine Lungenpassage durch, die durch ein mehr oder weniger stark ausgeprägtes Loeffler-Syndrom (passagere Lungeninfiltration und Bluteosinophilie) gekennzeichnet ist.

• **Enterobiasis** *(Oxyuriasis, Madenwurmbefall)*: Oxyuren *(Enterobius vermicularis)* sind 2 bis 13 mm lange Parasiten, die im Zäkum lokalisiert sind. Die Eier werden oral aufgenommen und reifen im Darm zu erwachsenen Würmern. Die Parasiten werden häufig zufällig im Rahmen einer histologischen Appendixuntersuchung nachgewiesen (Abb. 4-53).

• **Ascariasis** (Befall durch Spulwürmer, Askaridiase): Der erwachsene, bis zu 40 cm lange Parasit *(Ascaris lumbricoides)* sieht wie ein Regenwurm aus. Die Darmparasitose kann symptomlos verlaufen oder verschiedene Beschwerden hervorrufen (allergische Reaktionen, Bauchschmerzen, Anämien u. a.).

• **Trichinose** *(Trichinelliasis):* Die Infektion mit dem knapp 2 mm großen Parasit *(Trichinella* oder *Trichina spiralis)* findet durch den Verzehr von ungenügend erhitztem Fleisch von infizierten Schweinen, Wildschweinen, Robben oder Bären (Bärenschinken) statt. Die in dem Fleisch enzystierten Larven werden im Darm freigesetzt und reifen zu geschlechtsreifen Würmern heran. Die Weibchen gebären in der Darmschleimhaut Larven, die über den Blutweg in die Muskulatur (Herz, Skelettmuskel) gelangen und sich dort wieder einkapseln. Die enzystierte Larve ruft eine nur geringe lokale entzündliche Reaktion hervor und verkalkt nach ca. 2 Jahren (Abb. 4-54).

• **Zestodosen** *(Bandwurmbefall):* Bei der Bandwurminfektion kann der Mensch Zwischen- und Endwirt sein. Im Zwischenwirt reifen die aufgenommenen Eier zu Larven heran, die sich in der

Muskulatur, aber auch in den anderen Organen ansiedeln und abkapseln *(Zystizerken)*. Der Fischbandwurm hat zwei Zwischenwirte. Bei der Aufnahme von infiziertem, nicht genügend abgekochtem Fleisch wird die Larve im Darm freigesetzt und reift zum erwachsenen Tier, das zweigeschlechtlich ist und große Mengen von Eiern bildet. Der Mensch ist am häufigsten Endwirt bei folgenden Zestodenarten: *Taenia saginata* (Rinderbandwurm, Länge 10 m), *Taenia solium* (Abb. 4-55: Schweinebandwurm, Länge ca. 5 m) und *Diphyllobothrium latum* (Fischbandwurm, Länge bis 20 m).

● **Erkrankungen durch Bandwurmlarven** sind die **Zystizerkose** *(Schweinebandwurm)* und die **Echinokokkose** (Hundebandwurm, Fuchsbandwurm). Die Zystizerken (Finnen) werden im Durchschnitt bis zu 1 cm groß und liegen in einer mit Flüssigkeit gefüllten Blase (Abb. 4-57). Sie entwickeln sich bevorzugt im ZNS, in der Muskulatur und in der Subkutis. Klinisch manifestiert sich die Zystizerkose insbesondere im ZNS als raumfordernder Prozess und täuscht einen echten Tumor vor. Der Hundebandwurm (*Echinococcus granulosus* oder *hydatidosus*) verursacht die **großzystische Echinokokkose**. Die oral aufgenommenen Eier bilden Larven, die die Darmwand durchbrechen und auf hämatogenem Wege meist Leber und Lungen befallen. Es entwickeln sich bis zu 30 cm große Zysten (Hydatiden) mit einer dicken Wand (Kutikula), die innen von einer milchweißen Keimschicht ausgekleidet wird (Abb. 4-58). Hier bilden sich Brutkapseln, die eingestülpte Skolices mit Häkchen einschließen. Nach einer gewissen Zeit sterben die Parasiten ab *(sterile Hydatiden)*. Die **kleinzystische, multilobuläre Echinokokkose** wird durch den *Echinococcus alveolaris* oder *multilocularis*

(Fuchsbandwurm) verursacht. Dieser befällt beim Menschen fast ausschließlich die Leber, wächst tumorartig infiltrierend und bildet multiple kleine Hohlräume (endo- und exogene Knospung) mit einer ausgeprägten umgebenden entzündlichen und fibrosierenden Reaktion.

● Zu den **humanpathogenen Trematodosen** gehört die **Schistosomiasis** *(Bilharziose)*. Erreger sind in Afrika *Schistosoma haematobium, S. mansoni, S. intercalatum*, in Brasilien, Venezuela und auf den Antillen *S. mansoni* und im Fernen Osten *S. japonicum*. Die bis 20 mm langen Würmer sind je nach Geschlecht unterschiedlich geformt. Die männlichen Schistosomen sind flach und schließen das runde Weibchen ein (daher die Bezeichnung Pärchenegel). Die Infektion erfolgt durch im Süßwasser lebende Larven (Zerkarien), die in die Haut des Menschen (Endwirt) eindringen und auf dem Blutweg das Pfortadersystem erreichen. Die geschlechtsreifen Schistosomen wandern zur Eiablage in die Mesenterialgefäße und Lebervenen *(S. mansoni, S. japonicum, S. intercalatum)* bzw. in die Blasenvenen *(S. haematobium)*. Begleitet von eosinophilzelligen Entzündungsprozessen gelangen die Eier in die Darm- oder Harnblasenlichtung und werden mit dem Kot oder Harn ausgeschieden. Eier, die im Stroma (Darmwand, Harnblasenschleimhaut) bleiben, sterben ab und verkalken (Abb. 4-56). Ektopisch finden sich Bilharziosegranulome in Leber, Gehirn, Gonaden und anderen Organen. Die Darmbilharziose geht mit schleimighämorrhagischen Durchfällen einher und ähnelt klinisch einer Ruhramöbiasis. Die Blasenbilharziose manifestiert sich durch Harndrang, Harnbrennen und Hämaturie. Ein erhöhtes Harnblasenkrebsrisiko (Plattenepithelkarzinom, Adenokarzinom) ist bei Bilharziose statistisch gesichert.

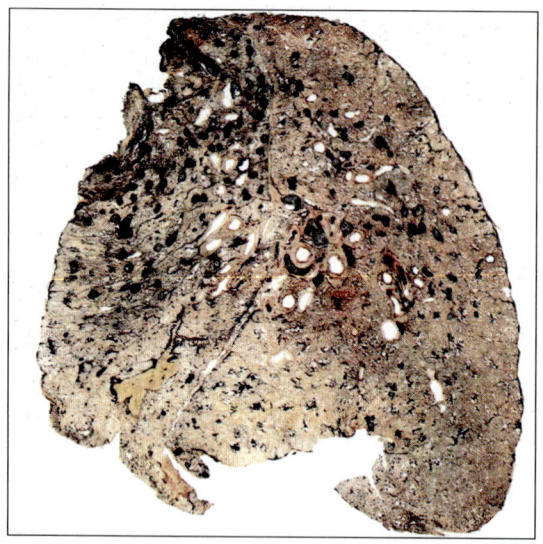

Abb. 4-4.   Lungensilikose. Lungenoberlappen im Groß-
flächenschnitt. Multiple kleine, diffus verteilte Silikoseknötchen von schwarzer Farbe. Einige Knötchen konflu-
ieren bereits zu größeren Knoten.

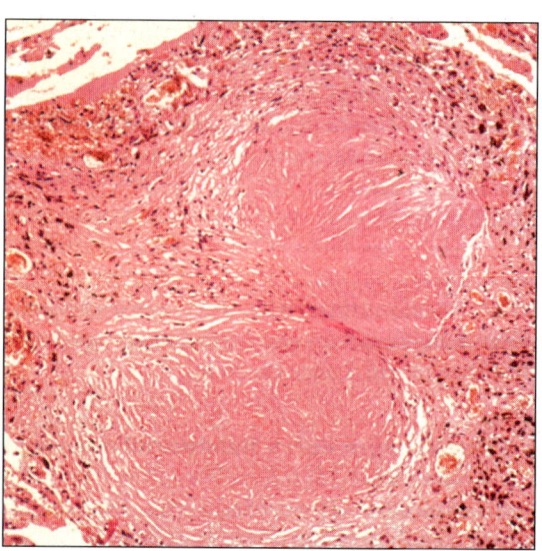

Abb. 4-5.   Lungensilikose. Hyalinisierte eosinrote, zusammenfließende Silikoseknötchen, die von einem zell-
dichten, anthrakotischen Staubzellengranulom eingeschlossen werden. HE-Fbg.

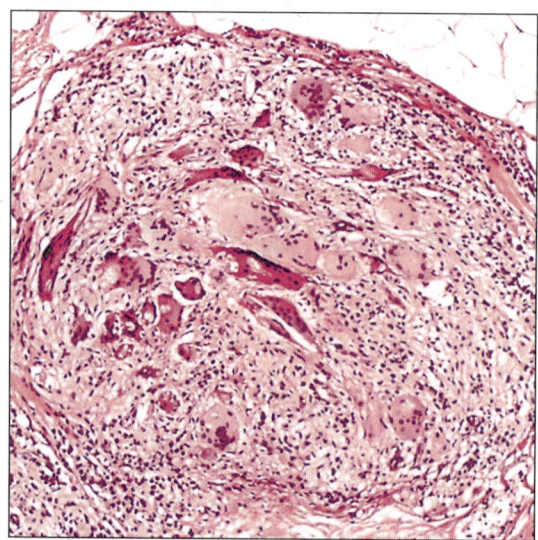

Abb. 4-6.   Fremdkörpergranulom. Rundliches kollagenfaserreiches Granulom mit eingeschlossenen Fremdkörperriesenzellen und rundzelligen entzündlichen Infiltraten.
Die mehrkernigen Riesenzellen schließen längliche Fremdkörper ein. HE-Fbg.

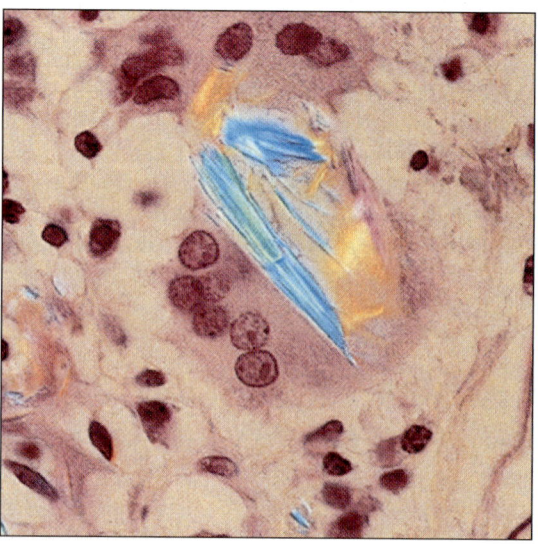

Abb. 4-7.   Mehrkernige Fremdkörperriesenzelle mit ein-
geschlossenen, im polarisierten Licht doppelbrechenden
Fremdkörpern. Ferner sieht man Lymphozyten und
Plasmazellen als Zeichen einer chronischen Entzündung.
HE-Fbg.

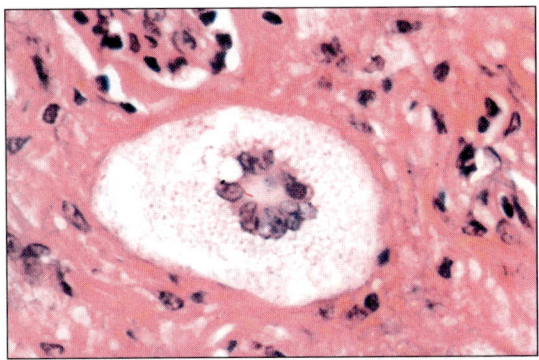

Abb. 4-8.   Touton-Riesenzelle. Mehrkernige Riesenzelle mit wabigem Zytoplasma (herausgelöstes Fett) und einem zentralen Kranz aus Kernen. HE-Fbg.

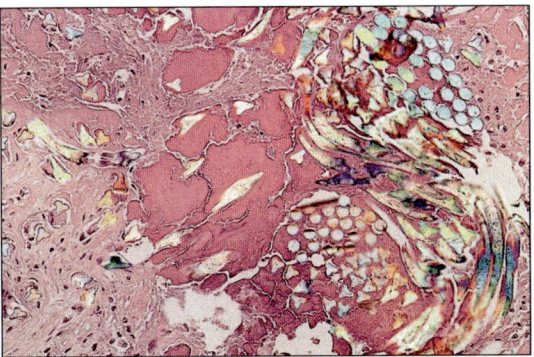

Abb. 4-9.   Nahtmaterial. Im polarisierten Licht gelb bis grün aufleuchtendes, teilweise bereits abgebautes Nahtmaterial. HE-Fbg.

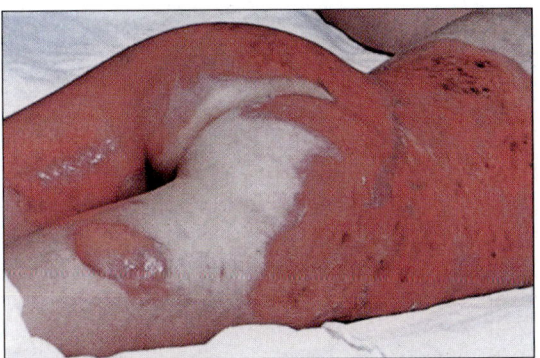

Abb. 4-10.   Hautverbrennung 2. Grades. Großflächiges Erythem und Blasen.

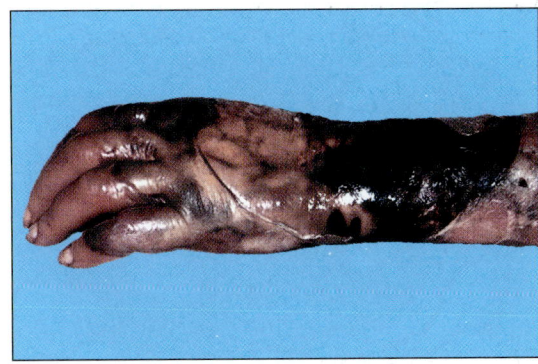

Abb. 4-11.   Hautverbrennung 4. Grades (Verkohlung des Gewebes)

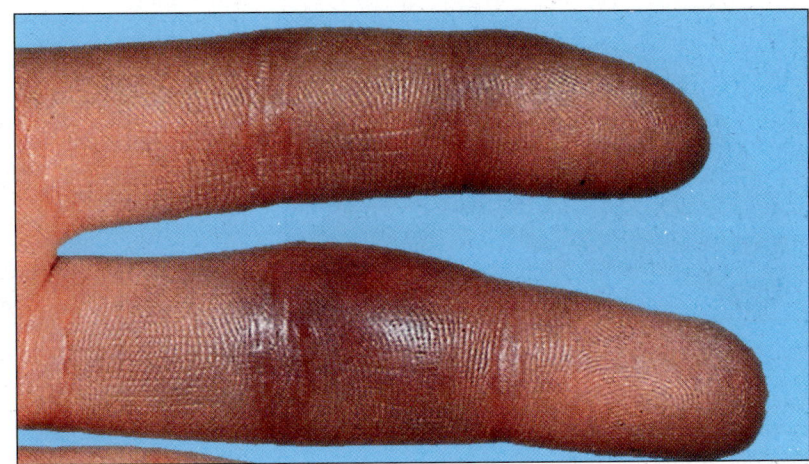

Abb. 4-12.   Perniones (Frostbeulen bei Erfrierung 1. Grades) mit Zyanose und Schwellung des Gewebes

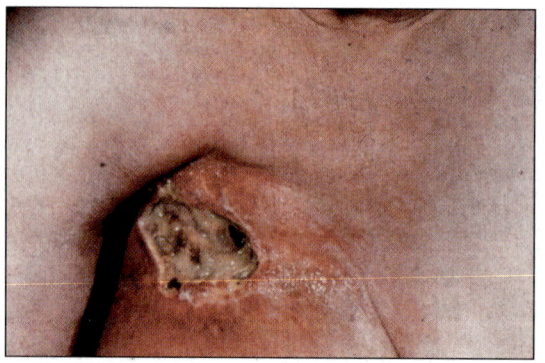

Abb. 4-13. Strahlenulkus. Großer Hautdefekt mit schmierigem Ulkusgrund auf dem Boden eines chronischen Strahlenschadens (Bestrahlung eines Mammakarzinoms).

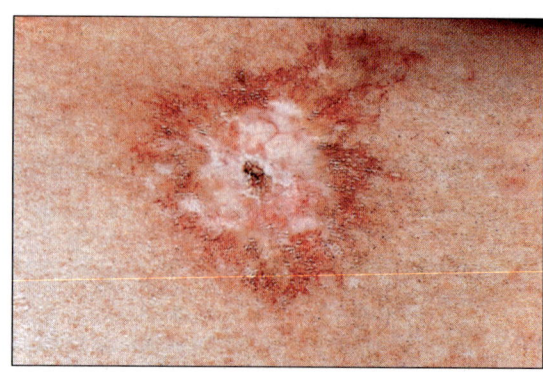

Abb. 4-14. Strahlennarbe. Bestrahltes Hämangiom mit zentraler Vernarbung.

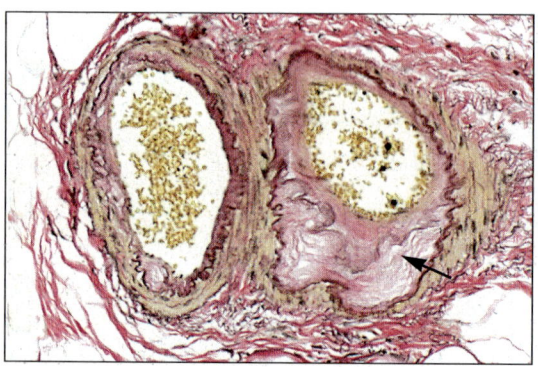

Abb. 4-15. Strahlenvaskulopathie. Gefäße mit Intimafibrose (Pfeil) als Zeichen einer chronischen Strahlenschädigung. Elastica-Gieson-Fbg.

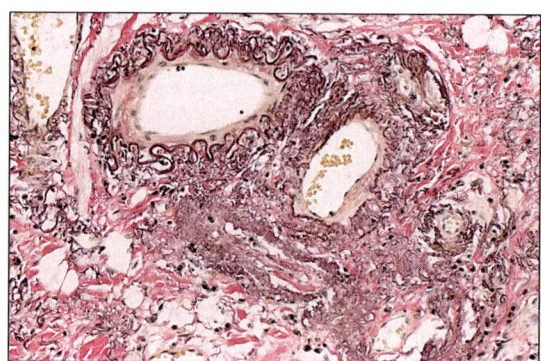

Abb. 4-16. Strahlenvaskulopathie. Ausgeprägte Degeneration der aufgesplitterten elastischen Fasern in der Wand und Umgebung der Gefäße. Elastika-Gieson-Fbg.

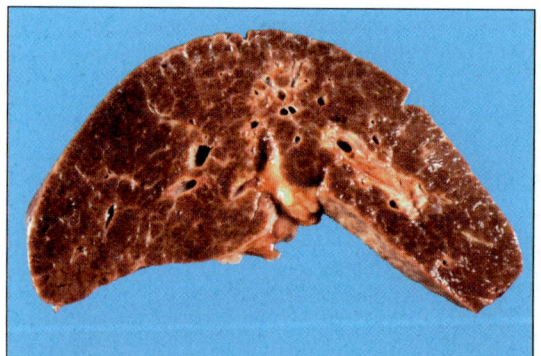

Abb. 4-17. Leberfibrose bei Thorotrastose. Leberschnittfläche von dunkelbrauner Farbe. Faservermehrung, aber kein Parenchymumbau.

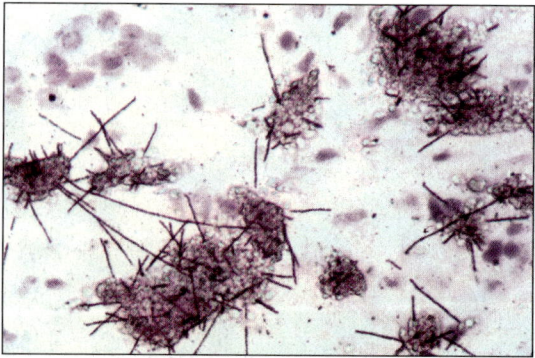

Abb. 4-18. Thorotrastose. Histoautoradiographischer Nachweis der Strahlen, die aus den Thorotrastablagerungen hervorgehen.

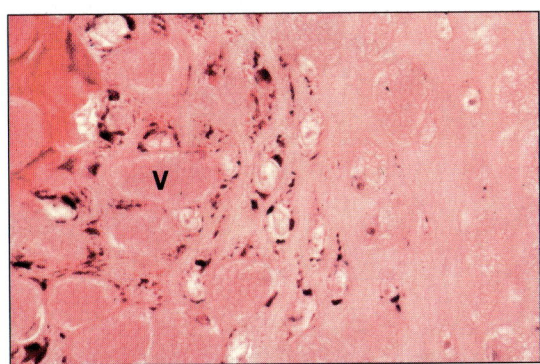

Abb. 4-19. Molluscum contagiosum. Feingranulierte, eosinrote Viruskolonien (V) in den Epithelien der Epidermis. HE-Fbg.

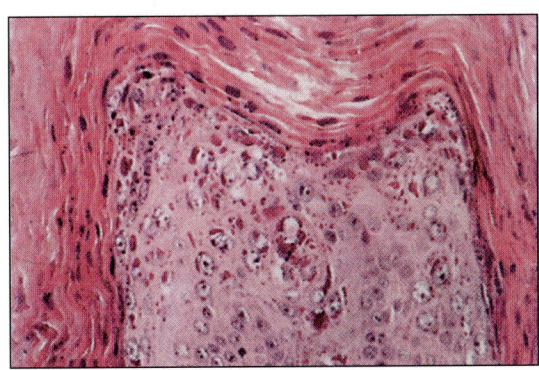

Abb. 4-20. Verruca vulgaris. Intrazelluläre eosinrote Viruseinschlüsse in den Stachelzellen der Epidermis. Oben im Bild die ausgeprägte hyper- und parakeratotische Verhornung. HE-Fbg.

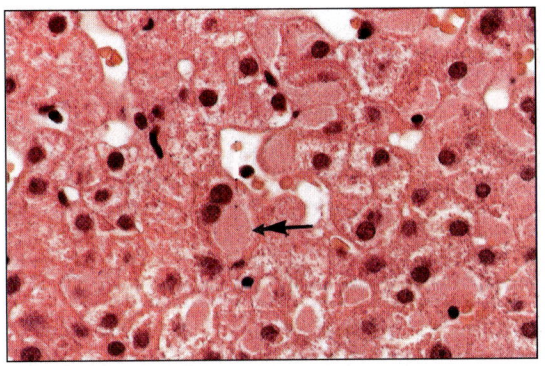

Abb. 4-21. »Milchglashepatozyten«. Leberzellen mit homogenen eosinroten Zytoplasmaeinschlüssen (Pfeil). HE-Fbg.

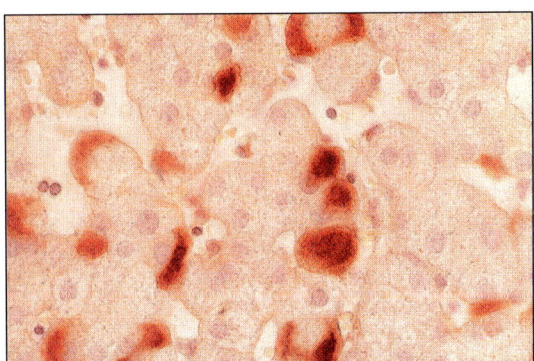

Abb. 4-22. Hepatitis-B-Virus. Immunhistochemischer Nachweis (dunkelbraune Zelleinlagerungen) von Hepatitis-B-Virus-Antikörpern.

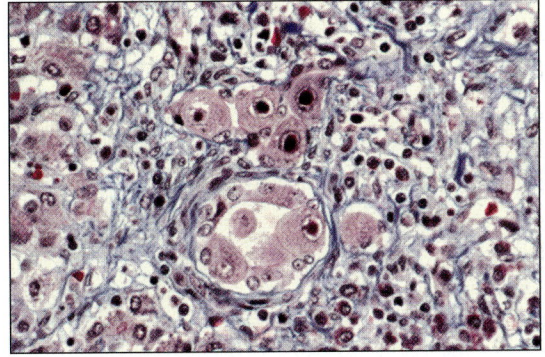

Abb. 4-23. Zytomegalie. Gallengangsepithelien mit dunklen intranukleären Einschlusskörpern. Ladewig-Fbg.

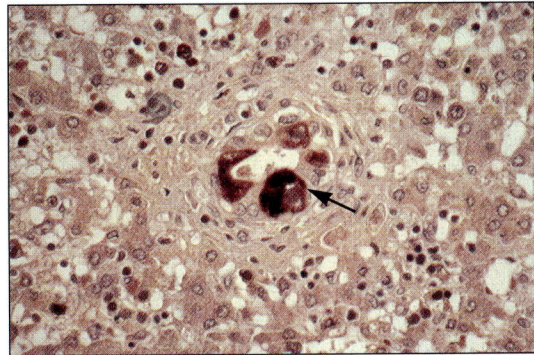

Abb. 4-24. Zytomegalie. Immunhistochemischer Nachweis des Zytomegalie-Virus (Pfeil = CMV) in intrahepatischen Gallengangsepithelien.

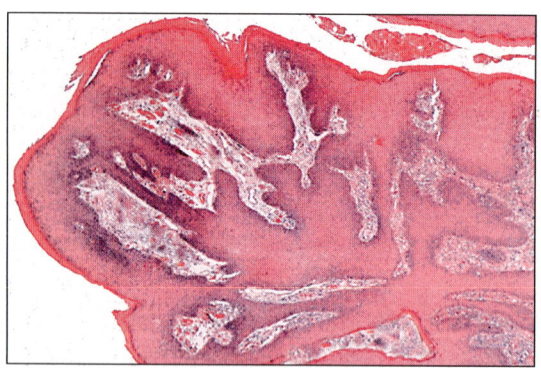

Abb. 4-25.   Condyloma acuminatum. Papillomatös verdickte, an der Oberfläche verhornte Analschleimhaut. HE-Fbg.

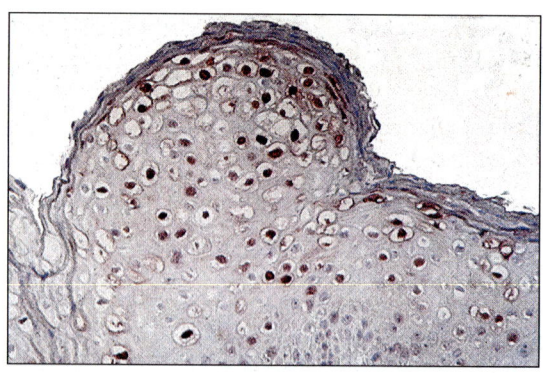

Abb. 4-26.   Humanes Papillom-Virus. Erregernachweis durch In-situ-Hybridisierung.

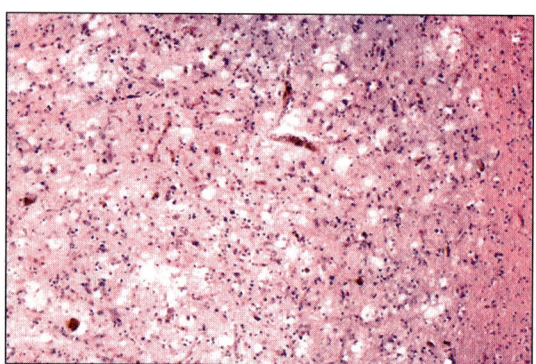

Abb. 4-27.   Creutzfeldt-Jakob-Krankheit (Prionenkrankheit). Status spongiosus (Auflockerung der Hirnsubstanz) in der Hirnrinde. HE-Fbg.

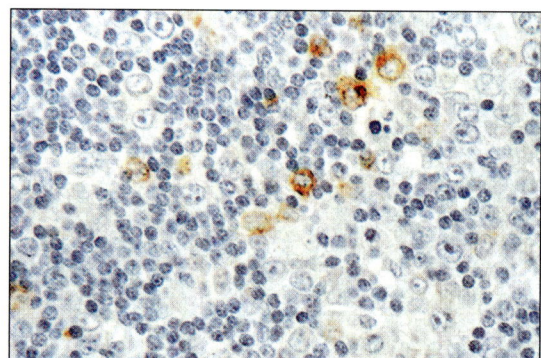

Abb. 4-28.   Epstein-Barr-Virus. Immunhistochemischer Virusnachweis (braune Farbe) im Lymphknoten bei Mononukleose.

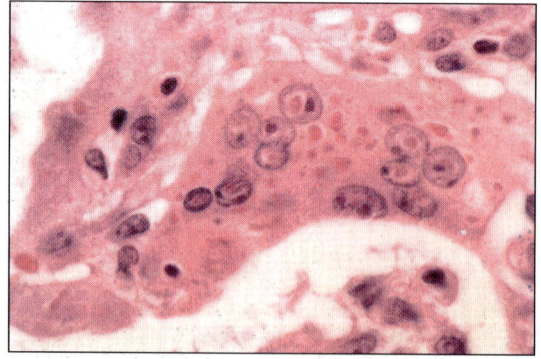

Abb. 4-29.   Masern-Pneumonie. Riesenzelle in der Lunge mit multiplen eosinroten Einschlusskörperchen im Zytoplasma. HE-Fbg.

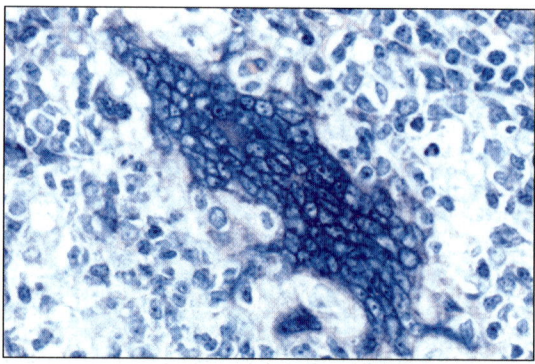

Abb. 4-30.   Warthin-Finkeldey-Zelle in der Tonsille bei Masern. Giemsa-Fbg.

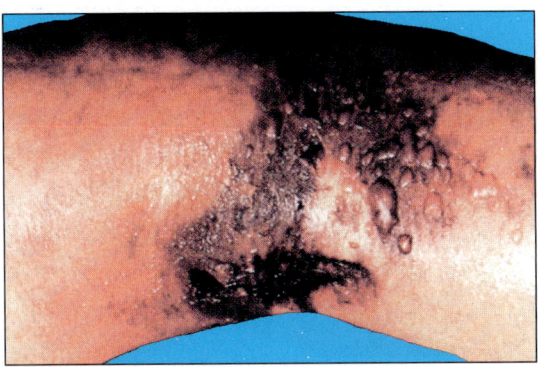

Abb. 4-31. Gasbrand. Schwarze Verfärbung und Blasenbildung der Haut.

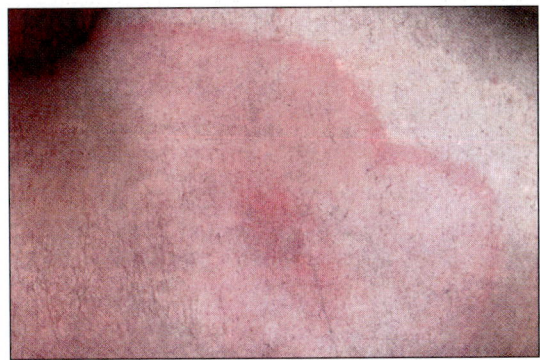

Abb. 4-32. Erythema chronicum migrans. Bogige, rötliche, peripher betonte Verfärbung der Haut bei Borreliose.

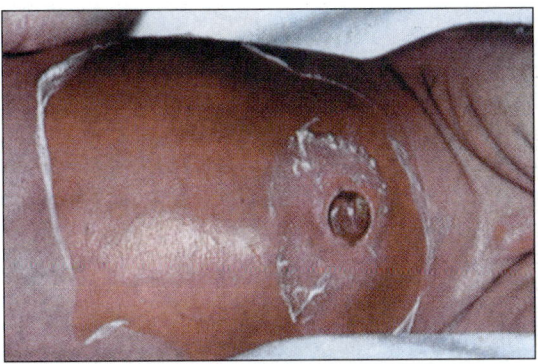

Abb. 4-33. Staphylococcal-Scalded-Skin Syndrome. Flächenhafte Epidermolyse bei Staphylokokkeninfektion.

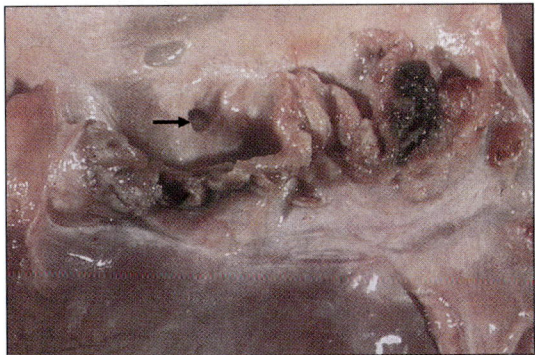

Abb. 4-34. Endocarditis ulceropolyposa. Durch Staphylococcus aureus bedingte Zerstörung der Aortenklappen. Pfeil: Ostium der rechten Koronararterie.

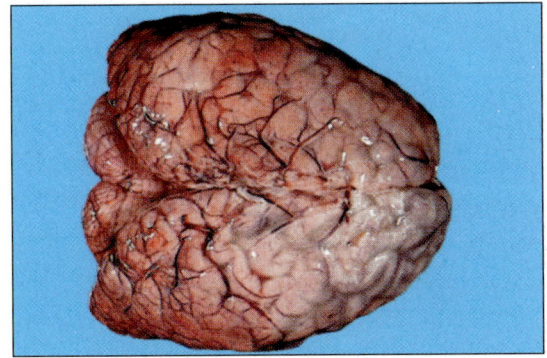

Abb. 4-35. Eitrige Pneumokokkenmeningitis. Frontal betonte, durch eitriges Exsudat bedingte Trübung insbesondere im Frontalbereich.

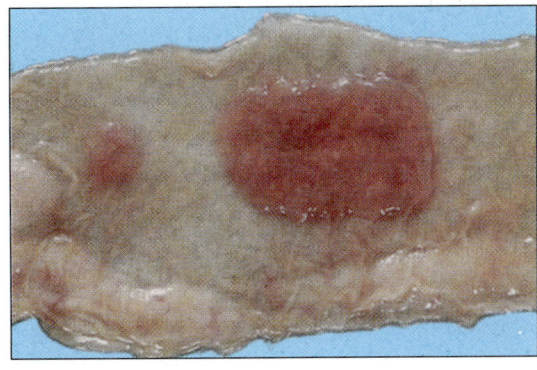

Abb. 4-36. Dünndarmtyphus. Rötliche markige Schwellung der Peyer-Plaques im Dünndarm.

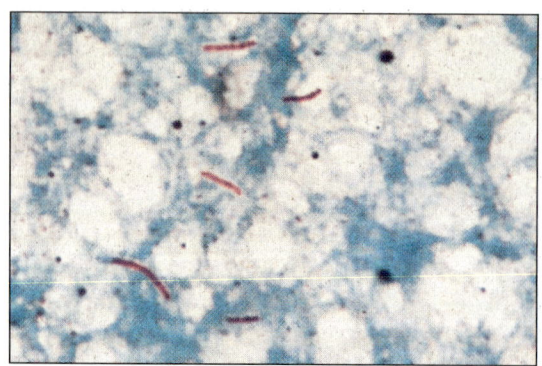

Abb. 4-37. Tuberkelbakterien. Ziehl-Neelsen-positive (rötliche), leicht gebogene Bakterien im Sputumausstrich.

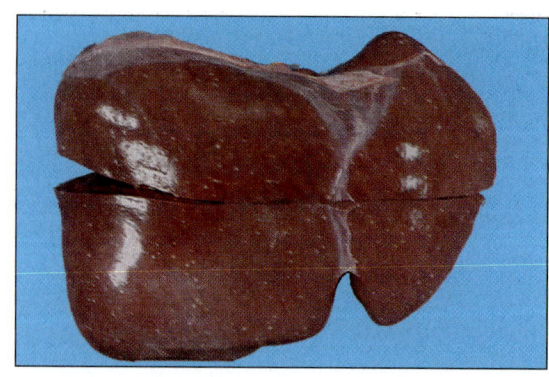

Abb. 4-38. Miliartuberkulose der Leber. Multiple kleine Tuberkuloseknötchen von hellbrauner Farbe.

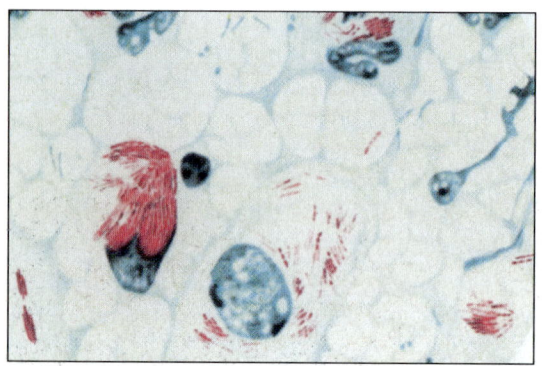

Abb. 4-39. Lepra-Bakterien in typischer intrazellulärer und gruppenförmiger Anordnung. Ziehl-Neelsen-Fbg.

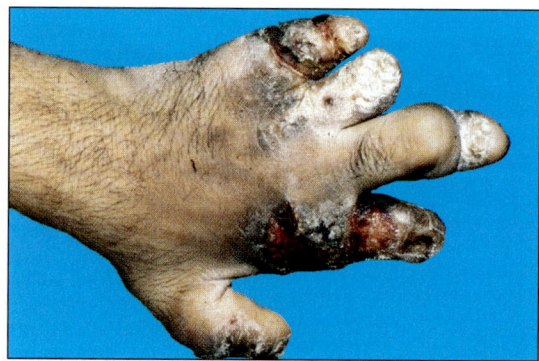

Abb. 4-40. Lepromatöse Lepra. Zerstörung der Finger und Depigmentierung der Haut in einem fortgeschrittenen Krankheitsstadium.

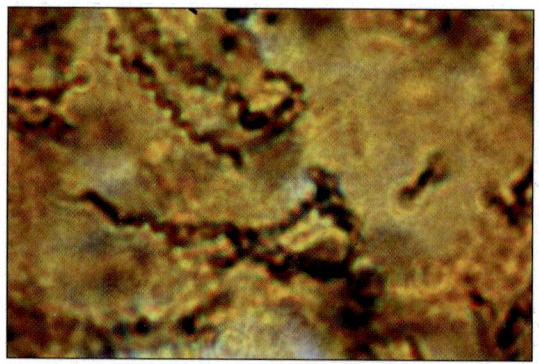

Abb. 4-41. *Treponema pallidum.* Spiralartig aufgebaute Erreger der Lues. Levaditi-Versilberung

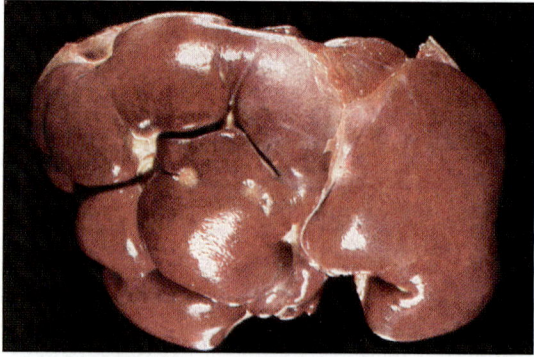

Abb. 4-42. Hepar lobatum (Lues im Tertiärstadium). Durch Gummen narbig eingezogene Leberoberfläche, sodass eine Lobulierung des Organs vorgetäuscht wird.

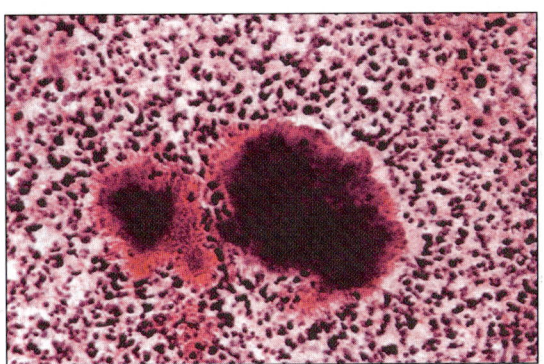

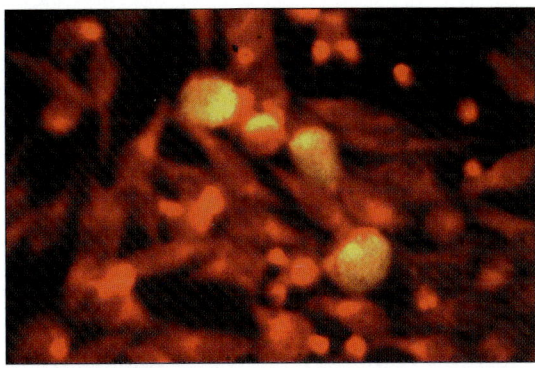

Abb. 4-43. Aktinomykose. Von Eiterzellen und verfetteten Makrophagen eingeschlossene »Pilzdrusen« mit einem eosinroten Kranz. PAS-Fbg

Abb. 4-44. Chlamydien. Immunfluoreszenzoptischer Nachweis der Erreger.

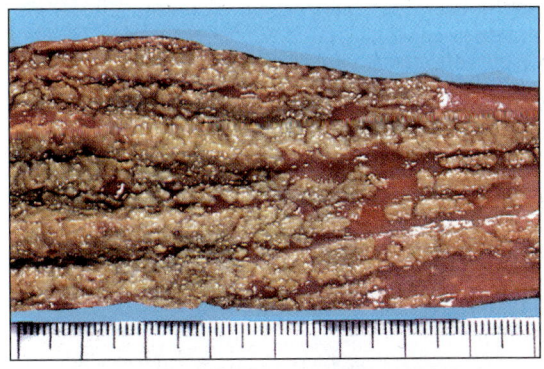

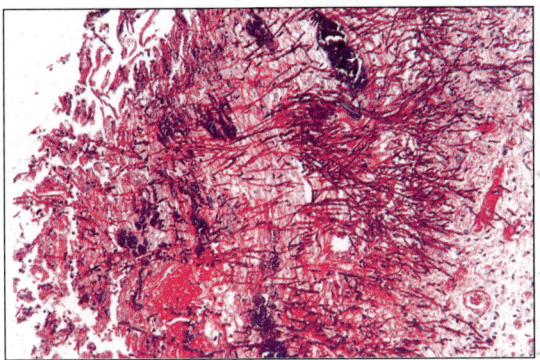

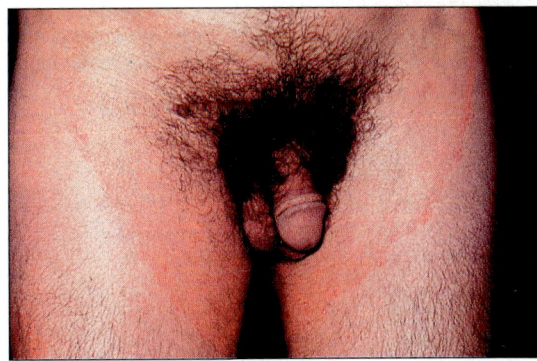

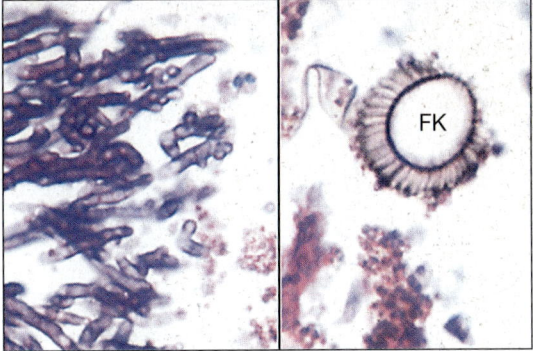

Abb. 4-45. Ösophaguskandidose. Oben: Pilzbefall der Ösophagusschleimhaut. Unten: Dichtes Myzel durchsetzt die nekrotische Schleimhaut. PAS-Fbg.

Abb. 4-46. Oben: **Tinea inguinalis.** Perigenitale Rötung der Haut. Unten: **Aspergillus fumigatus.** Links im Bild als Myzel, rechts ein Fruchtkopf **(FK)**. HE-Fbg.

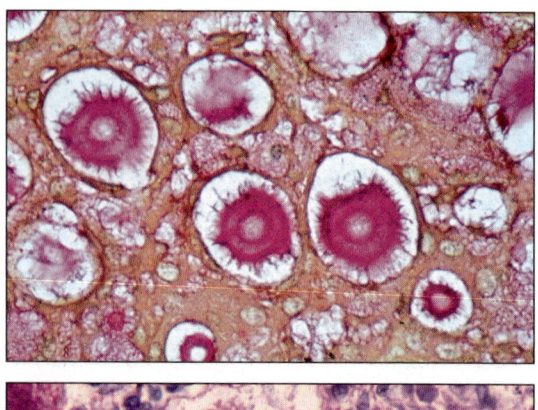

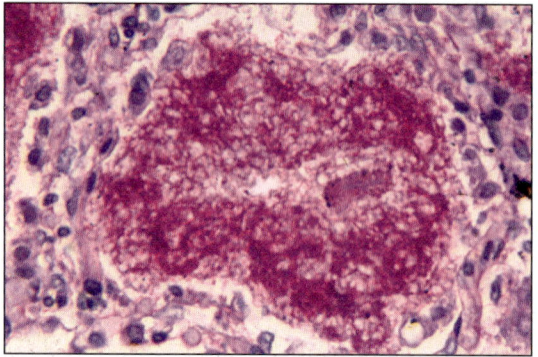

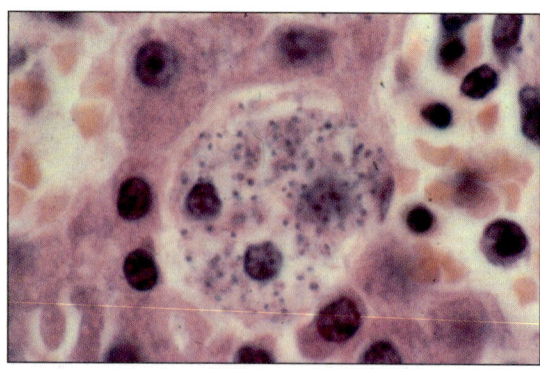

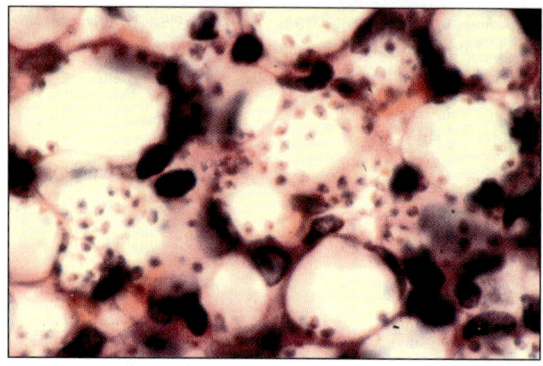

Abb. 4-47. Oben: ***Cryptococcus neoformans*** mit Schleimkapsel. Muzikarmin-Fbg. Unten: ***Pneumocystis carinii*** als wabiges Exsudat in einer Alveolenlichtung. PAS-Fbg.

Abb. 4-48. Oben: ***Leishmania donovani*** (Erreger der viszeralen Leishmaniase) in Kupffer-Sternzellen. HE-Fbg. Unten: ***Leishmania brasiliensis*** (Erreger der mukokutanen Leishmaniase). HE-Fbg.

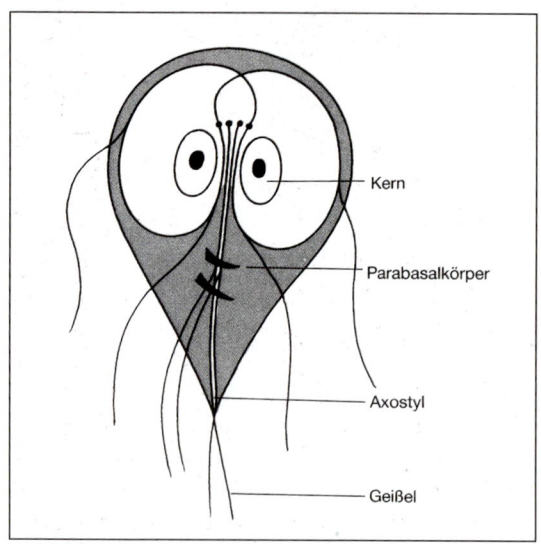

Abb. 4-49. ***Giardia lamblia.*** Schematische Darstellung

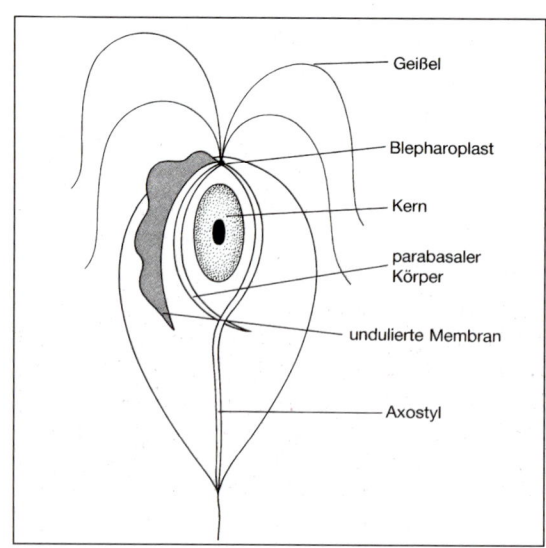

Abb. 4-50. ***Trichomonas vaginalis.*** Schematische Darstellung

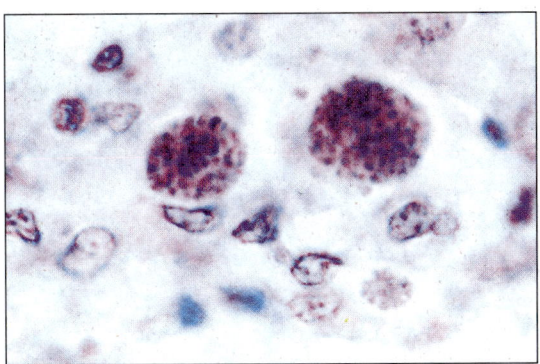

Abb. 4-51. Toxoplasmose. Gewebszysten mit einge-schlossenen Zystozoiten. Giemsa-Fbg.

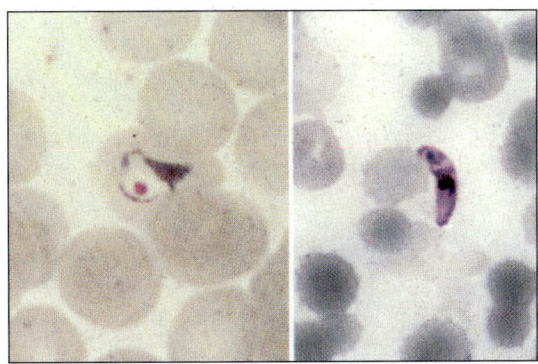

Abb. 4-52. Malaria. Links: Trophozoit (Malaria vivax) im peripheren Blut. Rechts: Gametozyt (Malaria tropica). Giemsa-Fbg.

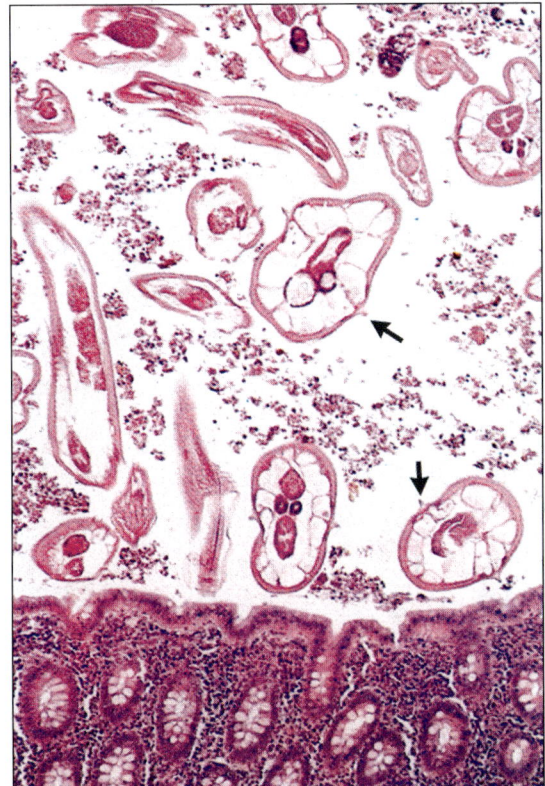

Abb. 4-53. Oxyuren in der Lichtung der Appendix. Parasiten mit eosinroter Außenmembran mit seitlichen Ausstülpungen (Alae: Pfeile). Unten im Bild Anteile der Appendixschleimhaut. HE-Fbg.

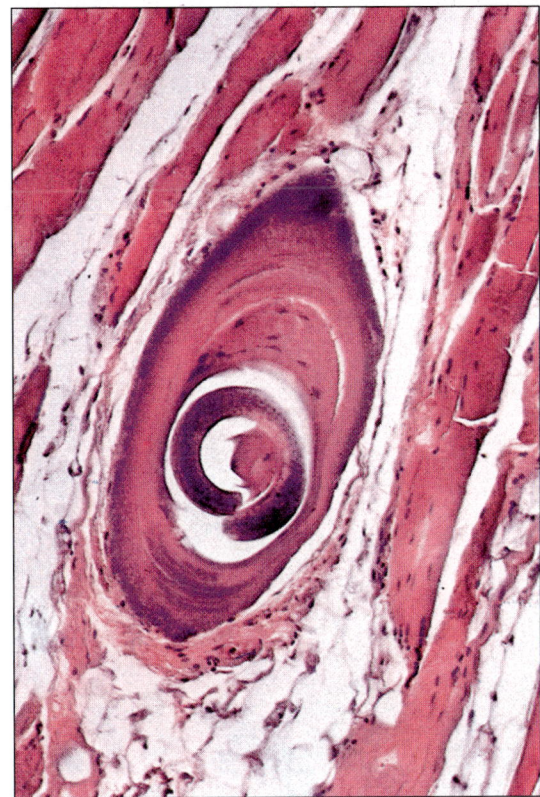

Abb. 4-54. Enzystierte, teilweise verkalkte (feinste blaue Ablagerungen) Larve *(Trichinella spiralis)* in der Muskulatur. HE-Fbg.

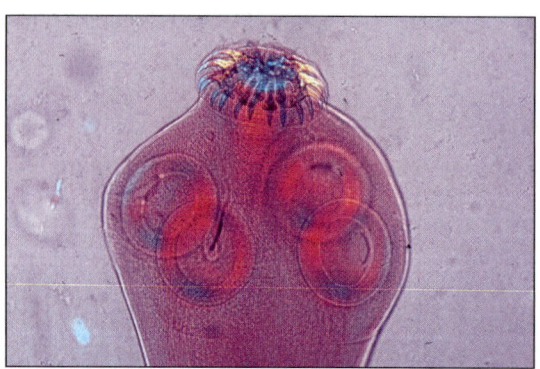

Abb. 4-55. *Taenia solium.* Skolex mit vier ringförmigen Saugnäpfen und einem Häkchenkranz (doppelbrechend im polarisierten Licht). Nativpräparat

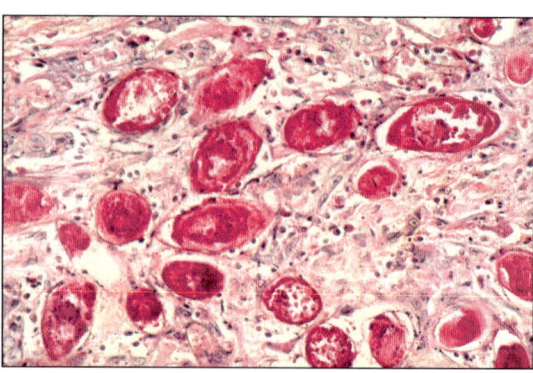

Abb. 4-56. **Harnblasenbilharziose.** PAS-positive Parasiteneier in der Harnblasenschleimhaut. PAS-Fbg.

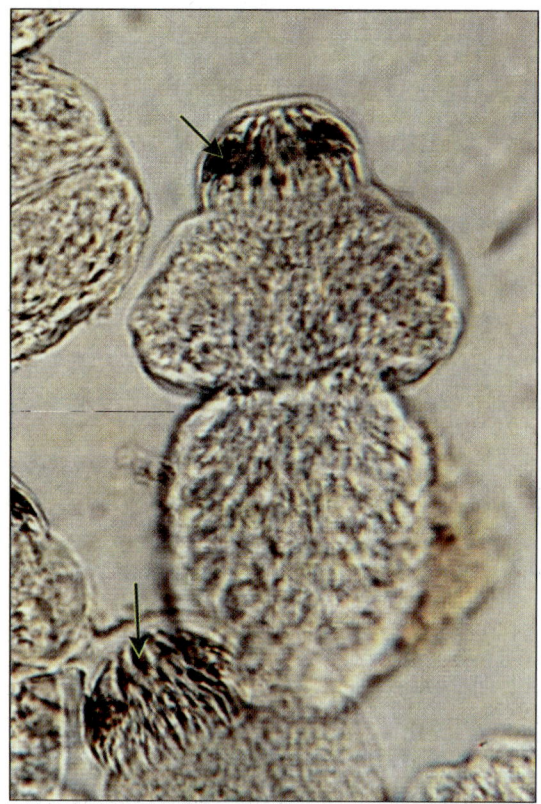

Abb. 4-57. **Echinokokkus.** Parasiten in der Hydatidenflüssigkeit mit evaginierten Scolices (Pfeile: Häkchen).

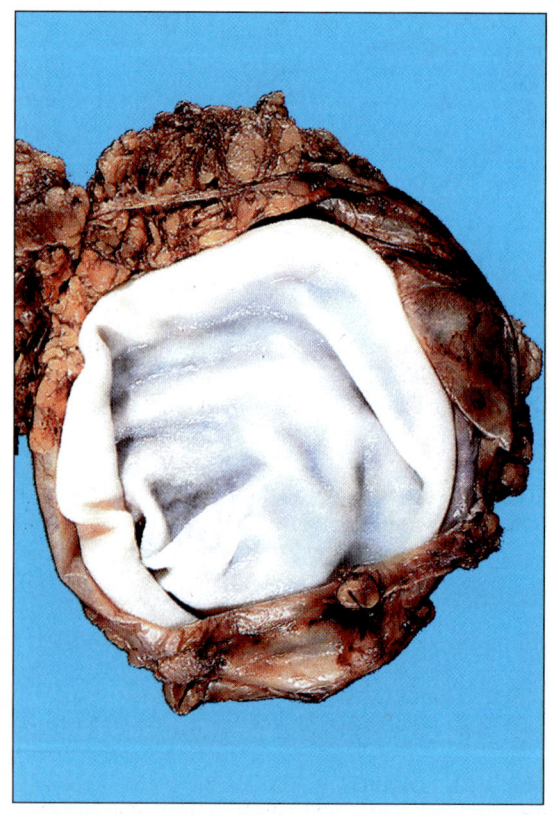

Abb. 4-58. **Echinokokkus-Hydatide** mit milchweißer Keimschicht als Innenauskleidung

F. Fend

5

Immunpathologie

Das Immunsystem sorgt für die Aufrechterhaltung der Integrität des Organismus. Basierend auf der durch Oberflächenmoleküle vermittelten Erkennung von »Selbst« und »Nichtselbst« wird der Körper einerseits vor eindringenden Fremdsubstanzen und Mikroorganismen beschützt, andererseits werden veränderte körpereigene Zellen eliminiert, ein Schutz vor Tumorentstehung. Wir unterscheiden ein unspezifisches Abwehrsystem und ein spezifisches Abwehrsystem, die je aus einem humoralen, d. h. aus in Körperflüssigkeiten gelösten Substanzen, und aus einem zellulären Schenkel bestehen. Alle Bestandteile des Immunsystems interagieren auf komplexe Weise.

Das spezifische Abwehrsystem ist lernfähig: Ein wiederholter Kontakt mit einem bekannten **Antigen** (Substanz, die eine Abwehrreaktion auslösen kann) führt aufgrund des beim Erstkontakt erworbenen »Gedächtnisses« *(memory)* zu einer schnelleren und effizienteren Immunreaktion; der Körper ist immun (d. h. resistent). Das Funktionieren des Immunsystems basiert auf einer Feinabstimmung der Faktoren, die die Abwehrreaktionen hemmen oder fördern. Eine Störung dieses Gleichgewichts kann sowohl zur Abwehrschwäche *(Immundefizienz)* als auch zur Entstehung einer krankheitsauslösenden überschießenden Immunantwort *(Allergie)* oder einer gegen körpereigene Antigene gerichteten Reaktion *(Autoimmunität)* führen: Das Immunsystem ist ein »zweischneidiges Schwert«.

5.1 Grundlagen, Aufbau und Bestandteile des Immunsystems

Die Interaktion der Zellen des Immunsystems und die Unterscheidung von »Selbst« und »Nichtselbst« beruhen auf einer Vielzahl von spezialisierten Molekülen, die entweder als **Rezeptoren**, d. h. als spezifische Erkennungsstrukturen an Zelloberflächen exprimiert werden oder als **aktive Substanzen** ins Blut und in Körperflüssigkeiten abgegeben werden. Zu den zellständigen Molekülen gehören die Histokompatibilitätsantigene, die Antigenrezeptoren von B- und T-Zellen, die Adhäsionsmoleküle sowie zahlreiche weitere, teils zelltypspezifische Rezeptoren. In löslicher humoraler Form liegen die Proteine des Komplementsystems, die unter dem Namen Zytokine zusammengefassten Botenstoffe des Immunsystems sowie die Antikörper vor.

Außer den beschriebenen Bestandteilen des Immunsystems verfügt der Körper über wirksame unspezifische Mechanismen der Infektabwehr. Der im sauren Bereich liegende pH der Haut und die an die Körperoberfläche abgegebenen membranzerstörenden freien Fettsäuren sowie bakterizide Stoffe (Lysozym, Laktoferrin, Peroxidasen) schaffen eine wirksame Barriere gegen das Eindringen von Krankheitserregern. Die mukoziliäre Klärfunktion der Atemwege in Zusammenarbeit mit der lokalen Schleimhautabwehr sorgt für die Elimination von aerogenen Schadstoffen.

5.1.1 Humorale Abwehr

5.1.1.1 Komplementsystem. Das Komplementsystem besteht aus einem System zahlreicher vorwiegend von der Leber produzierter Plasmaproteine, die dem humoralen Schenkel des unspezifischen Abwehrsystems zugehören, jedoch funktionell auch eng mit dem spezifischen Immunsystem verbunden sind und es ergänzen (komplementieren). Durch die Aktivierung eines zentralen Komplements kommt es zu einer Kaskade von Reaktionen, die vorwiegend über proteolytische Spaltung aus den inaktiven Vorläuferproteinen aktive Fragmente generieren. Diese terminalen Produkte der Komplementaktivierung können an Komplementrezeptoren von Entzündungszellen binden und so Phagozytose

(Aufnahme und Elimination von partikulärem Material durch spezialisierte Fresszellen) und Chemotaxis (gerichtete, aktive Bewegung von Abwehrzellen aufgrund eines chemischen Stimulus) induzieren, aber auch direkt Mikroorganismen schädigen. Dazu polymerisieren die terminalen Bestandteile der Komplementkaskade zum so genannten **MAC** (Membrane Attack Complex), der Poren in den Zellmembranen von Pathogenen bildet und sie so tötet. Beim klassischen Weg der Komplementaktivierung bindet der C1-Komplex über C1q an Antigen-Antikörper-Komplexe. Dadurch kommt es zur Bildung einer aktiven Protease und über mehrere Zwischenschritte schließlich zur Spaltung von **C3**, dem zentralen Molekül des Komplementsystems. Der alternative Weg der Komplementaktivierung beginnt durch direkte Bindung von Komplementproteinen an der Oberfläche von Mikroorganismen ohne Mitwirkung von Antikörpern, läuft in der Endstrecke mit der Spaltung von C3 und den darauf folgenden Reaktionsschritten jedoch gleichartig – wie der klassische Weg – ab.

5.1.1.2 Zytokine. Unter dem Begriff Zytokine fasst man eine große Zahl kleiner löslicher Proteine zusammen, die über spezifische Rezeptoren unterschiedlicher Affinität an Zellen binden und dort je nach Zielzelle und Rezeptortyp eine Vielzahl von Reaktionen sowohl aktivierender als auch hemmender oder proliferationssteigernder Natur induzieren können. Diese Wirkungsvielfalt wird als Pleiotropie bezeichnet. Zytokine werden von Zellen des Immunsystems, zum Teil aber auch anderen Körperzellen gebildet und meist erst nach Aktivierung der Zelle ausgeschüttet. Sie sind *in vivo* in sehr niedrigen Konzentrationen vorhanden und können sowohl lokal begrenzt, z.B. bei der lokalen Regulation von Immunreaktionen, als auch systemisch, z.B. bei der Stimulation der Hämatopoese, wirken. Anhand der von ihnen produzierten Zytokine können Effektorzellen des Immunsystems, vor allem T-Zellen, funktionell weiter unterteilt werden. Zahlreiche Zytokine werden heute mit Hilfe rekombinanter Genetik *in vitro* produziert und therapeutisch eingesetzt, wie z.B. hämatopoetische Wachstumsfaktoren (Erythropoetin, GM-CSF) zur Behandlung der Chemotherapie-induzierten Knochenmarkinsuffizienz oder α-Interferon zur Bekämpfung bestimmter Leukämien. Die wichtigsten Zytokine sind in Tabelle 5-1 aufgelistet.

5.1.1.3 Antikörper. Antikörper, auch als **Immunglobuline** bezeichnet, bilden den humoralen Schenkel der spezifischen Immunabwehr. Sie werden von

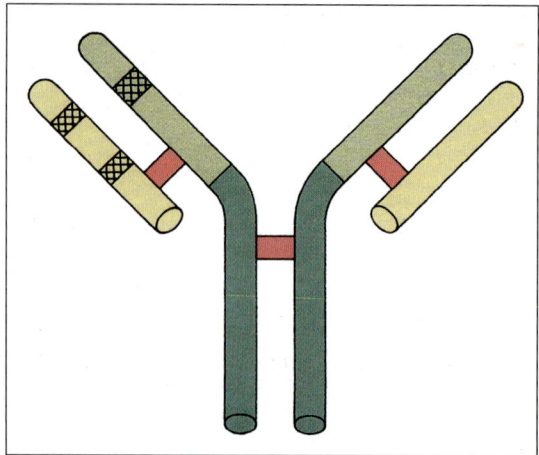

Abb. 5-1.   Strukturmodell des IgG-Moleküls. Dunkelgrün: Fc-Fragment, hellgrün: Fab-Fragment, rot: Disulfidbrücke, schraffiert: hypervariable Bereiche

Plasmazellen sezerniert. Wir unterscheiden aufgrund funktioneller und biochemischer Charakteristika fünf Klassen von Antikörpern, die aber eine analoge Grundstruktur mit zwei identischen schweren H- und zwei identischen leichten L-Ketten, die durch Disulfidbrücken verbunden sind, aufweisen (Abb. 5-1). Jedes Antikörpermolekül besitzt zwei gleiche, antigenbindende variable V-Regionen, die für den jeweiligen Antikörper einzigartig sind und die Antigenspezifität bestimmen. Die Antigenbindungsstelle wird von schwerer und leichter Kette gemeinsam gebildet. Die schwere Kette enthält in diesem Bereich drei hypervariable Regionen oder CDRs (Complementarity Determining Regions), die für die Variabilität der Antigenbindungsstelle hauptverantwortlich sind (siehe dazu auch B-Zell-Reifung).

Die fünf Klassen oder **Isotypen von Antikörpern** unterscheiden sich in den konstanten C-Regionen der schweren Ketten, die für alle Antikörper derselben Klasse gleich sind und die funktionellen Eigenschaften des Antikörpermoleküls bestimmen. Wir unterscheiden **Immunglobuline** (Ig) M, G, A, E und D. Die korrespondierenden schweren Ketten werden mit griechischen Buchstaben gekennzeichnet (μ, γ, α, ε, δ). Bei den leichten Ketten gibt es zwei funktionell gleichartige Klassen, κ und λ.

● **IgM-Antikörper** sind aus fünf gleichartigen Untereinheiten aufgebaut (*pentamere Moleküle*) und führen sehr effektiv zur Komplementaktivierung auf dem klassischen Weg. Diese Antikörper haben

Tab. 5-1   Auswahl wichtiger Zytokine

Bezeichnung	Produzenten	Funktionen (Auswahl)
Interleukine		
IL-1	Makrophagen, Epithelien	Aktivierung von T-Zellen und Makrophagen,
IL-2	CD4$^+$ T-Zellen	proinflammatorische Proliferation T-(und B-)Zellen, NK-Zellen
IL-3 (Multi-CSF, colony-stimulating factor)	T-Zellen, thymische Epithelien, Monozyten, Endothelien	Stimulation der frühen Hämatopoese
IL-4 (B-cell growth factor-1)	T-Zellen, Mastzellen	Aktivierung und Proliferation von B-Zellen (Ig-Switch), TH2-Zellen
IL-5	T-Zellen, Mastzellen	Wachstum und Anlockung von Eosinophilen
IL-6	T-Zellen, Makrophagen usw.	Produktion von Akute-Phase-Proteinen, Osteoklastenstimulation
IL-7	Knochenmarkstromazellen	Wachstum von B- und T-Vorläuferzellen
IL-10	T-Zellen, Makrophagen, EBV-infizierte B-Zellen	Suppression von TH1-Zellen und Makrophagen
Hämatopoetische Wachstumsfaktoren		
Erythropoetin	Niere	Stimulation der Erythropoese
GM (Granulozyten/ Makrophagen)-CSF	Makrophagen, T-Zellen	Stimulation myeloider Vorläuferzellen
G-CSF	Stromazellen, Makrophagen	Stimulation der Granulopoese
SCF (Stem Cell Factor)	Stromazellen, Fibroblasten	Proliferation von Mastzellen, Knochenmarkstammzellen
Andere		
Tumor-Nekrose-Faktor (TNF) α, β	Makrophagen, T- und B-Zellen, NK-Zellen	lokale Entzündung, Endothelaktivierung, Aktivierung von Makrophagen und Neutrophilen
		Induktion von Apoptosen
Interferon-γ	aktivierte T-Zellen, B-Zellen, NK-Zellen	Makrophagenstimulation, Stimulation der Zytotoxizität
Interferon-α	Leukozyten	Antivirale Wirkung, Induktion der MHC-Klasse-I-Expression

eine kurze Halbwertszeit und eher niedrige Affinität. Sie sind die *Antikörper der primären Immunreaktion* und vor allem wichtig für die Reaktion auf Polysaccharide, die Bestandteil vieler Bakterienhüllen sind. Auch die so genannten natürlichen Antikörper gegen Blutgruppenantigene gehören der IgM-Klasse an.

● **IgG-Antikörper** machen den Großteil der Serumimmunglobuline aus und liegen als Monomere

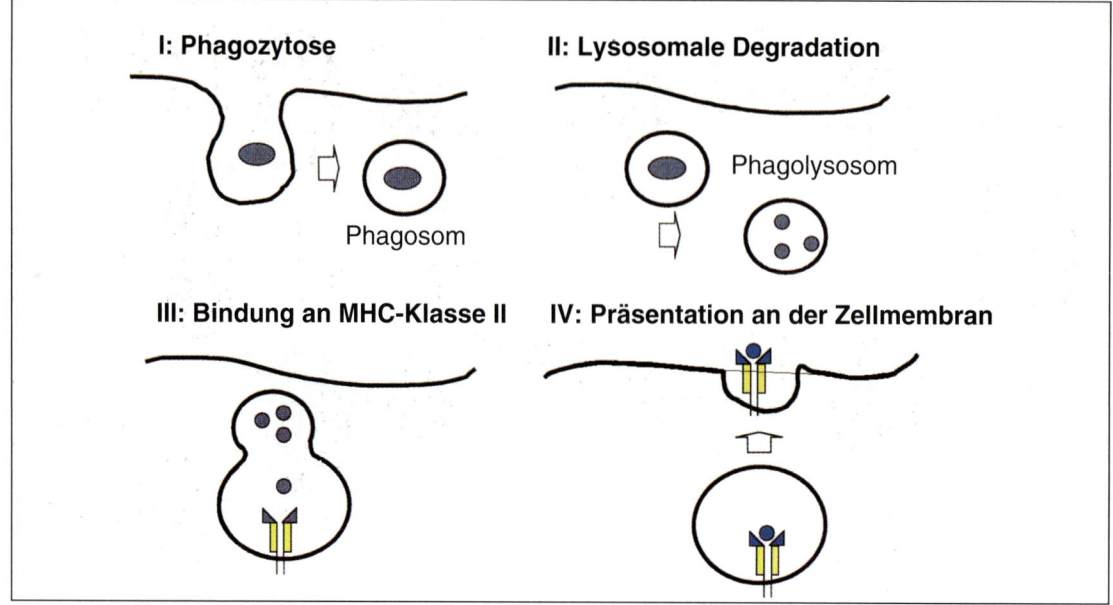

Abb. 5-2. Schematische Darstellung der **Prozessierung von exogenen Antigenen** mit anschließender Präsentation durch Moleküle der MHC-Klasse-II.

vor. Es gibt vier als IgG1–4 bezeichnete Subklassen. Sie sind die Antikörper der *sekundären Immunantwort* und besitzen höhere Antigenaffinität als IgM. Sie vermitteln über die Bindung an Fc-Rezeptoren von Fresszellen die Phagozytose von antikörperbedeckten Partikeln *(Opsonierung)* und können ebenfalls Komplement aktivieren. Ferner passieren sie die Plazenta und vermitteln dem Kind eine passive Immunität für die ersten Monate nach der Geburt.

● **IgA-Antikörper** machen etwa 5 bis 15% der Serumimmunglobuline aus und finden sich darüber hinaus vor allem an Schleimhäuten und in Sekreten. Sie sind von Bedeutung für die lokale Schleimhautabwehr und liegen vorwiegend als dimere Moleküle vor.

● **IgD-Antikörper** in löslicher Form machen weniger als 1% der Serumimmunglobuline aus. Sie werden jedoch in membrangebundener Form von *naiven* (d. h. noch ohne Antigenkontakt), reifen B-Zellen exprimiert.

● **IgE-Antikörper**, früher auch als *Reagine* bezeichnet, liegen als Monomere vor und finden sich ebenfalls nur in geringer Menge im Serum. IgE bindet stabil an den hochaffinen IgE-Rezeptor (FcERI) von Mastzellen und Basophilen und ist für die allergische Reaktion bei Hypersensitivität gegen Antigene verantwortlich (siehe Allergie).

5.1.2 Zellgebundene Moleküle des Immunsystems

5.1.2.1 Histokompatibilitätsantigene (HLA-System). Histokompatibilitätsantigene dienen der Unterscheidung von »Selbst« und »Nichtselbst« durch das Immunsystem und sind auch aktiv in die Generierung und den Ablauf von Immunreaktionen eingebunden. Sie werden als **MHC** (Major Histocompatibility Complex)-**Antigene** oder auch als **HLA** (Human Leucocyte Antigen)-**Komplex** bezeichnet. Die Moleküle des HLA-Systems sind Glykoproteine und strukturell der Immunglobulin-Superfamilie zuzuordnen. Sie werden in zwei Kategorien unterteilt: die **HLA-Klasse-I**, unterteilt in die klassischen Moleküle HLA-A, B und C (sowie E, F und G) und die **HLA-Klasse-II**, unterteilt in DP, DQ und DR. Die dafür kodierenden Gene finden sich auf dem kurzen Arm des Chromosoms 6. Es handelt sich um sehr polymorphe Genabschnitte mit zahlreichen Allelen, sodass die meisten Menschen für HLA-Loci heterozygot sind. Die aufgrund der vielen Allele sehr zahlreichen Kombinationsmöglichkeiten (für die MHC-Klasse I rechnerisch ca. 45 000) sind von praktischer Bedeutung für die

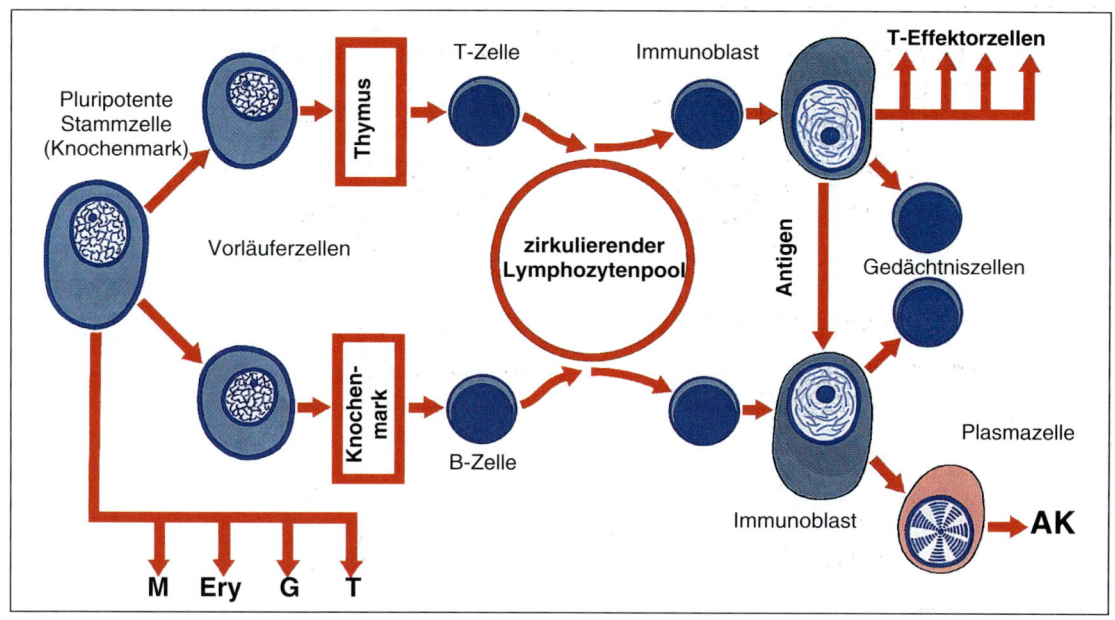

Abb. 5-3. Entwicklung des Immunsystems. M: Monozyten; **Ery:** Erythrozyten; **G:** Granulozyten; **T:** Thrombozyten; **AK:** Antikörper

Transplantationsmedizin, da zwei nicht verwandte Personen nur eine sehr geringe Chance einer vollständigen Übereinstimmung in den HLA-Molekülen haben. Der Aufbau von praktisch nützbaren Spenderdatenbanken, z. B. für die Knochenmarktransplantation unter Nichtverwandten, erfordert daher eine große Zahl von Spendewilligen (Abb. 5-2).

Moleküle der HLA-Klasse-I werden auf fast allen Körperzellen exprimiert, während die Expression von **Molekülen der HLA-Klasse II** auf B-Zellen, Endothelien, Epithelien und Zellen des mononukleären phagozytischen Systems (MPS) beschränkt ist. Klasse-I- und Klasse-II-Moleküle sind *Heterodimere,* d. h. aus zwei unterschiedlichen Ketten bestehend, die sowohl polymorphe als auch konstante, hochkonservierte Abschnitte aufweisen. Beide Klassen von MHC-Molekülen zeigen in ihrem extrazellulären Abschnitt eine rinnenförmige Peptidbindungsgrube auf, in der in Abhängigkeit vom HLA-Typ bestimmte kurze Peptidsequenzen gebunden werden können. Diese Proteinbruchstücke entstehen durch intrazytoplasmatische oder in Zellvesikeln ablaufende Degradation von Proteinen intra- und extrazellulärer Herkunft (Antigen-Prozessierung) und anschließender Bindung an MHC-Moleküle im rauen endoplasmatischen Retikulum, die daraufhin mit dem gebundenen Peptid an die Zelloberfläche gelangen (Antigen-Präsentation) (Abb. 5-2). Diese Art der Antigenverarbeitung und -präsentation ist Grundvoraussetzung für eine Immunantwort durch T-Zellen, die Antigen nur in Form von MHC-Peptidkomplexen erkennen können *(MHC-restringierte T-Zell-Rezeptor-Erkennung).* Da die

Fähigkeit des MHC, gewisse Antigene zu binden, von der Struktur des individuellen HLA-Moleküls abhängt, variiert die Intensität definierter Immunreaktionen mit dem HLA-Typ. Träger gewisser HLA-Konstellationen sind daher prädisponiert für manche Erkrankungen einschließlich von Autoimmunerkrankungen.

5.1.2.2 Adhäsionsmoleküle. Adhäsionsmoleküle bilden eine heterogene Gruppe von Oberflächenmolekülen, die den Zell-Zell-Kontakt, die Migration und die Rezirkulation von Zellen des Immunsystems regulieren und auch wichtige Effektorfunktionen haben. Es handelt sich um zellmembranständige Proteine oder Glykoproteine, die aufgrund ihrer Struktur in verschiedene Klassen eingeteilt werden. Die **Selectine** und die **vaskulären Adressine** werden von Leukozyten und Endothelien exprimiert und sind von Bedeutung für das *Lymphozyten-homing,* d. h. für die gesteuerte Rezirkulation von Lymphozyten in bestimmte Anteile des Immunsystems, z. B. ins mukosaassoziierte lymphatische Gewebe (MALT) oder periphere Lymphknoten. Die Leukozyten-Integrine mediieren einerseits die Bindung an Gefäße und andere Gewebestrukturen und können andererseits die Funktionen von Abwehrzellen regulieren. Das **Integrin LFA-1** (Lymphocyte Function-associated Antigen 1), das von allen T-Zellen exprimiert wird, ist wahrscheinlich das wichtigste Adhäsionsmolekül für die T-Zell-Aktivierung. Weitere Adhäsionsmoleküle sind Mitglieder der Immunglobulin-Superfamilie. Zu ihnen gehören die Liganden des LFA-1-Moleküls **ICAM-1**, **-2** und **-3** (Intercellular Adhesion Molecule), die für die Interaktion zwischen antigenpräsentierenden Zellen und T-Zellen sowie für die Migration von Lymphozyten durch die Gefäßwand von Bedeutung sind.

5.1.3 Zellen des Immunsystems

Alle Zellen des Immunsystems entwickeln sich aus einer pluripotenten **hämatopoetischen Stammzelle** im Knochenmark, die die Fähigkeit zur Selbsterneuerung besitzt. Aus dieser Stammzelle entwickeln sich Vorläuferzellen mit eingeschränkterem Potential, die auf eine Zelllinie determiniert sind und auch als **CFU** (Colony Forming Units) bezeichnet werden. Die ursprünglich morphologische Unterteilung der einzelnen Zelltypen des Immunsystems (Abb. 5-3) ist durch die Charakterisierung von Oberflächenmarkern mittels monoklonaler Antikörper bedeutend verfeinert worden, die eine exakte diagnostische Klassifizierung von Leukozyten nach Funktion und Reifungszustand erlaubt und auch für die Diagnostik von Neoplasien des hämatopoetischen Systems von großer Bedeutung ist. Diese Oberflächenmarker wurden zur Vereinfachung in eine einheitliche Nomenklatur von so genannten **CD** (Clusters of Differentiation) zusammengefasst, die zum heutigen Stand 166 CD umfasst. Die wichtigsten CD sind in Tabelle 5-2 aufgelistet.

5.1.3.1 Zellen des unspezifischen Abwehrsystems. Zellen des unspezifischen Abwehrsystems besitzen die Fähigkeit, auf schädigende Substanzen und Mikroorganismen, insbesondere auf Zellwandbestandteile vieler Bakterien, ohne spezifische Antigenerkennung zu reagieren und eine sofortige Elimination des schädigenden Agens zu erreichen. Die meisten Subtypen dieser Zellen besitzen eine gute aktive Beweglichkeit, verweilen nur kurz im peripheren Blut und treten rasch ins Gewebe über. Durch die Expression von **Fc-Rezeptoren** (Fragment crystallizable), die an die konstante Region von Immunglobulinmolekülen binden und bei Aktivierung entweder Phagozytose oder Ausschüttung von Sekretionsprodukten induzieren, sind sie auch von Bedeutung für die Unterstützung der spezifischen Immunreaktion und werden daher auch als *akzessorische Zellen des Immunsystems* bezeichnet.

● **Granulozyten** entwickeln sich gemeinsam mit Monozyten aus der myeloischen Vorläuferzelle im Knochenmark und reifen unter normalen Umständen auch dort aus, bevor sie ins Blut übertreten. Nach der Art und dem Färbeverhalten ihrer Granula unterscheiden wir neutrophile, eosinophile und basophile Granulozyten.

– **Neutrophile Granulozyten** oder **polymorphkernige Leukozyten** sind Endzellen ohne weitere Teilungsfähigkeit; sie machen etwa 50 bis 70% des zirkulierenden Leukozytenpools aus. Diese Zellen treten nach wenigen Stunden über das Kapillarbett aus dem Blutkreislauf aus, besitzen eine hoch entwickelte Fähigkeit zur Phagozytose sowie einen gut ausgestatteten lysosomalen Apparat. Sie dienen in erster Linie der Bekämpfung bakterieller Infekte.

– **Eosinophile Granulozyten** zeigen eine geringere Phagozytoseaktivität. Sie spielen eine zentrale Rolle bei der Abwehr parasitären Befalls und sind ein wichtiger Bestandteil allergischer Reaktionen (siehe dort). Ferner setzen sie zytotoxische Substanzen frei, die nicht phagozytierbare mehrzellige Parasiten zerstören können.

– **Basophile Granulozyten** und **Mastzellen** zeigen eine ähnliche Enzymausstattung ihrer Granula, obwohl sie von unterschiedlichen Vorläuferzellen abstammen. Die langlebigen Mastzellen sind ortsständig im Gewebe und hier vor allem wichtiger Bestandteil des lokalen Abwehrsystems von Schleimhäuten, während die Basophilen im peripheren Blut zirkulieren. Die Zellen enthalten in ihren Granula das vasoaktive Histamin und produzieren die Leukotriene C4, D4 und E4, aus Arachidonsäure synthetisierte Lipide, die die akute Entzündungsreaktion aufrechterhalten. Mastzellen sind wichtige Mediatoren lokaler Entzündungsreaktionen und auch der allergischen Sofortreaktion vom Typ I (siehe dort).

● **Monozyten/Makrophagen und spezialisierte antigenpräsentierende Zellen.** Diese wahrscheinlich von einer gemeinsamen Vorläuferzelle abstammenden Zellen des unspezifischen Abwehrsystems werden auch als **mononukleäres phagozytisches System** (MPS) zusammengefasst. Die im Blut zirkulierenden Monozyten wandern in kurzer Zeit (teils ungerichtet, teils durch Chemotaxis gezielt) ins Gewebe aus und reifen dort zu Gewebemakrophagen aus. In zahlreichen Organen finden sich organspezifische Makrophagen, die spezialisierte Aufgaben erfüllen. Beispiele sind die Alveolarmakrophagen der Lunge, die für die Phagozytose eingeatmeter Schwebstoffe und den Abbau des Surfactant zuständig sind, die in der Blutmauserung aktiven Makrophagen der Milz und die Kupffer-Stern-

Tab. 5-2. **Auswahl wichtiger Leukozytenantigene.** (**CD:** Cluster of differentiation)

CD-Antigen	Zelluläre Expression	Funktion und Besonderheiten
CD1a	kortikale Thymozyten, Langerhans-Zellen, dendritische Zellen	MHC Klasse-I-ähnliche Struktur, Antigenpräsentation?
CD2	T-Zellen, NK-Zellen	Adhäsionsmolekül
CD3	T-Zellen	assoziiert mit TCR, notwendig für Expression des TCR und Signaltransduktion durch TCR
CD4	T-Helferzellen, Monozyten, Makrophagen	Korezeptor für MHC-Klasse II, Rezeptor für HIV gp120
CD5	T-Zellen, B-Zell-Subset	?, Marker der chronischen lymphatischen Leukämie vom B-Typ
CD7	hämatopoetische Stammzellen und T-Zellen	Marker für akute lymphatische Leukämien (ALL) vom T-Typ
CD8	zytotoxische T-Zellen	Korezeptor für MHC-Klasse I
CD10	unreife B- und T-Zellen	Zink-Metalloproteinase, Marker für B-ALL (CALLA: Common ALL Antigen)
CD16	Neutrophile, NK-Zellen, Makrophagen	niedrigaffiner Fc-Rezeptor (Fc-RIII), mediiert Phagozytose und AK-abhängige Zytotoxizität
CD19	B-Zellen	Korezeptor für B-Zellen
CD20	B-Zellen	wahrscheinlich Regulation der B-Zell-Aktivierung
CD21	reife B-Zellen, follikulär dendritische Retikulumzellen	Rezeptor für Komplement C3d (CR2) und Epstein-Barr-Virus
CD22	reife B-Zellen	Adhäsion an Monozyten, Erythrozyten und CD4+ T-Zellen
CD23	aktivierte B-Zellen, Makrophagen und Eosinophile	niedrigaffiner IgE-Rezeptor, vermittelt IgE-abhängige Phagozytose
CD25	aktivierte B- und T-Zellen und Makrophagen	α-Kette des IL-2 Rezeptors (Tac), Zellaktivierung
CD30	aktivierte B- und T-Zellen	TNF-artiges Membranprotein, Marker für Hodgkin-Zellen (Ki-1-Antigen)
CD34	hämatopoetische Stammzellen, Endothelien	Adhäsionsmolekül, wichtiger Marker für Stammzellen
CD44	Leukozyten, Thrombozyten	Hyaluronatrezeptor, Leukozyten-homing, Metastasierung von Tumoren
CD45 CD45R0 CD45RA CD45RB	Leukozyten	Signaltransduktion; CLA: Common Leucocyte Antigen. Mehrere Isoformen mit unterschiedlichen Expressionsmustern
CD54	breite Expression	ICAM-1: Intercellular Adhesion Molecule 1, Ligand für LFA-1 und Mac-1
CD56	NK-Zellen, neurale Gewebe	NCAM: Neural Cell Adhesion Molecule Marker für NK-Zellen
CD71	aktivierte Leukozyten	Transferrinrezeptor
CD79 a,b	B-Zellen	Teil des B-Zell-Rezeptors, Signaltransduktion und Differenzierung
CD95	aktivierte Lymphozyten?	Fas-Antigen, induziert Apoptose
CD117	hämatopoetische Stammzellen	Stammzellfaktor-Rezeptor (c-kit)
CD119	Makrophagen, Endothelien, B-Zellen	Rezeptor für Interferon-γ

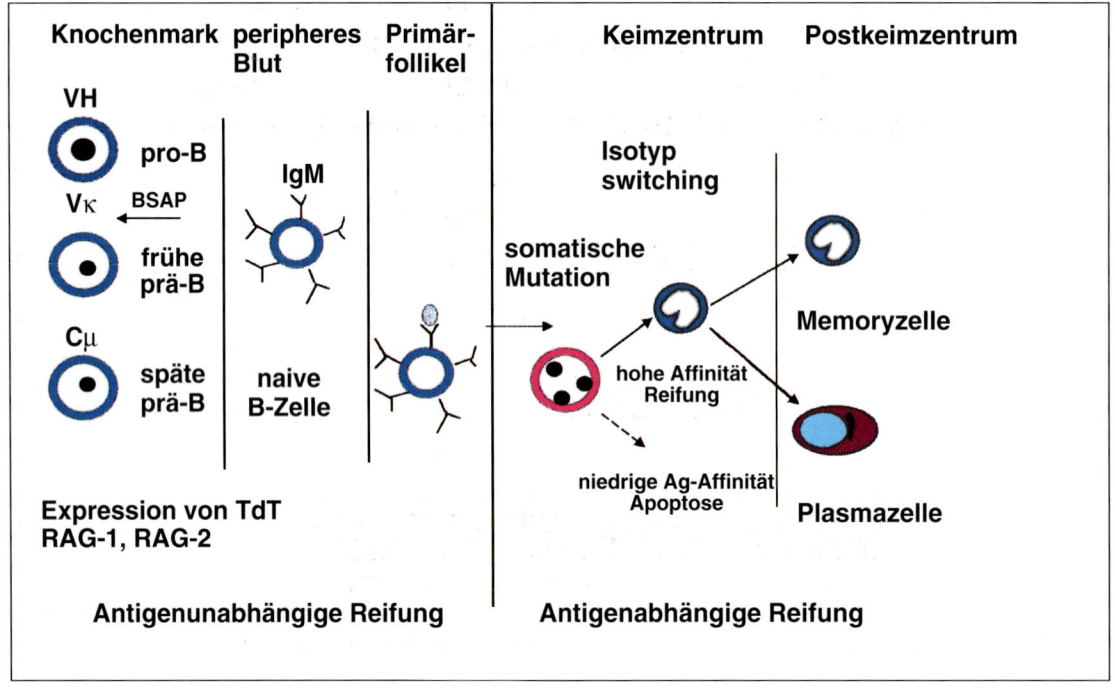

Abb. 5-4. Schematische Darstellung der **B-Zell-Reifung** und ihrer anatomischen Stationen

zellen der Leber. Neben ihrer phagozytischen Aktivität und der Ausschüttung von Enzymen im Rahmen der unspezifischen Abwehrreaktion produzieren die Makrophagen eine Reihe von Zytokinen und chemotaktisch wirksamen Substanzen, die für die Regulation von Immunreaktionen sowie für die Ausreifung von Zellen des Immunsystems von großer Bedeutung sind. Bei gewissen Entzündungsreaktionen kommt es zur Ausbildung charakteristischer Granulome, deren Morphologie Rückschlüsse auf den Erreger zulässt. Die prototypische »spezifische« Entzündungsreaktion ist das verkäsende Granulom bei Tuberkulose. Die darin vorkommenden Epitheloidzellen produzieren zahlreiche Zytokine, während ihre phagozytische Aktivität ganz reduziert ist. Außerdem prozessieren Makrophagen Antigen und präsentieren es MHC-Klasse-II-gebunden an der Zelloberfläche, wo es von T-Helferzellen erkannt wird. Gemeinsam mit B-Zellen werden die Zellen des MPS daher auch als *professionelle antigenpräsentierende Zellen* bezeichnet.

Die **spezialisierten antigenpräsentierenden Zellen** sind unerlässlich für eine funktionierende Immunantwort. Sie besitzen zahlreiche lange Zytoplasmaausläufer, die ihre Oberfläche stark vergrö-

ßern und damit einen Zell-Zell-Kontakt zu sehr vielen Lymphozyten herstellen können. Sie werden daher auch als dendritische Zellen bezeichnet. Die Langerhans-Zellen der Haut und auch an den Schleimhäuten nehmen Antigen auf und wandern in die peripheren lymphatischen Organe, wo sie sich wahrscheinlich in interdigitierende dendritische Zellen *(Retikulumzellen)* der T-Zonen transformieren und das an den MHC-Komplex gebundene prozessierte Antigen gemeinsam mit kostimulatorischen Molekülen den T-Zellen präsentieren. Die histogenetisch noch nicht eindeutig zugeordneten follikulären dendritischen Zellen der B-Zell-Follikel präsentieren an Fc-Rezeptoren gebundene Antigen-Antikörper-Komplexe an der Zelloberfläche und spielen eine wichtige Rolle für die Selektion von B-Zellen mit Antikörpern hoher Affinität.

5.1.3.2 Zellen der spezifischen Abwehr. Lymphozyten sind die Träger der spezifischen Abwehr. Ein Lymphozyt kann im Gegensatz zu den Zellen des unspezifischen Abwehrsystems nur auf eine definierte Antigenstruktur reagieren, die auch als **Epitop** oder **antigene Determinante** bezeichnet wird. Lymphozyten tragen antigenspezifische Membranrezeptoren, die wie ein »Schlüssel ins Schloss« pas-

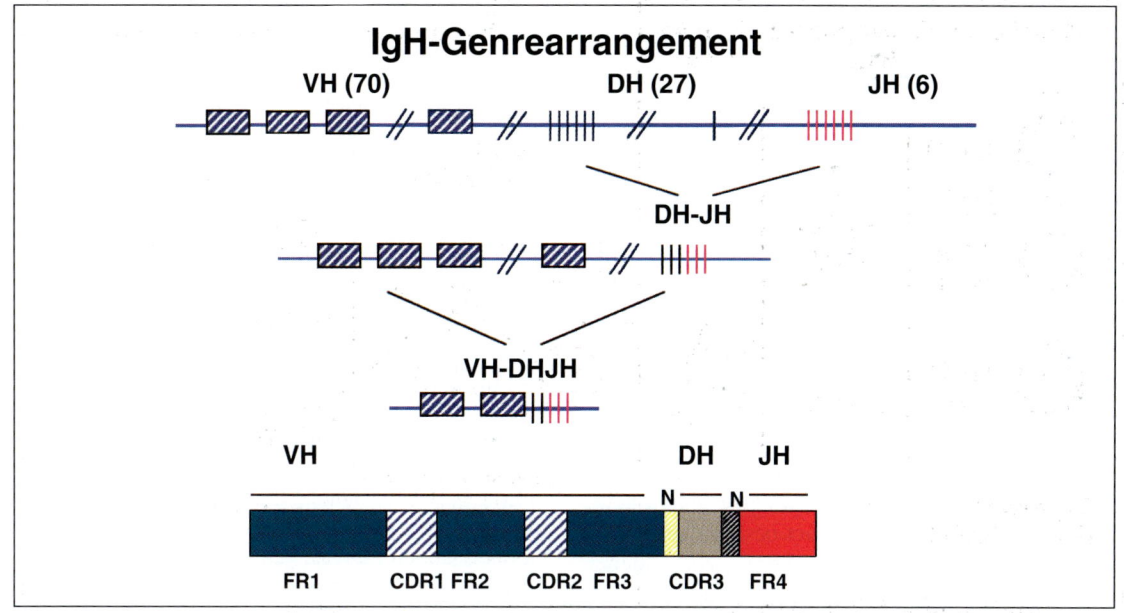

Abb. 5-5. Schematische Darstellung der Umlagerung der **Immunglobulin-Schwerkettengene**

sen. Lediglich Lymphozyten mit einem Rezeptor mit hoher Affinität zum Antigen erhalten auch entsprechende kostimulatorische Signale, werden aktiviert und proliferieren. Abkömmlinge solcher Lymphozyten werden auch als **Klone** bezeichnet, da sie den gleichen antigenspezifischen Rezeptor besitzen. Diese antigenabhängige Auswahl wird als **klonale Selektion** bezeichnet. Lymphozyten, deren Rezeptor eine nur niedrige Affinität besitzt oder gegen Bestandteile des eigenen Körpers gerichtet ist, werden entweder eliminiert oder areaktiv gemacht (*klonale Deletion und Anergie*). Durch die Entwicklung monoklonaler Antikörper für die Charakterisierung von Oberflächenmolekülen (siehe Tab. 5-2) und die Entschlüsselung der genetischen Grundlagen der spezifischen Antigenerkennung ist es in den letzten Jahrzehnten zu einem sprunghaften Wissenszuwachs gekommen.

● **B-Lymphozyten.** B-Zellen und die sich aus ihnen differenzierenden Plasmazellen produzieren Antikörper und sind damit Träger des humoralen Schenkels der spezifischen Immunabwehr. B-Zellen entwickeln sich aus der pluripotenten Stammzelle im Knochenmark und machen dort auch den ersten Teil ihrer Reifung durch. Die im Laufe dieses Reifungsprozesses stattfindenden genetischen Abläufe, die Änderungen im Expressionsmuster

von Oberflächenmolekülen sowie die dabei durchlaufenen anatomischen Stationen sind im Schema »B-Zell-Reifung« (Abb. 5-4) zusammengefasst.

Die große Vielfalt an Antikörpermolekülen, die von B-Zellen gebildet werden und erst eine so differenzierte Immunantwort ermöglichen, entstehen durch somatische (d. h. in Körperzellen stattfindende) Umlagerung (*Rearrangement*) von Genen (Abb. 5-5), die für die einzelnen Bestandteile der Immunglobulinmoleküle, insbesondere der antigenbindenden variablen Region, kodieren. Diese streng geordnet verlaufenden Umlagerungsprozesse finden während des Übergangs von B-Vorläuferzellen zu Pro-B-Zellen im Knochenmark statt und sind antigenunabhängig. Die Gene, die die schweren Ketten der Immunglobuline bilden, befinden sich am Chromosom 14, die für die κ-Leichtketten am Chromosom 2, für die λ-Leichtketten am Chromosom 22. Die Schwerkettengene umfassen 40 funktionelle V(*variable*)-Gene, 25 funktionelle D(*diversity*)-Gene und 6 J(*joining*)-Gene, die den variablen Anteil des Antikörpermoleküls bilden. Anschließend daran finden sich die Gene für die konstante Region, die für den *Isotyp des produzierten Immunglobulins* verantwortlich sind. Die Genregionen für die leichten Ketten zeigen einen prinzipiell ähnlichen Aufbau. Unter dem Einfluß von nur in Lymphozyten und nur in beschränkten Reifungsphasen exprimierten Genen (**RAG-1** und **-2**: Recombination Activating Genes) beginnt zuerst eine Umlagerung im Bereich der schweren Ketten, mit Fusion eines J- zu einem D-Gen, mit Ausschneiden der dazwischen liegenden DNA-Abschnitte; anschließend entsteht eine Verbindung des DJ-Komplexes mit einem V-Gen. Nach einem erfolgreichen Schwerkettenrearrangement mit nachfolgender Expression einer μ-Kette kommt es zu einer Umlagerung der Leichtkettengene, wobei zuerst κ, bei nicht funktionellen κ-Rearrangements beider Allele dann λ rearrangiert wird. Bei einem erfolgreichen Rearrangement auf einem Allel bleibt immer das andere Allel und im Falle der leichten Ketten die jeweils andere stumm, d. h., sie wird nicht exprimiert. Dieses Prinzip der Allelen-Exklusion garantiert, dass eine individuelle B-Zelle nur Antikörper mit einer bestimmten Spezifität bilden kann. Anhand der Anzahl vorhandener funktioneller Schwer- und Leichtkettengene kann man die theoretisch möglichen Kombinationen errechnen, etwa 3×10^6 verschiedene Antikörperspezifitäten. Die rekombinatorische Vielfalt wird allerdings durch die unpräzise Verbindung rekombinierter Genabschnitte – hervorgerufen durch die Deletion und den Einbau von Nukleotiden beim Rearrangement – sowie später durch somatische Hypermutation weiter erhöht. Reife, aber »naive« B-Zellen (d. h. noch ohne erfolgten Antigenkontakt) tragen an ihrer Oberfläche einen funktionellen B-Zell-Rezeptor, der aus membranständigem IgD und IgM für die Antigenerkennung sowie den Oberflächenmolekülen IgA, B und CD79a,b für die Signaltransduktion besteht. Sie rezirkulieren durch die peripheren lymphatischen Organe (Lymphknoten, Milz und mukosaassoziiertes lymphatisches Gewebe). Bei Erstkontakt mit einem passenden Antigen kommt es zu einer Primärantwort, die durch IgM-Sekretion charakterisiert ist. Manche Antigene, z. B. bakterielle Polysaccharide, können direkt eine Immunantwort auslösen, in den meisten Fällen ist jedoch zusätzlich eine Aktivierung durch kostimulatorische Signale von T-Helferzellen erforderlich. Bei der Primärantwort werden auch Gedächtniszellen gebildet, die bei erneutem Antigenkontakt eine Sekundärantwort auslösen, die schneller und effektiver abläuft. Die Differenzierung und Proliferation der B-Zellen der Sekundärantwort findet in den Keimzentren der peripheren lymphatischen Organe statt. Dort kommt es zu weiteren genetischen Veränderungen, dem Immunglobulinklassen-Switch und der somatischen Hypermutation.

Immunglobulinklassen-Switch: Durch die Einwirkung von Zytokinen, die von T-Zellen der Keimzentren gebildet werden, wird eine Umlagerung der Gene der konstanten Regionen der schweren Ketten induziert, sodass Antikörper mit derselben Antigenspezifität, aber anderem Isotyp gebildet wird (von IgM zu IgG, IgA oder IgE). Der Isotyp wird von der Art der Stimuli bestimmt, z. B. induziert IL-4 → IgE und IgG4, TGF-β → IgA.

Bei der **somatischen Hypermutation** kommt es vorwiegend zu Punktmutationen im Bereich der für die antigenbindenden Regionen kodierenden IG-Genabschnitte. Führt eine Mutation zu einer gesteigerten Affinität zum Antigen, das von follikulär dendritischen Zellen präsentiert wird, erhält die Zelle Überlebenssignale, die zu einer klonalen Proliferation dieser Zelle führen. Der Großteil der Mutationen jedoch führt zu keiner Affinitätssteigerung, diese Zellen sterben den programmierten Zelltod (Apoptose). Diese Affinitätsreifung resultiert in der Produktion höher affiner Antikörper, was eine schnellere Elimination des Antigens erlaubt und sich klinisch in einem völligen Ausbleiben von Krankheitserscheinungen oder in einem milderen Verlauf äußert (Immunität).

● **T-Lymphozyten.** T-Zellen entwickeln sich wie B-Zellen aus den pluripotenten Knochenmarkstammzellen. Wir kennen mehrere funktionell unterschiedliche Subpopulationen, die anhand ihres Markerprofils unterschieden werden können. Der **T-Zell-Rezeptor** (TCR) ist ähnlich dem B-Zell-Rezeptor aufgebaut und besteht aus Oberflächenmolekülen, deren variabler Anteil analog den Immunglobulinen durch somatische Rekombination entsteht. Etwa 95% der T-Zellen tragen TCR aus α- und β-Kette, die restlichen 5% γδ-TCR (vorwiegend im Gastrointestinaltrakt und in der Haut). Es gibt für die vier Ketten ebenfalls V(variable)-, D(diversity)- und J(joining)-Genregionen in unterschiedlicher Zahl, die gleichartig wie beim Immunoglobulin-Rearrangement zu funktionellen TCR umgelagert werden. Es kommt zuerst zu einem Rearrangement der γ-, dann der δ- und β-Kette und nachfolgend der α-Kette, wobei die dazwischen liegenden δ-Ketten deletiert werden. Eine somatische Hypermutation wie bei B-Zellen findet nicht statt. Im Gegensatz zum B-Zell-Rezeptor kann der T-Zell-Rezeptor nur prozessiertes, an MHC-Moleküle gebundenes Antigen erkennen, wobei reife T-Zellen nur jeweils eine der beiden MHC-Klassen binden können.

T-Zell-Reifung und T-Zell-Differenzierung. Die unreifen Vorläuferzellen wandern vom Knochenmark in die subkapsulären Regionen des Thymuskortex, wo zuerst eine positive, MHC-abhängige Selektion erfolgt. Lediglich T-Zellen, die die von thymischen Epithelien präsentierten »Selbst«-Antigene des MHC erkennen, können überleben. Dieser Prozess ist wichtig für die Entwicklung der Toleranz gegen Selbstantigene. Im Verlauf entwickeln sich aus den ursprünglich CD4 und CD8 koexprimierenden (so genannte doppelt-positive Zellen) unreifen Thymozyten CD4- oder CD8-exprimierende reife Zellen der Thymusmedulla. Für die Entwicklung von CD4$^+$-Zellen sind Antigene der MHC-Klasse II, für CD8$^+$-Zellen MHC-Klasse I notwendig. Wie bei B-Zellen werden autoreaktive T-Zellen oder Zellen mit niedriger Antigenaffinität eliminiert oder im anergen Zustand gehalten *(negative Selektion)*. Neben der vorherrschenden thymischen T-Zell-Entwicklung gibt es auch einen extrathymischen Weg der T-Zell-Reifung. Für die intraepithelialen γδ-T-Zellen des Verdauungstrakts wird eine Reifung in der Darmmukosa postuliert.

Die **Expression von CD4 oder CD8** definiert funktionell unterschiedliche Subklassen:

● **CD4$^+$-Zellen, T-Helferzellen** (TH). Benannt nach der Expression des CD4-Antigens, des Rezeptors für Antigene der MHC-Klasse II, sind sie für die T-Zell-abhängige B-Zell-Aktivierung und für die Stimulation des unspezifischen Abwehrsystems wichtig. Aufgrund der von ihnen sezernierten Zytokine werden sie funktionell in **TH1-** (IL-2, IFN-γ, TNF; Makrophagenaktivierung) und **TH2-Zellen** (IL-3, IL-4, IL-10; B-Zell-Differenzierung) unterteilt; allerdings gibt es auch Zellen mit uneinheitlichem Zytokinprofil (TH0). Da sich die TH1- und TH2-Zellen teilweise gegenseitig hemmen, bestimmt das Verhältnis dieser Zellen das Überwiegen einer zellulären oder humoralen Immunreaktion.

● **CD8$^+$-Zellen, zytotoxische T-Zellen und Suppressor-T-Zellen.** Zytotoxische T-Zellen können über die Bindung von MHC-Klasse I mittels des Rezeptors CD8-Zielzellen direkt schädigen und abtöten. Es kommt zur Freisetzung von Proteasen *(Perforine)* aus den spezifischen Granula, die die Membranintegrität der Zielzellen zerstören. Das von CD4$^+$-Zellen produzierte IL-2 stimuliert die zellgebundene Zytotoxizität.

Als **T-Suppressorzellen** wurden in Tiermodellen CD8$^+$-Zellen bezeichnet, die eine spezifische Immunreaktion unterdrücken konnten. Die Existenz einer eigenen, spezifischen Subklasse von CD8$^+$-Zellen mit Suppressorfunktion beim Menschen ist umstritten; CD8$^+$-Zellen können aber wahrscheinlich mit Zytokinen eine immunregulierende Wirkung ausüben.

● γδ**-T-Zellen** sind entweder schwach CD8$^+$ oder CD4/8 doppelt negativ und haben eine zytotoxische Funktion. Sie besitzen ein weniger variables Rezeptorrepertoire, können aber Antigene direkt, ohne vorherige Prozessierung erkennen. γδ-T-Zellen spielen wahrscheinlich bei der lokalen Schleimhautimmunität und bei der Abwehr bestimmter Infektionserreger (Mykobakterien, Malaria-Plasmodien) eine wichtige Rolle.

● **Natürliche Killerzellen (NK-Zellen).** Im Gegensatz zu B- und T-Zellen tragen NK-Zellen keinen antigenspezifischen Rezeptor und haben die T-Zell-Rezeptorgene in Keimbahnkonfiguration. Sie sind morphologisch den **LGL** (Large Granular Lymphocytes) des peripheren Blutes zugehörig. NK-Zellen exprimieren einige T-Zell-Marker wie CD2, aber kein membranständiges CD3. NK-spezifische Marker sind CD16 und CD56. Wie die zytotoxischen T-Zellen binden sie direkt an Zielzellen und lösen über Perforine, lysosomale Proteine und auch indirekt über eine Aktivierung der Apoptose durch TNF den Zelltod aus. Im Gegensatz zu den meisten zytotoxischen T-Zellen ist die Zytotoxizität jedoch MHC-unabhängig und kann daher früher einsetzen, z. B. in der Frühphase einer Virusinfektion. NK-Zellen können durch aberrante Glykoproteinexpression, durch fehlende MHC-Expression auf Tumorzellen oder durch die Bindung von Antikörpern an CD16 aktiviert werden.

5.1.4 Ablauf von Immunreaktionen

5.1.4.1 Unspezifische Abwehrreaktion. Eine unspezifische Abwehrreaktion besteht aus mehreren, allerdings teils überlappenden Phasen:
- Erkennung und Markierung des schädigenden Agens
- Anlockung und Aktivierung von Abwehrzellen
- Unschädlichmachung und Elimination des schädigenden Agens
- Auslösung der entzündlichen Allgemeinreaktion

Neutrophile Granulozyten, Makrophagen und NK-Zellen sind die Hauptträger der unspezifischen Abwehrreaktion. Diese Zellen können zahlreiche Substanzen wie Bakterienwandanteile (Glykoproteine und Lipopolysaccharide), denaturierte Proteine oder auch Latexpartikel erkennen. Ferner kann durch solche Bestandteile auch der alternative Weg der Komplementaktivierung ausgelöst und das bei Entzündungsreaktionen vermehrt gebildete **CRP** (C-reaktives Protein) gebunden werden. Die **Opsonierung** *(Markierung)* von Fremdpartikeln durch CRP, das Komplementbruchstück C3b und auch durch Antikörper führt zu einer Erleichterung der Phagozytose über die entsprechenden Rezeptoren (Fc-Rezeptor, Komplementrezeptor) von Immuneffektorzellen. C3b bindet auch an Antigen-Antikörper-Komplexe und verhindert ihre weitere Aggregation. Dadurch bleiben sie klein, löslich *(Solubilisierung)* und können vom phagozytischen System beseitigt werden. Ein Ausfällen und Ablagern von Antigen-Antikörper-Komplexen kann sich schädigend auf den Organismus auswirken.

Bakterielle Stoffwechselprodukte, aktiviertes Komplement (C3a und C5a), Leukotrien B4 und von Mastzellen und Basophilen freigesetzte Substanzen locken durch Chemotaxis Abwehrzellen an. Die Aktivierung dieser Zellen bewirkt auch zusätzlich die Expression von Adhäsionsmolekülen, die ihnen das Anhaften an Gefäßwänden und ihre Durchwanderung erlauben. Aktivierte Phagozyten zeigen auch eine massive Steigerung des oxidativen Stoffwechsels mit stark erhöhtem Sauerstoffverbrauch *(respiratory burst)*.

Hauptmechanismus des Vollzugs der unspezifischen Abwehrreaktion ist die **Phagozytose** (Abb. 5-2), v. a. durch Makrophagen und Neutrophile. An der Oberfläche direkt oder über Rezeptoren (Komplement-, Fc-Rezeptoren) gebundene Materialien werden durch Abschnürung eines Membranbläschens in die Zelle aufgenommen *(Phagosom)*, die anschließend mit Lysosomen zu *Phagolysosomen* verschmelzen. Dadurch wird eine Vielzahl toxisch wirkender Substanzen direkt mit den aufgenommenen Mikroorganismen in Kontakt gebracht. Dazu gehören Enzyme wie das Lysozym (spaltet Bakterienwandmurein), Proteinasen (Kathepsin, Elastase u. a.), membranperforierende Proteine *(Defensine)*, die einen unkontrollierten Einstrom von Ca++-Ionen auslösen, sowie toxische Sauerstoffradikale. Granulozyten eliminieren extrazellulär lebende Bakterien, während fakultativ intrazelluläre Erreger durch Makrophagen abgetötet werden. Diese werden dazu von T-Helferzellen aktiviert. Am Ort der Immunreaktion entsteht dabei typischerweise eine Ansammlung von Makrophagen und wechselnd zahlreichen Lymphozyten, als **Granulom** bezeichnet.

Schlecht phagozytierbare Mikroorganismen und vor allem mehrzellige Organismen (Parasiten) werden durch **zelluläre Zytotoxizität** bekämpft, wobei

ähnliche Substanzen wie bei der Phagozytose eingesetzt werden. Im Vordergrund stehen oft eosinophile Granulozyten, die nichtenzymatische zytotoxische Proteine (**ECP:** Eosinophil Cationic Protein, **MBP:** Major Basic Protein) produzieren.

Granulozyten gehen nach der Phagozytose am Ort der Entzündung in kurzer Zeit zugrunde, ihre Zerfallsprodukte sind Hauptbestandteil des **Eiters**. Ortsständige Makrophagen beseitigen die Überreste der Entzündungsreaktion und können oft noch im Gewebe als Zeichen einer abgelaufenen Entzündung identifiziert werden.

Lokal von Makrophagen freigesetzte Zytokine (IL-1, IL-6, TNF, GM-CSF) können bei entsprechenden Voraussetzungen eine Allgemeinreaktion des Körpers, auch als **Akute-Phase-Reaktion** bezeichnet, auslösen. Hauptmerkmale sind Fieber, Leukozytose und die Produktion von so genannten Akute-Phase-Proteinen (CRP, Komplementfaktoren, Gerinnungs- und Fibrinolyseproteine).

5.1.4.2 Spezifische Abwehrreaktion.
Die spezifische Abwehrreaktion beruht auf einer Erkennung des Antigens durch die spezifischen Rezeptoren von B- und T-Zellen und ist im Allgemeinen nur gegen dieses Antigen gerichtet. Antigene besitzen meist mehrere antigene Determinanten *(Epitope)*. Als **Vollantigen** *(Immunogen)* bezeichnet man Substanzen, die alleine eine Immunreaktion auslösen können. Dazu ist im Allgemeinen eine gewisse Anzahl von Epitopen, also eine gewisse Molekülgröße erforderlich (Molekulargewicht über 3500, erst ab ca. 10 000 starke Immunogenität). Als **Haptene** bezeichnet man kleinere Moleküle, die erst nach Bindung an einen Carrier immunogen wirken. Dazu ist Voraussetzung, dass Hapten-spezifische B-Lymphozyten durch Carrier-spezifische T-Helferzellen stimuliert werden.

5.1.4.3 Auslösung einer Immunreaktion.
Die Auslösung einer Immunantwort benötigt eine genau abgestimmte Interaktion von T- und B-Lymphozyten sowie antigenpräsentierenden Zellen.

B-Zellen erkennen das Antigen direkt mit ihrem membranständigen B-Zell-Rezeptor. Da mikrobielle Antigene meist zahlreiche Epitope besitzen, kommt es zur Proliferation vieler B-Zellen mit unterschiedlicher Rezeptorkonfiguration *(polyklonale Reaktion)*. Wir unterscheiden eine T-Zell-unabhängige von einer T-Zell-abhängigen Immunreaktion. Eine direkte Aktivierung von B-Zellen ohne T-Zell-Hilfe kann durch Vernetzung von mehreren B-Zell-Rezeptoren durch große Moleküle mit repetitiv angeordneten antigenen Determinanten erfolgen. Diese Reaktion ist meist schwächer als die T-Zell-abhängige Immunantwort; es erfolgt keine Ausbildung eines immunologischen Gedächtnisses und auch kein Schwerketten-Switch von IgM zu anderen Isotypen. T-Zell-unabhängige Antigene sind z. B. Lipopolysaccharide von gramnegativen Bakterien oder Polysaccharide von Pneumokokken. Bei der T-Zell-abhängigen wie der T-Zell-unabhängigen Immunreaktion kommt es im Rahmen der Primärantwort zur IgM-Produktion. Diese setzt bereits nach 1 bis 3 Tagen ein, in 1 bis 2 Wochen erreicht sie ihren Höhepunkt und klingt danach langsam ab. IgM-Antikörper sind daher Merkmal einer rezenten (gegenwärtigen) Infektion. Bei der T-Zell-abhängigen indirekten B-Zell-Aktivierung wird das am B-Zell-Rezeptor gebundene Antigen aufgenommen, prozessiert und als Peptidfragmente mit dem Komplex der MHC-Klasse II an der Oberfläche präsentiert. Nur wenn T-Zellen das prozessierte Antigen erkennen (*MHC-restringierte T-Zell-Rezeptor-Erkennung*), kommt es zur Stimulation der B-Zellen durch die Interaktion von CD40 mit dem CD40-Liganden und durch Zytokine. Bleibt dieses zweite Signal aus, wird die B-Zelle inaktiviert oder deletiert. Nach der Primärreaktion mit IgM-Produktion kommt es in der Folge zur Ausbildung von blastenreichen Keimzentren in den sekundären lymphatischen Organen, wo Affinitätsreifung und Schwerketten-Switch stattfinden, sodass nach einer Latenzzeit hochaffine IgG-Antikörper auftreten. Durch die Ausbildung von Memoryzellen erfolgt die Bildung von IgG beim Zweitkontakt mit dem Antigen viel schneller. Vor allem bei wiederholter Antigenexposition (*Booster*), wie sie auch bei Impfungen eingesetzt wird, entstehen hohe, persistierende Antikörpertiter, die eine lebenslange Immunität gewährleisten.

Effektormechanismen der Immunreaktion. Manche Antikörper blockieren allein durch ihre Bindung ans Antigen, ohne weitere Schritte der Degradation, dessen Pathogenität. Diese neutralisierenden Antikörper sind wichtig für die Inaktivierung bakterieller Toxine (z. B. Tetanustoxin), da sie die Anlagerung der oft in extrem geringen Konzentrationen wirksamen Toxine an zelluläre Rezeptoren unterbinden.

In vielen Fällen wird der weitere Ablauf der Immunreaktion jedoch vom unspezifischen Abwehrsystem übernommen. Die vorwiegend über die Fc-Rezeptoren der antigengebundenen Antikörper mediierte Opsonierung und Komplementaktivierung

führt zu einer effizienten Phagozytose und Degradation der Antigene. Die Aktivität der Fresszellen wird zusätzlich durch von TH1-Zellen freigesetzte Zytokine (*Interferon-γ*) und Chemokine gesteigert.

Zellgebundene Immunreaktionen. T-Zellen können im Gegensatz zu B-Zellen das Antigen nicht nativ, sondern nur prozessiert und MHC-gebunden erkennen. Ausnahmen dafür sind die so genannten **Superantigene** (z. B. Enterotoxine von Staphylokokken bei Nahrungsmittelvergiftung oder Streptokokkentoxine), die sich direkt ohne vorangegangene Prozessierung sowohl an den MHC antigenpräsentierender Zellen als auch an die konstante Region des T-Zell-Rezeptors anlagern und daher zu einer massiven allgemeinen Stimulation des Immunsystems führen. Dies kann einen toxischen Schock mit zytokininduzierter disseminierter intravasaler Gerinnung auslösen.

Wie bei der indirekten B-Zell-Aktivierung reicht die Erkennung des auf einem MHC-Molekül präsentierten Antigens nicht für die T-Zell-Aktivierung aus, es sind kostimulatorische Signale der antigenpräsentierenden Zellen notwendig. Dazu ist eine Bindung des CD28-Moleküls der T-Zelle mit seinem Liganden B7 notwendig, der von professionellen antigenpräsentierenden Zellen exprimiert wird. Zusätzlich werden stimulierende Zytokine freigesetzt. Die Erfordernis für kostimulatorische Signale ist wichtig für die Vermeidung von Immunreaktionen gegen Selbst-Antigene (*Toleranz*), da nicht alle potenziell autoreaktiven T-Zellen im Thymus eliminiert werden. Erkennen solche T-Zellen Antigene an körpereigenen Zellen, führt das Fehlen der kostimulatorischen Signale zur Areaktivität (*Anergie*) dieser Zellen. **Antigenpräsentierende Zellen für T-Lymphozyten** sind Makrophagen, Langerhans-Zellen, interdigitierende Zellen und B-Zellen. Da B-Zellen das Antigen spezifisch über den B-Zell-Rezeptor binden, können sie bei viel geringerer Antigenkonzentration eine spezifische klonale T-Zell-Aktivierung auslösen.

Bei der MHC-abhängigen Immunreaktion bestimmt die Herkunft des Antigens die Art der T-Zell-Reaktion. Proteine intrazellulärer Herkunft, z.B. virusinduzierte Proteine, werden mit Molekülen der MHC-Klasse-I präsentiert, extrazelluläre Antigene mit MHC-Klasse-II. T-Helferzellen binden über Vermittlung von CD4 an MHC-II gebundene Antigene, zytotoxische T-Zellen über CD8 an MHC-I gebundene Antigene. Das ermöglicht eine Abtötung virusinfizierter Körperzellen durch direkte zellge-

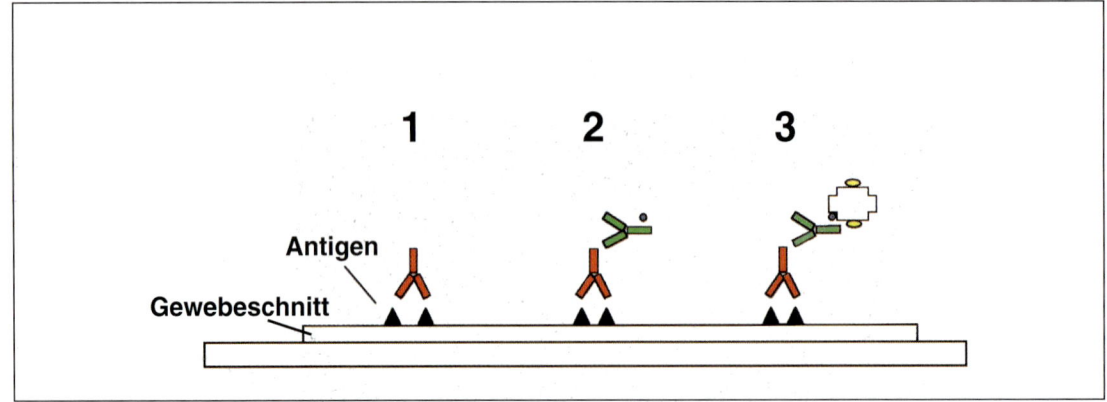

Abb. 5-6.   Schematische Darstellung einer immunhistochemischen Färbereaktion. 1: Der Primärantikörper (Maus) bindet spezifisch an Antigenstrukturen im Gewebeschnitt. **2:** Bindung eines biotinmarkierten Anti-Maus-Antikörpers. **3:** Bindung eines peroxidasemarkierten Streptavidinkomplexes an Biotin. Der Nachweis der gebundenen Antikörper erfolgt durch eine peroxidasekatalysierte Farbreaktion.

bundene Zytotoxizität, falls die CD8+-Zellen kostimulatorische Signale (vor allem IL-2) von TH1-Zellen erhalten. IL-2 ist ein zentrales Zytokin der T-Zell-Aktivierung, das neben der Stimulation der zellgebundenen Zytotoxizität einen autokrinen Wachstumsfaktor für T-Helferzellen selbst darstellt und innerhalb von 7 bis 10 Tagen zur klonalen Expansion der T-Helferzellen führt. Wie im B-Zell-System bilden sich **T-Memoryzellen** aus, die eine rasche Sekundärantwort einleiten können. Morphologisches Korrelat der T-Zell-gebundenen Immunreaktion ist ein Auftreten von Immunoblasten in den T-Zell-Knötchen der parakortikalen Zone von Lymphknoten. Bei starker Stimulation von Makrophagen kommt es am Ort der Immunreaktion zur Granulombildung.

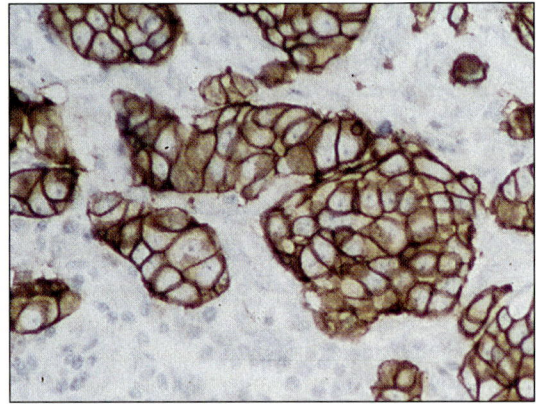

Abb. 5-7.   Immunhistochemischer Nachweis der Überexpression des **HER2neu** Onkoproteins in einem invasiven Mammakarzinom.

5.2 Diagnostische Methoden

5.2.1 Immunhistochemische Diagnostik

Die hohe Spezifität der Antikörperreaktion macht man sich für die histopathologische Diagnostik in der **Immunhistochemie** (IHC) und den verwandten Methoden wie der Immunfluoreszenz und der Durchfluss-Immunphänotypisierung zu Nutze. Seit der Etablierung monoklonaler Antikörper können sehr viele verschiedene Antigene im Gewebe mit großer Sensitivität und Spezifität nachgewiesen werden. Durch Antigen-Demaskierung (durch Erhitzung des Gewebeschnittes oder durch Behandlung mit einem proteolytischen Enzym) lässt sich die große Mehrheit der Antikörper auch am forma-

linfixierten Archivmaterial einsetzen. In der Pathologie werden meist indirekte immunoenzymatische Methoden verwendet. Der unmarkierte, spezifisch am Gewebeschnitt gebundene Primärantikörper (meist von der Maus) wird mit einem Anti-Maus-Immunglobulin einer anderen Tierart detektiert, das entweder direkt mit einem Enzym gekoppelt ist oder über einen weiteren Schritt mit einem Enzymkomplex nachgewiesen wird. Als Enzyme verwendet man meist Peroxidase oder alkalische Phosphatase, die das Chromogen (im Fall der Peroxidase Diaminobenzidin) in ein unlösliches Farbpräzipitat umwandeln (Abb. 5-6, 5-7). Bei der Immunfluores-

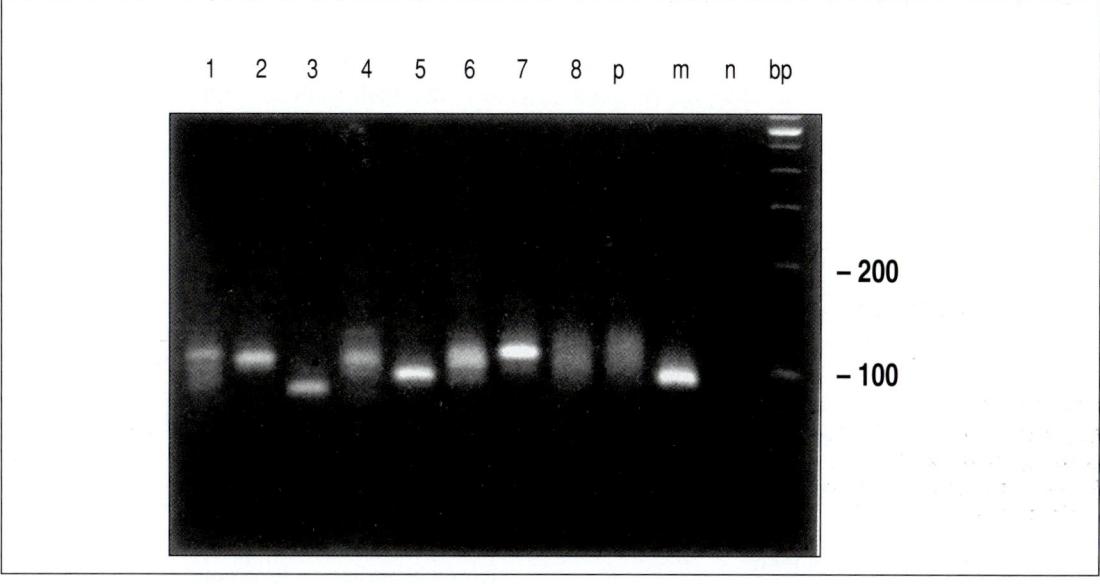

Abb. 5-8.   Nachweis klonaler Immunglobulinrearrangements mittels Polymerase-Kettenreaktion. Die Bahnen 2, 3, 5 und 7 zeigen klonale Amplifikation, diagnostisch für das Vorliegen eines B-Zell-Lymphoms. Die Bahnen 1, 4, 6 und 8 zeigen polyklonale Produkte unterschiedlicher Länge. **m:** Monoklonale Kontrolle. **p:** Polyklonale Kontrolle. **n:** Negative Kontrolle. **bp:** Molekular-Gewichtsmarker

zenz und der Durchfluss-Immunphänotypisierung mittels eines Flow-Zytometers werden mit einem Fluoreszenzfarbstoff markierte Antikörper eingesetzt.

● **Tumordiagnostik.** Bei schlecht differenzierten Tumoren oder Metastasen ist die Identifizierung des Ursprungsgewebes nur anhand der Morphologie oft unmöglich. Durch den Nachweis tumor- oder gewebespezifischer Antigene mittels eines Panels von Antikörpern gelingt meist eine histogenetische Zuordnung. Solche Tumormarker sind z. B. normalerweise nur während der Embryogenese, unter pathologischen Bedingungen auch im Tumorgewebe exprimierte Antigene, wie das α-Fetoprotein beim hepatozellulären Karzinom oder das Carcinoembryonale Antigen (CEA) bei Adenokarzinomen verschiedener Organe. Die in Tabelle 5-2 angeführten CD-Antigene werden erfolgreich bei der Subtypisierung von malignen Lymphomen eingesetzt. Für die Diagnostik endokriner Tumoren sind Hormonmarker von Bedeutung (Hypophysen-, Schilddrüsen-, Pankreashormone). Der immunhistochemische Nachweis einer gestörten Expression von Onkogen- (z. B. bcl-2 beim Keimzentrumslymphom) oder Tumorsuppressorgen-Produkten (z. B. p53 bei verschiedenen Malignomen) kann unter Umständen

bereits Rückschlüsse über Alterationen dieser Gene zulassen (Abb. 5-7).

● **Infektionsdiagnostik.** Vor allem bei viralen Erkrankungen erlaubt die IHC oft eine eindeutige Klärung der Ätiologie (Herpesviren, Hepatitis B), und manchmal gelingt auch der Nachweis von viralen Antigenen in virusassoziierten neoplastischen Erkrankungen (z. B. EBV bei der Hodgkin-Krankheit).

5.2.2 Molekulargenetische Lymphomdiagnostik

Der **Nachweis der Immunglobulin-** oder **TCR-Rearrangements** mittels molekularbiologischer Methoden (Southern-blot-Analyse oder Polymerase-Kettenreaktion, PCR) wird zur Diagnostik lymphatischer Neoplasien zunehmend eingesetzt. Dabei macht man sich zu Nutze, dass eine benigne Lymphozytenpopulation aus vielen verschiedenen Zellen mit individuellen Rearrangements aufgebaut ist (polyklonal), während die Zellen eines malignen Lymphoms ein einziges, gleichartiges Rearrangement aufweisen, da sie von einer maligne entarteten Ahnenzelle abstammen (monoklonal). Da das Rearrangement einer malignen B- oder T-Zell-Population im Verlauf der Erkrankung überwiegend stabil bleibt, kann diese tumorspezifische molekulare »Visitenkarte« auch zur Verlaufskontrolle nach Therapie eingesetzt werden und ein Rezidiv aufgrund der hohen Sensitivität frühzeitig erkennen helfen (Abb. 5-8).

5.3 Immundefekte

Immundefekte sind Störungen der unspezifischen und der spezifischen Abwehr, die zu einer erhöhten Infektanfälligkeit und bei Beteiligung der spezifischen Abwehr auch zu einem vermehrten Auftreten maligner Tumoren führen. Schwere Immundefekte sind mit hoher, meist infektbedingter Mortalität verbunden. Wir unterscheiden die seltenen primären, angeborenen von den häufigeren sekundären, erworbenen Immundefekten.

5.3.1 Angeborene Immundefekte

In den letzten Jahrzehnten wurde eine Vielzahl meist sehr seltener angeborener Immundefekte beschrieben und zum Teil auch in ihrer molekularen Pathogenese aufgeklärt. Anhand von analogen Tiermodellen können zahlreiche dieser Syndrome genau studiert werden; sie haben Einblicke in die Funktionen des Immunsystems erlaubt. Die meisten angeborenen Immundefizienzsyndrome zeigen einen rezessiven Erbgang und manifestieren sich bereits in den ersten Lebensjahren durch rezidivierende oder nicht beherrschbare Infekte. Die Mehrzahl der Erkrankungen betrifft das spezifische Abwehrsystem.

5.3.1.1 Defekte der unspezifischen Abwehr. Defekte von Phagozyten (Neutrophilen und Makrophagen) beruhen entweder auf Defekten in Adhäsionsmolekülen oder Komplementrezeptoren, auf Störungen bei der Bildung von Phagosomen oder auf einer mangelhaften Zytotoxizität durch reduzierte Bildung von Sauerstoffradikalen bei Defekten der Enzyme oder Koenzyme des oxidativen Stoffwechsels. Bei schwerer Ausprägung der mangelnden Sauerstoffradikalbildung kommt es zu rezidivierenden, nicht ausheilenden bakteriellen Infekten mit Ausbildung von Abszessen und Granulomen in zahlreichen Organen (progressive septische Granulomatose). Mildere Formen wie die Myeloperoxidase-Insuffizienz der Neutrophilen sind häufiger (1 : 4000), die Träger bleiben aber klinisch symptomlos.

Angeborene Defizienzen von Komplementfaktoren sind extrem selten und führen vorwiegend zum Auftreten bakterieller Infekte, aber auch von Autoimmunphänomenen. Klinisch wichtiger, da häufiger, ist der Mangel an C1-Inhibitor, einer Antiproteinase, der auch Kallikrein und den Gerinnungsfaktor XIIa hemmt. Dies führt zum Krankheitsbild des hereditären angioneurotischen Ödems mit episodischem Auftreten von massiven Schwellungen der Schleimhäute und der Haut sowie Ergussbildungen in serösen Höhlen. Eine Beteiligung des Larynx kann zum Ersticken führen.

5.3.1.2 Defekte der spezifischen Abwehr
● **Störungen der humoralen Abwehr**
– Bei der X-chromosomal gebundenen Bruton-Agammaglobulinämie finden sich keine oder ein nur sehr niedriger Spiegel von Antikörpern im Serum. Ursache der Erkrankung ist ein Defekt der Tyrosinkinase btk; die B-Zellen bleiben auf dem Prä-B-Stadium stehen und differenzieren sich nicht weiter zu Ig-produzierenden Plasmazellen. Histologisch finden sich keine Keimzentren und Plasmazellen in den lymphatischen Organen. Klinisch manifestiert sich die Erkrankung in der zweiten Hälfte des ersten Lebensjahres, wenn der passive Schutz durch das IgG der Mutter nachlässt.
– Der häufigste kongenitale Defekt des humoralen Immunsystems ist der selektive IgA-Mangel (ca. 1 : 500–1 : 800). Die meisten Träger dieses Defekts sind klinisch gesund, erkranken jedoch häufiger an rezidivierenden Atemwegsinfekten, Zöliakie und Autoimmunerkrankungen. Selektive Mangelzustände anderer Immunglobulinklassen können ebenfalls auftreten.
– Beim Hyper-IgM-Syndrom ist der CD40-Ligand aktivierter T-Zellen defekt. Dadurch bleibt der Schwerketten-Switch weitgehend aus, obwohl die B-Zellen normal sind und erhöhte IgM-Spiegel vorliegen. Es findet sich vornehmlich eine erhöhte Anfälligkeit gegenüber bakteriellen Infekten.
– Bei der gewöhnlichen variablen Immundefizienz findet sich eine alle Klassen betreffende Hypogammaglobulinämie. Dieses häufige, klinisch wenig charakteristische Krankheitsbild kann sowohl angeboren als auch erworben auftreten.

● **Kombinierte Defekte des Immunsystems**
– Angeborene Störungen der T-Zell-Entwicklung führen oft aufgrund der wichtigen Funktion von T-Helferzellen für die B-Zell-Reifung zu schweren, kombinierten Immundefekten (**SCID**: Seve-

re Combined Immunodeficiency). Es wurden mehrere Enzymdefekte identifiziert, die zum klinischen SCID-Phänotyp führen. Beim Adenosin-Deaminasemangel (ADA) und beim Purin-nukleosid-Phosphorylasemangel (PNP) kommt es zur Anhäufung toxischer Metaboliten, die besonders für T-Zellen schädlich sind. Weitere kombinierte Immundefekte beruhen z. B. auf einer Störung der Bildung von Zytokinrezeptoren aufgrund einer Mutation der gemeinsamen γ-Kette oder auf dem Fehlen der MHC-Klasse-II-Expression.

– Beim Di George-Syndrom kommt es zu einer Hypo- bis Aplasie des Thymus aufgrund einer Störung der Entwicklung der 3. und 4. Schlundtasche. Daher finden sich neben einem schweren Immundefekt auch eine Aplasie der Epithelkörperchen mit konnataler Tetanie und kardiovaskuläre Fehlbildungen. Beim Nezelof-Syndrom ist nur der Thymus hypoplastisch.

Bei allen diesen Krankheitsbildern zeigen die peripheren lymphatischen Organe einen deutlichen Mangel an Lymphozyten und eine fehlende oder gestörte Organisation der B- und T-Zell-Areale. Die Prognose ist bei voll ausgebildeten Krankheitsbildern meist infaust, aber eine Knochenmarktransplantation kann das Immunsystem rekonstituieren.

● Ein Teil der Immundefekte zeigt ein stark erhöhtes Neoplasierisiko, vor allem für maligne Lymphome. Beim X-chromosomal vererbten lymphoproliferativen Syndrom (Purtilo-Syndrom) liegt eine gestörte Immunantwort auf Epstein-Barr-Virus (EBV) vor. Die männlichen Patienten versterben an fulminanter infektiöser Mononukleose oder später an EBV-assoziierten B-Zell-Lymphomen.

● Die Ataxia teleangiectatica ist ein autosomal-rezessiv vererbtes Syndrom mit zerebellärer Ataxie, Kapillarektasien vor allem der Konjunktiven und einem sowohl B- als auch T-Zellen betreffenden Immundefekt, bei Hypo- bis Aplasie des Thymus. Es findet sich eine Störung der Reparatur strahleninduzierter DNA-Schäden, mit zahlreichen Chromosomenbrüchen. Die Patienten versterben meist früh (2. – 3. Lebensjahrzehnt) an malignen Lymphomen und Leukämien.

5.3.2 Erworbene Immundefekte

Erworbene Störungen der Abwehr sind ungleich häufiger und von großer klinischer Bedeutung. Physiologischerweise findet man im Alter eine Abnah-

me der Leistungsfähigkeit des Immunsystems. Die weltweit häufigste Ursache einer allgemeinen Abwehrschwäche ist die Mangelernährung, insbesondere bei Proteinmangel. Krebserkrankte, vor allem Patienten mit Leukämien und Lymphomen, zeigen eine Reduktion der spezifischen, bei ausgeprägter Knochenmarkinfiltration durch den Tumor auch der unspezifischen Abwehr. Eine vorübergehende, meist klinisch nicht relevante Immunsuppression findet sich bei Virusinfekten, vor allem durch EBV und CMV.

Besonders wichtig ist die therapieinduzierte (iatrogene) Abwehrschwäche. Bei hochdosierten Chemotherapien bei Krebserkrankungen kommt es zu einer starken Reduktion von Leukozyten, vor allem der Granulozyten. In dieser Phase der Aplasie des Knochenmarks sind die Patienten extrem infektanfällig. Speziell die spezifische Abwehr betreffende Medikamente werden als Immunsuppressiva bezeichnet. Sie finden breite Verwendung zur Verhinderung einer Abstoßungsreaktion nach Organtransplantation und auch in der Behandlung von Autoimmunerkrankungen und Kollagenosen. In der Folge kann es zum Auftreten opportunistischer Infekte durch Erreger kommen, die für Menschen mit normalem Immunsystem nicht oder kaum pathogen sind, bei geschwächter Abwehr aber tödliche Erkrankungen auslösen können. Therapeutisch eingesetzte, aber auch im Rahmen von Funktionsstörungen der Nebennierenrinden produzierte Glucocorticoide supprimieren das B- und auch das T-Zell-System. Während der Schwangerschaft kommt es ebenfalls zu einer physiologischen Dämpfung des Immunsystems durch Hormone, speziell durch Progesteron.

AIDS (Acquired Immunodeficiency Syndrome). Seit der Beschreibung der ersten erkannten Fälle im Jahr 1981 und der Identifizierung des ursächlichen humanen Immundefizienz-Virus (HIV) hat sich AIDS zu einer weltweiten Pandemie entwickelt. Neue Schätzungen gehen von 34 Millionen Infizierten weltweit und mehr als 250 000 Neuinfektionen pro Monat aus, sowie 10 Millionen Todesfällen seit dem Erscheinen der Erkrankung Ende der 70er Jahre. Die höchsten Infektionsraten finden sich im tropischen Afrika, wo in manchen Ländern bereits mehr als 20% der sexuell aktiven Bevölkerung HIV+ ist, mit katastrophalen Auswirkungen auf das Gesundheitssystem sowie auf die gesellschaftliche und wirtschaftliche Entwicklung. Während die Neuinfektionsraten in Westeuropa und den USA abflachen, finden sich in den Entwicklungsländern

Afrikas sowie Süd- und Südostasiens immer noch alarmierende Zuwachsraten.

Ätiologie und Pathogenese. HIV, von dem es mindestens zwei Serotypen (HIV-1 und -2) gibt, ist ein Retrovirus. Der Erreger dockt über den Glykoprotein gp120 an das CD4-Molekül von T-Helferzellen und Makrophagen und dringt mittels gp41 in die Zelle ein. Als zweiter notwendiger Rezeptor dienen Chemokin-Rezeptoren, insbesondere CCR5. Eine kürzlich identifizierte Deletion im CCR5-Gen führt bei homozygoten Trägern (etwa 1 % der Europäer) zu weitestgehender Resistenz gegen eine HIV-Infektion und bei Heterozygoten zu einer Verlangsamung der Krankheitsprogression. Nach reverser Transkription wird das virale Genom in das zelluläre Genom integriert; es kommt zur Produktion von Virusproteinen und RNA, später zum Ausknospen kompletter Viruspartikel an der Zelloberfläche. Die infizierten CD4$^+$-Zellen gehen zugrunde. HIV vermehrt sich während der gesamten Krankheitsdauer rasch und führt im Verlauf der Erkrankung zu einer Erschöpfung des Regenerationspotenzials der CD4-Zellen. Die rasche Vermehrung von HIV ist gepaart mit einer hohen Mutationsrate, die aufgrund der damit verbundenen ständigen Änderung antigener Determinanten die Entwicklung von Impfstoffen erschwert und wahrscheinlich auch zum letztendlichen Versagen der Immunantwort auf HIV führt.

Übertragungswege. HIV wird durch Sexualverkehr, insbesondere Analverkehr, parenteral durch Blutprodukte und kontaminierte Spritzen, von der Mutter auf das Kind vor allem während der Geburt, aber auch durch Muttermilch übertragen. Gleichzeitig bestehende Geschlechtskrankheiten führen aufgrund der Störung der Schleimhautbarriere zu einem erhöhten Übertragungsrisiko bei Sexualkontakten. Während initial Homosexuelle, Konsumenten parenteral verabreichter Drogen und am Anfang der Epidemie auch Empfänger von Bluttransfusionen und Blutprodukten (Hämophile) die **Hauptrisikogruppen** bildeten, kommt es jetzt immer häufiger zur Infektion bei heterosexuellen Kontakten. Dieser Übertragungsweg dominierte von Anfang an in Entwicklungsländern.

Klinik. Die Infektion führt bei der Mehrheit der Infizierten nach 3 bis 6 Wochen zu einem akuten, grippeähnlichen Krankheitsbild mit Fieber, ausgeprägter Virämie und Abfall der CD4-Zellen. Nachfolgend kommt es zur Antikörperproduktion (Serokonversion) mit Abklingen der Symptome und

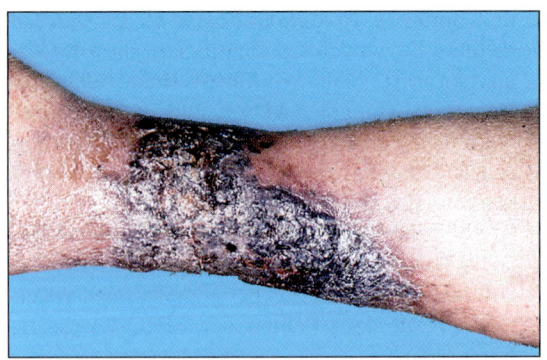

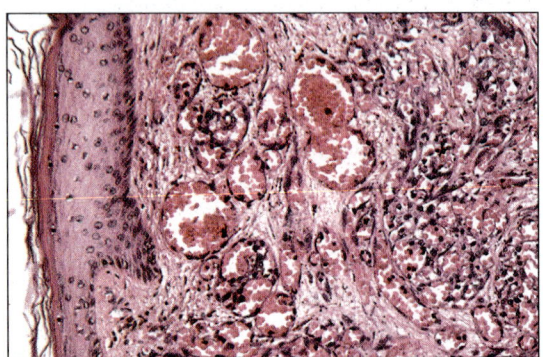

Abb. 5-9.   Kaposi-Erkrankung bei AIDS. Oben: Unterschenkel mit mehreren leicht erhabenen, bläulichen Knötchen. Unten: Multiple neugebildete Kapillaren mit z. T. deutlich ausgeweiteter Lichtung. Links im Bild die erhaltene Epidermis. HE-Fbg.

Rückgang der Virämie sowie Eintritt in eine meist Jahre anhaltende **Latenzperiode**. Bei den meisten Infizierten kommt es nach Jahren zu einer Krankheitsprogredienz mit weiterem Abfall der CD4-Zellen mit Inversion der CD4/CD8-Ratio und einer persistierenden generalisierten Lymphknotenschwellung (**LAS:** *Lymphadenopathie-Syndrom*). Histologisch zeigen die Lymphknoten initial eine ausgeprägte follikuläre Hyperplasie, anschließend eine Auflösung und Regression der Follikel mit zunehmender Depletion der Lymphozyten. Zum **AIDS-related Complex (ARC)** gehören Allgemeinsymptome wie Fieber, Nachtschweiß, Gewichtsverlust, chronische Diarrhö und zunehmende Pilz- und Virusinfekte. Beim **AIDS-Vollbild**, definiert nach den klinischen Kriterien des CDC (Center for Disease Control, Atlanta), treten opportunistische Infekte vorwiegend mit Viren, Pilzen und Protozoen (Pneumocystis-carinii-Pneumonie, zerebrale

Toxoplasmose, CMV-Retinitis, Pilzinfektionen wie generalisierte Candidiasis oder Kryptokokkose, Mycobacterium-avium-intracellulare-Infektionen), HIV-typische neurologische Befunde und maligne Lymphome (häufig im ZNS) sowie das Kaposi-Sarkom auf. Maligne Lymphome sind häufig EBV-assoziiert, im Kaposi-Sarkom (Abb. 5-9) ist immer das vor kurzem beschriebene humane Herpesvirus 8 (HHV8) nachweisbar. Nach der Manifestation des AIDS-Vollbildes verläuft die Krankheit in Monaten bis wenigen Jahren tödlich.

5.4 Pathologie der Immunreaktion

Im Gegensatz zu den Immundefekten, bei denen eine verminderte bis fehlende Reaktionslage des Immunsystems vorliegt *(Hypoergie, Anergie)*, kann auch eine **überschießende** oder **fehlgeleitete Immunreaktion** *(Hyperergie)* Schäden am Organismus auslösen. Wir unterscheiden
– Überempfindlichkeitsreaktionen gegen an sich apathogene Fremdstoffe *(Allergie)*,
– Immunreaktionen gegen körpereigene Antigene unter Durchbrechung der Autotoleranz *(Autoimmunität)* und
– die *Transplantatabstoßung,* die eine unerwünschte Reaktion auf fremdes (allogenes) Gewebe darstellt.

Eine pathologische Immunreaktion erfordert einen wiederholten Kontakt mit dem auslösenden Antigen. Nach dem **Erstkontakt** *(Sensibilisierung)* kommt es zur Ausbildung eines *immunologischen Gedächtnisses*, das bei **erneuter Exposition** eine rasche Reaktion auslöst. Das Auftreten pathologischer Immunreaktionen hängt von exogenen (Umweltbelastung, Art und Eintrittspforte des Antigens) und endogenen (genetische Faktoren, insbesondere HLA-Typen, hormoneller Status) Ursachen ab. Das ausgelöste Krankheitsbild ist in erster Linie abhängig vom Typ der Immunreaktion und nicht von der Art des Antigens, d. h. verschiedene Antigene können die gleiche Reaktion auslösen, gleichartige Antigene können, z. B. in Abhängigkeit vom Eintrittsweg, unterschiedliche Symptome hervorrufen.

Überempfindlichkeitsreaktionen können humoral (Grundtyp I–III und der neu abgegrenzte Typ V) und zellulär (Typ IV) mediiert sein. Die vor mehr als 30 Jahren propagierte Einteilung der Immunreaktionen in vier Typen wird in den Grundzügen beibehalten, obwohl bei jedem Typ eine Kaskade von nicht in dieses Schema passenden Sekundärreaktionen einsetzt, die für den Verlauf der Erkrankung wichtig sein können.

5.4.1 Humorale Überempfindlichkeitsreaktionen

5.4.1.1 Grundtyp I *(Anaphylaxietyp, Soforttyp, IgE-vermittelt)*. Auslöser dieser häufigsten Überempfindlichkeitsreaktion sind IgE-Antikörper, die über den hochaffinen FcɛRI an Gewebemastzellen und basophile Granulozyten binden. In der ersten Phase der Typ-I-Reaktion kommt es durch Vernetzung mehrerer IgE-Moleküle durch Antigene mit repetitiven Epitopen zur Freisetzung der Wirkstoffe der basophilen Granula *(Degranulation)*. Das vasoaktive Histamin führt zur Gefäßerweiterung, Steigerung der Gefäßdurchlässigkeit mit Austreten von Flüssigkeit ins Interstitium und Ödembildung, im oberen Respirationstrakt zusätzlich zu gesteigerter Schleimproduktion sowie zur Kontraktion der glatten Muskulatur der Bronchien. In einer zweiten Phase der Typ-I-Reaktion kommt es zur Produktion und Ausschüttung proinflammatorischer Substanzen und Chemokine. Dazu gehören die Leukotriene C4, D4 und E4 (SRS-A: Slow Reacting Substance of Anaphylaxis), die Prostaglandine D_2 und $F_{2\alpha}$ und Thromboxan A_2 sowie Bradykinin und Tachykinine (Substance P, Neurokinin A). Diese zweite Phase erreicht ihren Höhepunkt nach 6 bis 12 Stunden. Im Vordergrund stehen Ödem, Hyperämie und eine zelluläre Infiltration aus Lymphozyten, eosinophilen und basophilen Granulozyten. Wiederholte Antigenexposition kann zur Entwicklung eines permanenten Entzündungsinfiltrats, einer chronischen Schleimhautschwellung und einer ständig gesteigerten Schleimproduktion führen und damit einen pathologischen Zustand fixieren.

Klinisch tritt eine Typ-I-Reaktion beim sensibilisierten Patienten innerhalb von Minuten auf *(Soforttyp)*. Die Reaktion kann von milden Lokalsymptomen bis zum lebensbedrohlichen anaphylaktischen Schock reichen. Allergene sind meist Proteine, aber auch Polysaccharide oder Haptene (z.B. Penicillin). Bei vielen Allergenen kommt es zu einer chronischen, niedrig dosierten Exposition des Organismus über die Schleimhäute, was die IgE-Produktion über die Vermittlung von IL-4 sezernierenden T-Helferzellen besonders effizient und über die Dauer der Exposition hinaus anregt. Eine oft familiär auftretende, wahrscheinlich genetisch bedingte Prädisposition für allergische Reaktionen wird als **Atopie** bezeichnet. Typische Eintrittswege des Allergens sind der Respirationstrakt, der Gastrointestinaltrakt und die Haut. Häufige aerogene Allergene sind Pollen, Pilzsporen, Kot von Hausstaubmilben und Tierhaare. Sie lösen die bei Pollen typischerweise saisonal auftretende allergische Rhinitis *(Heuschnupfen)*, die allergische Konjunktivitis und allergisches Asthma aus, das unter Umständen in ein chronisches Asthma bronchiale münden kann. Häufige Nahrungsmittelallergene sind beispielsweise Hühnereier, Nüsse, Kuhmilch und Fisch. Neben eher selten auftretender gastrointestinaler Symptomatik mit Erbrechen, Koliken und Durchfall kann es auch zu generalisierten Erscheinungen kommen, wie einer Urticaria (generalisierte Quaddelbildung) an der Haut mit Rötung, Schwellung und Juckreiz.

Bei der **Austestung von Allergien** werden kleine Allergenmengen in die Haut appliziert. Bei Überempfindlichkeit auf ein eingebrachtes Antigen bildet sich lokal eine Quaddel.

Eine Applizierung des Allergens über den Blutweg löst oft besonders schwere Reaktionen aus. Eine Schwellung der Schleimhäute des oberen Respirationstrakts kann zum Ersticken führen, eine generalisierte Vasodilatation und der Abstrom von Flüssigkeit ins Interstitium zum anaphylaktischen Schock mit plötzlich auftretendem, lebensbedrohlichem Blutdruckabfall. Insektengifte (Bienenstich), Medikamente (Penicillin) und jodhaltige Kontrastmittel sind häufige Auslöser solcher systemischer Reaktionen.

Eine ähnliche anaphylaktoide Reaktion kann durch direkte Mastzellaktivierung oder durch eine Komplementaktivierung, z. B. durch Immunkomplexe oder auch durch Bestandteile von Dialysemembranen ausgelöst werden. Die aktiven Komplementfaktoren C3a und C5a können eine Mastzelldegranulierung bewirken. Hypertone Lösungen wie Röntgenkontrastmittel oder die in so genannten Plasmaexpandern eingesetzten Substanzen Mannitol und Dextran, aber auch andere Pharmaka können über eine direkte, antikörperunabhängige Histaminfreisetzung zu einer anaphylaktoiden Allgemeinreaktion mit Blutdruckabfall führen.

5.4.1.2 Grundtyp-II-Reaktionen (zytotoxischer Typ).

IgG- und IgM-Antikörper können an antigene Strukturen von Zelloberflächen und Basalmembranen binden und durch Aktivierung des Komplementsystems und einer zellulären zytotoxischen Reaktion eine Zellzerstörung durch Lyse oder Phagozytose auslösen. Erythrozyten und Thrombozyten sind für eine Typ-II-Reaktion besonders anfällig, da sie niedrigere Spiegel komplementregulierender Proteine besitzen. Es kann sowohl eine Autoimmunreaktion mit Bildung von Antikörpern gegen

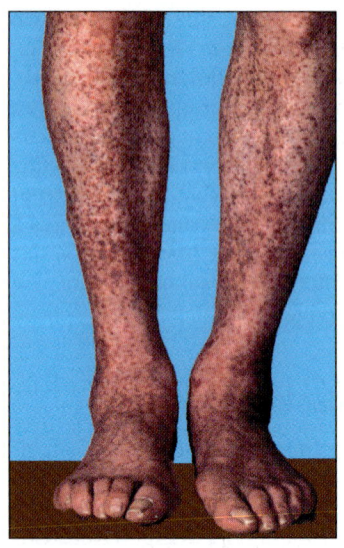

Abb. 5-10.   Werlhof-Syndrom. Multiple petechiale Hautblutungen als Ausdruck einer hämorrhagischen Diathese (idiopathische thrombozytopenische Purpura).

körpereigene Oberflächenmoleküle als auch eine xenogene Immunreaktion durch Antikörper gegen Fremdantigene oder an Zelloberflächen gebundene Haptene auftreten.

● Der Transfusionszwischenfall bei AB0-Blutgruppenunverträglichkeit wird durch präformierte IgM-Antikörper ausgelöst. Bei Menschen, die die Blutgruppenantigene A und/oder B nicht bilden, werden aufgrund einer Kreuzreaktion mit pflanzlichen Nahrungsantigenen oder bakteriellen Antigenen auch ohne Sensibilisierung durch Fremdblut »natürliche« IgM-Antikörper gegen die nicht exprimierten Blutgruppen-Antigene gebildet. Aufgrund der effizienten Aktivierung von Komplement durch IgM kommt es zu einer massiven intravasalen Hämolyse, disseminierter intravasaler Gerinnung und zu einer generalisierten, massiven Stimulation des Immunsystems mit Zytokinfreisetzung mit oft tödlichen Folgen.

● Häufiger sind IgG-vermittelte pathologische Immunreaktionen. Bei der idiopathischen thrombozytopenischen Purpura (Abb. 5-10: Werlhof-Syndrom) werden antikörperbeladene Thrombozyten vor allem in der Milz phagozytiert. Bei Überschreiten der Regenerationsfähigkeit des Knochenmarks kommt es zur Thrombopenie und in Folge zur Blutungsneigung. Bei der akuten Form, die vor allem im Kindesalter auftritt, entwickelt sich im Gefolge von Infektionserkrankungen eine Thrombozytendestruktion, wobei einerseits Blutplättchen mit anhaftenden Mikroorganismen durch die gegen das Fremdantigen gerichtete Immunreaktion mit zerstört werden, andererseits aber auch gegen die Thrombozyten direkt gerichtete Autoantikörper entstehen können.

Manche **Medikamente**, wie beispielsweise Chinin, können sich an Thrombozytenmembranen anlagern und als Hapten die Bildung von Antikörpern gegen dieses Neoantigen induzieren. Beim Absetzen des Medikaments kommt es im allgemeinen zur Rückbildung der Thrombopenie. Thrombozyten-Autoantikörper werden auch bei **systemischen Autoimmunerkrankungen** wie dem systemischen Lupus erythematodes gebildet.

● Eine ebenfalls IgG-vermittelte Hämolyse liegt der Rhesus-Inkompatibilität zu Grunde. Bei rh-negativen Menschen muss es zu einer Sensibilisierung durch einen Erstkontakt mit Rh-positiven Erythrozyten kommen, bevor eine Reaktion einsetzen kann. Wird eine rh-negative Frau durch Fehltransfusion oder eine vorangegangene Schwangerschaft gegen Rh-positives Blut sensibilisiert, kann Anti-Rhesus-IgG bei einer zweiten Schwangerschaft zur Schädigung eines Rh-positiven Fetus führen, dem Morbus haemolyticus neonatorum. Bei schweren Fällen kommt es zum Fruchttod mit dem Bild eines Hydrops fetalis universalis.

● Autoantiköper gegen eigene rote Blutkörperchen können im Rahmen von systemischen Autoimmunkrankheiten, bei malignen B-Zell-Neoplasien, durch manche Medikamente oder ohne erkennbare Ursache gebildet werden. Manche dieser Antikörper haben temperaturabhängige Bindungsmaxima. Bei den Kälteagglutininen kommt es erst unterhalb von 32 °C zur Aktivierung, was sich bei Kälteexposition in einer peripheren Durchblutungsstörung durch Erythrozytenagglutination äußert.

● Beim Goodpasture-Syndrom werden IgG-Antikörper gegen Prokollagen IV von Basalmembranen gebildet. Hauptbetroffen sind die Niere mit einer meist rapid progressiven Glomerulonephritis und die Lunge, in der es zu diffusen Blutungen kommen kann. In der Immunfluoreszenz kann man lineare Ablagerungen von IgG an den Glomerulumschlingen darstellen.

5.4.1.3 Grundtyp III (Immunkomplextyp).
Immunkomplexe entstehen bei jeder Antigen-Antikörper-Reaktion mit löslichem Antigen, wobei meist IgG-, aber auch IgM-Antikörper vorliegen. Sie werden unter normalen Umständen rasch vom MPS beseitigt. Bei Überlastung der Phagozyten, z. B. bei Entstehung von löslichen Immunkomplexen bei hohem Antigenangebot mit annähernd gleichem Verhältnis zwischen Antigen und Antikörper *(Äquivalenzbereich)*, kann es zur Ausfällung in Geweben und nachfolgenden Entzündungsreaktionen durch lokale Aktivierung des Komplementsystems kommen. Die aktiven Komplementbruchstücke C3a und C5a *(Anaphylatoxine)* wirken chemotaktisch auf Neutrophile, degranulieren Mastzellen und können über die Aktivierung von Blutplättchen zur Ausbildung von Mikrothromben führen. Langdauernde Präsenz des Antigens, wie bei persistierenden Infektionen (Streptokokkeninfektionen, Malaria, Virushepatitis), Autoimmunerkrankungen oder rezidivierende Zufuhr exogener Antigene fördern die Bildung von Immunkomplexen.

● **Typ-III-Reaktionen** können sowohl lokal, am Ort der Antigen-Antikörper-Reaktion, als auch systemisch, durch zirkulierende Immunkomplexe, auftreten. Bei wiederholter intravenöser Injektion von Fremdeiweiß kommt es nach ca. 7 bis 10 Tagen zur **Serumkrankheit** mit Fieber, generalisierten Gelenkschmerzen, Urtikaria und zur Nierenmitbeteiligung. Haptene, z. B. Medikamente wie Penicillin, können gleichartige Symptome auslösen.

Bei systemischen Typ-III-Reaktionen ist vor allem die Niere ein Zielorgan für die Immunkomplex-Ablagerung. Elektronenmikroskopisch finden sich unregelmäßige subepitheliale, auf beiden Seiten der Basalmembran gelegene Ablagerungen von Immunglobulin, die mit Komplement assoziiert sind und sich durch Immunfluoreszenz nachweisen lassen. Die Poststreptokokken-Glomerulonephritis manifestiert sich 1 bis 3 Wochen nach einem Infekt des Nasen-Rachen-Raums (Tonsillitis) oder nach Scharlach mit einem wechselnd stark ausgeprägten nephritischen Syndrom. **Klinisch** finden sich eine Hämaturie, Proteinurie und Oligurie, vergesellschaftet mit einer Hypertonie und Ödemneigung. Diese Art der Glomerulonephritis heilt meist vollständig aus. Gelenke und Haut sind weitere häufig von Immunkomplexablagerungen betroffene Organe, aber auch andere Strukturen (Darm, seröse Häute, Iris und Netzhaut des Auges) können in Mitleidenschaft gezogen werden.

Bei wiederholter intradermaler Injektion von Fremdeiweiß werden Immunkomplexe lokal in Gefäßwänden abgelagert, mit Entwicklung einer Komplementsystem-induzierten Vaskulitis *(Arthus-Re-*

aktion), die in Abhängigkeit von Antigenmenge und Hypersensitivität von einer serösen bis zu einer nekrotisierenden Entzündung reichen kann. Bei der exogen-allergischen Alveolitis kommt es zur lokalen Ausfällung von Immunkomplexen in der Lunge bei der Reaktion gegen inhalative Allergene. Meist liegt eine berufsbedingte Exposition vor. Die häufigste Form ist die Farmerlunge bei Landwirten, bei der Pilzbestandteile aus verschimmeltem Heu als Allergen nachgewiesen werden können. **Klinisch** kommt es innerhalb weniger Stunden nach Exposition zu einer akuten Erkrankung mit Fieber, Husten, Atemnot und generalisierten Muskelschmerzen. Im histologischen Bild findet man neben gemischtzelligen entzündlichen Infiltraten auch epitheloidzellige Granulome als Ausdruck einer ebenfalls vorliegenden zellulären Hypersensitivität (Typ-IV-Reaktion).

5.4.1.4 Grundtyp V.
Von den klassischen humoralen Hypersensitivitätsreaktionen wurde in letzter Zeit ein Grundtyp V abgegrenzt, bei dem nicht die Entzündungsreaktion im Vordergrund steht, sondern eine durch Antikörperbindung an zelluläre Rezeptoren ausgelöste funktionelle Störung. Bei der Basedow-Krankheit (diffuse parenchymatöse Struma mit Hyperthyreose) kommt es durch Autoantikörper gegen den TSH-Rezeptor zu einer kontinuierlichen Stimulation der Hormonproduktion und damit zu einer Hyperthyreose, da die normale negative Rückkopplung über die Hypophyse wirkungslos bleibt. Andere Rezeptorantikörper wirken nicht stimulierend und führen über eine Blockade der TSH-Wirkung zur Schilddrüsenunterfunktion.

5.4.2 Zelluläre Überempfindlichkeitsreaktionen

Zelluläre Überempfindlichkeitsreaktionen können durch aktivierte zytotoxische T-Zellen oder durch inflammatorische T-Helferzellen (TH1) ausgelöst werden.

Bei der verzögerten zellvermittelten Immunreaktion (Grundtyp-IV-Reaktion) erkennen sensibilisierte CD4-Zellen prozessiertes Antigen und führen durch die Ausschüttung von proinflammatorischen Zytokinen (IL-2, IFN-γ, TNF) zu einer Entzündungsreaktion mit Anlockung und Aktivierung von Makrophagen, die Granulome ausbilden können. Als Antigene für die Typ-IV-Reaktion können virale Proteine, intrazellulär lebende Bakterien, Pilze, aber auch Haptene wirken.

Bei der diagnostisch eingesetzten **Tuberkulinreaktion** werden Mykobakterienextrakte intrakutan appliziert. Bei

Individuen, die durch vorangegangenen Kontakt mit Mycobacterium tuberculosis oder eine BCG-Impfung sensibilisiert wurden, kommt es nach 48 bis 72 Stunden zu einer Rötung und Schwellung am Injektionsort. Histologisch findet sich eine Entzündungsreaktion mit Vorherrschen aktivierter Lymphozyten, zu denen Makrophagen hinzutreten können. Bei bestehender Tuberkulose kann die Reaktion so stark ausfallen, dass Nekrosen auftreten. Eine negative Tuberkulinreaktion tritt allerdings nicht nur bei fehlender Sensibilisierung auf, sondern kann auch eine völlige Elimination des antigenen Stimulus durch länger zurückliegende Ausheilung oder aber eine allgemeine Herabsetzung der Abwehrlage bedeuten. So zeigen Menschen mit starker therapeutischer Immunsuppression durch Kortisongaben, aber auch an AIDS Erkrankte häufig eine Anergie, trotz bestehender aktiver Tuberkulose.

● Bei der allergischen Kontaktdermatitis bilden über die Haut eingedrungene Haptene mit körpereigenen Proteinen Neoantigene, die von kutanen Langerhans-Zellen T-Zellen präsentiert werden. Nach Sensibilisierung von T-Zellen kommt es bei erneuter Exposition zu einer akuten Entzündungsreaktion mit Bläschenbildung, Rötung, Schwellung und starkem Juckreiz. Das Infiltrat besteht aus durch Zytokine angelockten Lymphozyten und Makrophagen, die Antigen-spezifischen zytotoxischen T-Zellen sind nur ein kleiner Prozentsatz des Infiltrats. Da die Entzündungsreaktion üblicherweise auf den Ort des Kontakts beschränkt bleibt, kann eine gezielte Anamnese oft das Allergen ausfindig machen. Neben organischen Substanzen, z. B. Pflanzenbestandteilen, können auch Metallionen, wie Nickel (in Modeschmuck enthalten), ein Kontaktekzem auslösen. Bei wiederholtem Antigenkontakt kommt es zu einer Chronifizierung der Entzündungsreaktion mit sekundären Hautveränderungen.

● Bei der **zellulären Zytotoxizität** werden im Zusammenhang mit MHC-Klasse-I präsentierte Antigene an Zelloberflächen durch CD8$^+$ T-Zellen erkannt, die eine Zerstörung der Zielzelle durch die Ausschüttung von Perforinen einleiten. Dieser Reaktionstyp wird als Mechanismus der chronisch aggressiven Hepatitis nach Infektion mit hepatotropen Viren (Hepatitis-B-, Hepatitis-C-Virus) vermutet. Aufgrund einer initial fehlgeschlagenen Elimination des Virus kommt es entweder zu einer progredienten Zerstörung von Hepatozyten, die Virus-assoziierte Proteine exprimieren, oder aber zur Ausbildung von zytotoxischen Zellen, die gegen normale hepatozelluläre Antigene gerichtet sind. Histologisch zeigt sich ein entzündliches Infiltrat mit Ausbildung so genannter Mottenfraßnekrosen mit Untergang von Leberzellen. Die zelluläre Zytotoxizität durch CD8⁺ T-Zellen ist auch der zentrale Mechanismus der Transplantatabstoßung.

5.4.2.1 Transplantatabstoßung. Durch die zunehmenden Erfolge der Transplantationsmedizin gewinnt die Diagnostik von Abstoßungsreaktionen und die Aufklärung der immunologischen Mechanismen der Transplantatabstoßung immer mehr an praktischer Bedeutung. Die Abstoßung eines transplantierten Organs erfolgt nur bei einer Übertragung zwischen genetisch differenten Individuen *(allogene Transplantation)* und verstärkt zwischen verschiedenen Spezies *(Xenotransplantation)*. Bei der *syngenen Transplantation* zwischen genetisch identischen Organismen (eineiige Zwillinge, Mäuseinzuchtstämme) tritt keine Abstoßungsreaktion auf.

Das **Abstoßungsrisiko** ist abhängig vom Ausmaß der Antigendifferenz zwischen Spender und Empfänger, der Art des transplantierten Organs, dem Immunstatus des Empfängers und der Verweildauer des Transplantats. Von zentraler Bedeutung sind die Histokompatibilitätsantigene des HLA-Systems. Je mehr »mismatches« zwischen den üblicherweise sechs MHC-Antigenen bestehen, desto größer ist das Abstoßungsrisiko und desto rascher wird eine Reaktion einsetzen. Durch den Einsatz großer Datenbanken und Austausch von Spenderorganen zwischen verschiedenen Zentren, z. B. im Rahmen der Eurotransplant-Organisation, wird versucht, die Erfolgsraten durch möglichst gute Übereinstimmung der HLA-Antigene zu erhöhen. Für die Transplantation solider Organe ist auch eine Übereinstimmung der AB0-Blutgruppen notwendig, da auch zahlreiche Körperzellen die AB0-Antigene exprimieren. Das Ziel einer modernen Immunsuppression ist eine möglichst vollständige Unterdrückung der Abstoßungsreaktion mit möglichst geringer Beeinträchtigung der normalen Immunabwehr.

Organbezogenes Abstoßungsrisiko. Haut, Dünndarm und Knochenmark rufen besonders ausgeprägte Abstoßungsreaktionen hervor, Herz-, Lungen- und Nierentransplantate (Abb. 5-11) mittelstarke Reaktionen. Die Leber wird oft nur schwach abgestoßen, was möglicherweise auf die supprimierende Wirkung immunkompetenter Zellen, die mit dem Organ übertragen werden, zurückzuführen ist. Die Kornea als nicht vaskularisiertes Organ kann ohne Immunsuppression übertragen werden, da T-Zellen nicht mit dem Transplantat in Kontakt kommen. Für die Überwachung des Transplantationserfolgs sind vor allem in der ersten Zeit nach der Übertragung Biopsien zur histologischen Dia-

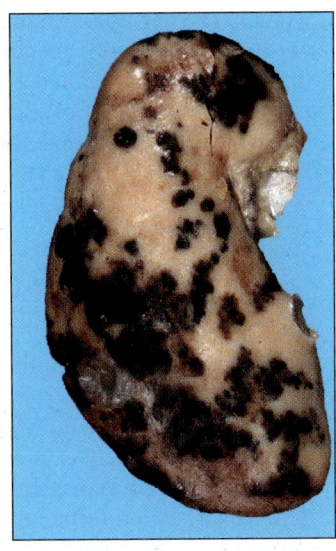

Abb. 5-11. Transplantatabstoßung. Niere mit multiplen infarktähnlichen Nekrosen.

gnostik der Abstoßungsreaktionen von großer Wichtigkeit.

Für den **Erfolg der Transplantation** ist neben der Übereinstimmung der MHC-Antigene die so genannte kalte Ischämiezeit von Bedeutung, d. h. die Zeit zwischen Entnahme und Reimplantation, die das Organ ohne Durchblutung ist. Durch die Perfusion mit speziellen gekühlten Elektrolytlösungen können Nieren bis zu 40 Stunden erfolgreich übertragen werden, bei anderen Organen sind die Zeiten kürzer. Je kürzer die Ischämiezeit, desto besser ist die Erfolgsrate. Das ist nicht nur durch die bessere Transplantatfunktion zu erklären, sondern auch durch die geringere Freisetzung von als Fremdantigen wirkendem nekrotischem Zellmaterial, das eine Abstoßungsreaktion einleiten kann.

Mechanismen und Formen der Transplantatabstoßung. An der Transplantatabstoßung können verschiedene Typen von Immunreaktionen beteiligt sein, im Vordergrund steht jedoch meist eine durch CD8⁺ T-Zellen mediierte zytotoxische Reaktion.

Nach dem **zeitlichen Ablauf** unterscheidet man:
- Hyperakute Abstoßung. Die innerhalb von Minuten bis Stunden eintretende hyperakute Abstoßungsreaktion beruht auf präformierten Antikörpern gegen MHC- oder Blutgruppenantigene, die durch vorangegangene Transfusionen, Schwangerschaften oder Transplantationen induziert

wurden. Die ans Endothel anhaftenden Antikörper führen zur Komplementaktivierung, Anhaftung von Granulozyten und zytotoxischen Zellen und Ausbildung von Gefäßthrombosen. Die dadurch ausgelöste Ischämie des Transplantats erklärt das makroskopische Bild des »white graft«; das Organ kann nicht gerettet werden.

– Akute Abstoßung. Die akute Abstoßung wird vor allem durch CD8$^+$ zytotoxische T-Zellen unter Mithilfe von CD4$^+$ T-Zellen ausgelöst und kann nach etwa 2 bis 10 Tagen einsetzen. Das primäre Zielantigen sind die fremden Antigene der MHC-Klasse I. Das von den T-Helferzellen freigesetzte IL-2 führt zur Stimulation und Proliferation antigenreaktiver Killerzellen, die direkt die Zielzellen des Transplantats abtöten. Außerdem bewirken proinflammatorische Zytokine – wie IFNγ – ein interstitielles Ödem sowie eine vermehrte Expression von Molekülen der MHC-Klasse II auf Epithelien und Endothelien des Transplantats. Die Klasse-II-Antigene stellen offensichtlich besonders gute Immunogene dar und fördern damit die Abstoßungsreaktion.

In der Niere unterscheiden wir die leicht therapierbare akute interstitielle von der vaskulären Abstoßung; beide Formen können auch nebeneinander auftreten. Bei der interstitiellen Abstoßung finden sich Ansammlungen aktivierter zytotoxischer Zellen, die aufs Tubulusepithel übergreifen können und dieses zerstören (Tubulitis). Bei der vaskulären Abstoßung kommt es zur Endothelzellschwellung und leukozytären Infiltration der Gefäßwand, mit Ausbildung fibrinoider Wandnekrosen und Intimaproliferation. Dafür sind auch neu gebildete Antikörper von Bedeutung. In der Leber findet sich bei der akuten Abstoßung eine entzündliche Infiltration der Portalfelder mit Cholangitis der kleinen Gallenwege sowie eine Endothelzellschwellung der Zentralvenen mit subendothelialen Infiltraten durch Entzündungszellen. Im Herzen tritt bei der akuten Abstoßung ein interstitielles mononukleäres Infiltrat auf, bei schwerer Ausprägung begleitet von einem Untergang von Myozyten. In der Lunge stehen perivaskuläre Infiltrate und eine Endothelzellalteration im Vordergrund.

– Chronische Abstoßung. Während die innerhalb der ersten Monate auftretende akute Abstoßungsreaktion heute meist erfolgreich beherrscht werden kann, führt die innerhalb von wenigen Wochen bis einigen Jahren auftretende chronische Abstoßungsreaktion nach wie vor zum Verlust zahlreicher Organe. Die Mechanismen der chronischen Abstoßung sind zum Teil noch ungeklärt. Im Endstadium führen sie zum Verlust des Organs.

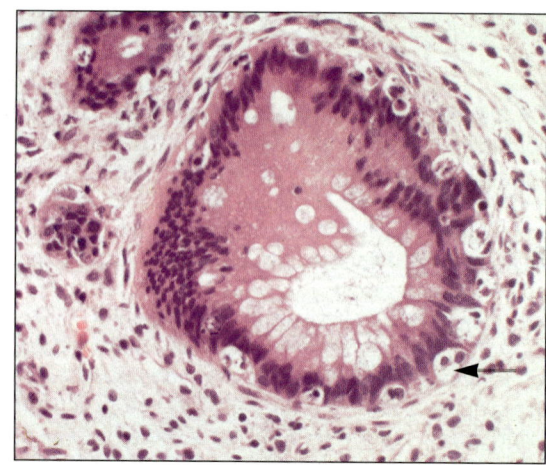

Abb. 5-12.   Graft-versus-Host-Reaktion. Die Biopsie aus der Dickdarmschleimhaut zeigt an der Basis des Kryptenepithels infiltrierende Lymphozyten (Pfeil) sowie apoptotische Epithelien. HE-Fbg.

In der Niere finden sich vaskuläre Veränderungen mit Intimaproliferation und Einlagerungen von Entzündungszellen in der Gefäßwand mit progressiver Obliteration des Lumens. Im Interstitium finden sich fibrotische Veränderungen und eine Tubulusatrophie, die jedoch nicht abstoßungsspezifisch sind. Die chronische Abstoßung der Leber führt zu einem progressiven Verlust der kleinen Gallengänge, was sich in einer chronischen Cholestase und einer zunehmenden Fibrosierung des Organs manifestiert. Die akzelerierte Koronararteriensklerose des transplantierten Herzens entspricht wahrscheinlich einer chronischen vaskulären Abstoßungsreaktion. In der Lunge kommt es zu einem Verschluss der kleinen Atemwege durch intraluminale Bindegewebewucherung und Vernarbung (Bronchiolitis obliterans).

5.4.2.2 Graft-versus-Host(GvH)-Reaktion. Diese Reaktion stellt gewissermaßen das Spiegelbild der Abstoßungsreaktion dar. Bei der allogenen Knochenmarktransplantation reagieren sensibilisierte immunkompetente Zellen des Spenders auf Antigene des Empfängers, der aufgrund der Erfordernisse der Transplantation durch vorangegangene Chemotherapie und Bestrahlung stark immunsupprimiert ist. Man unterscheidet eine akute von einer chronischen GvH-Reaktion:

– Bei der akuten GvH-Reaktion handelt es sich in erster Linie um eine allergische Reaktion vom Spättyp mit zytotoxischen T-Zellen, die sich vor allem gegen Epithelien des Empfängers (Abb. 5-12) richten. **Klinisch** findet sich die typische Symptomentrias von Dermatitis, Gastroenteritis

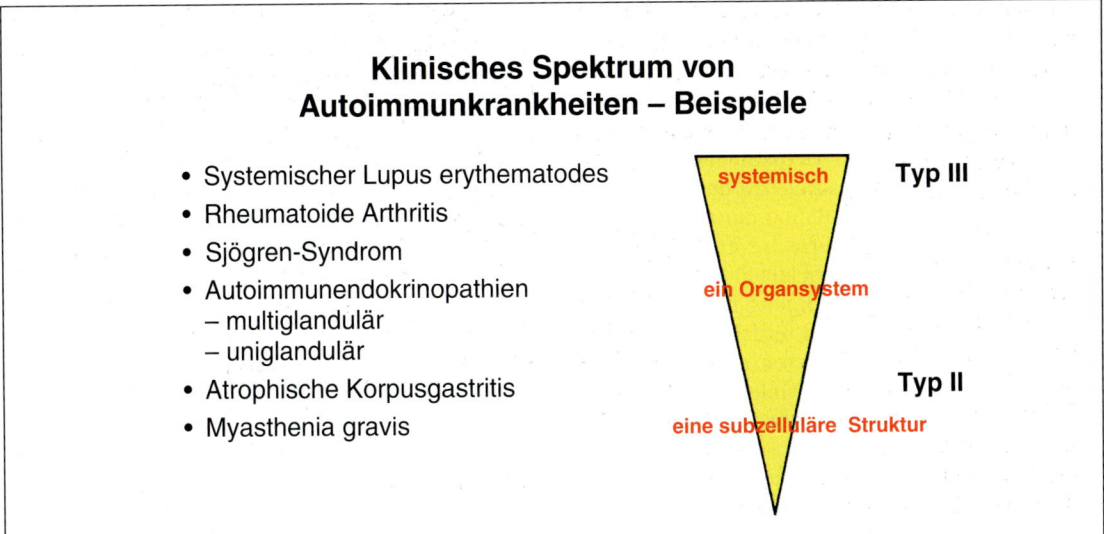

**Klinisches Spektrum von
Autoimmunkrankheiten – Beispiele**

- Systemischer Lupus erythematodes
- Rheumatoide Arthritis
- Sjögren-Syndrom
- Autoimmunendokrinopathien
  – multiglandulär
  – uniglandulär
- Atrophische Korpusgastritis
- Myasthenia gravis

systemisch **Typ III**

ein Organsystem

eine subzelluläre Struktur **Typ II**

Abb. 5-13. Schema der Autoimmunkrankheiten

und Leberbeteiligung mit Cholestase und Transaminasenanstieg.
– Die in schweren Fällen tödlich verlaufende chronische GvH-Reaktion imponiert klinisch und morphologisch wie eine systemische Autoimmunkrankheit. Neben schweren Hautveränderungen nach Art einer Sklerodermie kommt es zu einem Malabsorptionssyndrom, einer chronisch aggressiven Hepatitis und einer Sicca-Symptomatik. Wird die Knochenmarktransplantation wegen einer malignen Erkrankung des blutbildenden Systems durchgeführt, kann sich eine nicht zu stark ausgeprägte GvH-Reaktion durchaus günstig auf das Tumorleiden auswirken. Sie zerstört auch verbliebene neoplastische Zellen des malignen Klons und vermindert so die Rezidivrate *(Graft-versus-Leukemia-Reaktion)*.

GvH-ähnliche Reaktionen können gelegentlich auch nach Bluttransfusionen bei immunsupprimierten Patienten auftreten. Auch hier ist die Übertragung immunkompetenter Zellen des Spenders die Ursache.

5.5 Autoimmunerkrankungen

Die während der Reifung des Immunsystems entwickelte **Autotoleranz** verhindert normalerweise eine Reaktion des Immunsystems gegen körpereigene Strukturen. Lymphozyten, die Rezeptoren für dominante körpereigene Epitope besitzen, die in großer Zahl von antigenpräsentierenden Zellen angeboten werden, können meist eliminiert werden oder sind anerg, ebenso *autoreaktive Lymphozyten* hoher Affinität. Daneben persistieren aber in allen normalen Individuen meist niedrig affine B- und T-Zellen, deren Rezeptoren weniger zugängliche, nur in geringer Zahl an antigenpräsentierenden Zellen vorhandene, kryptische Epitope erkennen. Aufgrund der Abwesenheit aktivierender Signale durch T-Helferzellen oder kostimulatorischer Moleküle führen sie normalerweise nicht zu einer Immunreaktion. Diese Autotoleranz kann aber durch verschiedene Mechanismen durchbrochen werden. Genetische Faktoren spielen für die meisten Autoimmunerkrankungen eine wichtige Rolle, wobei meist eine komplexe Beeinflussung des Krankheitsbilds und -risikos durch mehrere Gene vorliegt. Zahlreiche Erkrankungen zeigen eine deutliche Assoziation mit gewissen HLA-Antigenen. Der insulinabhängige Diabetes mellitus (Typ I) ist mit HLA-DQ2 und -DQ8 assoziiert. Individuen, die für diese beiden Antigene heterozygot sind, weisen ein etwa 20-fach erhöhtes Erkrankungsrisiko auf. Der HLA-Assoziation von Autoimmunerkrankungen liegt wahrscheinlich die HLA-Typ-abhängige, variable Effizienz in der Präsentation von prozessierten Peptiden bei der T-Zell-Selektion zugrunde. Das weist darauf hin, dass die T-Zell-vermittelte Immunität von großer Wichtigkeit für Autoimmunphänomene ist.

Autoimmunerkrankungen treten deutlich häufiger bei Frauen auf, was zumindest teilweise hormonell bedingt ist. Eine Autoimmunreaktion kann auch durch so genanntes *molekulares Mimikry* ausgelöst werden, wenn im Rahmen einer Infektionskrankheit oder durch Haptene, z. B. Medikamente, Kreuzreaktionen zwischen Fremdantigenen und Selbstantigenen auftreten. Die Stimulation durch die Fremdantigene kann die normalerweise anergen, gegen kryptische Autoantigene gerichteten Zellen aktivieren und so zur Gewebeschädigung führen. Weitere Faktoren, die Autoimmunität fördern können, sind inadäquate Sekretion von Zytokinen (wie γ-IFN) oder die Hochregulation von Molekülen der MHC-Klasse II.

Klinisch unterscheiden wir organspezifische von systemischen Autoimmunerkrankungen, mit einem dazwischen liegenden Spektrum von Erkrankungen, die einzelne Organsysteme betreffen. Die systemischen Erkrankungen werden oft auch als Kollagenosen bezeichnet, da sie sich häufig im Bindegewebe manifestieren. Systemische Autoimmunerkrankungen zeichnen sich durch das Auftreten von Autoantikörpern gegen ubiquitär vorhandene Antigene, wie z. B. einzel- oder doppelsträngige DNA oder Nukleoproteine aus, während Antikörper bei organgebundenen Autoimmunerkrankungen meist gegen organspezifische Proteine gerichtet sind, wie z. B. die mikrosomalen Antikörper bei der Hashimoto-Thyreoiditis, die die für die Jodination von Thyreoglobulin verantwortliche Peroxidase binden (Abb. 5-13).

Bei den **systemischen Autoimmunerkrankungen** stehen oft Typ-III-Reaktionen mit Ablagerungen von Immunkomplexen in verschiedenen Organen im Vordergrund, während Typ-II- und Typ-V-Reaktionen bevorzugt bei den organgebundenen Krankheiten dominieren. Bei den meisten Autoimmunerkrankungen sind aber auch zelluläre Immunreaktionen nachweisbar. Überlappungen zwischen einzelnen Krankheitsbildern sind vor allem bei den systemischen Formen häufig. Patienten mit organgebundenen Autoimmunerkrankungen zeigen vermehrt auch andere Autoantikörper, gelegentlich auch klinisch eine Beteiligung mehrerer Organe (z. B. *multiglanduläre Autoimmunendokrinopathie*). Für die Diagnostik und die Verlaufskontrolle von Autoimmunerkrankungen ist der Nachweis von Autoantikörpern von großer Bedeutung. Manche Antikörpertypen sind im passenden klinischen Kontext beweisend für das Vorliegen einer spezifischen Erkrankung, wie z. B. antimitochondriale Antikörper bei der primären biliären Zirrhose oder anti-

neutrophile zytoplasmatische Antikörper (ANCA) bei der Wegener-Granulomatose. Bei den meisten Autoimmunerkrankungen liegen multiple Antikörper gegen verschiedene Epitope eines oder mehrerer Antigene vor, was mit einer vermehrten Rekrutierung und Aktivierung von anergen autoreaktiven Lymphozyten im Verlauf einer pathogenen Autoimmunreaktion in Zusammenhang gebracht wird. Transplazentare Übertragung von Autoantikörpern kann beim Kind ebenfalls zu vorübergehenden Krankheitserscheinungen führen, wie z. B. einer Hyperthyreose bei der unkontrollierten Basedow-Krankheit der Mutter. Auch die experimentelle Auslösung von Krankheitserscheinungen durch Übertragung von Sera von Patienten auf Versuchstiere unterstreicht die Pathogenität von Autoantikörpern. Manche Autoantikörper lassen sich allerdings auch häufig bei Normalpersonen in niedrigen Titern nachweisen: Autoimmunität ist nicht mit dem Vorliegen einer Erkrankung gleichzusetzen.

5.5.1 Beispiele für Autoimmunerkrankungen

5.5.1.1 Myasthenia gravis. Bei der Myasthenia gravis, einem klassischen Beispiel einer Typ-V-Reaktion, werden Autoantikörper gegen die Acetylcholinrezeptoren der motorischen Endplatte gebildet und stören die neuromuskuläre Signalübertragung. **Klinisch** kommt es zu einer raschen Ermüdung der Muskulatur bei Bewegung. Die Autoantikörper blockieren einerseits direkt die Signalübertragung durch Acetylcholin, andererseits kommt es durch Komplementaktivierung auch zu einer Zerstörung der Acetylcholinrezeptoren. Bei über 80% der Patienten mit dieser Erkrankung finden sich pathologische Veränderungen des Thymus (Thymushyperplasie oder Thymome), die durch verschiedene Mechanismen zur Entstehung autoreaktiver T-Helfer-Zell-Klone führen. Das unterstreicht die Bedeutung der T-Zell-Hilfe auch für die Entstehung von antikörpervermittelter Autoimmunität.

5.5.1.2 Insulinabhängiger Diabetes mellitus. Die Bestätigung einer autoimmunen Genese dieser häufigen Stoffwechselerkrankung erfolgte erst in den letzten Jahren. Bei einem Teil der Patienten kann man im Frühstadium eine Insulitis mit einer lymphozytären Infiltration der Inseln nachweisen. Im Serum finden sich Antikörper gegen verschiedene Inselzellbestandteile. Es kommt zu einer selektiven, irreversiblen Zerstörung der Insulin-produzierenden Betazellen und in der Folge zu einer Abhängigkeit von exogener Insulinzufuhr zur Aufrechterhaltung normaler Blutzuckerspiegel. Bei der Entstehung der Autoimmunität wird eine Kreuzreaktion mit viralen Antigenen neben der oben angeführten genetischen Komponente als Kofaktor vermutet.

5.5.1.3 Perniziöse Anämie und atrophische Korpusgastritis.
Bei dieser Bluterkrankung kommt es zu einer chronischen Enzündung der Korpusmukosa mit Atrophie der tiefen Drüsen. Plasmazellen in der Schleimhaut produzieren Antikörper gegen Parietalzellen sowie den Intrinsic factor, ein Transportprotein, das für die Resorption von Vitamin B_{12} unerläßlich ist. Die Bindung des Antikörpers interferiert mit der Vitaminbindung und -aufnahme, und nach längerer Latenzzeit kommt es bei etwa 10 bis 15 % der Patienten mit atrophischer Korpusgastritis aufgrund der Erschöpfung der B_{12}-Speicher zum Krankheitsbild der perniziösen Anämie.

5.5.1.4 Sjögren-Syndrom.
Bei dieser Autoimmunerkrankung liegt eine lymphoide Infiltration und Schwellung der Speicheldrüsen mit progressiver Destruktion des Drüsenkörpers, Metaplasie des Epithels und Abnahme der Sekretion vor. **Klinisch** kommt es zu einer progressiven Mundtrockenheit (*Xerostomie*) und Verlust der Tränenflüssigkeit (*Xerophthalmie*) – daher auch die Bezeichnung Sicca-Syndrom. Bei einem Teil der Fälle besteht zusätzlich eine exokrine Pankreasinsuffizienz. Die Diagnosesicherung kann durch Biopsie einer kleinen Mundspeicheldrüse erfolgen, die in der Regel mitbetroffen sind.

5.5.1.5 Systemischer Lupus erythematodes (SLE).
Der SLE ist die prototypische systemische Autoimmunerkrankung. Da praktisch alle Organsysteme betroffen sind, kann die klinische Manifestation der Erkrankung sehr vielfältig sein und diagnostische Probleme aufwerfen. Die Nierenbeteiligung, meist in Form einer Immunkomplex-Glomerulonephritis, ist für den Krankheitsverlauf oft bestimmend, aber auch der Lungen- oder der ZNS-Befall, z. B. im Rahmen einer Vaskulitis, kann prognostisch relevant sein. Haut und Gelenke sind im Verlauf der Erkrankung bei der Mehrzahl der Patienten betroffen, ebenso finden sich häufig Blutbildveränderungen mit verschiedenen Zytopenien. Im Gegensatz zu organgebundenen Autoimmunerkrankungen steht therapeutisch die Gabe von Immunsuppressiva und Kortikosteroiden im Vordergrund; der Krankheitsverlauf ist meist chronisch-progredient.

5.5.1.6 Rheumatoide Arthritis.
Die rheumatoide Arthritis ist eine der häufigsten Erkrankungen, bei der Autoimmunphänomene eine zentrale Rolle spielen. Es kommt zu einer progredienten entzündlichen Gelenkzerstörung, aber auch andere Organsysteme können mitbeteiligt sein. Ein diagnostisches Charakteristikum ist der Rheumafaktor, gegen den Fc-Teil von IgG gerichtete IgM-Autoantikörper.

5.5.1.7 Sklerodermie und systemische Sklerose.
Unter diesen Begriffen wird ein Spektrum von Erkrankungen zusammengefaßt, das von einem auf die Haut limitierten Prozeß bis hin zu einer chronischen Multisystemerkrankung reicht. Allen Erkrankungen gemeinsam ist eine progressive Fibrose des Bindegewebes der Haut und der betroffenen Organe. Außerdem bestehen funktionelle und anatomische Veränderungen im Bereich kleiner Blutgefäße sowie immunologische Veränderungen mit Bildung von Autoantikörpern. Klinisch finden sich eine Verhärtung der Haut mit trophischen Störungen und Verkalkungen sowie häufig ein Raynaud-Phänomen (periphere Durchblutungsstörung der Finger bei Kälteexposition). Der Ösophagus und die Lunge (Lungenfibrose) zählen zu den häufig betroffenen inneren Organen.

5.5.1.8 Autoimmunerkrankungen des Zentralnervensystems (ZNS).
Die häufigste, vermutlich auf autoimmuner Genese beruhende ZNS-Erkrankung ist die multiple Sklerose, bei der es im ZNS zum Auftreten von anfangs oft entzündlich infiltrierten Demyelinisierungsherden kommt. Die Erkrankung verläuft wie viele andere Autoimmunerkrankungen oft schubweise, mit Phasen akuter Verschlechterung, gefolgt von klinisch stummen Perioden.

5.6 Tumorimmunologie

Maligne Tumoren des Menschen zeigen im Vergleich mit ihren normalen Ursprungszellen meist eine veränderte Expression von verschiedensten Oberflächenmarkern, wobei sowohl der Verlust von Differenzierungsmarkern als auch die Neoexpression von Antigenen beobachtet werden kann. Die Hoffnung auf spezifische Tumorantigene, die nur von malignem Gewebe, aber nicht von normalen Zellen exprimiert werden, hat sich allerdings nicht erfüllt. Meist handelt es sich um eine aberrante Expression von Molekülen, die normalerweise von differenzierten Zellen nicht oder nur zu einem kleinen Prozentsatz exprimiert werden und in Tumorzellen hochreguliert werden (z. B. embryonale Antigene wie CEA [karzinoembryonales Antigen] oder

AFP [α-Fetoprotein]). Eine gestörte Glykosylierung von Oberflächenproteinen, die Expression von Virusproteinen in virusassoziierten Neoplasien (Hodgkin-Krankheit, Karzinom der Cervix uteri) oder die Expression von Fusionsproteinen (entstanden durch chromosomale Translokationen) können ebenfalls zur Veränderung des Antigenprofils von Tumorzellen führen.

Beobachtungen von seltenen, **spontanen Tumorrückbildungen** und der Nachweis entzündlicher Infiltrate in zahlreichen Tumoren haben bereits früh zur Annahme geführt, dass das Immunsystem auf maligne Tumoren reagieren kann. Das gehäufte Auftreten von Malignomen bei immunsupprimierten Patienten nach Organtransplantation oder mit AIDS unterstützt diese Annahme. Allerdings sind die meisten dieser vermehrt auftretenden Tumoren mit Viren assoziiert, sodass es sich in erster Linie um eine Störung der Immunabwehr gegen Viren handelt.

Trotzdem lässt sich in zahlreichen Patienten sowohl eine humorale Immunreaktion, oft in Form von niedrig affinen, mit normalen Zellen kreuzreagierenden IgM-Antikörpern, als auch eine zelluläre Immunreaktion gegen Tumorantigene, in Form von CD4⁺ und CD8⁺ T-Zellen, nachweisen. Das Ausmaß dieser Reaktion zeigt in den meisten Fällen allerdings keinen klaren Bezug zur Prognose, sodass bei klinisch manifesten Tumoren ein Versagen der Immunabwehr angenommen werden muss. Die Ursachen für dieses Versagen sind vielfältig. Tumorzellen zeigen oft eine schlechte Antigenpräsentation; das Fehlen von kostimulatorischen Molekülen kann zur Anergie der tumorspezifischen T-Zellen führen. Ein wichtiger Grund scheint der Verlust von Molekülen der MHC-Klasse I zu sein, der sich in mehr als 50 % maligner Tumoren nachweisen lässt. Von großer Bedeutung ist auch die intratumorale Heterogenität der Antigenexpression. Die Entwicklung verschiedener Tumorzellvarianten durch den unterschiedlichen Verlust von Allelen der MHC-Klasse I kann zur Selektion von resistenten Tumorsubklonen mit metastatischer Potenz führen. Manche Tumorzellen besitzen auch aktive Abwehrmechanismen, wie z. B. die Produktion von immunsupprimierend wirkenden Zytokinen (TGF-β) oder die Expression von Oberflächenmolekülen wie dem Fas-Liganden, der über die Bindung von Fas an der Oberfläche von zytotoxischen T-Zellen deren Apoptose auslösen kann.

In seltenen Fällen kann ein Tumor durch die Induktion kreuzreagierender Antikörper zu **paraneoplastischen Autoimmunerkrankungen** führen. Ein Beispiel hierfür ist das Auftreten einer zerebellären Degeneration bei einigen Patienten mit kleinzellig-anaplastischem Bronchuskarzinom, bei denen Antikörper gegen ein Antigen gebildet werden, das sowohl in Ganglienzellen als auch in Tumorzellen exprimiert wird. Trotz der Schädigung normalen Gewebes kommt es bei diesen Patienten nicht zu einer Rückbildung des Tumors, was die Ineffizienz dieser Abwehrreaktion unterstreicht.

Die Resistenz maligner Tumoren gegen die körpereigene Abwehr ist mit verantwortlich dafür, dass die Immuntherapie maligner Tumoren die anfangs in sie gesetzten Hoffnungen nur begrenzt erfüllen konnte.

Eine **unspezifische Stimulierung des Immunsystems von Krebskranken** durch den BCG-Impfstoff kann zur Regression mancher maligner Melanome, die besonders immunogene Tumoren darstellen, führen und wird lokal zur Therapie oberflächlicher Blasenkarzinome eingesetzt. Eine Therapie mit humanisierten monoklonalen Antikörpern gegen B-Zell-spezifische Oberflächenantigene, die mit zytotoxischen Substanzen oder radioaktiven Isotopen markiert werden können, zeigt bei vereinzelten malignen B-Zell-Lymphomen Erfolge. Die oben angeführte **LAK**(Lymphokine-Activated-Killer)-Zelltherapie ist nur in ausgewählten Fällen sinnvoll und weist eine beträchtliche Toxizität auf. Es ist allerdings zu erwarten, dass verfeinerte Methoden der Immuntherapie mit klonaler Expansion von genetisch manipulierten, tumorspezifischen zytotoxischen Zellen bessere Erfolge bringt. Die Therapie von Virus-assoziierten Tumoren ist aufgrund der Verfügbarkeit von viralen Antigenen zur Induktion einer spezifischen Immunabwehr von besonderem Interesse. Eine Impfung gegen onkogene Viren, wie sie gegen das Hepatitis-B-Virus (Leberzellkarzinom) bereits durchgeführt wird, kann eine wirksame **Tumorprophylaxe** darstellen.

F. Fend
C. Thomas

6

Entzündungen

Eine adäquate Reaktion auf schädigende Noxen ist eine Grundvoraussetzung für die Erhaltung der Integrität eines vielzelligen Organismus. Im Laufe der Phylogenese entwickelten sich immer differenziertere Reaktionsformen auf Schädigungen, die in der Entstehung der rezeptorvermittelten, antigenspezifischen zellulären und humoralen Immunreaktionen (erworbene Immunität) gipfelten.

Die phylogenetisch ältere, unspezifische Abwehrreaktion ist die Grundlage der angeborenen Immunität. Sie bildet die erste und bei manchen Noxen einzige Reaktionsform höherer Organismen auf eine Schädigung und ist eng mit der spezifischen Abwehr des Immunsystems verflochten.

6.1 Definition

Unter Entzündung versteht man eine lokale Reaktion der Mikrozirkulation auf Schädigung, unter Mitwirkung von Endothel, Entzündungszellen, chemischen Mediatoren zellulärer Herkunft, Plasmaproteinen und mesenchymalen Zellen. Physiologischer Sinn der Entzündung ist die Beseitigung der Noxe, die lokale Begrenzung des Schadens und seine Reparation.

Die lokalen Symptome der Entzündungsreaktion wurden bereits in der Antike von Celsus (30 v. Chr. bis 38 n. Chr.) und Galen (130–200 n. Chr.) – als Kardinalsymptome – beschrieben und besitzen heute noch Gültigkeit für die Beschreibung des Entzündungsgeschehens. Diese Kardinalsymptome umfassen *Rubor* (Rötung), *Tumor* (Schwellung), *Calor* (lokale Überwärmung), *Dolor* (Schmerz) und *Functio laesa* (gestörte Funktion). Sie sind das Resultat der veränderten Mikrozirkulation mit Steigerung der Durchblutung und Gefäßdurchlässigkeit sowie der Freisetzung chemischer Mediatoren am Ort der Schädigung.

Tab. 6-1

Ursachen einer Entzündung

● **Exogene Noxen**
Unbelebte Ursachen:
– physikalisch
  mechanisch (spitze, stumpfe Traumen)
  aktinisch (UV-, Röntgen-, radioaktive Strahlen)
  thermisch (Kälte, Hitze)
  unlösliche Fremdkörper
– chemisch-toxisch
  Säuren, Laugen, manche Toxine

Belebte Erreger:
Viren, Bakterien, Pilze, Protozoen,
vielzellige Organismen (Würmer, Arthropoden)

● **Endogene Noxen**
Produkte des Immunsystems
(Immunkomplexe, Autoantikörper)
Stoffwechselprodukte
– toxisch, z. B. im Rahmen von metabolischen
  Störungen (Urämie)
– mechanisch als Fremdkörper
  (Harnsäure-, Cholesterinkristalle)
Nekrose
Gewebeeinblutungen, Thromben
Tumorgewebe (unter gewissen Bedingungen)

6.2 Ursachen einer Entzündung

Alle endogenen und exogenen Faktoren, die Zellen und Gewebe schädigen (Noxen) sowie Zell- und Gewebeuntergang mit Ausnahme des programmierten Zelltodes (Apoptose) können eine Entzündung auslösen. Entzündung ist daher nicht mit Infektion (dem Eindringen von Krankheitserregern und ihrem Haften im Organismus) oder einer Infektionskrankheit (Infektion mit dem Auftreten entsprechender klinischer Symptomatik) gleichzusetzen.

Häufig liegt eine Synergie (Zusammenwirken) mehrerer Noxen vor, z. B. ein mechanisches Gewebetrauma mit Eindringen von Bakterien oder eine Infektion bei bestehendem Abwehrdefekt. Obwohl Art und Schwere der schädigenden Noxe von Bedeutung sind, wird das Bild der Entzündung vielmehr von den freigesetzten Entzündungsmediatoren geprägt, die die Gefäßreaktion sowie die Zahl und Art der einströmenden Entzündungszellen bestimmen. Ebenso von Bedeutung für die klinischen Manifestationen sind die Lokalisation der Schädigung bzw. die Eintrittspforte des Erregers und vor allem die Abwehrlage des Organismus (Tab. 6-1).

6.3 Einteilung der Entzündung nach dem zeitlich-klinischen Verlauf

Der zeitliche Ablauf einer Entzündung hängt von Art, Virulenz und Menge des Erregers und der Abwehrlage des Organismus ab. Die perakute Entzündung beginnt schlagartig und dauert Stunden bis wenige Tage und verläuft ohne Therapie häufig tödlich. Die akute Entzündung beginnt ebenfalls plötzlich und zeigt die klassischen Entzündungssymptome. Sie ist durch einen phasenhaften Ablauf gekennzeichnet und kann sich über Tage bis wenige Wochen erstrecken. Bei fehlender Beseitigung der schädigenden Noxe kann die Entzündung in eine subakute und schließlich in eine sekundär chronische Entzündung übergehen. Bei manchen schwächer wirksamen Noxen, beispielsweise bei Autoimmunprozessen, manchen Erregern und bei Fremdkörpern kann die Entzündung schleichend und klinisch symptomarm, ohne typische akute Entzündungsphase beginnen (primär chronische Entzündung). Durch diesen schleichenden Beginn können bei Diagnosestellung manchmal schon schwere Organschäden vorhanden sein. Auf dem Boden einer chronischen Entzündung kann es durch Änderungen der Abwehrlage oder Erscheinen einer weiteren Noxe (z. B. bakterielle Superinfektion bei chronischer Bronchitis) zum Auftreten akuter Entzündungsschübe kommen (akute Exazerbation).

Bei der akuten Entzündung steht die Entwicklung einer eiweißreichen Flüssigkeitsansammlung im Interstitium (Exsudat) im Vordergrund, man spricht daher auch von exsudativer Entzündung. Bei der chronischen Entzündung steht die zelluläre Reaktion des Immunsystems im Vordergrund, oft begleitet von einer reparativen Bindegewebsproliferation – proliferative Entzündung. Das morphologische Bild der Entzündung wird durch das Vorherrschen verschiedener zellulärer oder azellulärer Entzündungskomponenten im Exsudat bestimmt und bildet

die Grundlage der morphologisch-deskriptiven Einteilung von Entzündungsreaktionen (siehe unten).

6.4 Komponenten und Ablauf der akuten Entzündung

Die **prototypische akute Entzündungsreaktion** läuft in ihren Grundzügen in verschiedenen Geweben gleichförmig ab. Durch die Noxe kommt es zur Produktion und Freisetzung von Entzündungsmediatoren, die eine lokale Änderung der Mikrozirkulation im Kapillarbett bewirken. In weiterer Folge kommt es über Ausschüttung chemotaktischer Substanzen und Änderungen der Endothelzelloberfläche zur Auswanderung von Entzündungszellen an den Ort der Schädigung.

6.4.1 Vaskuläre Reaktion

Die vaskuläre Reaktion besteht aus zwei Komponenten: einer Störung der Vasomotorik mit Änderung der Durchblutung und einer Permeabilitätssteigerung.

● In der **ersten Phase** unmittelbar nach der Schädigung kann es zu einer vorübergehenden, nur Minuten dauernden Kontraktion der Sphinkter präkapillärer Arteriolen mit Gewebeabblassung kommen. Diese Phase lässt sich nicht bei jeder Schädigungsart nachweisen.

● In der **zweiten Phase** kommt es nach wenigen Minuten durch Dilatation der Arteriolen zu einer verstärkten Durchblutung, die sich bis aufs 10-fache des normalen Volumens steigern kann (aktive Hyperämie) und sich in Rötung (Rubor) und Überwärmung (Calor) des Gewebes äußert.

● In der **dritten Phase** kommt es zu einer Permeabilitätssteigerung der Endstrombahn mit vermehrtem Austritt von Flüssigkeit ins Interstitium, unterstützt durch den durchblutungsbedingt gesteigerten hydrostatischen Druck im Gefäßsystem. Ist die ausgetretene Flüssigkeit anfangs noch eiweißarm (Transsudat), so führt die vermehrte Permeabilität rasch zu einem erhöhten Gehalt an Protein (Exsudat, spezifisches Gewicht über 1018 g/l), wobei initial vor allem das niedermolekulare Albumin vorliegt. Später kommen höhermolekulare Proteine wie Komplementfaktoren, Fibrinogen und Antikörper hinzu. Sinn des Exsudats ist einerseits eine Verdünnung der Noxe, andererseits sind Antikörper und Komplementbruchstücke durch Opsonierung bzw. Ausbildung des »Membrane Attack Complex«

(MAC) (siehe Kap. 5) aktiv in die Bekämpfung der Noxe involviert. Die Aktivierung des Gerinnungssystems führt zur Ausbildung eines Fibrinnetzes am Entzündungsort und damit zu einer Immobilisierung der Noxe.

Aufgrund der verschobenen Nettobilanz zwischen Flüssigkeitseinstrom ins Gewebe und Abtransport der Gewebeflüssigkeit über die Lymphbahnen kommt es zur Schwellung *(Tumor)* des betroffenen Areals durch Flüssigkeitseinlagerung, einem entzündlichen Ödem. Das Ödem wird oft durch eine später einsetzende Vasokonstriktion im Bereich der postkapillären Venolen verstärkt, die ebenfalls den hydrostatischen Druck im betroffenen Kapillarbett erhöht.

Bei milden Schäden kann sich diese Zirkulationsstörung rasch und folgenlos zurückbilden, die Ödemflüssigkeit wird über die Lymphwege resorbiert. Bei stärkerem Entzündungsreiz kommt es zu einem weitgehenden *(Prästase)* oder kompletten *(Stase)* Stillstand des Blutstroms mit Aneinanderlagerung der Erythrozyten *(Geldrollenbildung)*, der die Auswanderung von Entzündungszellen aus dem Gefäß begünstigt. Kommt es darüber hinaus zu einer Aktivierung des Gerinnungssystems, bilden sich im Kapillarbett Mikrothromben aus Fibrin. Diese können eine längerdauernde Zirkulationsstörung bewirken und zu einer Minderversorgung des Gewebes mit Sauerstoff führen.

6.4.2 Ursachen der Permeabilitätssteigerung

Die Permeabilitätssteigerung im Bereich der Kapillaren und postkapillären Venolen kann durch verschiedene Mediatoren und durch die Noxe selbst ausgelöst werden.

● Bei einer **milden Schädigung** entwickelt sich durch Freisetzung vasoaktiver Mediatoren, z. B. Histamin, eine sofort einsetzende Retraktion der Endothelien im Venolenbereich mit Lückenbildung, durch die es zum Flüssigkeitsaustritt kommt. Diese Reaktion erreicht ihren Höhepunkt nach 15 bis 20 Minuten und klingt rasch ab. Als Beispiel für diesen Reaktionstyp kann die lokale Schwellung nach einem Insektenstich genannt werden.

● Eine **milde, direkte Endothelschädigung** im Endstrombereich oder andere Entzündungsmediatoren mit späterem Wirkungseintritt führen zu einer verzögerten Permeabilitätssteigerung nach Stunden, ebenfalls durch Endothelretraktion. Falls initial auch die rasch wirksamen vasoaktiven Substanzen wie Histamin freigesetzt werden, verläuft die Reaktion biphasisch.

● **Direkte, schwere Schädigungen** des Endothels führen zu irreversiblen strukturellen Schädigungen bis hin zur Endothelzellnekrose. Es kommt zur subendothelialen Blasenbildung und Freilegung der Basalmembran mit unkontrolliertem Flüssigkeitsabstrom. Bei entsprechender Schwere der Endothelschädigung kann es zum passiven Austritt von Erythrozyten *(Diapedeseblutungen)* und zur Aktivierung der Gerinnungskaskade durch freigelegte Basalmembranbestandteile mit Mikrothrombenbildung kommen. Die Permeabilitätsstörung bei direktem schweren Endothelschaden tritt rasch ein und bleibt länger bestehen.

6.4.3 Zelluläre Reaktion der akuten Entzündung

Die Haupteffektorzelle der akuten Entzündungsreaktion ist der neutrophile Granulozyt. Granulozyten machen etwa 60% des zirkulierenden Leukozytenpools aus. Sie sind Endzellen mit einer kurzen Halbwertszeit, die bei einer lokalen Gewebeschädigung innerhalb von Stunden beginnen, ins geschädigte Gewebe auszuwandern und dort die erste Welle der zellulären Abwehrreaktion darstellen. Die Abwehr vieler bakterieller Infektionen erfolgt in erster Linie durch Granulozyten, die Bakterien und Zelltrümmer phagozytieren *(Mikrophagen)*. Vitale und abgestorbene Granulozyten sind der Hauptbestandteil des **Eiters** *(Pus)*, dem Charakteristikum einer akuten Entzündung mit eitererregenden (pyogenen) Bakterien (Abb. 6-1 bis 6-3).

Weitere zelluläre Bestandteile der Entzündungsreaktion sind eosinophile und basophile Granulozyten, Makrophagen und ihre Abkömmlinge (siehe Chronische Entzündung), Mastzellen, Endothelien, Blutplättchen und in späteren Stadien bzw. in der chronischen Phase Lymphozyten, Plasmazellen und Fibroblasten.

Die Auswanderung *(Emigration)* der Leukozyten ins Gewebe im Bereich der postkapillären Venolen ist das Resultat mehrerer Faktoren: der Ausschüttung chemotaktischer Substanzen, der Änderung der Blutströmung im Endstrombereich und der Neuexpression von Adhäsionsmolekülen an den Endothelzellen. Die Granulozytenemigration kann in vier wesentliche Phasen unterteilt werden.

6.4.3.1 Margination und primäre Adhäsion.

Durch die Strömungsverlangsamung gelangen die Neutrophilen vom Achsenstrom an den langsameren Rand des Blutstroms, was eine Interaktion mit Oberflächenmolekülen von Endothelien erlaubt. Zuerst kommt es zu einer lockeren Bindung der Granulozyten an P-Selectin, das nach Aktivierung durch Mediatoren innerhalb von Minuten aus Zytoplasmavesikeln an die Zelloberfläche der Endothelien gelangt. In dieser Phase rollen die Neutrophilen gewissermaßen am Endothel entlang. In der Folge führt L-Selectin zu einem Festhalten der Granulozyten im lokalen Gefäßbett.

6.4.3.2 Aktivierung und feste Adhäsion.

Während dieser Rollphase können die Granulozyten mit Entzündungsmediatoren (z.B. IL-8), die an der Endotheloberfläche immobilisiert sind, in Kontakt treten und werden aktiviert. Diese Aktivierung ist Voraussetzung für eine feste Bindung der Granulozyten an das Endothel, die vor allem über die Leukozytenintegrine LFA-1 (CD11a), CD18 und ICAM-1 an Endothelzellen erfolgt. Die Unfähigkeit der Neutrophilen, ohne Aktivierung ans Endothel zu haften, stellt einen Sicherheitsmechanismus gegen unkontrollierte Entzündungsreaktionen dar. Fest anhaftende Granulozyten flachen sich ab und gewinnen durch Aktivierung intrazellulärer kontraktiler Proteine eine amöboide Beweglichkeit.

6.4.3.3 Emigration aus dem Gefäßlumen (Diapedese).

Die Granulozyten wandern, durch chemotaktische Substanzen angelockt und von Adhäsionsmolekülen geleitet, zum nächsten Interzellularspalt zwischen Endothelien und treten ins Gewebe über. Die Basalmembran wird durch kurzfristige proteolytische Degradierung überwunden.

6.4.3.4 Migration ins Gewebe.

Nach Überschreiten der Basalmembran gelangen die Entzündungszellen entlang eines steigenden Konzentrationsgradienten Leukozyten-anlockender Substanzen (positive Chemotaxis) an den Ort der Schädigung. Es gibt eine Vielzahl positiver Chemotaxine, die entweder durch Zellzerfallsprozesse freigesetzt werden oder aktiv von am Entzündungsprozess beteiligten Zellen produziert werden. Substanzen wie das Komplementbruchstück C5a oder Formylpeptide von Bakterien oder aus den Mitochondrien zugrunde gehender Zellen wirken stärker auf Granulozyten als bioaktive Substanzen aus immunregulatorischen Zellen, was diese direkt zum Ort der Infektion bzw. der stärksten Gewebeschädigung bringt.

Die Auswanderung von Granulozyten beginnt 15 Minuten nach Gewebeschädigung und erreicht nach 6 bis 24 Stunden ihren Höhepunkt. Monozyten als zweite Welle der unspezifischen Abwehr gelangen nach 24 bis 48 Stunden an den Entzündungsort, bleiben aber meist in der Minderzahl. Die Emigration erfolgt über Bindung an andere endotheliale Adhäsionsmoleküle, die wesentlich später hoch reguliert werden.

6.4.4 Aktivierung von Entzündungszellen und Phagozytose

Am Ort der Schädigung eingetroffen, werden die Neutrophilen durch chemische Mediatoren aktiviert, zu denen Komplementbruchstücke, Antikörper, Arachidonsäuremetaboliten und die oben genannten Formylpeptide gehören.

Hauptaufgabe der Granulozyten am Entzündungsort ist die Phagozytose, d.h. die Aufnahme partikulärer (Fremd-)Substanzen (Bakterien, nekrotisches Zellmaterial) und ihr intrazellulärer Verdau. Obwohl Granulozyten jegliches Fremdmaterial erkennen und phagozytieren können, erfolgt die Phagozytose von Mikroorganismen, die mit Antikörpern und Komplement bedeckt sind (Opsonierung) wesentlich effektiver, da Granulozyten spezifische Rezeptoren für das Fc-Ende von IgG und das Komplementbruchstück C3b besitzen. Nach der Aufnahme des gebundenen Materials in ein Phagosom erfolgt die Verschmelzung mit Lysosomen und die Ausbildung von Phagolysosomen. Die primären (azurophilen) Granula der Neutrophilen enthalten saure Hydrolasen, neutrale Proteasen, kationische Proteine und Myeloperoxidase. Die sekundären (spezifischen) Granula besitzen Lysozym und Laktoferrin sowie Phospholipase A_2. Die tertiären Granula enthalten Gelatinase und Kathepsine und sind wahrscheinlich für den Abbau von Basalmembranen bei der Auswanderung aus Gefäßen notwendig. Die Abtötung von Bakterien erfolgt einerseits durch verschiedene bakterizide Sauerstoffradikale über NADPH-Oxidase (»respiratory burst«) und Myeloperoxidase, andererseits auf nichtoxidativem Weg durch bakterizide Proteine wie Laktoferrin, verschiedene Proteasen, Lysozym und andere.

Bei gewissen intrazellulär überlebenden Erregern wie Mykobakterien erfolgt alternativ eine effektive Abtötung durch stimulierte Makrophagen.

Während der Degranulation der Neutrophilen im Rahmen der Phagozytoseaktivität sowie durch den Zerfall von Leukozyten kommt es auch zu einer

Tab. 6-2. Zelluläre Entzündungsmediatoren und Zytokine der akuten Entzündungsreaktion

	Produzierende Zelltypen	Wichtige Wirkungen
Arachidonsäuremetaboliten – Leukotriene – Prostaglandine – Prostazyklin	Granulozyten, Mastzellen Thrombozyten Makrophagen u. a. Endothel	Permeabilitätssteigerung Chemotaxis Vasodilatation Vasodilatation, Inhibition der Plättchenaggregation
Histamin	Mastzellen Thrombozyten, Basophile	Vasodilatation Permeabilitätssteigerung Bronchokonstriktion
PAF	Granulozyten, Makrophagen	Vasodilatation, Plättchen- aggregation
TNF-α, IL-1	Makrophagen, Lymphozyten	Leukozytenadhärenz und -aktivierung, Akute-Phase- Reaktion
IL-8	Makrophagen u. a.	Leukozytenchemotaxis und -aktivierung

Freisetzung der zytotoxischen Substanzen und Proteasen ins umgebende Gewebe und damit zur weiteren Gewebeschädigung. Die gewebeschädigende
Wirkung der lysosomalen Proteine wird teilweise
durch Inhibitoren im Gewebe und im Blutserum reduziert. Ein wichtiger Inhibitor ist das α_1-Antityp-
sin, ein Proteaseinhibitor, dessen wichtigste Aufgabe die Blockierung der Neutrophilenelastase ist.
Beim α_1-Antitrypsin-Mangel, einer relativ häufigen
angeborenen Stoffwechselerkrankung, kann es
durch vermehrten Abbau elastischer Fasern zu
einem Lungenemphysem kommen.

6.4.5 Mediatoren der akuten Entzündung

Mit dem Eintreten einer Gewebeschädigung beginnt die Freisetzung einer Vielzahl chemischer
Substanzen, die in Abhängigkeit von Art und
Schwere der Noxe die Entwicklung, die Intensität
und den Ablauf einer Entzündungsreaktion steuern
und zum Teil auch Auswirkungen auf den Gesamtorganismus haben. Diese Substanzen werden in ihrer Gesamtheit als Entzündungsmediatoren bezeichnet. **Entzündungsmediatoren** werden entweder
von den am Entzündungsprozess beteiligten Zellen
freigesetzt oder sind in inaktiver Form Bestandteile
des Blutplasmas. Je nach Zielzelle können Mediatoren durchaus unterschiedliche Wirkungen entfalten;
am Entzündungsort kommt es zu komplexen Inter-
aktionen zwischen entzündungsfördernden und

hemmenden Faktoren. Manche Mediatoren wirken
bei entsprechendem Schweregrad der Entzündung
auch systemisch und sind Auslöser einer entzündlichen Allgemeinreaktion (siehe unten).

6.4.5.1 Zelluläre Entzündungsmediatoren. Alle
wesentlichen am Entzündungsprozess beteiligten
Zellen (Leukozyten, Endothelien, Mastzellen) sowie das geschädigte Gewebe selbst können Quellen
für Entzündungsmediatoren sein (Tab. 6-2). Diese
können entweder präformiert in Zytoplasmavesikeln gespeichert vorliegen oder werden erst im
Rahmen des Entzündungsprozesses synthetisiert.

● **Arachidonsäurederivate.** Die Arachidonsäure
entsteht durch enzymatische Spaltung von Mem-
branphospholipiden durch Phospholipasen und ist
ein wichtiges Zwischenprodukt für die Synthese
verschiedener Gruppen von Enzündungsmediato-
ren. Auf dem Cyclooxygenase-Weg entstehen Prostaglandine, Prostacyclin und das Thromboxan A_2.
Endothelien produzieren vor allem Prostacyclin,
Plättchen Thromboxan A_2, während Makrophagen
verschiedene Prostaglandine sezernieren können.
Der zweite Weg geht über die Lipoxygenase, auf
dem in Granulozyten vor allem Leukotrien B_4
(LTB_4) entsteht, in anderen Entzündungszellen auch
die Leukotriene C_4, D_4, und E_4. Prostaglandine sind
starke, verzögert wirkende Vasodilatatoren, während Thromboxan ein potenter Vasokonstriktor ist

und die Plättchenaggregation fördert. LTB4 wirkt bevorzugt chemotaktisch auf Neutrophile und Makrophagen, erhöht die Adhärenz von Leukozyten am Endothel und ist daher von zentraler Bedeutung für die zelluläre Entzündungreaktion. Die Leukotriene C_4, D_4, und E_4 fördern die Kontraktion postkapillärer Venolen, was zur Permeabilitätssteigerung führt. Ihre Wirkung auf die glatte Muskulatur der Bronchien macht sie zu einem wichtigen Faktor für die Symptomatik allergischer Erkrankungen.

Die Kenntnis des **Arachidonsäurestoffwechsels und seiner Produkte** ist von großer klinischer Relevanz, da zahlreiche Medikamente verschiedene Stufen dieses metabolischen Weges blockieren können. Corticosteroide induzieren die Bildung von Phospholipasehemmern und blockieren damit die Arachidonsäurebildung. Nichtsteroidale Antiphlogistika wie Aspirin blockieren den Cyclooxygenase-Weg und wirken so entzündungshemmend und aufgrund der Bedeutung der Prostaglandine für die Schmerzentstehung (siehe unten) auch analgetisch.

● **Vasoaktive Amine.** Prototypische Substanz dieser Gruppe ist das Histamin, das eine innerhalb von Minuten einsetzende, kurzdauernde Vasodilatation und Permeabilitätssteigerung bewirkt und zur Kontraktion der Bronchialmuskulatur führt. Histamin stammt vorwiegend aus Mastzellen, aber auch aus Basophilen und Blutplättchen. Die Ausschüttung von Histamin erfolgt durch die Komplementfaktoren C3a und C5a, direkte Zellschädigung wie Traumen und durch Vernetzung von an Mastzellen gebundenem IgE (von großer Bedeutung für die allergische Sofortreaktion; siehe Kap. 5). Serotonin, ein weiteres vasoaktives Amin, wird von Blutplättchen bei Aggregation freigesetzt.

● **Plättchenaktivierender Faktor** (PAF). Es handelt sich um ein Phospholipidderivat, das von Entzündungszellen und Endothelien bei Stimulation freigesetzt werden kann und zur Aggregation von Blutplättchen führt. PAF hat eine sehr starke vasodilatatorische Wirkung; er fördert Chemotaxis sowie Leukozytenadhärenz.

● **Zytokine** (siehe auch Tab. 6-2). Tumornekrosefaktor-α (TNF-α), IL-1 und das Chemokin IL-8 sind wichtige proinflammatorische Zytokine, die vor allem in der späteren Phase der Entzündungsreaktion, nach 6 bis 48 h, ihre Wirkung entfalten und vor allem auch die entzündliche Allgemeinreaktion auslösen. TNF-α, ein hochgradig pleiotropes Zytokin, wird von aktivierten Makrophagen freigesetzt. Es wird auch in anderen Entzündungszellen produ-

ziert und führt lokal zur vermehrten Expression von endothelialen Adhäsionsmolekülen sowie zur Granulozytenaktivierung. Hohe systemische Spiegel von TNF-α können zum Krankheitsbild des **septischen Schocks** führen und bewirken Katabolie. IL-1 zeigt synergistische Wirkung zu TNF-α, IL-8 wirkt vor allem chemotaktisch.

Neben diesen Gruppen zellulärer Entzündungsmediatoren entfalten im Gewebe zahlreiche, im Rahmen von Aktivierung und Phagozytoseaktivität freigesetzte Enzyme eine proinflammatorische Wirkung.

6.4.5.2 Plasmatische Entzündungsmediatoren.

Diese Gruppe von Entzündungsmediatoren entsteht durch proteolytische Spaltung aus inaktiven, im Plasma zirkulierenden Vorstufen. Das Komplementsystem, das Gerinnungssystem und das Bradykinin-Kallikrein-System sind Enzymkaskaden mit rascher, sequentieller Aktivierung der einzelnen Bestandteile. Die gleichzeitige Ingangsetzung von Gegenregulationsmechanismen verhindert im Normalfall die Entwicklung einer unkontrollierten Kettenreaktion. Das Komplementsystem ist in Kapitel 5 dargestellt. Der alternative, Antikörper-unabhängige Weg der Komplementaktivierung ist von entscheidender Bedeutung für die frühe Phase der akuten Entzündungsreaktion und die effiziente Abwehr bakterieller Infekte. Der alternative Weg kann von Bakterienwandbestandteilen induziert werden. Die aktiven Komplementbruchstücke C3a und C5a (Anaphylatoxine) wirken vasodilatatorisch und führen zur Mastzelldegranulation; C5a ist auch stark chemotaktisch und aktivierend für Granulozyten. C3b lagert sich an die Oberflächen von Mikroorganismen und fördert so ihre Phagozytose.

Das Gerinnungssystem wird durch Aktivierung des Hageman-Faktors (Faktor XII) an negativ geladenen Oberflächen (Basalmembranbestandteile, Kollagen, Bakterienwandbestandteile) in Gang gesetzt und führt einerseits über mehrere Zwischenstufen zur Fibrinthrombenbildung, andererseits zur Aktivierung des Kallikrein-Kinin-Systems. Kinine, zu nennen ist das Bradykinin, sind kleine, kurzlebige Peptide mit vasodilatatorischer und bronchokonstriktorischer Wirkung. Außerdem erzeugen sie durch Reizung freier Nervenenden Schmerz und aktivieren durch Plasminogenspaltung die Fibrinolyse.

6.5 Morphologische Einteilung der akuten Entzündung

Obwohl die akute Entzündung in ihren wesentlichen Komponenten meist gleichartig abläuft, erzeugen die Art und Zusammensetzung des entzündlichen Exsudates unterschiedliche klinische, makroskopische und histologische Bilder, die Grundlage einer morphologischen Einteilung bilden. Das morphologische Bild kann einen Eindruck von der Schwere der Entzündung liefern und erste Hinweise auf infrage kommende Erreger geben (Abb. 6-4).

6.5.1 Seröse Entzündung

● Bei der serösen Entzündung ist die Permeabilität der Endstrombahn nur gering gestört und es kommt lediglich zum Austritt von Serum mit niedermolekularen Proteinen. Eine **rein seröse Entzündung** findet sich vorwiegend bei milden Noxen wie einem Insektenstich (rasche, vor allem Histamin-induzierte Gefäßreaktion) oder einem Sonnenbrand (verzögerte Endothelreaktion), aber auch bei der allergischen Reaktion vom Soforttyp (siehe Kap. 5). Seröse Perikard- oder Pleuraergüsse sowie Gelenkergüsse sind oft nichtinfektiöser Natur, z.B. im Rahmen von Autoimmunkrankheiten oder bei Urämie (toxisch). Eine seröse Entzündung kann aber auch ein Vorstadium schwererer Entzündungsformen darstellen. Bei bakterieller Infektion entwickelt sich das anfänglich seröse Exsudat rasch zu einem eitrigen (Abb. 6-5).

● Die **serös-katarrhalische Entzündung** (*katarrheo* = herabrinnen) findet sich auf Schleimhautoberflächen und ist durch eine vermehrte Schleimproduktion der ortsständigen Schleimdrüsen und Becherzellen gekennzeichnet. Der durch Rhinoviren (oder Adenoviren) ausgelöste Schnupfen ist eine derartige serös-schleimige Entzündung mit ödematöser Schwellung und Hyperämie der Nasenmukosa und Hypersekretion bei geringen zellulären Infiltraten, oft unter Beteiligung der oberen Atemwege. Die durch die Virusinfektion bedingten Epithelnekrosen können eine bakterielle Superinfektion mit nachfolgend eitrigem Sekret begünstigen.

6.5.2 Fibrinöse Entzündung

Bei der **fibrinösen Entzündung** liegt eine höhergradige Permeabilitätsstörung des Endothels vor, die den Durchtritt von Fibrinogen und die extravasale Aktivierung des Gerinnungssystems erlaubt. Es bildet sich ein Fibrinnetz aus, das eine mechanische Schranke gegen eine weitere Ausbreitung der Noxe bildet, andererseits aber auch Funktionsstörungen des betroffenen Gewebes auslösen kann.

● **Fibrinöse Exsudate** treten vor allem an Serosaoberflächen und Schleimhäuten sowie im Lungenparenchym auf. Bei der fibrinösen Perikarditis, z.B. bei manchen viralen Infekten oder umschrieben über Myokardnekrosen bei Herzinfarkt (*Epicarditis stenocardica*) kommt es durch die Herzaktion zu einer charakteristischen Riffelung der Oberfläche (*Zottenherz*). Das atembedingte Reiben zwischen viszeralem und parietalem Blatt der Serosa bei der fibrinösen Pleuritis erzeugt Schmerzen, Verklebungen können zu Einschränkungen der Atemfunktion führen (Abb. 6-7, 6-8).

● An Schleimhäuten bildet das Fibrin über dem Entzündungsareal so genannte Pseudomembranen aus. Ist das darunter liegende Epithel intakt oder nur oberflächlich nekrotisch, spricht man von einer **pseudomembranösen Entzündung**, die sich vor allem bei Infekten der oberen Atemwege findet. Finden sich darunter tiefer reichende Schleimhautnekrosen, sodass es bei Abziehen der Membranen zu punktförmigen Blutaustritten aus eröffneten Kapillaren kommt, spricht man von einer **pseudomembranös-nekrotisierenden Entzündung**. Bei der pseudomembranösen Colitis kann es nach einer Antibiotikatherapie durch Verringerung der normalen bakteriellen Darmflora zu einem Überwuchern von toxinbildenden Anaerobiern, vor allem *Clostridium difficile*, kommen. Es finden sich landkartenartige Schleimhautnekrosen, bedeckt von weißlichen Fibrinmembranen. Ähnliche Bilder können durch Vergiftungen oder die bakterielle Ruhr ausgelöst werden. Bei der Diphtherie, einer früher gefürchteten, heute jedoch in Westeuropa durch Impfung weitgehend zurückgedrängten Infektionskrankheit, kommt es zu einer pseudomembranös-nekrotisierenden Entzündung an den Tonsillen, mit Übergreifen auf Kehlkopf und Trachea (Abb. 6-6).

Das **Schicksal des fibrinösen Exsudats** hängt von seiner Lokalisation ab. Pseudomembranen an Schleimhäuten werden nach erfolgter Reepithelialisierung abgestoßen, Fibrin im Gewebe durch Leukozyten und Makrophagen resorbiert. An serösen Häuten kann es zur Organisation durch Bindegewebe mit Narbenbildungen (Fibrose) kommen. Betrifft die Entzündung beide Blätter der Serosa, kann es zu ausgedehnten Verwachsungen mit nachfolgender Funktionseinschränkung wie beispielsweise der Behinderung der diastolischen Ausdehnung der Herzhöhlen (*konstriktive Perikarditis*) kommen. Bei reichlicher Flüssigkeitsausschwitzung (serofibrinöse Entzündung) können sich abgeschlossene Flüssigkeitsansammlungen (gekammerte Ergüsse) in Serosahöhlen bilden, die oft nur mehr durch Punktion oder Drainage vollständig beseitigt werden können.

Im Abdomen kann es im Gefolge operativer Eingriffe mit reaktiver, fibrinöser Peritonitis zur Ausbildung von Verwachsungssträngen *(Briden)* kommen, die als Spätfolge zur Strangulation von Darmschlingen führen können *(Bridenileus)*.

6.5.3 Eitrige Entzündung

Bei der eitrigen Entzündung steht die zelluläre Komponente der Entzündungsreaktion im Vordergrund, es kommt zu einer massiven Einwanderung neutrophiler Granulozyten an den Entzündungsort. **Eiter** (Pus) besteht aus massenhaft vitalen und abgestorbenen Granulozyten, anderen Zelltrümmern und Bakterien. Eiterbildung setzt eine intakte Knochenmarkfunktion mit rascher Bereitstellung von Granulozyten voraus. Viele Bakterien (Staphylokokken, Streptokokken, gramnegative Bakterien) sind besonders effiziente Erreger eitriger Entzündungen; sie werden als pyogene Keime bezeichnet.

Je nach Ausbreitungsform und wechselnder Beimengung anderer Exsudatkomponenten können verschiedene Formen der eitrigen Entzündung unterschieden werden.

6.5.3.1 Katarrhalisch-eitrige Entzündung. Häufig ausgelöst durch bakterielle Infekte oder Superinfektion viraler Infekte des oberen Respirationstrakts, gekennzeichnet durch schleimiges, gelbliches Sekret.

Ein Absteigen der Entzündung in tiefere Atemwege kann zur Bronchopneumonie führen, mit peribronchial angeordneten Entzündungsherden unterschiedlichen Alters, die makroskopisch und mikroskopisch ein buntes Bild ergeben (Abb. 6-9).

6.5.3.2 Fibrinös-eitrige Entzündung. Typische Beispiele dieser Entzündungsform stellen die fibrinös-eitrige Peritonitis mit gelblichen, leukozytendurchsetzten Fibrinmembranen infolge einer Perforation des Magen-Darm-Trakts oder die Lobärpneumonie dar.

Die **Lobärpneumonie** ist heute infolge Antibiotikatherapie eine in der klassischen Form selten zu beobachtende Form der Lungenentzündung, meist ausgelöst durch *Streptococcus pneumoniae*. Sie ist durch eine schlagartig einsetzende, einen Lungenlappen gleichmäßig und gleichzeitig betreffende Entzündung gekennzeichnet, die unbehandelt stadienhaft abläuft und daher ein anschauliches Modell der Entwicklung einer Entzündungsreaktion darstellt.

Die Pneumokokken können aufgrund ihrer Polysaccharidkapsel von den Alveolarmakrophagen ohne Opsonierung nicht phagozytiert werden, vermehren sich sehr rasch in den Lungenbläschen und produzieren Toxine, die das Lungenparenchym schädigen und zu einer initial serösen Entzündungsreaktion führen.

- Im **Stadium der Anschoppung** (1. Tag) kommt es zum Austritt eines eiweißreichen, noch zellarmen Exsudates in die Alveolen und zu einer massiven Hyperämie der alveolären Kapillaren. Die Lunge ist dunkelrot, flüssigkeitsreich und weich.

- Im Stadium der **roten Hepatisation** (nach 1–2 Tagen) kommt es zu einer massiven Granulozyteneinwanderung in die Alveolarlumina mit Beimengung von Erythrozyten sowie zur Ausbildung intraalveolärer Fibrinnetze. Die Konsistenz ist erhöht, »leberartig« (= Hepatisation).

- Im **Stadium der grauen Hepatisation** (nach 3–4 Tagen) nimmt die Hyperämie ab, und das Lungenparenchym ist deutlich verfestigt und grau, später graugelb.

- **Lyse.** In der Folge zerfallen die Granulozyten und werden wie das Fibrin von Makrophagen abgeräumt und über den Lymphweg abtransportiert.

Komplikationen. Neben einer regelhaft vorkommenden Begleitpleuritis kann es bei ausbleibender Lyse zu einer Gewebeeinschmelzung mit Abszessbildung, in späterer Phase zur Organisation des fibrinösen Exsudates durch Bindegewebe und damit zu einem Verlust von Gasaustauschfläche kommen (chronische, karnifizierende Pneumonie).

6.5.3.3 Abszedierende Entzündung. Als Abszess wird eine eitererfüllte, durch Entzündung und Gewebenekrose entstandene Hohlraumbildung im Gewebe bezeichnet. Ursachen für die Abszessentstehung sind eine starke Vermehrung der Erreger, die mikroskopisch manchmal als Bakterienkolonien nachweisbar sind, mit lokaler Toxinbildung, und die Freisetzung lysosomaler Enzyme aus Leukozyten. Staphylococcus aureus als häufiger Erreger abszedierender Entzündungen produziert Koagulase, welche zu einer Koagulationsnekrose des Gewebes und zu lokalen Thrombenbildungen führt. Mangelnde Durchblutung infolge thrombotischer Gefäßverschlüsse begünstigt zusätzlich lokale Gewebenekrosen. Typische Beispiele für abszedierende Entzündungen sind **Furunkel** und **Karbunkel** (konfluierende Einschmelzung mehrerer Furunkel), ausgehend von Haarfollikeln der Haut, oder Lungenabszesse auf dem Boden einer eitrigen Bronchopneumonie (Abb. 6-12, 6-13, 6-15).

Ein **frischer Abszess** wird von Neutrophilen umgeben. Bei längerem Bestehen entwickelt sich eine Abszessmembran, die an der Innenseite zahlreiche Schaumzellen, das sind verfettete Makrophagen mit vakuolisiertem Zytoplasma, und peripher eine Granulationsgewebszone (siehe unten) aufweist, die den Abszess nach außen demarkiert. Die Abszessmembran zeigt aufgrund des hohen Fettgehaltes oft eine leuchtend gelbe Farbe.

Durch Verschleppung von Keimen über den Blutweg, vor allem in Form infizierter Mikrothromben, kann es zur Ausbildung **metastatischer Abszesse** in anderen Organen kommen (Septikopyämie; Abb. 6-17, 6-18).

Aufgrund der ungünstigen Durchblutungsverhältnisse und der hohen Keimzahl im Zentrum können größere Abszesse durch alleinige Gabe von Antibiotika oft nicht saniert werden, und eine chirurgische Entleerung durch Abszessinzision und Drainage ist erforderlich.

6.5.3.4 Empyem.
Im Gegensatz zum Abszess, bei dem die Hohlraumbildung eine Folge der entzündungsbedingten Gewebenekrose ist, versteht man unter Empyem eine Eiteransammlung in vorgeformten Körperhöhlen, wie der Pleura, dem Perikard oder der Gallenblase. Empyeme entstehen meist fortgeleitet durch Übergreifen der Entzündung von Nachbarorganen, wie z. B. ein **Pleuraempyem** bei Bronchopneumonie oder Lungenabszessen. Als **Pyometra** bezeichnet man eine Eiteransammlung im Cavum uteri, als **Pyosalpinx** eine meist aszendierend entstandene eitrige Entzündung der Tube mit kolbiger Auftreibung durch Verklebung des Fimbrientrichters (Abb. 6-16).

6.5.3.5 Phlegmone.
Die phlegmonöse Entzündung ist gewissermaßen das Gegenstück zur abszedierenden Entzündung. Es handelt sich um eine diffus in lockerem Gewebe, vor allem Binde- und Fettgewebe ausgebreitete eitrige Entzündung ohne Demar-

kierung gegen die Umgebung. Vor allem Streptokokken (*S. pyogenes*) sind aufgrund ihrer Enzymausstattung häufige Auslöser phlegmonöser Entzündungen. Bakterielle Hyaluronidase löst die Hyaluronsäure-haltige Interzellularmatrix auf, und Streptokinase aktiviert Plasminogen und damit die Fibrinolyse, was zur Auflösung der entzündungsbedingten Fibrinnetze führt. Beim **Erysipel** (Wundrose), ausgelöst durch *S. pyogenes*, kommt es nach Eintritt der Erreger durch eine lokale Verletzung zu einer rasch fortschreitenden, scharf begrenzten Rötung und Schwellung der Haut. Betroffen sind vor allem Gesicht und Unterschenkel (Abb. 6-10, 6-11).

6.5.4 Hämorrhagische Entzündung

Bei einer schweren Schädigung der Endstrombahn kommt es zum passiven Austritt von roten Blutkörperchen aus den Gefäßen. Die Gefäßschädigung entsteht oft durch direkte Toxinwirkung bei viralen oder bakteriellen Infektionen, sekundär auch enzymatisch bei der akuten Pankreatitis oder im Rahmen von Verbrauchskoagulopathien (siehe unten), bei denen Bakterientoxine, die lokale Hypoxie durch die Mikrothrombenbildung und die verbrauchsbedingte Hypokoagulabilität zusammenwirken. Beispiele für eine hämorrhagische Entzündung sind die primäre Grippepneumonie, eine oft tödlich verlaufende Komplikation der Influenza, oder der Milzbrand, eine durch *Bacillus anthracis* ausgelöste Zoonose, die vorwiegend von kontaminierten Tierprodukten ausgelöst wird (Abb. 6-19).

6.6 Sonderformen der Entzündung

● Bei einer **nekrotisierenden Entzündung** sind Gewebeuntergänge überproportional zum entzündlichen Infiltrat entwickelt. Gewebenekrosen entstehen entweder direkt durch das auslösende Agens, z. B. bei besonders virulenten Erregern oder Toxinen, oder durch die entzündlich bedingte Kreislaufstörung mit ausgedehnter Mikrothrombenbildung und Minderversorgung des Gewebes.

Eine zumindest im Initialstadium sterile (erregerfreie) Sonderform der nekrotisierenden Entzündung ist die **hämorrhagisch-nekrotisierende Pankreatitis.** Dabei kommt es durch verschiedene Faktoren, z. B. Sekretstau, zu einer Aktivierung der normalerweise nur in inaktiver Form sezernierten Verdauungsfermente im Pankreas selbst. Vor allem Lipasen, Phospholipasen, Elastasen und Kollagenasen führen zu einer Selbstandauung des Organs und des umliegenden Fettgewebes mit ausgedehnten Nekrosen und Blutungen, die durch enzymatische Destruktion von Gefäßwänden ausgelöst werden.

Bei nekrotisierenden Entzündungen infektiöser Genese spielt neben der Virulenz des Erregers eine stark geschwächte Abwehrlage des Organismus (Hungerzustand, Kachexie, Knochenmarksaplasie, Diabetes mellitus) eine entscheidende Rolle. Vor allem bei **schwerer Granulozytopenie** kommt es zu ausgedehnten, oft rasch fortschreitenden Gewebenekrosen, die wiederum einen idealen Nährboden für normalerweise apathogene, nicht gewebsinvasive Keime (Saprophyten) darstellen und oft massenhaft Erreger bei minimaler Gewebereaktion enthalten. Nekrotisierende Entzündungen treten daher oft in Bereichen mit reichlich saprophytären Keimen wie der Mundhöhle auf und enthalten eine bunte Mischflora. Als **Noma** wird eine nekrotisierende Entzündung der Gingiva und Wangenschleimhaut mit Defektbildung bezeichnet, die vor allem bei unterernährten Kindern gesehen wird, in ähnlicher Form aber auch bei Patienten mit aplastischem Knochenmark, z. B. nach Chemotherapie, auftreten kann. Die **nekrotisierende Fasziitis** ist eine rasch fortschreitende Destruktion der Weichteile vor allem im Extremitätenbereich bei Mischinfektionen unter Beteiligung von Typ-A-Streptokokken, meist bei Risikopatienten wie Diabetikern und oft nach Traumen auftretend. Als ulzerierende Entzündung werden derartige entzündlich bedingte Gewebenekrosen an Haut- und Schleimhautoberflächen bezeichnet. Das makroskopische und histologische Bild einer Entzündung bei **Agranulozytose** (areaktive Entzündung) kann durch das Ausbleiben der Eiterbildung zumindest anfangs unterschätzt werden, bis manifeste Nekrosen auftreten.

● **Nekrotisierende und ulzerierende Entzündungen** manifestieren sich bei entsprechender Virulenz der Erreger auch bei normalerweise avaskulären Geweben wie der Kornea oder den Herzklappen, da durch das Fehlen von Gefäßen Entzündungszellen nicht rasch an den Ort der Schädigung gelangen können. Bei der bakteriellen Endokarditis finden sich thrombotische Auflagerungen mit massenhaft Bakterien und Nekrosen der Klappensegel. Als Folge der Entzündung erfolgt sekundär eine Vaskularisation, die später als Entzündungsresiduum nachgewiesen werden kann.

● Als **gangräneszierende (putride) Entzündung** wird eine Superinfektion einer entzündlich beding-

ten Gewebenekrose durch Anaerobier (Fäulniserreger) bezeichnet. Es kommt zum jauchigen Gewebezerfall *(Kolliquationsnekrose)* mit grün-schwärzlicher Verfärbung und Bildung übel riechender Gase.

Typisches Beispiel ist die **Lungengangrän,** bei der es durch Aspiration von Mageninhalt zusammen mit Anaerobiern aus der Mundhöhle zur Fäulnisbildung in bereits nekrotischem Lungenparenchym kommt, z. B. bei Lungenabszessen oder nekrotisch zerfallenden Tumoren.

6.7 Formen der chronischen Entzündung

Während bei akuten Entzündungen meist die Permeabilitätsstörung (Exsudation) und die neutrophilen Granulozyten (Suppuration) das Gewebebild bestimmen, wird das histologische Bild der chronischen Entzündung von den Zellen der Immunreaktion und der Proliferation des Gefäßbindegewebes bestimmt. Leitzellen der chronischen Entzündung sind Lymphozyten, Plasmazellen und Makrophagen. Während bei der akuten Entzündung eine oft schwere, schmerzhafte, aber kurzdauernde Gewebealteration vorliegt, ist die Intensität der Gewebealteration und klinischen Symptomatik bei der chronischen Entzündung oft geringer. Der lang anhaltende Entzündungsprozess kann aber durch permanenten Verlust spezialisierten Gewebes und Narbenbildung auf die Dauer zu schweren Organschäden führen.

6.7.1 Unspezifische chronische Entzündungen

● Bei der **chronisch-atrophischen Entzündung** kommt es zu einer Atrophie des Parenchyms oder einer Metaplasie spezialisierter, aber nicht ausreichend widerstandsfähiger Gewebe. Bei der **chronisch-atrophischen Rhinitis** liegt ein Verlust der Schleimdrüsen mit Trockenheit des Epithels vor. Bei der **chronisch-atrophischen Korpusgastritis** kommt es zu einer Destruktion der spezialisierten Zellen der Korpusdrüsen durch eine Autoimmunreaktion mit nachfolgendem Ersatz durch Becherzellen und resorptive Zellen intestinalen Typs *(intestinale Metaplasie)*.

● Im Gegensatz dazu kann es bei der **chronisch-hypertrophischen Entzündung** auch zu einer kompensatorischen Vermehrung spezialisierter Gewebe kommen. Bei der **allergischen Rhinitis,** einer Typ-I-Reaktion, kommt es bei längerem Bestehen oft zu einer polypösen Hyperplasie der Nasenschleimhaut mit Vermehrung von Becherzellen und Schleimdrüsen und zur Fixierung des entzündungsbedingten Stromaödems. Bei der **Colitis ulcerosa**, einer chronisch-entzündlichen Darmerkrankung ungeklärter Ätiologie, entstehen durch die rezidivierenden Ulzerationen mit nachfolgender Epithelregeneration so genannte Pseudopolypen in der Schleimhaut (Abb. 6-25).

● Bei der **chronisch-fibrosierenden (sklerosierenden) Entzündung** stehen die Bindegewebsvermehrung und Vernarbung im Vordergrund. Bei der chronischen Entzündung der Gallenblase bei Gallensteinen *(Cholezystitis)* kann es zu einer massiven Fibrosierung der Wand kommen, oft mit sekundärer Verkalkung *(Porzellangallenblase; Abb. 6-16)*.

6.7.2 Granulierende Entzündung

Eine granulierenden Entzündung ist durch die Ausbildung von Granulationsgewebe gekennzeichnet, das makroskopisch schwammig weich, rötlich ist und bei Berührung leicht blutet *(kontaktvulnerabel)*. So entstehen kleine rötliche Granula (Abb. 6-20).

Granulationsgewebe besteht aus neu gebildeten Kapillaren und Fibroblasten mit eingestreuten Entzündungszellen. Die Angiogenese wird durch Faktoren aktivierter Makrophagen, vor allem »basic Fibroblast Growth Factor« (bFGF) und »Vascular Endothelial Growth Factor« (VEGF) stimuliert und umfasst Basalmembran- und Matrixdegradierung, Migration und Proliferation von Endothelien sowie deren Organisation zu neuen Kapillarlumina. Die neu gebildeten Gefäße sind noch durchlässig und für die ödematöse Durchtränkung des Granulationsgewebes verantwortlich. Die Migration und Proliferation von Fibroblasten wird durch Wachstumsfaktoren, vor allem »Platelet Derived Growth Factor« (PDGF), FGF und »Transforming Growth Factor-ß« (TGF-ß) mediiert. Granulationsgewebe zeigt oft einen charakteristischen zonalen Aufbau mit einer Schicht von Entzündungszellen (Makrophagen und Lymphozyten, oft auch Granulozyten) zur Noxe hin, im Anschluss daran das neu gebildete, noch »saftige«, d. h. flüssigkeitsreiche Gefäßbindegewebe mit eingestreuten Lymphozyten und Plasmazellen und außen, vor allem bei längerem Bestehen, eine bindegewebige Kapsel mit Fibroblasten und Kollagenfasern. Damit soll eine Abgrenzung (Demarkierung) des Entzündungsherdes erreicht werden. Eine granulierende Entzündung findet sich daher bei der Demarkation und Organisation (d. h. bindegewebige Durchwachsung) von Nekrosen,

Thromben und Hämatomen, bei der Ausheilung von größeren Defekten an inneren oder äußeren Körperoberflächen *(Ulzera)* sowie bei länger bestehenden Abszessen, die durch eine Abszessmembran begrenzt werden. Durch die Phagozytose nekrotischen Gewebes entstehen Resorptionslakunen, in die Kapillarsprossen und Fibroblasten vordringen. Kann nekrotisches Gewebe, z. B. Knochen, nicht resorbiert werden, entsteht ein Sequester. Bei hohem Anteil phagozytierender, verfetteter Makrophagen *(Schaumzellen)* spricht man von einer **xanthomatösen Entzündung**, makroskopisch mit spezifischer gelber Farbe. Typisches Beispiel ist die xanthomatöse Pyelonephritis.

Ist die Virulenz der Erreger in einem Abszess hoch, kann die Entzündung die Abszessmembran durchbrechen, sich in Richtung des geringsten Widerstandes ausbreiten und eine Fistel bilden. Als **Fistel** (Abb. 6-21) bezeichnet man eine kanalartige, nicht präexistente Verbindung zwischen einem Entzündungsherd und einer inneren oder äußeren Körperoberfläche oder zwischen zwei Körperhöhlen. Im Zentrum einer Fistel findet sich ein meist durch Granulozyten oder nekrotisches Gewebe begrenzter Kanal, an den sich nach außen Granulationsgewebe anschließt. Fisteln finden sich häufig im Anorektalbereich, bei der Crohn-Krankheit im Magen-Darm-Trakt, bei einer chronisch-eitrigen Osteomyelitis oder bei einer Aktinomykose im Gesichts- und Halsbereich (chronisch-eitrige Entzündung, die durch saprophytär in der Mundhöhle auftretende *Actinomyces spp.* ausgelöst wird). Abszesse können sich durch Fistelbildung entleeren und so gelegentlich spontan ausheilen.

Eine besondere Abszessform ist der **kalte Abszess**. Er besteht aus trockenem nekrotischem Material, das im Rahmen einer verkäsenden Tuberkulose entsteht. Die entzündlichen Gewebeveränderungen sind gering. Typische Lokalisationen sind Lungenkavernen und der Senkungsabszess entlang der Psoasmuskulatur (ausgehend von einer Spondylodiscitis tuberculosa).

6.7.3 Granulomatöse Entzündung

Als **Granulom** bezeichnet man eine knötchenförmige, oft 1 bis 2 mm große Ansammlung von Entzündungszellen, vor allem Lymphozyten und Makrophagen. Häufig finden wir in Granulomen Riesenzellen, die durch Fusion von einzelnen Makrophagen entstehen. Granulome sind meist sichtbarer Ausdruck einer Immunreaktion, bei der das Zusammenwirken zytokinproduzierender aktivierter T-Helferzellen und Makrophagen im Vordergrund steht, weil die üblichen Phagozytosevorgänge nicht zu einer Beseitigung der Noxe ausreichen. Das kann bei nicht verdaubaren Fremdkörpern der Fall sein oder bei Erregern, die gegen den lysosomalen Verdau resistent sind. Die Form der Makrophagen, das Vorhandensein oder Fehlen einer Nekrose sowie die Beimengung anderer Entzündungszellen ergeben oft charakteristische histologische Bilder, die Hinweise auf die Ätiologie der granulomatösen Reaktion geben können. Man spricht dann von spezifischer Entzündung. Beweisend für die Ätiologie einer Erkrankung ist letztlich aber nur der direkte Erregernachweis. Tabelle 6-3 gibt anhand der obligat oder fakultativ granulomatösen Erkrankungen der Lunge einen Überblick über die Vielfalt ätiologischer Faktoren, die ein derartiges Entzündungsbild auslösen können.

Tab. 6-3. Granulomatöse Entzündungen

Pulmonale Erkrankungen mit obligat oder fakultativ granulomatösem Entzündungsbild	
● **Infektiös** – bakteriell: Tuberkulose – mykotisch: Aspergillose Histoplasmose – parasitär: Pneumozystose	● **Nicht infektiös** – Sarkoidose – Berylliose – Farmerlunge – nekrotisierende bronchozentrische Granulomatose – Silikose – Vaskulitis – sarkoid-like reaction – FK-Granulome

6.7.3.1 Das verkäsende Epitheloidzellgranulom

ist das prototypische histologische Bild der Tuberkulose; im klinischen Sprachgebrauch wird daher oft der Begriff »spezifische Entzündung« nicht ganz korrekt mit einer tuberkulösen Entzündung gleichgesetzt. Man findet im Zentrum des Granuloms eine makroskopisch als weißlich-krümelig erscheinende »käsige« Nekrose, die von einem Saum aus Epitheloidzellen und Riesenzellen vom Langhans-Typ sowie einem peripheren Lymphozytenwall umgeben ist. Epitheloidzellen sind auf Zytokinproduktion und Antigenpräsentation spezialisierte, nicht phagozytierende Makrophagen. Die geordneten Riesenzellen vom Langhans-Typ weisen hufeisen- oder halbmondförmig in der Peripherie der Zelle angeordnete Zellkerne und einen zentralen, kernfreien Hof auf (Abb. 6-22).

6.7.3.2 Das nicht verkäsende (sarkoidale) Epitheloidzellgranulom

besteht ebenfalls aus Epitheloidzellen und Riesenzellen vom Langhans-Typ, die Verkalkungen (Schaumann-Körper) und andere Zytoplasmaeinschlüsse (Asteroidkörper) aufweisen können, jedoch keine käsige Nekrose zeigen und peripher oft eine konzentrische Fibrose aufweisen. Sie sind charakteristisch für die Sarkoidose, können aber auch bei der **Tuberkulose** bei guter Abwehrlage auftreten (proliferativ-produktive Tuberkulose). Die **Sarkoidose** ist eine granulomatöse Systemerkrankung noch ungeklärter Ätiologie. Da molekularbiologisch in Sarkoidosegranulomen häufig mykobakterielle DNA nachweisbar ist, wird derzeit eine infektiöse Genese oder eine allergische Reaktion auf mykobakterielle Antigene diskutiert. Häufig be-

troffene Organe sind die Lunge, Lymphknoten und Haut, aber auch Speicheldrüsen, Leber, Knochenmark und Knochen. In der Lunge kann man in der bronchoalveolären Lavage eine charakteristische Vermehrung von T-Helferzellen nachweisen, die bei entsprechender Klinik eine invasivere Diagnostik ersparen kann (Abb. 6-26).

Neben der Sarkoidose finden sich Granulome identischer oder ähnlicher Morphologie bei einem breiten Spektrum chronisch-entzündlicher Erkrankungen unterschiedlicher Ätiologie, wie der exogen-allergischen Alveolitis, der Berylliose, der primären biliären Zirrhose, bei der Crohn-Krankheit und als so genannte »sarcoid-like reaction« von Lymphknoten im Abflussgebiet von Tumoren (Abb. 6-24).

6.7.3.3 Granulome vom Pseudotuberkulosetyp oder mischzellige Granulome

zeigen einen Saum aus Makrophagen und Epitheloidzellen, jedoch kaum Riesenzellen. Im Zentrum des Granuloms findet sich eine von Granulozyten und Zelldetritus durchsetzte suppurative Nekrose. Es kommt initial zur Ansammlung von Makrophagen, deren Enzyme die Erreger abtöten, aber gleichzeitig chemotaktisch wirken und damit sekundär zur Einwanderung von Granulozyten führen. Diese Granulomform findet sich meistens in Lymphknoten und nicht an der Eintrittsstelle der Infektion; sie wird dann als **retikulozytär-abszedierende Lymphadenitis** bezeichnet. Sie findet sich bei Infektionen mit *Yersinia pseudotuberculosis*, meist in mesenterialen Lymphknoten, bei der Tularämie, beim Lymphogranuloma inguinale, bei der Katzenkratzkrankheit durch *Bar-*

tonella henselae und bei Infektionen mit nichttuberkulösen Mykobakterien (z. B. bei Lepra oder atypischen Mykobakteriosen) (Abb. 6-23).

6.7.3.4 Fremdkörpergranulome

entstehen um schlecht abbaubare körperfremde, aber auch körpereigene Substanzen. Histologisch finden sich Riesenzellen vom Fremdkörpertyp, die im Gegensatz zu den Riesenzellen vom Langhans-Typ ungeordnet im Zytoplasma verteilte, multiple Zellkerne aufweisen. Kleine Fremdkörper werden von Makrophagen phagozytiert und in Phagolysosomen eingebracht, wo sie entweder liegen bleiben oder langsam verdaut werden können. Größere Fremdkörper werden von Fremdkörperriesenzellen umgeben. Initial kann ein Granulationsgewebe ausgebildet werden, bei inerten Fremdkörpern kommt es in der Folge zur bindegewebigen Abkapselung und zum Erlöschen der Entzündung. Manche Fremdsubstanzen stellen jedoch einen chronischen Entzündungsreiz dar, der über die fortgesetzte Freisetzung lysosomaler Enzyme und Fibroseinduktion zur fortschreitenden Gewebevernarbung führt. Dazu gehören der Quarzstaub bei der Silikose, der zur Ausbildung hyaliner Granulome mit schwerer Fibrose des Lungenparenchyms führen kann. Ähnliche Veränderungen werden – als Asbestose – durch Asbestfasern hervorgerufen.

Weitere exogene Substanzen, die Fremdkörpergranulome auslösen können, sind Silikon nach plastisch-chirurgischen Eingriffen, chirurgisches Nahtmaterial u. a. Granulomauslösende endogene Stoffe liegen oft in kristalliner Form vor, wie Harnsäureausfällungen bei Gicht oder Cholesterinkristalle (Abb. 6-30 bis 6.32).

6.7.3.5

Beim heute in westlichen Industriestaaten nur mehr selten zu beobachtenden **rheumatischen Granulom** im Rahmen des rheumatischen Fiebers kommt es im Myokard initial zu einer fokalen fibrinoiden Nekrose der Kollagenfasern, in deren Umgebung sich innerhalb einiger Wochen das Granulom entwickelt. Neben Zellen der chronischen Entzündung finden sich spezialisierte histiozytäre Zellen mit charakteristischer Kernform (*Anitschkow-Zellen*) und mehrkernige *Aschoff-Zellen* (siehe unten) (Abb. 6-27).

6.7.3.6

Bei der **rheumatoiden Arthritis** kommt es vor allem im Subkutangewebe an mechanisch belasteten Stellen wie dem Ellbogen zum Auftreten von Kollagennekrosen, die von einem Saum aus palisadenartig angeordneten Histiozyten umgeben

werden und mehrere Zentimeter groß werden können *(Rheumaknoten)* (Abb. 6-28, 6-29).

6.8 Ausbreitung der Entzündung und systemische Auswirkungen

Bisher haben wir die Entzündung nur als lokales Phänomen kennengelernt. Falls es der Abwehr nicht gelingt, den Herd einzugrenzen (Demarkation), kann es bei Fortbestehen der Noxe bzw. Vermehrung der Erreger zu einer weiteren Ausbreitung der Entzündung kommen.

Ausbreitungswege

Lockere Bindegewebsstrukturen wie die Subkutis begünstigen eine direkte Ausbreitung der Entzündung *per contingentatem*. Als Beispiele direkten Fortschreitens seien das Erysipel oder die Mitbeteiligung des Rippenfells bei einer Pneumonie (Pleuropneumonie) genannt. Faszien und Organkapseln bilden meist eine natürliche Grenze, die nicht ohne weiteres überschritten werden kann.

● Bei der **kanalikulären Ausbreitung** *(per continuitatem)* folgt die Entzündung den vorgegebenen Strukturen eines Hohlraum(system)s. Sie findet man vor allem in den Atemwegen und im Harntrakt, aber auch an serösen Häuten (Pleuritis, Perikarditis) und im Liquorraum. Bei der eitrigen Meningitis (Entzündung der weichen Hirnhäute) kommt es oft zuerst *per contingentatem* von einer eitrigen Otitis, Mastoiditis oder Orbitaphlegmone zur Beteiligung der Hirnhäute und im Anschluss daran zu einer raschen kanalikulären Ausbreitung im gesamten Liquorraum. Eine aufsteigende (aszendierende) Entzündung des Harntrakts kann über Urethra und Blase in die Harnleiter und bis ins Nierenbecken vordringen, eine absteigende Entzündung der oberen Atemwege beginnt mit einem Schnupfen und erfasst in der Folge Kehlkopf, Trachea und Bronchien.

● Bei der **lymphogenen Ausbreitung** gelangen die Erreger mit dem Lymphstrom in die regionären Lymphknoten. Bei einer eitrigen Lymphadenitis lassen sich oft die entzündlich veränderten Lymphgefäße als rote Stränge bis zum vergrößerten und schmerzhaften Lymphknoten verfolgen. Davon abzugrenzen ist die reaktive Hyperplasie des Lymphknotens, die einer Immunreaktion auf die lokal präsentierten Antigene entspricht, mit Proliferation reaktiver Lymphozyten.

● Bei der **hämatogenen Ausbreitung** gelangen die Erreger direkt oder über die Lymphwege in die Blutbahn. Je nach klinischer Symptomatik unterscheiden wir eine Bakteriämie, eine Sepsis oder eine Septikopyämie (siehe unten).

6.9 Allgemeinreaktionen bei Entzündung

Auch die lokal beschränkte Entzündung kann in Abhängigkeit von der Art des Erregers, der Abwehrlage des Organismus und der Schwere der Entzündungsreaktion unter Umständen mit dramatischen Allgemeinsymptomen einhergehen (Akute-Phase-Reaktion).

6.9.1 Fieber

Fieber ist eine Erhöhung der Körpertemperatur und beruht auf einer Sollwertverstellung im hypothalamischen Thermoregulationszentrum. Hauptmediatoren des Fiebers sind IL-1 und IL-6 sowie TNF-α. Die Ausschüttung dieser Substanzen wird durch exogene Pyrogene wie bakterielle Endotoxine stimuliert, aber auch endogene Substanzen wie Gallensäuren oder Immunkomplexe. Die pyrogenen Zytokine führen zu einer Freisetzung von Prostaglandin E_2 als »second messenger«. Die Temperatursteigerung erfolgt vor allem durch eine kutane Vasokonstriktion mit verminderter Wärmeabgabe. Gleichzeitig werden zentrale Gegenregulationsmechanismen in Gang gesetzt, die den Temperaturanstieg begrenzen. **Folgen der Temperaturerhöhung** sind eine Stimulation der Antikörperproduktion und T-Zell-Proliferation, eine vermehrte Bildung toxischer Sauerstoffradikale und die Induktion von Hitzeschockproteinen sowie eine Wachstumshemmung mancher Mikroorganismen, die ein niedrigeres Temperaturoptimum haben. Ab 42 °C kann es zur thermischen Schädigung von Nervenzellen kommen; diese gefährlichen Temperaturen werden aber bei der normalen Fieberreaktion nicht erreicht.

Weitere Bestandteile der Allgemeinreaktion sind Beschleunigung der Herzaktion mit Steigerung des Herzminutenvolumens und Blutdrucksenkung sowie Umstellung auf katabolen Stoffwechsel mit Appetitlosigkeit.

6.9.2 Laborbefunde bei Akute-Phase-Reaktionen

6.9.2.1 Leukozytose. Vor allem bei bakteriellen Infekten kommt es zu einem Anstieg der neutrophilen Granulozyten im Blut mit vermehrter Ausschwemmung von unreiferen Formen wie Stabkernigen (Linksverschiebung). Normalerweise werden Werte zwischen 15–20 G/l Leukozyten (normal bis 10 G/l) erreicht. Im Extremfall können sie jedoch auf 40 bis 100 G/l ansteigen, was als leukämoide Reaktion bezeichnet wird. In der ersten Phase wird die Leukozytose durch vermehrte Freisetzung von Granulozyten aus dem Knochenmark erreicht, später kommt es dann zu einer Produktionssteigerung durch hämatopoetische Wachstumsfaktoren.

Bei viralen Infekten ist die Leukozytose dagegen meist Resultat einer Vermehrung der Lymphozyten (Lymphozytose). Bei allergischen Geschehen und Parasitenbefall kommt es zu einer Eosinophilie im Blut. Manche Infekte wie Typhus, einige Virusinfektionen oder Rickettsiosen gehen mit einer Leukopenie einher. Bei schwer kranken Patienten kann das Auftreten einer Leukopenie ein Erschöpfen der Abwehr anzeigen und ist als prognostisch ungünstig zu werten.

6.9.2.2 Veränderungen der Plasmaproteine. In der Leber kommt es zu einer verstärkten Produktion von Akute-Phase-Proteinen. Dazu gehören das C-reaktive Protein, Komplementfaktoren, Serumamyloid-A(SAA), Haptoglobin und Gerinnungsfaktoren wie das Fibrinogen. Diese Verschiebungen der Plasmaproteine führen zu einer verstärkten Aggregationsneigung der Erythrozyten, was in einer Erhöhung der Blutsenkungsgeschwindigkeit resultiert, die allerdings nicht spezifisch für einen entzündlichen Prozess ist.

Bei chronischen Entzündungen liegt auch eine Vermehrung der Immunglobuline (Hypergammaglobulinämie) vor. Bei Patienten mit entsprechender Prädisposition kann sich bei chronisch erhöhten SAA-Spiegeln eine AA-Amyloidose entwickeln.

6.10 Bakterielle Sepsis

Von der Zytokin-vermittelten Allgemeinreaktion bei einer Entzündung ist eine Keimausschwemmung über die Blutbahn bei bakterieller Infektion zu unterscheiden, wenn die Erreger die lokalen Abwehrbarrieren durchbrechen (hämatogene Generalisation). Je nach der Menge der Bakterien und der Reaktion des Organismus kann man verschiedene Arten der hämatogenen Generalisation unterscheiden.

6.10.1 Bakteriämie

Bakteriämie ist eine symptomlose Ausschwemmung meist geringer Mengen von Bakterien und geschieht bei fast jeder Infektion. Die Keime werden durch Komplement, Antikörper und das MPS eliminiert. Unter ungünstigen Bedingungen können sich die Erreger aber auch an entfernter Stelle wie den Herzklappen ansiedeln und dort später Komplikationen auslösen.

6.10.2 Sepsis

Die **Sepsis** ist eine konstante oder periodische Ausschwemmung von Krankheitserregern mit schwerer Allgemeinsymptomatik. Als **Septikopyämie** wird eine Ausschwemmung von keimbeladenen Thromben mit Entwicklung von oft eitrig einschmelzenden Entzündungsherden in anderen Organen bezeichnet.

● **Pathogenese der Sepsis.** Eine Sepsis kann sich nur entwickeln, wenn die Menge und die Virulenz der Erreger die Abwehrkraft des Organismus übersteigen. Das Keimspektrum und die Ausgangspunkte der außerhalb eines Krankenhauses entstandenen Septikämien unterscheiden sich deutlich von den im Krankenhaus erworbenen (nosokomialen) Infektionen.
– **Erreger.** Zu den Erregern von Infektionen, die außerhalb des Krankenhauses erworben werden, zählen Staphylokokken bei Wundinfektionen, Meningokokken bei Hirnhautentzündungen, Pneumokokken bei Pneumonien und *E. coli* bei Harnwegsinfekten. Im Krankenhaus, vor allem bei multimorbiden Patienten und Intensivpatienten, finden sich häufig fakultativ pathogene und oft multiresistente Keime wie *Pseudomonas aeruginosa*, Serratia, Enterobacter u. a.
– **Entzündungsursprung.** Als Sepsisquelle kommen nicht selten iatrogen eingebrachte Quellen, wie zentrale oder periphere Venenkatheter infrage. Häufig finden sich gleichzeitig Risikofaktoren wie höheres Lebensalter, Immunosuppression oder zugrunde liegende Tumorerkrankungen.

Unter intensivmedizinischen Bedingungen treten oft die klinischen Symptome einer Sepsis auf, ohne dass ein Keimnachweis im Blut gelingt oder eine Sepsisquelle identifiziert werden kann. Im klinischen Sprachgebrauch haben sich daher für diese Situation die Begriffe **Sepsissyndrom** oder »systemic inflammatory response syndrome« (**SIRS**) eingebürgert. Es handelt sich um eine Reaktion des Körpers auf eine massive Ausschüttung proinflammatorischer Zytokine, vor allem TNF-α, die eine Folge verschiedener proinflammatorischer Stimuli auch nichtinfektiöser Natur sein kann. Versuche, die schwere Allgemeinsymptomatik des Sepsissyndroms durch eine spezifische Blockade der ursächlichen Zytokine z.B. durch Anti-TNF-Antikörper zu bekämpfen, sind enttäuschend verlaufen, wohl aufgrund ungenügender Kenntnisse über pro- und antiinflammatorische Regulationsmechanismen.

Kommt es im Rahmen der Sepsis zu einem schweren Kreislaufversagen, spricht man von einem septischen Schock, vor allem bei gramnegativen Erregern mit Endotoxinbildung.

Der Gynäkologe Semmelweis wies 1847 nach, dass das Kindbettfieber (Puerperalsepsis) von Ärzten und Studenten seiner Abteilung nach Sektionen verstorbener Frauen durch verschmutzte Hände direkt auf die Gebärenden übertragen wurde. Die Einführung der Händereinigung in Chlorwasser reduzierte die Todesrate binnen kurzer Zeit um die Hälfte. Trotz des medizinischen Fortschritts der letzten 150 Jahre stellen nosokomiale Infektionen nach wie vor ein großes klinisches Problem dar. Sepsis und septischer Schock sind heute die häufigste Todesursache auf nichtkardiologischen Intensivstationen, und die Mehrheit der Fälle entsteht durch gramnegative Keime, obwohl auch grampositive Keime und manche Pilze diese Krankheitsbilder auslösen können.

● **Morphologie der Sepsis.** Im Rahmen der Generalisation der Erreger kommt es durch die Toxine oder die Keime selbst zu einer massiven Freisetzung endogener Mediatoren (voran TNF-α und IL-1) aus Entzündungszellen und geschädigten Endothelien mit Aktivierung der Komplement- und Kininkaskaden und als Endpunkt zu einer disseminierten intravasalen Gerinnung (= Coagulation) oder **DIC.** Die DIC führt einerseits zu einer Ausbildung multipler Mikrothromben in der Endstrombahn mit entsprechender Hypoperfusion und fortschreitender hypoxischer Schädigung des Gewebes, andererseits zu einem raschen Verbrauch von Gerinnungsfaktoren und als Gegenregulationsmechanismus zu einer Aktivierung der Fibrinolyse. Folge dieses pathogenetischen Circulus vitiosus ist die rasche Entwicklung einer Verbrauchskoagulopathie mit hämorrhagischer Diathese infolge einer unbeherrschten DIC.

Die prokoagulatorische, vasodilatatorische und kardiodepressive Wirkung der Mediatoren und die DIC mit Verbrauchskoagulopathie führen letztlich zu einer persistierenden Hypotension und zum Multi-organversagen: Die Nieren in Form eines akuten Nierenversagens, die Lungen mit Entwicklung eines akuten respiratorischen Distress-Syndroms (ARDS); auch Leber und ZNS sind häufig von den Sepsisfolgen betroffen.

Dazu treten bei der Sepsis noch die Zeichen einer massiven Stimulation des Abwehrsystems auf. Bei der septischen Milzschwellung findet sich eine meist mäßige Vergrößerung des Organs mit homogener, rötlicher Schnittfläche und weicher, zerfließlicher Konsistenz. Die rote Pulpa ist ödematös und massiv hyperämisch sowie mit Granulozyten und Makrophagen angeschoppt. Eine reaktive Hyperplasie kann auch im lymphatischen Gewebe von Lymphknoten und Peyer-Plaques auftreten, oft mit kleinherdigen Nekrosen. Leber-, Herz- und Nierenzellen zeigen eine toxische Verfettung sowie kleinherdige Parenchymnekrosen.

Typische Ursache einer **Septikopyämie** ist eine eitrige Endokarditis mit Abreißen und Verschleppung bakterienbeladener thrombotischer Klappenauflagerungen, die Ursache **metastatischer Abszesse** sind. In der Lunge entstehen – nach Einschmelzung kleiner septischer Lungeninfarkte – bevorzugt subpleural gelegene metastatische Herdpneumonien. Bei Streuung im großen Kreislauf lassen sich Mikroabszesse (Myokard und Nieren), eitrige Entzündungen (Arthritis, Osteomyelitis) sowie größere Abszesse (Gehirn) nachweisen. Eine Sonderform der Sepsis findet sich bei der **Endocarditis lenta**, bei der eine Klappeninfektion durch weniger virulente Keime, in 70% der Fälle *Streptococcus viridans,* vorliegt. Bei insgesamt schleichendem Krankheitsverlauf kommt es zu rezidivierenden embolischen Komplikationen, einer chronischen Stimulation des Immunsystems mit massiver Milzvergrößerung und auch zu Immunkomplexausfällungen mit Ausbildung hyaliner Mikrothromben, vor allem in den Glomerula der Niere *(Löhlein-Herdnephritis).*

6.11 Heilung, Folgereaktionen und Residuen der Entzündung

Nach Abklingen der akuten Entzündung durch Elimination der Erreger und Einsetzen antiinflammatorischer Regulationsmechanismen, die die Rekrutierung neuer Entzündungszellen hemmen, steht die Abräumung des nekrotischen Zellmaterials und der Abtransport des Exsudats im Vordergrund (resorptive Phase), der von Makrophagen bewältigt

wird. Für den Abbau des Fibrins ist Plasmin von zentraler Bedeutung. Eine **folgenlose Ausheilung der Entzündung** *(restitutio ad integrum)* findet immer nach serösen und serös-katarrhalischen Entzündungen statt. Eine fibrinöse Entzündung kann ebenfalls folgenlos ausheilen, wenn das Exsudat vollständig aufgelöst oder an Oberflächen in Form von Fibrinmembranen abgestoßen wird. Setzt jedoch eine Organisation des Fibrinexsudats durch Granulationsgewebe ein, kommt es zur Narbenbildung.

Eine **Defektheilung mit Narbenbildung** tritt im Allgemeinen nach größeren Gewebeuntergängen auf. Bei der abszedierenden Entzündung, vor allem bei größeren Gewebeeinschmelzungen, erfolgt eine Resorption der Nekrose durch Granulationsgewebe, das sich in der Folge zu bindegewebigem Narbengewebe umwandelt. An Oberflächen entstehen bei größeren Gewebeuntergängen Ulzera, die bei Abheilung Granulationsgewebe aufweisen, das in der Folge reepithelialisiert wird.

Die narbige Abheilung einer Entzündung kann schwere, **permanente Folgeschäden** nach sich ziehen. Die für Narben typische **Gewebeschrumpfung** kann an den Herzklappen zur Schlussunfähigkeit *(Herzklappeninsuffizienz)* führen, entzündlich bedingte Verklebungen führen zur Einengung des Ostiums *(Stenose).* Stenosen können auch nach ulzerierenden Entzündungen im Magen-Darm-Trakt auftreten, z. B. eine Magenausgangsstenose nach peptischem Ulkus oder Dünndarmstenosen bei der Crohn-Krankheit. An Gelenken können Narbenbildungen mit intraartikulären Verwachsungen oder Kapselschrumpfung zur Bewegungseinschränkung bis hin zur Gelenksversteifung *(Ankylose)* führen. An der Kornea kann die entzündungsbedingte Neovaskularisation zu einer Trübung führen.

Granulationsgewebe und junges Narbengewebe besitzen aufgrund ihres geringen Kollagenfasergehalts eine geringere mechanische Festigkeit. An Stellen besonderer mechanischer Belastung kann es daher zu einer Gefügedilatation mit Entwicklung eines Narbenbruchs, z.B. im Bereich der Bauchwand, kommen.

Der Übergang in eine sekundär chronische Entzündung erfolgt bei fehlender Elimination der Noxe und ist oft durch ein Nebeneinander von exsudativen und proliferativen Vorgängen gekennzeichnet. Bei der eitrigen Osteomyelitis wird der Entzündungsprozess meistens durch infizierte, nekrotische und nicht resorbierbare Knochenfragmente (Sequester) unterhalten; es kommt oft zu einem Durchbrechen des umgebenden Granulations- und Narbengewebes mit einer chronischen Fistelbildung.

6.12 Postinfektiöse Zweiterkrankungen

Im Gefolge entzündlicher Erkrankungen können pathologische Immunreaktionen auftreten, die auch nach Elimination des Erregers zu Organschäden führen können. Meist handelt es sich um das Auftreten kreuzreagierender Antikörper und T-Zellen, die eine Gewebeschädigung auslösen.

● Das **rheumatische Fieber** tritt wenige Wochen nach einer Infektion mit ß-hämolysierenden Streptokokken der Gruppe A, meist in Form einer Angina tonsillaris oder einer Pharyngitis auf und manifestiert sich vorwiegend zwischen dem 5. und 15. Lebensjahr. Es handelt sich wohl um eine allergische Reaktion vom Typ II mit zytotoxischen Antikörpern, wahrscheinlich sind aber auch Komponenten einer Typ-III- und Typ-IV-Reaktion aktiv. Zielantigene sind wahrscheinlich Glykoproteine der Herzklappen, Sarkolemm und andere Bindegewebsantigene, die eine partielle Identität mit Bestandteilen der Kapsel und Membran der Bakterien aufweisen. **Klinisch** kommt es oft zum Auftreten einer Karditis und einer Polyarthritis, selten zu einer Mitbeteiligung des Corpus striatum im Gehirn in Form einer Chorea minor. Neben einer eher seltenen Herzinsuffizienz als Folge der rheumatischen Myokarditis sind vor allem rheumatische Klappenfehler als wichtige Spätschäden zu nennen (Abb. 6-33). Als weitere Beispiele sind die Poststreptokokken-Glomerulonephritis oder die Glomerulonephritis bei Hepatitis C zu nennen.

● **Amyloidose** (siehe Kap. 3)

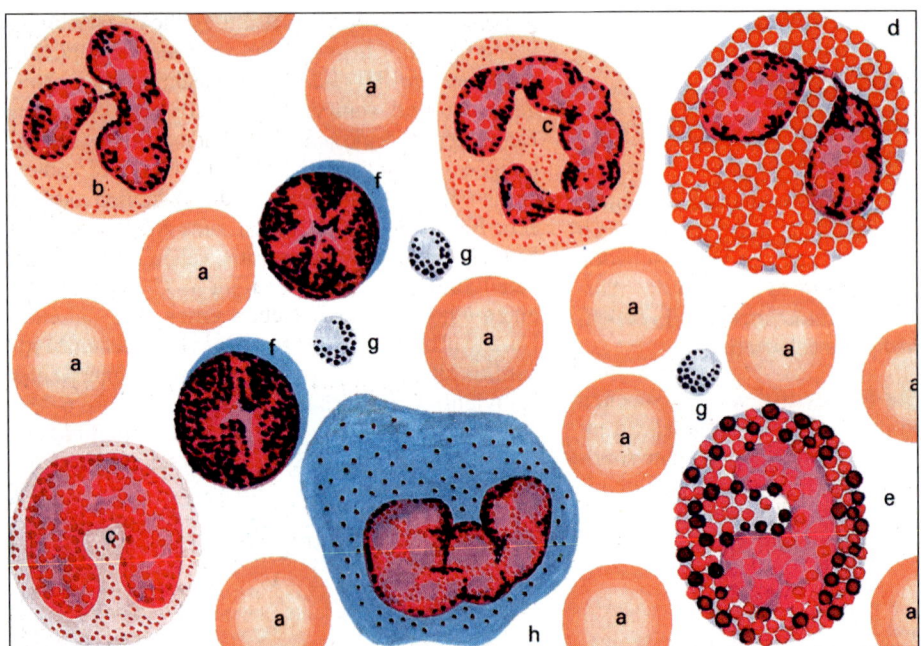

Abb. 6-1.   Korpuskuläre Blutbestandteile, die an einer Entzündung beteiligt sein können.
a: Erythrozyten, **b:** segmentkerniger neutrophiler Leukozyt, **c:** stabkerniger neutrophiler Leukozyt,
d: eosinophiler Leukozyt, **e:** basophiler Leukozyt, **f:** Lymphozyten, **g:** Thrombozyten, **h:** Monozyt.
Giemsa-Fbg.

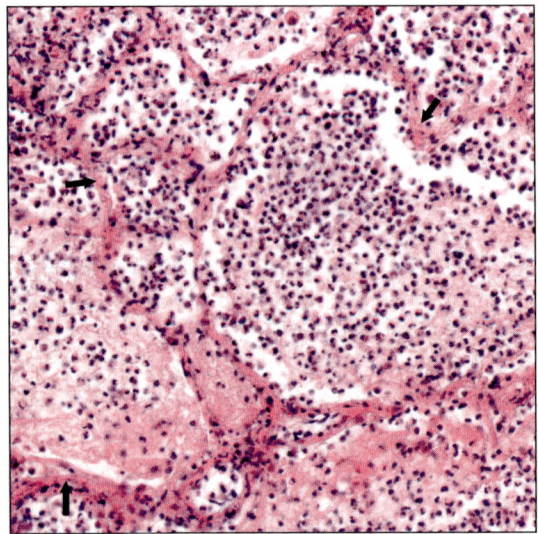

Abb. 6-2.   Fibrinös-eitrige Entzündung. Lobärpneumonie im Stadium der graugelben Hepatisation. Links ein
fibrinreiches Exsudat, in Bildmitte reichlich Eiterzellen (pyknotisch zerfallende, segmentkernige Leukozyten). Pfeile:
Alveolarsepten. HE-Fbg.

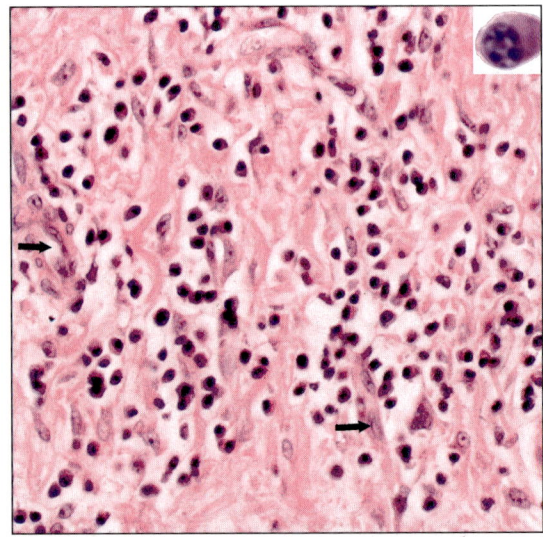

**Abb. 6-3.   Chronische granulierende und vernarbende
Entzündung.** In einem kapillar- (Pfeile) und kollagenfaserreichen Stroma reichlich Lymphozyten und Plasmazellen. Inset: Plasmazelle mit eosinrotem Zytoplasma
und exzentrischem Kern mit grobscholligem Chromatin.
HE-Fbg.

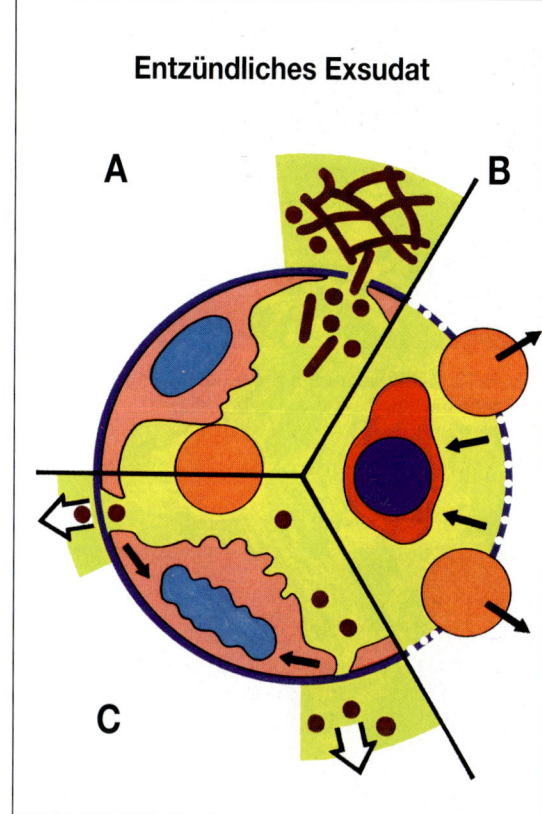

Entzündliches Exsudat

Abb. 6-4. **Schematische Darstellung des entzündlichen Exsudats. A:** Fibrinöses Exsudat mit eiweiß- und fibrinogenreicher Flüssigkeit. Das Fibrinogen polymerisiert zu Fibrin. **B:** Hämorrhagisches Exsudat mit Erythrozyten. **C:** Seröse Entzündung mit Austritt einer eiweißreichen Flüssigkeit.

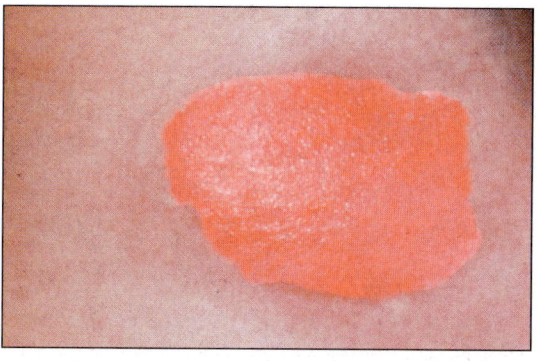

Abb. 6-5. **Bienenstich als Ursache einer serösen Entzündung**

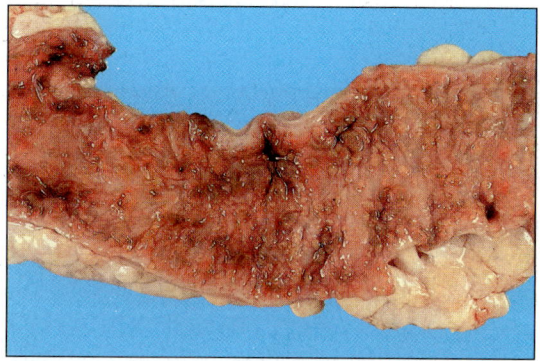

Abb. 6-6. **Pseudomembranöse Entzündung.** Fibrinmembranen bei peudomembranöser Kolitis nach Antibiotikatherapie.

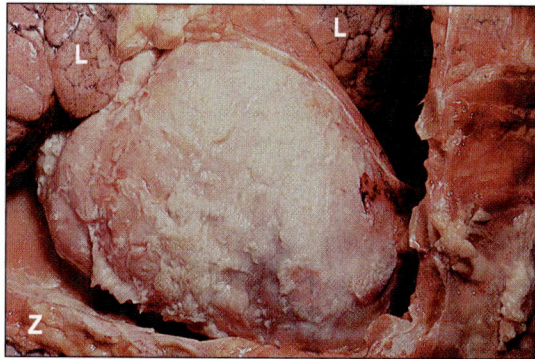

Abb. 6-7. **Fibrinöse Entzündung.** »Zottenherz« mit ausgedehnten epikardialen Fibrinauflagerungen. **L:** Lunge, **Z:** Zwerchfell

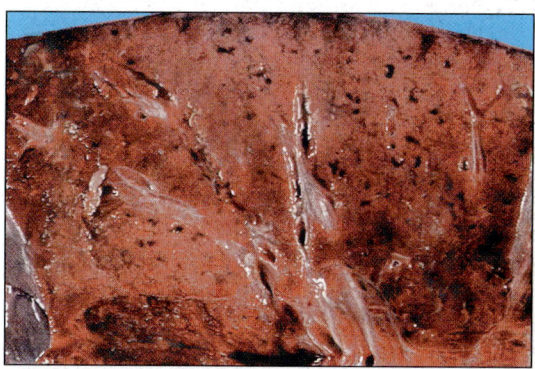

Abb. 6-8. **Fibrinöse Entzündung.** Intraalveoläre Lobärpneumonie im Stadium der grauen Hepatisation. Lungenschnittfläche

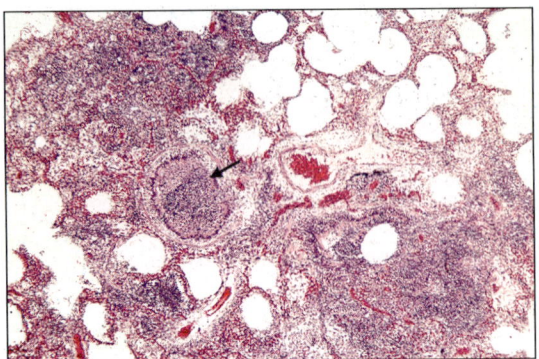

Abb. 6-9.   Eitrige Entzündung. Bronchopneumonie. Eitrige Infiltration der Bronchuslichtung (Pfeil), die auf benachbarte Alveolen übergreift. HE-Fbg.

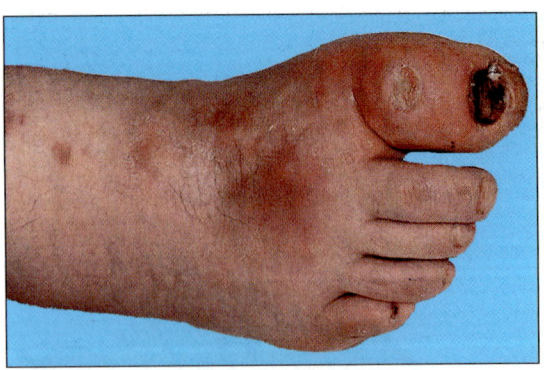

Abb. 6-10.   Diffuse eitrige Entzündung. Phlegmone der Großzehe mit Übergreifen auf den Vorfuß.

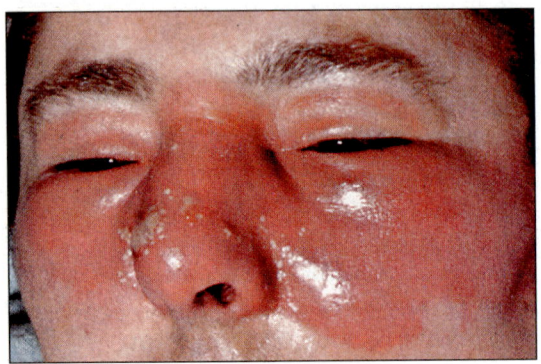

Abb. 6-11.   Erysipel. Diffuse Rötung der Gesichtshaut.

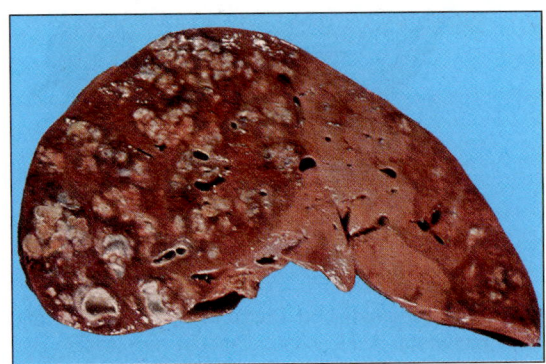

Abb. 6-12.   Abszedierende Entzündung. Eitrige Pylephlebitis (Entzündung der Pfortaderäste), besonders im rechten Leberlappen; dazwischen Lebergewebe mit Blutstauung (Zahn-Infarkt).

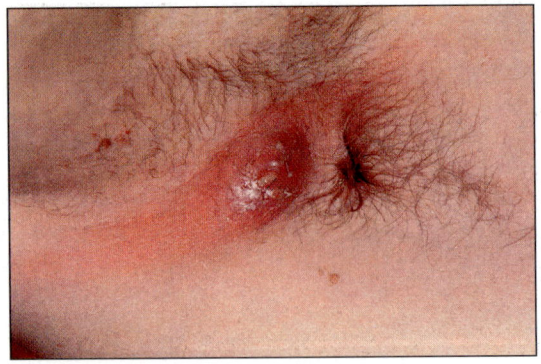

Abb. 6-13.   Abszess. Umschriebene eitrige Entzündung im Bereich der Schweißdrüsen der Achselhöhle.

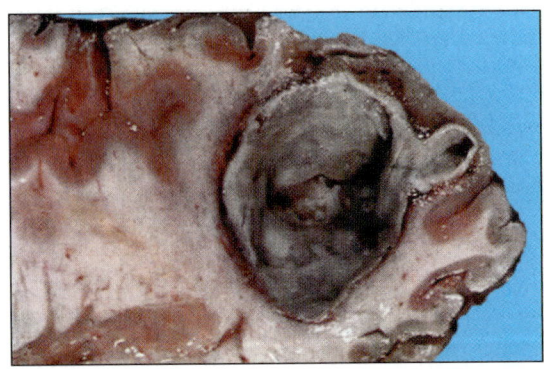

Abb. 6-14.   Alter Abszess. Auf der Schnittfläche des Großhirns ein alter Abszess mit verdickter Abszesswand. Inhalt herausgelöst.

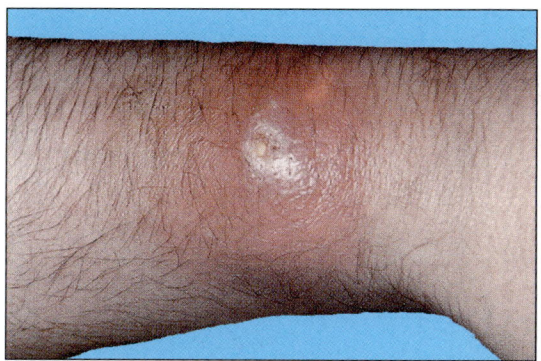

Abb. 6-15. **Staphylokokken-Entzündung.** Follikulitis mit zentraler eitriger Einschmelzung.

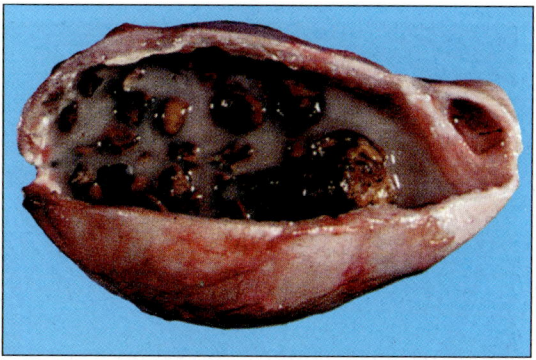

Abb. 6-16. **Empyem.** Eiter und Gallenblasensteine in der Lichtung einer stark narbig verdickten Gallenblase (»Porzellangallenblase«).

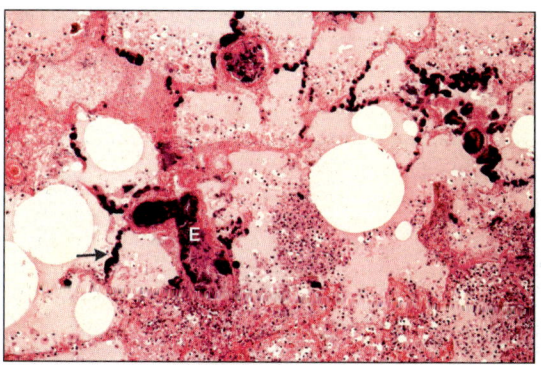

Abb. 6-17. **Septikopyämie.** Embolus **(E)** aus Bakterien (Kokken) in den Lichtungen eines Lungenarterienastes und benachbarter Kapillaren (Pfeil). HE-Fbg.

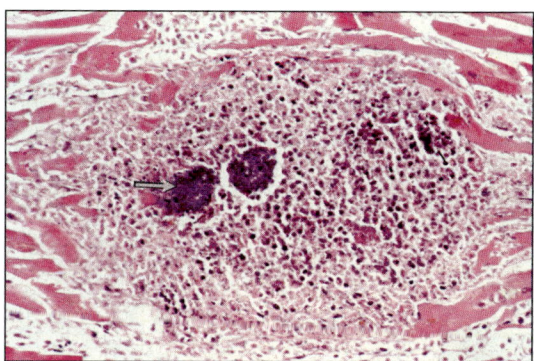

Abb. 6-18. **Septikopyämischer Streuherd im Myokard.** Umschriebene eitrige Entzündung mit dunklen Ansammlungen von Kokken (Pfeil). Untergang von Herzmuskelfasern im Bereich der Entzündung. HE-Fbg.

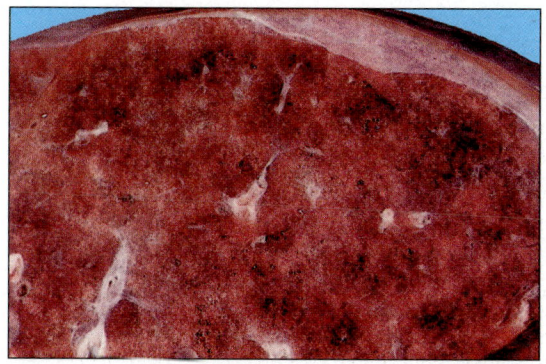

Abb. 6-19. **Hämorrhagische Entzündung.** Dunkle, blutreiche Lungenschnittfläche bei hämorrhagischer Grippepneumonie.

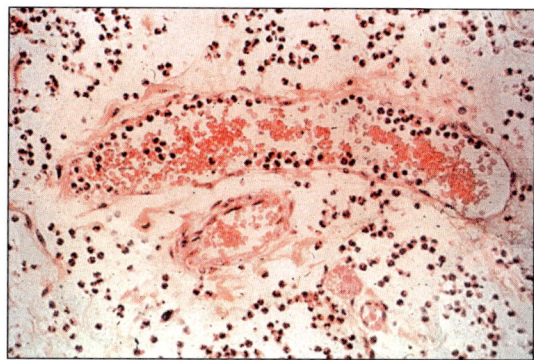

Abb. 6-20. **Granulierende Entzündung.** Blutreiche neugebildete Kapillaren mit rundzelliger entzündlicher Infiltration. HE-Fbg.

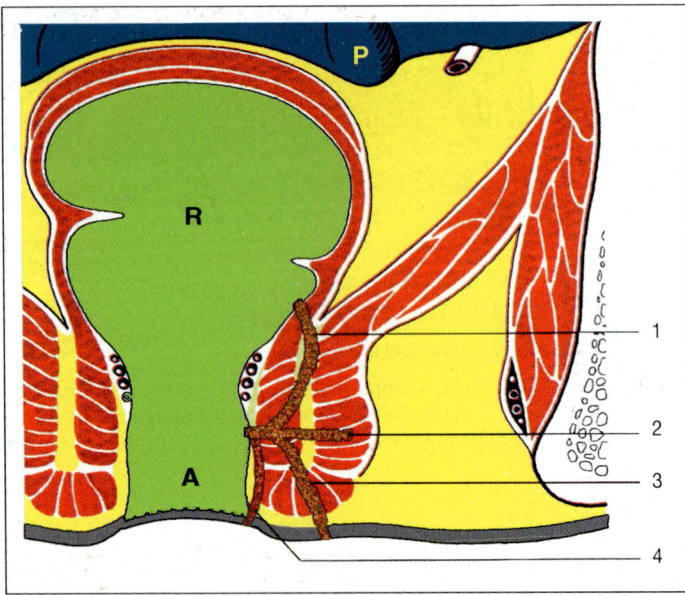

Abb. 6-21. Entzündlich bedingte anorektale Fisteln. 1: Komplette interne Fistel, **2:** interne blinde Fistel, **3:** transsphinkterische externe Fistel, **4:** intrasphinkterische externe Fistel. **P:** Peritoneum (Douglas-Raum). **R:** Rektum. **A:** Analkanal

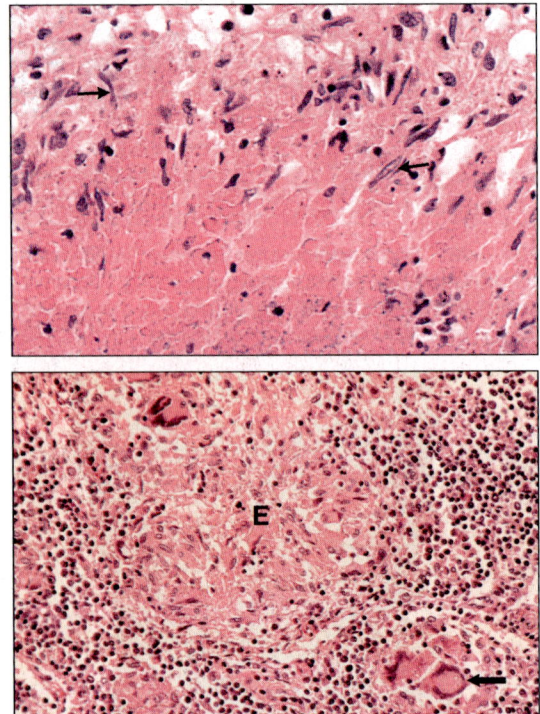

Abb. 6-22. Oben: **Verkäsendes Granulom** mit Epitheloidzellen (Pfeile) bei Tuberkulose. Unten: **Nichtverkäsendes Epitheloidzellgranulom (E)** bei Sarkoidose. Mehrkernige Riesenzellen vom Langhans-Typ (Pfeil). HE-Fbg.

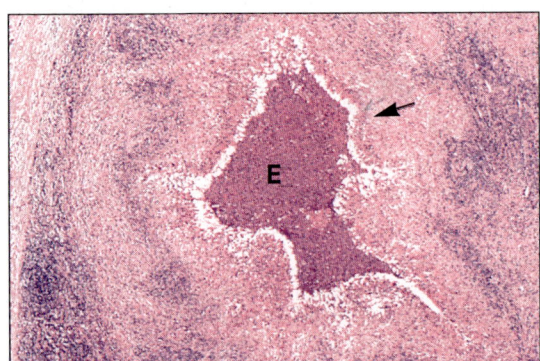

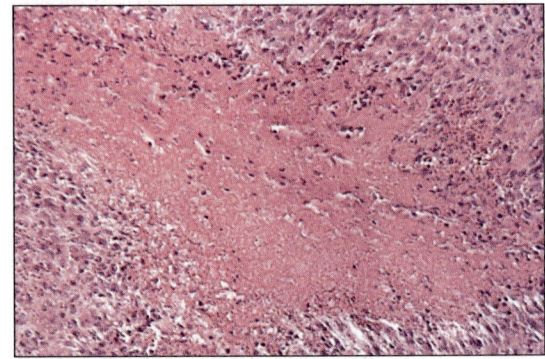

Abb. 6-23. Oben: **Granulom vom Pseudotuberkulosetyp** (retikulohistiozytär-abszedierte Entzündung) bei Katzenkratzkrankheit. **E:** Eiter. Histiozytärer Randsaum (Pfeil). HE-Fbg. Unten: **Granulom bei chronischer Polyarthritis** mit fibrinoider Nekrose und wallartig gestellten Histiozyten. HE-Fbg.

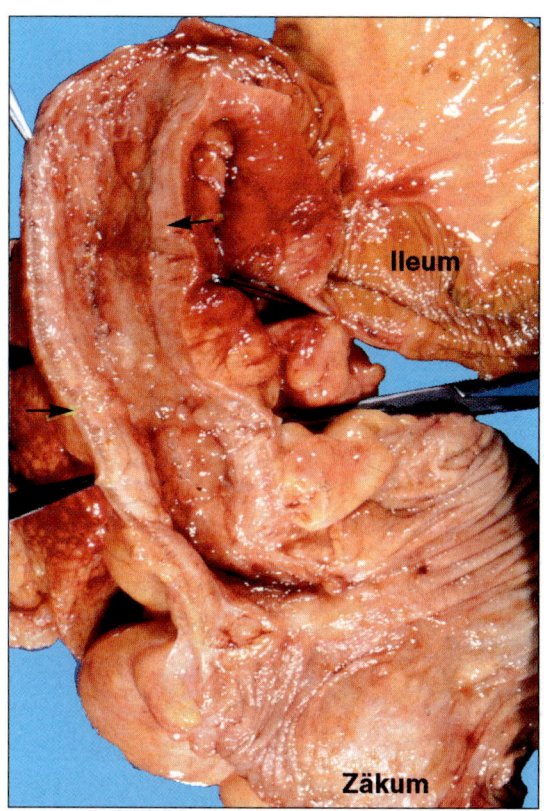

Abb. 6-24. Crohn-Krankheit. Rohrförmige Wandverdickung (Pfeile) im terminalen Ileum.

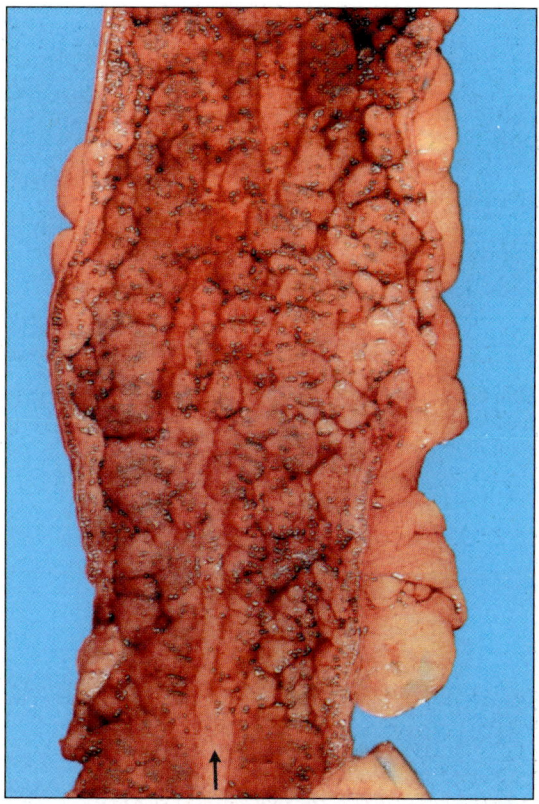

Abb. 6-25. Colitis ulcerosa. Flache, längliche Ulzera (Pfeil); polypöse Verdickung der erhaltenen Schleimhaut.

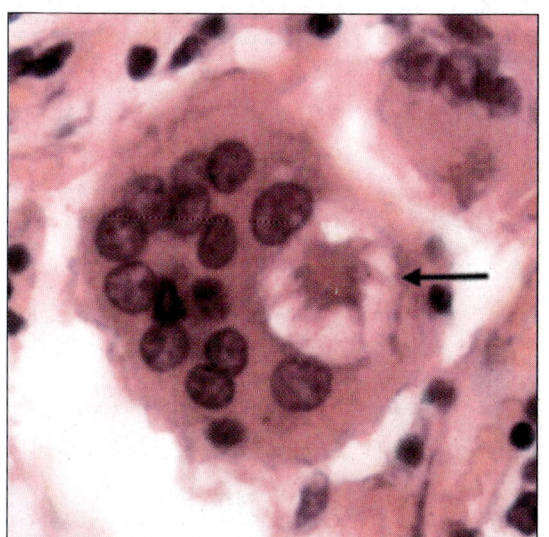

Abb. 6-26. Asteroid-Körperchen (Pfeil) in einer Riesenzelle bei Sarkoidose. HE-Fbg.

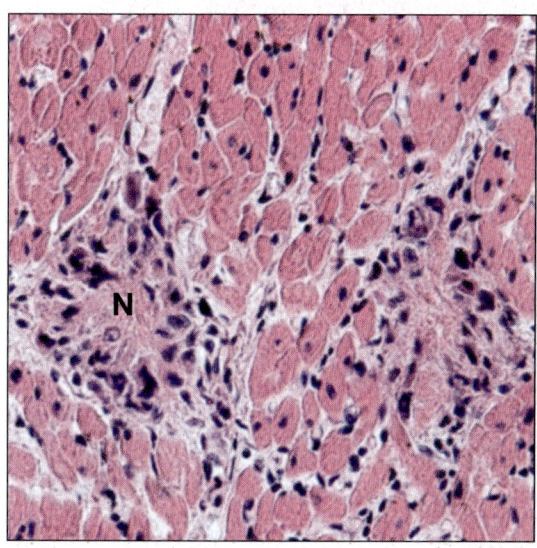

Abb. 6-27. Aschoff-Knötchen bei Myocarditis rheumatica. Große Zellen um eine zentrale fibrinoide Nekrose **(N)**. HE-Fbg.

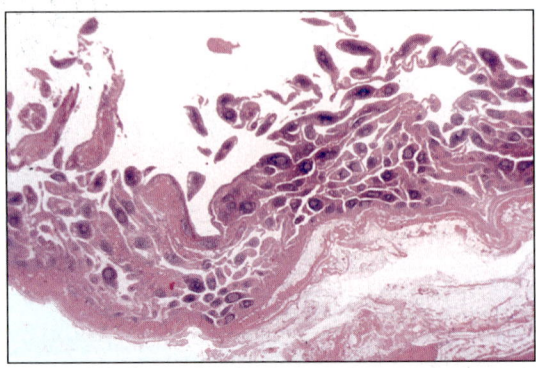

Abb. 6-28.   Rheumatoide Arthritis (chronischer entzündlicher Gelenkrheumatismus). Polypöse Verdickung der Synovia. HE-Fbg.

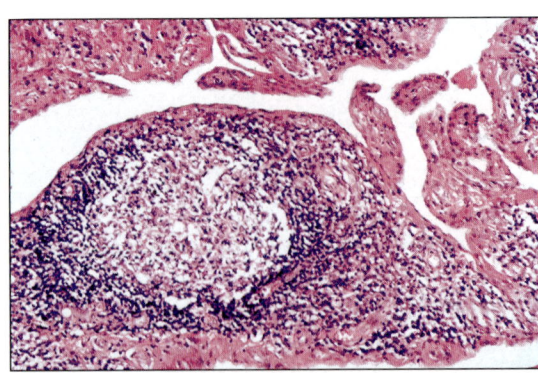

Abb. 6-29.   Rheumatoide Arthritis. Im Stroma der Synovia umschriebene Knötchen aus Lymphozyten mit hellem Keimzentrum. HE-Fbg.

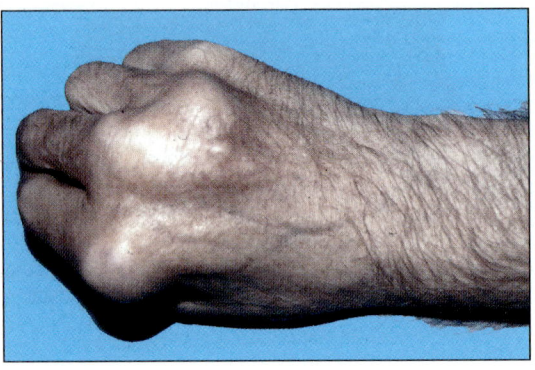

Abb. 6-30.   Gicht. Deformierung der Hand durch subkutane Gichttophi.

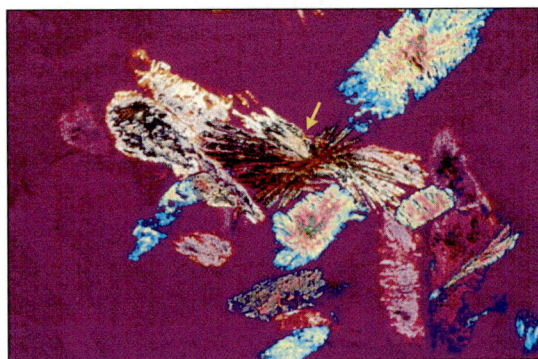

Abb. 6-31.   Gicht. Im polarisierten Licht doppelbrechende Harnsäurenadeln mit typischer bündelförmiger Anordnung (Pfeil). Nativpräparat

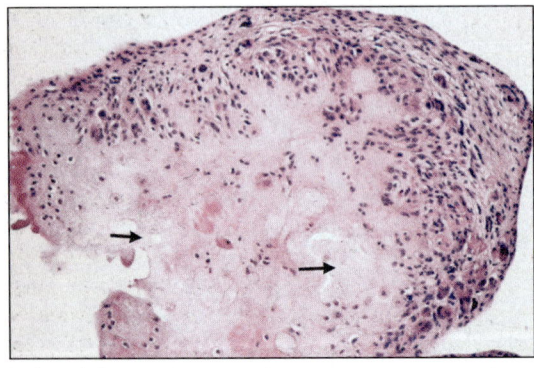

Abb. 6-32.   Pseudogicht (Kalziumpyrophosphat-Arthropathie). Zellige Infiltration einer Synoviazotte mit leicht basophilen Ablagerungen (Pfeile). HE-Fbg.

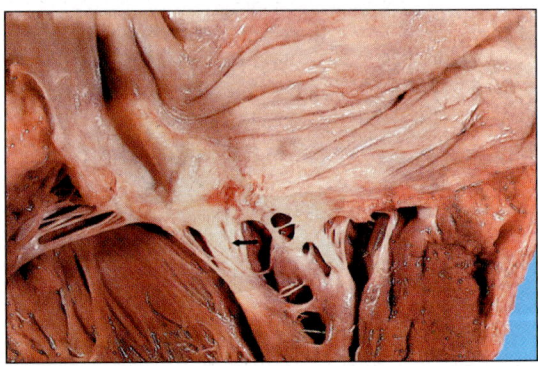

Abb. 6-33.   Postinfektiöse Zweiterkrankung. Mitralstenose nach rheumatischem Fieber, Verdickung und Verkürzung der Klappensehnen (Pfeil).

R. Büttner
C. Thomas

7

Zellersatz

7.1 Physiologischer Zellersatz und Regeneration

7.1.1 Definition

Die meisten Gewebe des Organismus enthalten zeitlebens teilungsfähige Stammzellen, aus denen auch nach Abschluss des Wachstums die durch Abschilferung oder Apoptose verlorenen differenzierten Zellen ersetzt werden (*physiologischer Zellersatz*). Sie können aber auch – im Rahmen einer Regeneration – Zellen ersetzen, die infolge pathologischer Einflüsse (z. B. Verletzungen, Nekrosen) zugrunde gegangen sind.

Entsprechend dem unterschiedlichen Grad an physiologischem Zellersatz lassen sich labile, stabile und permanente Gewebe unterscheiden.

7.1.1.1 Die meisten **labilen Gewebe** *(Wechselgewebe)* haben eine hierarchische Struktur, d. h., die Zellneubildung geht von permanent teilungsfähigen Stammzellen aus. Zu den Wechselgeweben zählen die Epithelien des Magen-Darm-Trakts, das verhornte und nicht verhornte Plattenepithel, das Knochenmark und die Gonaden. Die Transitzeit der Zellen beträgt im Dünndarm 3 Tage, im Knochenmark bis zu 3 Wochen und in der Epidermis 3 Wochen.

7.1.1.2 Zu den **stabilen Geweben** gehören die Leberläppchen, Nierentubuli, das exokrine Pankreas sowie Bindegewebe und Endothelien. Diese Gewebe bauen sich aus ausdifferenzierten Zellen auf, die aber teilungsfähig bleiben *(flexible Gewebe)*. In der Regel befinden sich die meisten Zellen in der Ruhephase (G0), nur ganz wenige im Zellzyklus. Die Lebensdauer des Hepatozyten beträgt ca. 150 Tage, der Nierentubuluszellen ca. 100 Tage und der Endothelzellen Monate bis Jahre.

7.1.1.3 Zu den **permanenten Geweben** werden die Neurone des Zentralnervensystems (ZNS) sowie Skelett- und Herzmuskultur gezählt, von denen man bis vor kurzem annahm, dass ihre Zellen sich nach Abschluss des Wachstums nicht mehr vermehren können. In den letzten Jahren wurden aber neuronale Stamm- und Vorläuferzellen (in der periventrikulären Zone des ZNS und im Bulbus olfactorius) und myogene Vorläuferzellen *(Satellitenzellen)* entdeckt, aus denen in sehr begrenztem Umfang ein physiologischer Zellersatz erfolgt. Somit müssen diese Gewebe streng genommen zu den Wechselgeweben mit sehr geringem Zellumsatz gerechnet werden. Zu einer nennenswerten und funktionell ausreichenden Geweberegeneration nach einem pathologischen Zellverlust (z. B. nach anämischem Hirn- oder Myokardinfarkt) kommt es bei permanenten Geweben zumeist aber nicht. Lediglich Einzelzellnekrosen können funktionell ersetzt werden.

7.1.2 Stammzellen

Als **Stammzellen** werden undifferenzierte Zellen in den verschiedenen Geweben eines Organismus bezeichnet, die lebenslang teilungsfähig bleiben und aus denen fortlaufend differenzierte Zellen neu gebildet werden können. Darauf beruhen die homöostatische Anpassungsfähigkeit von Geweben und der physiologische Zellersatz. Grundsätzlich werden embryonale Stammzellen von den somatischen Stammzellen abgegrenzt.

7.1.2.1 Bei den **embryonalen (totipotenten) Stammzellen** handelt es sich um embryonal sehr früh angelegte Zellen, die in der inneren Zellmasse von Blastozysten nach dem 8-Zell-Stadium entstehen. Sie können in alle Zell- und Gewebetypen von Säugetieren – einschließlich von Keimzellen – ausdifferenzieren, sind im Gegensatz zu befruchteten Oozyten aber nicht mehr in der Lage, allein einen vollständigen, intakten Embryo auszubilden.

7.1.2.2 Somatische Stammzellen haben im Verlauf der weiteren embryonalen Entwicklung bereits eine genetische Prägung erfahren, sodass ihr Differenzierungsspektrum deutlich eingeschränkt ist. Solche **pluri-** oder **oligopotenten Stammzellen** finden sich lebenslang in nahezu allen somatischen Geweben. Beispiele sind die hämatopoetischen Stammzellen des Knochenmarks, die epidermalen Stammzellen im Bereich der Haarwurzeln und die Stammzellen der gastrointestinalen Schleimhäute in den tiefen Kryptenanteilen.

Neuere Forschungsergebnisse weisen darauf hin, dass viele somatische Stammzellen doch eine größere Differenzierungspotenz haben, als man bislang vermutete. Möglicherweise lassen sich unter bestimmten experimentellen Bedingungen aus hämatopoetischen Stammzellen auch Vorläuferzellen in anderen Organen (Epidermis, ZNS) ableiten und umgekehrt. Dies besitzt jedoch unter den normalen Bedingungen des physiologischen Zellumsatzes keine Bedeutung, da somatische Stammzellen durch bestimmte Oberflächenmoleküle ein organspezifisches Homing aufweisen.

Die große biomedizinische Bedeutung der **Stammzellen** ergibt sich aus drei möglichen Anwendungsgebieten.

– **Erstens** lassen sich aus Stammzellen nahezu alle somatischen Gewebetypen für Transplantationszwecke vermehren, z. B. Keratinozyten zur Therapie von Verbrennungen, Inselzellen zur Diabetesbehandlung, neuronale Vorläuferzellen zum Nervenzellersatz bei neurodegenerativen Erkrankungen und Nervenläsionen.

– **Zweitens** lassen sich embryonale Stammzellen in vitro manipulieren und nehmen nach Injektion in Blastozysten wieder an der embryonalen Entwicklung aller Gewebe teil. Dies wird dazu benutzt, um gezielt einzelne Gene zu mutieren *(Knock-out-Tiere)*. Dadurch kann man die Funktion einzelner Gene in vivo untersuchen und Tierstämme erzeugen, die exakte Modelle menschlicher, genetisch bedingter Erkrankungen darstellen.

– **Drittens** ist es möglich, mit humanen embryonalen Stammzellen den Einfluss chemischer Verbindungen und Noxen auf das Wachstum und die Differenzierung humaner Gewebe exakter zu überprüfen. Dies ist für die Toxikologie und Pharmakologie von großer Bedeutung, da in der Vergangenheit die leidvolle Erfahrung gemacht werden musste, dass sich der menschliche und tierische Organismus stark unterscheiden können

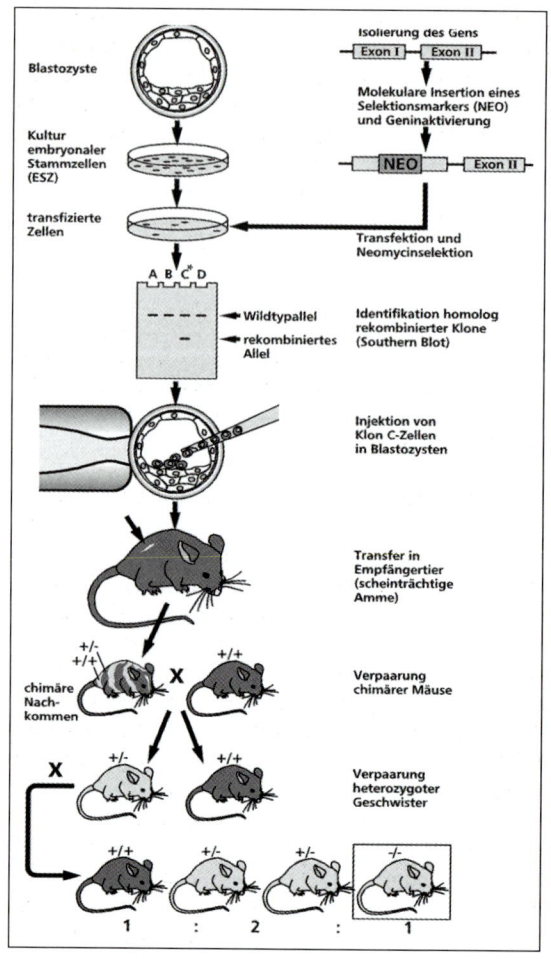

Abb. 7-1.   Einsatz von embryonalen Stammzellen zur Herstellung von Knock-out-Mäusen

(z. B. beim Einfluss von Thalidomid [Contergan] auf die intrauterine Extremitätenentwicklung).

7.1.3 Zellalterung

Das **Gesamtalter eines Organismus** wird wesentlich durch genetische, diätetische und soziale Faktoren beeinflusst und hängt zusätzlich vom Auftreten konsumierender Erkrankungen ab. Parallel dazu treten alterungsabhängige zelluläre Veränderungen auf, die den Alterungsprozess des Gesamtorganismus entscheidend mitbestimmen. Zelluläre Funktionen, die alterungsabhängig nachlassen, sind die oxidative Phosphorylierung *(Energiebereitstellung in den Mitochondrien)*, die Fähigkeit zur Inaktivierung freier Radikale *(Schutz vor oxidativen Schäden)*, die Rate und Präzision der Nukleinsäuren-

und Proteinsynthese *(Schutz vor Mutationen)* und die Kontrolle von Signaltransduktion und Genexpression. Morphologisch erkennt man Veränderungen der Kernmorphologie, der Mitochondrien, des endoplasmatischen Retikulums und des Golgi-Apparats. Hinzu kommt in vielen Zellen die Akkumulation von Lipofuszin und Störungen bei der Synthese von Matrixproteinen.

Die gegenwärtige Forschung hat klare Evidenzen liefern können, dass dem Prozess des zellulären Alterns molekulare Regulationsmechanismen zugrunde liegen, die die Zahl der abgelaufenen Zellteilungen und das Gesamtalter erfassen und somit prinzipiell begrenzen. Darin begründet sich die Mortalität normaler (nicht neoplastischer) menschlicher Zellen.

● **Telomerase.** Als Telomere (griechisch für »Endstücke«) werden die kurzen repetitiven Enden von Chromosomen (beim Menschen TTAGGG) bezeichnet. Sie sind für den Schutz der Chromsomenenden notwendig und verhindern die Fusion unterschiedlicher Chromosomen. Daneben reprimieren sie die Expression telomernaher Gene. Die Länge der Telomeren beeinflusst die Fähigkeit von Zellen, den Zellzyklus zu durchlaufen. Die Replikation einzelsträngiger DNA erfordert ein kurzes Fragment doppelsträngiger Nukleinsäuren *(Primer)*. Da dies am Chromosomenende nicht vorliegt, ist hierzu ein spezielles Ribonucleoprotein *(Telomerase)* notwendig. Telomerase wird aber nur in Keimzellen exprimiert sowie in sehr viel geringerem Ausmaß in Stammzellen und manchen Immunzellen, sodass es bei jeder Zellteilung somatischer Zellen zu einer geringen Verkürzung der Telomeren kommt. Mit zunehmender Verkürzung tritt eine reduzierte Fähigkeit dieser Zellen, den Zellzyklus zu durchlaufen *(Seneszenz)*, ein. Werden solche Zellen dann trotzdem mit Wachstumsfaktoren stimuliert, sterben sie apoptotisch ab. Für die Immortalität von Krebszellen ist die Reaktivierung der Telomeraseaktivität ein ganz entscheidender Faktor.

Neben der Telomerase gibt es weitere, größtenteils noch unbekannte Moleküle, mit denen Zellen die verstrichene Lebenszeit messen können, so genannte clock genes. Bei Nematoden und Fliegen sind erste Beispiele solcher Gene identifiziert worden (clk-1, longevity), die nach Inaktivierung zu einer deutlich verlängerten Lebensspanne führen. Sicher muss es auch bei höheren Säugetieren solche Gene geben, da die Lebensspanne individueller Menschen durch genetische Faktoren mit beeinflusst wird. Andererseits können Defekte in manchen Genen die Lebensspanne reduzieren. So finden sich bei dem durch rapides, vorzeitiges Altern gekennzeichneten **Werner-Syndrom** Mutationen in einer DNA-Helicase.

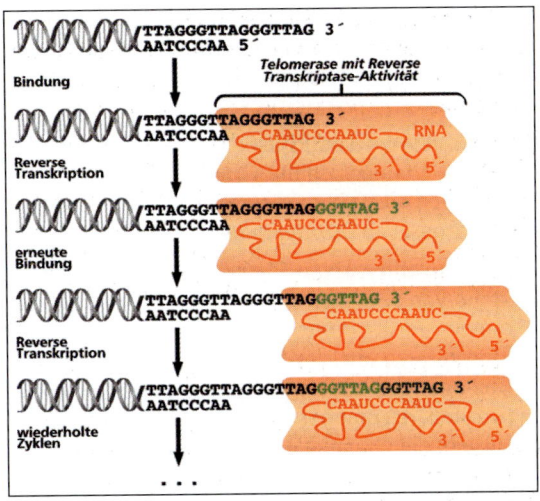

Abb. 7-2. Telomerase

7.1.4 Prinzipien der Regeneration und Reparation nach Nekrosen in labilen und stabilen Geweben

Ein unmittelbarer Ersatz von zugrunde gegangenen Epithelien ist nur möglich, wenn die Basalmembranen bzw. das Gefäß- und Bindegewebegerüst – als Leitschiene – erhalten geblieben sind. Nur im Magen-Darm-Kanal und im Uterus kann die Schleimhaut wieder voll aufgebaut werden, auch wenn das Stroma zerstört wurde. In **Wechselgeweben** (z. B. Haut und Schleimhäute) wandern Stammzellen in den Gewebedefekt ein, deren Tochterzellen in der Folgezeit ausdifferenzieren. Bei **stabilen Geweben** (z. B. Leber und Nierentubuli) entstehen aus differenzierten Zellen teilungsfähige Zellen und vermehren sich, bis der Parenchymdefekt ersetzt ist. Erstaunlicherweise behalten Hepatozyten auch während dieser proliferativen Phase ihre hoch differenzierten metabolischen Funktionen bei.

7.1.4.1 Haut und Schleimhäute. Die Wundheilung verläuft in vier Phasen.

● In der **exsudativen Phase** kommt es zum Austritt von Blut oder Plasma aus verletzten Gefäßen, die anschließend thrombosieren. Das geronnene Blut deckt als wasserundurchlässige Schicht die Wundoberfläche ab *(Wundschorf)* und schützt sie vor Austrocknung und Infektion. Schnittwunden werden durch diesen Wundschorf verklebt, klaffende Wunden ausgekleidet oder ausgefüllt. Bei Wundheilungen ohne Komplikationen (z. B.

ohne Eintritt einer Infektion) mit dicht aneinander liegenden Wundrändern findet eine **primäre Wundheilung** statt *(sanatio per primam intentionem)*.

- In der **resorptiven Phase** (1.–3. Tag) bauen eingewanderte neutrophile Granulozyten und Makrophagen die Wundrandnekrosen sowie die Fibringerinnsel ab *(Abräumphase)*.

- In der **proliferativen Phase** (3.–6. Tag) wachsen in die von den Makrophagen geschaffenen Hohlräume *(Resorptionslakunen)* Endothelien und Fibroblasten ein, die Kapillaren und kollagenes Bindegewebe bilden. Außerdem finden sich Histiozyten, Lymphozyten und Plasmazellen. Es entsteht ein Granulationsgewebe.

- In der **regenerativen Phase** (7.–8. Tag) kommt es zur Bildung von Kollagenfasern und Interzellularsubstanz. Zudem wird die Oberfläche von Epithel überhäutet. Endergebnis ist eine schmale **Narbe**.

Größere Wunden erfordern die Ausbildung eines umfangreichen Granulationsgewebes zur Deckung des Wunddefekts und Abräumung der Nekrosen. Die Wundheilung kann daher nur verzögert erfolgen (sekundäre Wundheilung = *sanatio per secundam intentionem*).

Der zeitlichen Reihenfolge der vier Phasen der Wundheilung entspricht – besonders beim peptischen Magen- und Duodenalulkus – auch die räumliche Anordnung: Während im Randbereich bereits eine Regeneration nachweisbar ist, können in den zentralen Anteilen einer Wunde noch exsudative Vorgänge bestehen.

- **Komplikationen.** Die Wundheilung kann durch lokale oder allgemeine Faktoren gestört und verzögert werden. Lokal wirksame Faktoren:

- Eine **Wundinfektion** wird durch Nekrosen und/oder Fremdkörper im Wundgebiet begünstigt, da eingewanderte Erreger vom Immunsystem nicht oder nur schlecht erreicht werden und sich so ungehemmt vermehren können. Aber auch ohne Infektion verursachen Fremdkörper eine verzögerte Wundheilung, da sie nicht abgebaut werden können und zur Ausbildung von Fremdkörpergranulomen führen.

- Kleinere **Ansammlungen von Blut, Plasma** oder **Lymphe** im Wundgebiet werden in der Regel resorbiert und/oder phagozytiert. Größere Mengen werden jedoch nur von Granulationsgewebe abgetragen, das später in Narbengewebe übergeht. Das aus den zerfallenen Erythrozyten

freigesetzte Hämoglobin wird abgebaut und resorbiert. Zurück bleiben ein mit klarer, gelblicher Flüssigkeit gefüllter Hohlraum *(Serom)* und das als Siderinpigment abgelagerte Eisen.

- Eine **überschießende Bildung von Granulationsgewebe** sieht man an Hautwunden (wildes Fleisch = *caro luxurians*) insbesondere bei sekundärer Wundheilung, bei offenen Entzündungen der Zahnpulpa *(Pulpapolyp)* und bei Schleimhautwunden, besonders im Bereich von operativen Anastomosen (entzündlicher Polyp = *Granulationsgewebepolyp*).

- Eine **übermäßig starke Kollagenbildung** während der Wundheilung findet sich vor allem nach Verbrennungen. Folge ist eine tumorartig verdickte Narbe *(Narbenkeloid)*. Aus bislang ungeklärter Ursache neigen manche Menschen auch im Rahmen der normalen Wundheilung an der Epidermis zur Bildung von Narbenkeloiden. Besonders betroffen sind Menschen schwarzer Hautfarbe.

- Eine **ungenügende Vaskularisation** führt infolge einer unzureichenden Blutversorgung zu einer verzögerten Heilungstendenz. Typische Beispiele sind das Strahlenulkus und das Unterschenkelgeschwür *(Ulcus cruris)* beim Krampfaderleiden *(Varikosis)*.

Allgemeine Faktoren, welche die Wundheilung stören, betreffen die unspezifische Abwehr, die Kollagenbildung und die Regeneration. Abwehrstörungen und Störungen der Kollagenbildung bestehen bei Mangelernährung und erhöhtem Kortisonspiegel, sodass die Abräumung von Nekrosen und die Entwicklung eines Granulationsgewebes gehemmt werden. Vitamin-C-Mangel *(Skorbut)* verzögert die Wundheilung, da dieses Vitamin als Kofaktor für die Kollagensynthese erforderlich ist. Zytostatika und Röntgenstrahlen wirken proliferationshemmend, sodass die Ausbildung des Granulationsgewebes und die Epithelregeneration unterdrückt werden.

Bei **Hautwunden** ist nur für die Epidermis eine *Restitutio ad integrum* möglich; Melanozyten, Talg- und Schweißdrüsen sowie Haare können dagegen nicht regeneriert werden. Bei großen Hautdefekten, insbesondere bei schlechtem Allgemeinzustand und höherem Alter, reicht die Regenerationsfähigkeit der Epidermis nicht mehr aus, um den Hautdefekt zu decken. Auch die ursprüngliche bindegewebig-elastische Struktur des Korium wird nicht wieder hergestellt, es bleibt eine herdförmige Kollagenvermehrung als Narbe zurück. Ähnlich verhält sich die Lamina propria des nicht verhornten Plattenepithels (Mund, Ösophagus, Vagina), des respiratorischen Epithels und des Urothels. Die Schleimhaut des Magen-Darm-Kanals ist dagegen zu einer vollständigen Regeneration des Oberflächenepithels und der Drüsen befähigt. Werden jedoch die Submukosa oder tiefere Wandschichten zerstört, so entstehen auch hier Narben.

Besonderheit. Während der embryonalen Entwicklung heilen Wunden stets vollständig ohne Narbenbildung ab.

7.1.4.2 Knochen. Eine **primäre Frakturheilung** kann als Kontakt- oder Spaltheilung erfolgen; sie ist aber nur möglich, wenn die Bruchenden fixiert sind und dicht aneinander liegen. Bei der **Kontaktheilung** berühren sich die Knochenenden unmittelbar; die Osteone wachsen direkt von einem Knochenende in das andere. Bei der **Spaltheilung** bildet sich im Frakturspalt ein kapillarreiches Bindegewebe, das innerhalb einer Woche durch lamellären Knochen ersetzt wird. Zu einer Spaltheilung kommt es nur, wenn der Bruchspalt maximal 1 mm breit ist.

Bei der **sekundären Frakturheilung** entwickelt sich zunächst am Frakturrand eine schmale Nekrosezone, während der Frakturspalt von einem Blutgerinnsel ausgefüllt wird (Frakturhämatom, 1.–2. Tag). Später werden Nekrosen und Hämatom durch Makrophagen abgebaut und durch ein Granulationsgewebe ersetzt, das die Bruchenden locker miteinander verbindet (bindegewebiger Kallus am 2.–8. Tag). In der Folgezeit werden die vom Endost und Periost eingewachsenen Mesenchymzellen in Osteoblasten umgewandelt; sie bilden das Osteoid, das anschließend mineralisiert wird. Es entsteht ein **Faserknochen** (provisorischer knöcherner Kallus in der 1.–4. Woche). In den folgenden Wochen wird dieser Faserknochen von Osteoklasten abgebaut und durch einen **feinlamellären Knochen** ersetzt (endgültiger knöcherner Kallus in der 4.–6. Woche). Die mechanische Belastung wirkt dabei als Reiz, sodass die ursprüngliche Trajektorenstruktur weitgehend wieder hergestellt und überschüssiger Faserknochen abgebaut wird. Wenn auf den bindegewebigen Kallus Scherkräfte wirken, dann bildet sich kein Faserknochen, sondern **hyaliner Knorpel** (Knorpelkallus), der wie beim wachsenden Knochen über eine enchondrale Ossifikation verknöchert (Abb. 7-4, 7-5).

Störungen der Frakturheilung

– Die **posttraumatische Osteomyelitis** entsteht bei offenen Frakturen, wenn pathogene Keime in das Frakturhämatom eindringen. Die Infektion wird durch Fremdkörper und nekrotisches Knochengewebe (Knochensequester) begünstigt und kann – auch nach Frakturheilung – über Jahre weiterbestehen.

– **Pseudarthrose.** Liegen die Bruchenden weit voneinander entfernt, so wird der Bruchspalt nur von bindegewebigem Kallus überbrückt; die Umwandlung in knöchernen Kallus bleibt aus. Das gleiche geschieht, wenn der bindegewebige Kallus starken Schubkräften ausgesetzt wird oder Weichteile zwischen den Frakturenden liegen. Es entwickelt sich eine Pseudarthrose (falsches Gelenk), d.h., die Bruchenden bleiben gegeneinander beweglich.

– **Überschießende Kallusbildung.** Besonders bei einer fistelnden Osteomyelitis kommt es zu einer überschießenden Kallusbildung des Periost (Callus luxurians). Dabei ist die Knochenfestigkeit vermindert; außerdem kann dieser Kallus mechanische Beschwerden (Druck auf angrenzende Gewebe) hervorrufen. Ein überschießender Kallus kann im Rahmen einer histologischen Untersuchung mit einem Knochensarkom verwechselt werden. Aus diesem Grunde sollte der Kliniker den Pathologen auf die durchgemachte Knochenfraktur aufmerksam machen.

– Eine **Hemmung der Frakturheilung** besteht bei Störungen des Kalziumstoffwechsels und/oder bei D-Hypovitaminosen.

7.1.4.3 Leber. Die Leber ist durch eine hohe Regenerationsfähigkeit gekennzeichnet. In der adulten, ausdifferenzierten Leber proliferieren normalerweise deutlich unter 1% der Hepatozyten, während die meisten Zellen in der G0-Phase ruhen. Nach partieller Hepatektomie bei Nagetieren kann bis zu 70% der ursprüngliche Lebermasse innerhalb von 7 bis 10 Tagen regeneriert werden. Die Mitoserate steigt innerhalb von 24 bis 30 Stunden auf bis zu 10% der Zellen an. Die Induktion zur Proliferation beruht auf dem Wiedereintritt von Hepatozyten aus der G0-Phase in den Zellzyklus, der mit der Induktion der so genannten immediate early Gene c-fos, c-jun und c-myc (siehe Kap. 2) beginnt. Durch äußere Signale werden zytoplasmatische Signaltransduktionswege (STAT = Signal Transducer and Activator of Transcription, ras, und MAP-Kinasen = Mitogen Activated Protein Kinases), Transkriptionsfaktoren (NF-kB) und Zellzyklus-regulierende Proteine (p53, Zykline) aktiviert. Nach ausreichender Zellteilung kommt es schließlich zu einem Stopp der Proliferation mit Wiedereintritt in die G0-Phase.

Die **Proliferation der Hepatozyten** wird während dieser Regenerationsphase durch eine Reihe von Wachstumsfaktoren und Zytokinen exakt reguliert. Besonders wichtig für die Proliferationsinduktion sind der Hepatozyten-Wachstumsfaktor HGF (Hepatocyte Growth Factor) und sein Rezeptor c-met sowie der epidermale Wachstumsfaktor (EGF) und der transformierende Wachstumsfaktor TGF-α, die beide an EGF-Rezeptoren binden. Sowohl c-met als auch EGF-Rezeptoren sind transmembranöse Rezeptoren auf der Zelloberfläche von Hepatozyten und besitzen nach Ligandenbindung Tyrosinkinase-Aktivität, die verschiedene zytoplasmatische Signaltransduktionswege aktiviert. Besonders wichtig sind der ras-vermittelte Signalweg und die Aktivierung von MAP-Kinasen, wodurch im Zellkern die Transkription verschiedener Gene (c-myc, c-fos, c-jun) und der Eintritt in den Zellzyklus induziert werden. Daneben spielt die Signaltransduktion durch IL-6 (Interleukin-6) und TNF-α (Tumornekrosefaktor α) eine zentrale Rolle.

Der **Wiedereintritt in die G0-Phase** nach erfolgreicher Regeneration wird vor allem durch TGF-β reguliert. Dieses lösliche wachstumregulatorische Peptid wird in der Leber von nichtparenchymatösen Zellen (Endothelien) produziert, an speziellen TGF-β-Rezeptoren der Hepatozyten gebunden und hemmt deren Proliferationsneigung. Auch beim Menschen ist eine vollständige Regeneration nach Teilhepatektomie möglich, wenn das Leberparenchym nicht vorgeschädigt ist (z. B. durch eine Zirrhose). Die Regeneration dauert etwa 6 bis 8 Monate.

● **Lebernekrosen**
– **Leberzellnekrosen** werden folgenlos ersetzt, wenn nur einzelne Hepatozyten (*Einzelzellnekrosen*) betroffen sind.
– Bei **Gruppennekrosen** ist eine *Restitutio ad integrum* nur möglich, wenn Gefäß- und Bindegewebe erhalten geblieben sind. Ist das Gitterfasernetz zerstört oder infolge verzögerter Regeneration kollabiert, dann entstehen Narben (Abb. 7-6).
– **Translobuläre Nekrosen** (*Massennekrosen*) führen immer zur Narbenbildung (Abb. 7-7).
– Bei einer **nekrosebedingten Zerstörung der Läppchenstruktur** ist eine Regeneration der Lo-

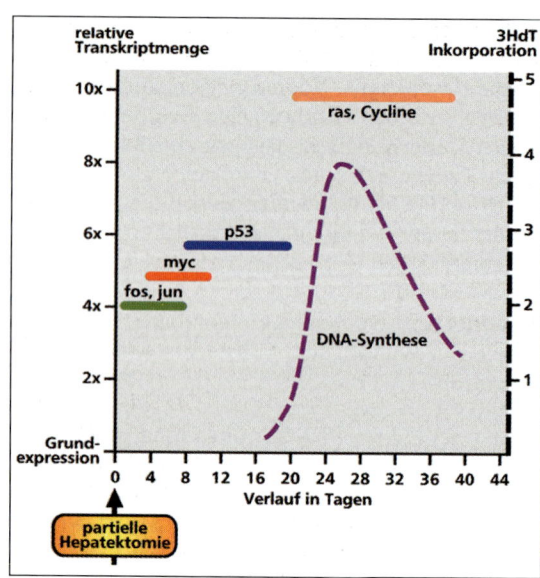

Abb. 7-3.   Geninduktion nach partieller Hepatektomie

buli nicht mehr möglich, es entstehen knotige Regenerate (*Pseudolobuli*) (Abb. 7-8).

7.1.4.4 Nieren. Nephrone werden nicht regeneriert. In den Glomeruli werden lediglich glomeruläre Kapillarschlingen erneuert. Ein Ersatz von Tubulusepithelien kann nur erfolgen, wenn nicht alle Epithelzellen in den jeweiligen Tubuli zugrunde gegangen sind. Ähnlich wie bei der Leber erfolgt hier die Regeneration durch Teilung differenzierter Zellen.

7.1.4.5 Quergestreifte Muskulatur. Die Skelettmuskulatur besitzt nur eine sehr geringe Regenerationsfähigkeit. Skelettmuskelzellen entstehen durch Verschmelzung von Myoblasten, die ihre Teilungsfähigkeit verlieren. Die endgültige Zahl von Skelettmuskelfasern (*synzytiale Myotuben*) wird beim Menschen schon vor der Geburt erreicht. Einige Myoblasten überdauern als kleine abgeflachte, inaktive Zellen (*Satellitenzellen*). Sie liegen in engem Kontakt zu den Skelettmuskelzellen innerhalb ihrer Basalmembranhülle und können – bei Verletzungen oder Nekrose von Muskelfasern) – proliferieren und zu Skelettmuskelfasern verschmelzen. Größere Muskelfasernekrosen werden jedoch nicht regeneriert, sondern durch Narben- oder Fettgewebe ersetzt. Das gleiche trifft für das Myokard zu.

Allerdings können bei Überbeanspruchung oder in der Nähe von narbig untergegangenem Muskelgewebe quergestreifte Fasern sowohl im Herz als auch in der Skelettmuskulatur hypertrophieren. Dabei replizieren die Zellkerne ihre DNA ohne anschließende Mitose (Kernvergrößerung); es kommt zur Faservergrößerung durch vermehrte Synthese kontraktiler Strukturproteine.

7.1.4.6 Nervensystem.

Säuger und Vögel weisen – im Gegensatz zu den niederen Vertebraten – nur eine minimale Fähigkeit auf, verletzte **Axone im ZNS** zu regenerieren. Nach einer Nervenfaserläsion findet lediglich ein abortives Aussprossen von Axonen statt. Das Längenwachstum bleibt aus; die Axonen erreichen nicht den peripheren Stumpf des Neuriten. Im Gegensatz dazu werden bei Fischen und Reptilien durchtrennte zentralnervöse Nervenbahnen vollständig regeneriert. Die Astrozyten proliferieren und bilden im Zusammenhang mit den auswachsenden Axonen tunnelartige Strukturen. Außerdem werden kontinuierlich Substanzen gebildet, welche das Wachstum beeinflussen. Bei höheren Vertebraten lassen sich solche Prozesse nicht feststellen, da die Oligodendrogliazellen axonrepulsive Substanzen bilden. Die Axone der Säuger sind aber durchaus wachstumsfähig. So lässt sich eine Neuritenregeneration durch Implantation von embryonalem Hirngewebe, von Anteilen eines peripheren Nervs oder einer biokompatiblen Leitschiene mit entsprechenden Wachstumsfaktoren erreichen. Dies gilt gleichermaßen für die Implantation neuronaler Stamm- und Vorläuferzellen oder embryonaler Stammzellen.

- **Ganglienzellnekrosen** können aus neuronalen Stammzellen ersetzt werden, solange nur Einzelzellnekrosen in geringem Ausmaß vorliegen. Besonders im Bulbus olfactorius und in der subventrikulären Zone persistieren lebenslang teilungsfähige Stammzellen, von denen regenerierende Zellen in alle Regionen des ZNS auswandern können. Abgestorbene Ganglienzellen werden durch die makrophagenähnlichen Mikrogliazellen abgeräumt; größere Nekroseareale durch gewucherte Astroglia ersetzt (*Glianarben*). Gehen weiträumige Areale zugrunde, z. B. in großen Infarktarealen, so wird das nekrotische Hirngewebe rasch verflüssigt (*Hirnerweichung*). Vom Rand her sprossen Astrozyten ein, welche eine gliöse Narbe bilden und den entstandenen Hohlraum gegen die übrige Hirnsubstanz abgrenzen (*Erweichungszyste*). Später kann es zu örtlichen Verkalkungen kommen (Abb. 7-9).

- **Periphere Nerven** sind auch bei Säugern im Prinzip in hohem Ausmaß regenerationsfähig. Die Heilung ist am erfolgreichsten, wenn der Nerv lediglich gequetscht wurde oder wenn bei peripherer Durchtrennung der Abstand zwischen proximalem und distalem Stumpf unter 5 mm liegt. Die Ausbildung von Minifaszikeln und das gerichtete Einwachsen in den peripheren Stumpf ist nicht möglich, wenn die Schwann-Zellen fehlen. Diese proliferieren gemeinsam mit den auswachsenden Axonen und bilden neurotrophe Faktoren, die das Längenwachstum der Axone begünstigen. Im peripheren Nervenstumpf zerfallen zunächst die Axone und die Myelinscheiden (*Waller-Degeneration*) und werden durch Makrophagen entfernt. Die Schwann-Zellen proliferieren entlang des distalen Nervenabschnitts weiter und bilden die Leitschiene für die einwachsenden Axone (Büngner-Bänder). Dabei werden pro Tag zwischen 1 und 2 mm Nervengewebe regeneriert. Erreichen die Axone nicht den peripheren Nervenabschnitt, so kommt es infolge der fehlenden Leitschiene zu einer knotigen Verdickung am proximalen Nervenstumpf, die aus gewucherten Axonen, Schwann-Zellen und Bindegewebszellen des Perineuriums besteht (*Narbenneurom, Amputationsneurom,* Abb. 7-10).

7.1.5 Prinzipien der Riesenzellbildung

7.1.5.1 Physiologisch entstandene Riesenzellen

sind normale Bestandteile von Geweben.

- **Polyploide Riesenzellen** entstehen durch mehrfache Endomitosen, d. h. eine Verdopplung des Chromosomensatzes ohne nachfolgende Kern- und Zellteilung. Derartige Polyploidisierungen erfolgen vor allem in einigen hochdifferenzierten, spezialisierten Geweben (z. B. bei *Megakaryozyten*) (Abb. 7-11).

- **Synzytiale Riesenzellen** entstehen durch die Fusion ursprünglich einzelner mononukleärer Zellen (z. B. bei Herz- und Skelettmuskelfasern oder *Synzytiotrophoblasten der Plazenta*) (Abb. 7-15, 7-16).

- **Plasmodium-Riesenzellen** bilden neue Zellkerne durch Amitosen, wobei die nachfolgende Zellteilung aber ausbleibt (z. B. bei Osteoklasten).

7.1.5.2 Pathologische Riesenzellen

- **Mehrkernige endomitotische Riesenzellen** finden sich in der Leber vor allem bei der frühkindlichen Hepatitis (*Riesenzellhepatitis*) sowie bei Neugeborenen mit Cholestase. Im Herzen treten sie bei der Riesenzellmyokarditis auf. Auch bösartige Tumoren können endomitotische Riesenzellen bilden.

- Bei der **Masernerkrankung** sieht man während der Inkubationsphase in den Keimzentren sowie in den unmittelbar angrenzenden Regionen des lymphatischen Gewebes die Warthin-Finkeldey-Riesenzellen. Sie enthalten bis zu 100 traubenförmig angeordnete Kerne. Die Fusion wird durch das Masernvirus ausgelöst.

● Die meisten Riesenzellen stammen von den Monozyten ab und treten besonders bei **granulomatösen Entzündungen** auf. Wenn ein Abbau der Antigene durch Phagozytose nicht oder nur unvollständig möglich ist, verwandeln sich die eingewanderten und zu Makrophagen aktivierten Monozyten in Epitheloidzellen. Diese können nicht mehr effektiv phagozytieren, sondern sezernieren lytische Enzyme (Proteasen, Elastasen, Kollagenasen). Die Konfluenz von Makrophagen und Epitheloidzellen zu Riesenzellen kann immunologisch ausgelöst werden, kann aber auch ohne immunologische Einflüsse zustande kommen.

● **Immunologisch bedingt** sind in der Regel die **geordneten Riesenzellen** *(Langhans-Riesenzellen)*. Die Kerne liegen glockenförmig in der Zellperipherie. Das Zellinnere bildet eine hellschaumige Zone, die aus großen Zentrosphären mit Zentriolen, Golgi-Apparaten und Mikrotubuli besteht. Als Zellsequester finden sich gelegentlich Asteroid- und Konchoidkörperchen. Die **Asteroidkörperchen** sind sternförmige Gebilde und bestehen aus sequestrierten Spindelapparaten. Die **Konchoidkörperchen** (= Schaumann-Körperchen) sind 20 μm große muschelförmige Gebilde und bestehen aus verkalkten Sequestern des Spindelapparats. Die Bildung von Langhans-Zellen wird durch eine Reihe von Zytokinen ausgelöst. Den stärksten Effekt sieht man beim gleichzeitigen Einwirken von Interleukin-3 (IL-3) und Interferon-γ (Abb. 7-12).

● **Zumeist nicht immunologisch bedingt** sind die **ungeordneten Riesenzellen.** In diesen Zellen, die bis zu 100 Kerne enthalten können, sind lediglich die Zellmembranen der fusionierten Zellen verschwunden, jedem Kern bleibt aber sein ursprüngliches Zytoplasma mit Organellen zugeordnet. Prototyp ist die **Fremdkörperriesenzelle.** Diese entsteht bei Anwesenheit von schwer abbaubaren, exogenen Fremdkörpern (Talkum, Nahtmaterial) oder körpereigenen Substanzen (Uratkristalle, Cholesterin, Keratin, Fett). Werden keine neuen Makrophagen mehr aufgenommen, so kann es zu einer Umorganisation der Zellen mit Ausbildung einer geordneten Riesenzelle kommen.

● **Touton-Riesenzellen** leiten sich von Monozyten/Makrophagen ab. Die Kerne liegen kranzförmig um eine zentrale homogene eosinophile Zone, während das periphere Zytoplasma schaumig strukturiert ist. Touton-Riesenzellen findet man bei zahlreichen stoffwechselbedingten (Hyperlipoproteinämie Typ IIa), entzündlichen (chronische lipophage Entzündung, verfettete, xanthomatöse Entzündung der Gallenblase, des Nierenbeckens und anderer Organe), traumatischen (traumatische Fettgewebsnekrose) und tumorartigen Erkrankungen *(Xanthome, Xanthofibrome, Histiozytome)*.

● **Epulis** (Abb. 7-13). Es handelt sich um ein knotenförmiges reparatives Granulom, das sich in der Gingiva zwischen zwei Zähnen entwickelt. Eine Variante geht mit Riesenzellen einher, die charakteristischerweise einer Kapillare anliegen.

● **Tumorriesenzellen** (Abb. 7-14) sind große Zellen mit ungeordneter Anordnung der Kerne. Sie kommen – als Zeichen einer hohen Malignität – bevorzugt bei Sarkomen vor, aber auch als morphologisches Korrelat einer therapiebedingten Tumorregression.

7.2 Metaplasie

Unter **Metaplasie** versteht man die Umwandlung eines differenzierten Gewebes in ein anderes differenziertes Gewebe. Meistens wird der Begriff im Zusammenhang mit Differenzierungsveränderungen nach chronischen Reizen, z. B. bei chronischen Entzündungen, verwendet. Die Umwandlung zellulärer Phänotypen im Rahmen physiologischer Entwicklungsprozesse, z. B. die Konversion von mesenchymalen Zellen in Epithelien bei der Nierenentwicklung, stellt keine Metaplasie dar.

Metaplasien beobachtet man vor allem in hierarchischen Geweben *(Wechselgewebe)*, bei denen der auslösende chronische Reiz die Ausdifferenzierung der Stammzellen verändert. Prinzipiell sind Metaplasien reaktive Veränderungen, die nach Beendigung des chronischen Reizes rückbildungsfähig sind, und werden daher von den präkanzerösen Zellveränderungen abgegrenzt. Dennoch können Metaplasien begleitend auch im Rahmen präkanzeröser oder kanzeröser Gewebeveränderungen auftreten und sind daher in der histologischen und zytologischen Diagnostik als Indikatorläsionen von Bedeutung.

7.2.1 Metaplasie epithelialer Zellen

7.2.1.1 Plattenepithelmetaplasien des respiratorischen Epithels gehen von den Reservezellen aus,

die normalerweise überwiegend zu Flimmerepithelien und zu einem geringeren Anteil in Becherzellen ausdifferenzieren. Auslösend wirken lang anhaltende Reize, wie chronische Entzündungen, chronische Inhalation von reizenden Gasen, Zigarettenrauch, aber auch ein Mangel an Vitamin A.

Vitamin-A-Rezeptoren sind Transkriptionsfaktoren, die die Ausdifferenzierung zahlreicher, hoch spezialisierter Epithelien regulieren (z. B. Epidermis, Schleimhäute, Prostata).

Im Falle einer verminderten Aktivität von Retinsäurerezeptoren kommt es zu einem funktionell minderwertigen, verhornten Plattenepithel. Im Rahmen der Metaplasie des Bronchialepithels entsteht zunächst ein nicht verhorntes, später ein verhorntes Plattenepithel. Gegenüber dem normalen respiratorischen Epithel weist das metaplastische Epithel eine verstärkte Proliferationsaktivität sowie eine erhöhte Expression des Onkogens c-myc auf. Im weiteren Verlauf können aktivierende Mutationen in Onkogenen und inaktivierende Mutationen von Tumorsuppressorgenen hinzukommen, sodass aus einer Metaplasie eine präneoplastische Läsion entstehen kann. Es entwickelt sich dann eine zunehmende Zelldysplasie. Aus diesen präkanzerösen Stadien entstehen Plattenepithelkarzinome. Die **einfache Metaplasie ohne dysplastische (präkanzeröse) Veränderungen** ist rückbildungsfähig, wenn der auslösende Reiz entfällt (Abb. 7-17, 7-18).

7.2.1.2 Becherzellmetaplasie.
Beim Asthma bronchiale, bei der chronisch obstruktiven Bronchitis sowie nach Einwirkung von Säure kommt es im respiratorischen Epithel zu einer Vermehrung der Becherzellen, die zwar häufig als Becherzellmetaplasie bezeichnet wird, aber eigentlich eine **Becherzellhyperplasie** darstellt.

7.2.1.3 Plattenepithelmetaplasie der Zervixmukosa.
Das schleimbildende Zervixepithel schiebt sich während der Geschlechtsreife oder unter künstlicher Hormonzufuhr über den äußeren Muttermund auf die Ektozervix vor (*Portioektopie*). Durch lokale Faktoren – wie saures Scheidenmilieu, chronische traumatische Irritation und zervikale Infektion (Papillomaviren) – sowie unter hormonellen Einflüssen wird das ektopische Zervixschleimhautepithel durch Plattenepithel ersetzt. Dieser Vorgang kann innerhalb von wenigen Tagen auf zwei verschiedene Weisen erfolgen: Die äußeren Anteile der Ektopie werden durch das angrenzende Plattenepithel der Portio ersetzt (*Regeneration*) bzw. in den inneren Anteilen bildet sich Plattenepithel aus den

Reservezellen des Zylinderepithels (*Metaplasie*). Überdeckt das Plattenepithel die Ausführungsgänge der Drüsen, dann entstehen im Bereich der Ektozervix Retentionszysten (*Ovula Nabothi*) (Abb. 7-19, 7-20).

7.2.1.4 Plattenepithelmetaplasien bei chronischer Urozystitis
manifestieren sich in der Harnblasenschleimhaut als weiße, trockene Flecken (*Xerosis vesicae*). Sie können sich auch in Prostatadrüsen bei chronischer Entzündung, nach einer Östrogentherapie oder in der Umgebung von Infarkten entwickeln. Heute werden diese Veränderungen nicht mehr als obligate Präkanzerosen gedeutet.

7.2.1.5
Unter **intestinaler Metaplasie** versteht man den Ersatz von Magenschleimhaut oder Plattenepithel der Ösophagusschleimhaut durch ein Epithel, das histologisch, histochemisch und funktionell dem Darmepithel entspricht. Die intestinale Metaplasie der Ösophagusschleimhaut wird auch als **Barrett-Metaplasie** bezeichnet und ist eine Indikatorläsion für einen chronischen Reflux von Magensäure (GERD = Gastric Esophageal Reflux Disease). Die Veränderung kann auf die oberflächennahen Schleimhautzonen beschränkt sein (*inkompletter Typ*) oder die gesamte Schleimhaut erfassen (*kompletter Typ*).

– Bei der **intestinalen Metaplasie vom Dünndarmtyp** baut sich das Epithel aus Enterozyten, Paneth-Zellen sowie Becherzellen auf und bildet Sialomuzine.

– Beim **Dickdarmtyp** besteht das metaplastische Epithel vorwiegend aus Becherzellen und bildet Sialo- und Sulfomuzine.

– Die **intestinale Metaplasie der Magenschleimhaut**, insbesondere vom inkompletten Dickdarmtyp, entsteht häufig im Rahmen einer chronisch atrophischen Gastritis und nimmt wie diese mit dem Alter an Häufigkeit und Ausdehnung zu. Sie kommt bei Patienten mit Magenkarzinomen gehäuft vor. Es ist aber ungeklärt, ob es sich dabei um ein präkanzeröses oder um ein tumorbegleitendes Phänomen handelt. Unabhängig davon werden Erosionen und Ulzerationen häufig zunächst durch ein metaplastisches Epithel überhäutet, das persistiert, wenn eine chronisch atrophische Gastritis besteht, sonst aber später durch normale Magenschleimhaut ersetzt wird.

– Die **intestinale Metaplasie der Ösophagusschleimhaut** (*Barrett-Metaplasie*) geht bei Persistieren der chronischen Refluxkrankheit häufig in eine Präkanzerose mit Dysplasien über, aus der dann Adenokarzinome des Ösophagus entstehen (*Barrett-Karzinom*). Nur durch eine frühzeitige Therapie der chronischen Refluxerkrankung kann die Sequenz aus intestinaler Metaplasie, Dysplasie und Barrett-Karzinom unterbrochen werden.

7.2.1.6 Metaplasie mesenchymaler Zellen.

Zu den mesenchymalen Zellen zählen Fibroblasten, Knorpel-, Knochen-, Fett- und Muskelzellen. Die Ausdifferenzierung dieser spezialisierten Zelltypen aus den mesenchymalen Stamm- und Vorläuferzellen erfolgt durch ein Zusammenwirken von Wachstumsfaktoren, Hormonen, mechanischen Faktoren und unter dem Einfluss der extrazellulären Matrix. So lässt sich in Zellkultur die Bildung von Adipozyten aus Fibroblasten durch das hypophysäre Wachstumshormon oder die Bildung von Myoblasten durch Entzug von Wachstumsfaktoren induzieren. Ein kontinuierlicher mechanischer Zug induziert das Kalluswachstum im Frakturspalt, was therapeutisch zur Verlängerung eines zu kurzen Röhrenknochens genutzt werden kann.

Zu den **pathologischen Metaplasien** zählt die **metaplastische Knochenbildung** des Bindegewebes. Bei der **Myositis ossificans** kommt es zu einer Knochenbildung innerhalb von einem Skelettmuskel nach einer einmaligen oder wiederholten traumatischen Muskelschädigung. Zu Beginn sieht man eine zellreiche, sehr polymorphe mesenchymale Proliferation mit eingestreuten regenerierenden oder abgestorbenen Muskelzellen, die morphologisch mit einem Sarkom verwechselt werden kann. Anschließend kommt es zur Ausreifung der Zellen mit Ausbildung von Osteoid. Schließlich erfolgt ein Umbau zu völlig ausgereiftem, feinlamellärem Knochen (Abb. 7-21).

Eine derartige metaplastische Verknöcherung sieht man auch bei der Spondylarthritis ankylopoetica in den Zwischenwirbelscheiben und im Bandapparat der Wirbelsäule sowie weiterhin in Narbengeweben, im Bereich von Mediaverkalkungen muskelstarker Arterien und in regressiv veränderten Schilddrüsenknoten.

7.3 Dysplasie

7.3.1 Definition

Der Begriff **Dysplasie** wird für zwei prinzipiell völlig unterschiedliche Formen einer Differenzierungsstörung von Geweben benutzt.

7.3.1.1 Angeborene Dysplasien

sind Störungen in der morphologischen Zell-, Gewebe- oder Organentwicklung, die zu Fehlbildungen oder zu Fehlentwicklungen mit Ausbildung minderwertiger Organe oder Gewebe führen.

- Bei der **Dysplasia cleidocranialis** handelt es sich um ein dominant erbliches Mißbildungssyndrom mit Fehlen der Schlüsselbeine, charakteristischer Schädelform (breiter kurzer Hirnschädel, vorspringende Stirn- und Scheitelbeinhöcker), Gebissanomalien und weiterer Skelettdeformierungen. Das Syndrom wird durch Mutationen im Gen des Transkriptionsfaktors Cbfa1 auf Chromosom 6 ausgelöst, der für die Ausdifferenzierung von Osteoblasten aus mesenchymalen Vorläuferzellen von entscheidender Bedeutung ist.

- Eine sehr häufige Form einer minderwertigen Organanlage ist die **Dysplasia coxae congenita**, die angeborene Hüftgelenksluxation, bei der die Hüftgelenkpfanne zu flach ausgebildet ist. Daneben sind zahlreiche weitere erbliche und nicht-erbliche Skelettdysplasien bekannt (z. B. die *kongenitale Femurdysplasie* oder die *dyssegmentale Skelettdysplasie Silverman-Handmaker*), denen Mutationen oder veränderte Expressionsmuster von Genen zugrunde liegen, die in der Skelettentwicklung von funktioneller Bedeutung sind.

7.3.1.2 Erworbene epitheliale Dysplasien

sind Differenzierungsstörungen auf dem Boden in der Regel nicht rückbildungsfähiger genomischer Defekte (*Mutationen*), die mit einer gesteigerten Proliferationsrate einhergehen und zu den Präkanzerosen gerechnet werden. Sie entwickeln sich häufig in den plattenepitheltragenden Organen (Mundhöhle, Kehlkopf, Ösophagus, Portio), in der Schleimhaut des Respirationstrakts, in der gastrointestinalen Schleimhaut (Adenome) und im Endometrium (adenomatöse Hyperplasie).

7.3.2 Schweregrad der Dysplasien

Aufgrund des histologischen und des zytologischen Bildes unterscheidet man bei den erworbenen epithelialen Dysplasien in den meisten Fällen drei Schweregrade. Histologische Kriterien sind die Anordnung und Schichtung des Epithels, zytologische Merkmale die Zell- und Kernpolymorphie, die Zahl der Mitosen und das Vorkommen von atypischen Mitosen.

7.3.2.1 Für die Plattenepitheldysplasie der Portio

(CIN = zervikale intraepitheliale Neoplasie) gelten folgende Einteilungskriterien:

- **Leichte Dysplasie** (CIN I). Verbreiterung der Basalzellenschicht (Basalzellenhyperplasie), normale Schichtung der oberen Schichten, geringe Zell- und Kernpolymorphie.
- **Mäßige (mittelgradige) Dysplasie** (CIN II). Übergreifen der vermehrten Basalzellen auf die mittlere Epithelschicht mit deutlicher Zell- und Kernpolymorphie. Mitosen (einzelne auch atypisch) sind in der basalen und mittleren Epithelschicht erkennbar.
- **Schwere Dysplasie** (CIN III). Epithelschichtung fast völlig aufgehoben; nur die oberflächliche Zellschicht kann noch etwas abgeflacht sein. Ausgeprägte Zell- und Kernpolymorphie sowie zahlreiche typische und atypische Mitosen sind im gesamten Epithel nachweisbar (Abb. 7-22).
- Beim **Carcinoma in situ** (CIS) ist die epitheliale Schichtung vollständig aufgehoben. Das CIS unterscheidet sich vom eigentlichen Karzinom nur durch das fehlende invasive Wachstum (intakte Basalmembran). Zwischen CIN III und CIS besteht ein sehr enges Kontinuum, sodass diese häufig auch zusammengefasst werden (Abb. 7-23, 7-24).

CIS und CIN III gehen häufig innerhalb von wenigen Jahren in manifeste, invasive Karzinome über, sodass sie zu den obligaten Präkanzerosen gerechnet werden. **CIN I** und **CIN II** können sich morphologisch zurückbilden oder – seltener – in schwere Dysplasien übergehen (*fakultative Präkanzerosen*). Ob im Fall der morphologischen Rückbildung die zugrunde liegenden genetischen Veränderungen vollständig verschwinden (z. B. durch apoptotische Elimination der geschädigten Zellen) oder persistieren, ist bislang noch nicht geklärt.

Analoge Klassifikationsschemata mit drei Dysplasiegraden existieren für die ebenfalls sehr häufigen Adenome der gastrointestinalen Schleimhaut. Die angloamerikanische Literatur kennt z. T. nur die Einteilung in zwei Dysplasiegrade (*low grade* und *high grade*).

7.3.2.2 Leukoplakie ist die Beschreibung für einen makroskopisch nachweisbaren weißlichen Fleck in einer plattenepithelialen Schleimhaut (Mund, Kehlkopf, Ösophagus, Portio). Histologisch handelt es sich entweder um reine Epithelhyperplasien oder um Hyperplasien mit Epitheldysplasien, die in der Regel von einer entzündlichen Stromainfiltration begleitet werden. Abzugrenzen ist die **einfache Leukoplakie** (*Leukoplakia simplex*), bei der lediglich eine Hyperkeratose ohne Zellproliferation vorliegt, und die **proliferative Leukoplakie** ohne/mit Dysplasien. Letztere (Proliferation mit Atypien) stellt eine Präkanzerose dar. Eine Unterscheidung

zwischen der **einfachen** und der **präneoplastischen Leukoplakie** ist nur histologisch möglich. Die durch verstärkte Glykogeneinlagerung entstehenden Flecken im Ösophagus werden werden fälschlicherweise als Ösophagusleukoplakien bezeichnet, sind aber **klarzellige Akanthosen** (glykogenreiches verdicktes Plattenepithel) und stellen per se keine Präkanzerosen dar.

7.4 Präkanzerosen (Präneoplasien)

7.4.1 Begriffsbestimmung

7.4.1.1 Präkanzeröse Konditionen (Krebsprädispositionen): Im weiteren Sinne versteht man darunter Erkrankungen oder Veränderungen, die mit einem statistisch erhöhten Entartungsrisiko einhergehen. Sie können **genetisch bedingt** (z. B. Xeroderma pigmentosum, familiäre Adenomatosis coli [FAP], Hereditary Non-Polyposis Colorectal Cancer Syndrome [HNPCC oder Lynch-Syndrom], Down-Syndrom), **erworben** (z. B. solare Keratose, progrediente Leberzirrhose, Langzeitüberlebende nach einer Krebschemotherapie, Immunsuppression) oder **multifaktoriell** bedingt sein (z. B. Colitis ulcerosa).

7.4.1.2 Präkanzeröse Läsionen (Präneoplasien im engeren Sinne): noch gutartige (d. h. nicht invasiv wachsende und nicht metastasierungsfähige), aber potenziell maligne Gewebeveränderungen, die durch eine erhöhte Proliferation und eine Störung der normalen Differenzierung (Dysplasie) gekennzeichnet sind. Molekulargenetisch beruht die maligne Entartung von Krebszellen auf einer Akkumulation mehrerer Genmutationen mit Ausfall wichtiger Regulatorfunktionen, die in den meisten Fällen wahrscheinlich mehr als fünf Gene betreffen. Man kann vielfach in Präneoplasien bereits einige Genmutationen nachweisen, die sich auch in den später daraus entstehenden Karzinomen finden (z. B. p53-Mutationen). Ein Teil der Genmutationen, die letztlich zur vollständigen Entartung führen, liegt aber noch nicht vor. Beispiele sind die verschiedenen Formen des Carcinoma in situ der Haut und Schleimhäute (Bowen-Krankheit, Erythroplasia Queyrat), das Melanoma in situ der lichtgeschädigten Haut (Synonyme: Lentigo maligna, Melanosis Dubreuilh) oder kolorektale Adenome mit schwergradiger Dysplasie.

Klassischerweise werden Präneoplasien unter Berücksichtigung des **Entartungsrisikos** in zwei Gruppen unterteilt:

– **Fakultative Präkanzerosen** entarten nur gelegentlich (statistisch weniger als 20%) und erst nach längerer Zeit (mehr als 5 Jahre), z.B. Kraurosis vulvae, Leberzirrhose, CIN I und CIN II der Zervix.

– **Obligate Präkanzerosen** gehen häufig (statistisch mehr als 20%) und frühzeitig (weniger als 5 Jahre) in einen bösartigen Tumor über. Hier ist das Carcinoma in situ oder das kolorektale Adenom Grad III zu nennen. Diese Läsionen müssen daher nach Möglichkeit immer sofort und vollständig entfernt werden.

Dabei ist allerdings zu berücksichtigen, dass der Übergang einer Präkanzerose in eine manifeste Krebserkrankung auch erheblich durch Wirtsfaktoren beeinflusst werden kann. So besitzt beispielsweise eine Läsion mit nur geringer oder mittelgradiger Dysplasie bei Patienten mit vorgeschädigtem Genom nach Chemotherapie, bei Immunsupprimierten (HIV, nach Organtransplantation) oder bei Patienten mit erblicher Krebsprädisposition (z. B. HNPCC) eine andere klinische Wertigkeit.

Die größten Fortschritte in der Prävention von Krebserkrankungen sind durch die Identifikation und in der Möglichkeit eines systematischen Screenens von Präneoplasien und Krebsprädispositionen zu erwarten. Hinzu kommen die systematische Elimination umweltbedingter Kanzerogene (z. B. Tabakrauch).

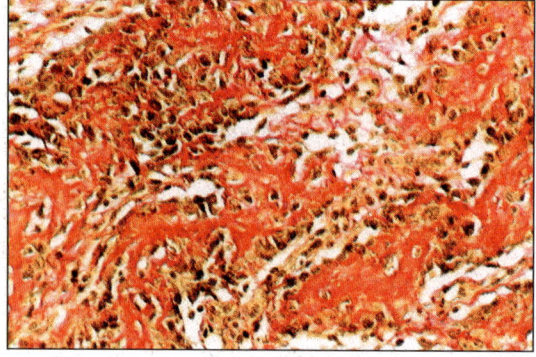

Abb. 7-4.   Pathologischer proliferativer Kallus. Überschießende Knochenneubildung nach Fraktur. Rot: Osteoid. Gieson-Fbg.

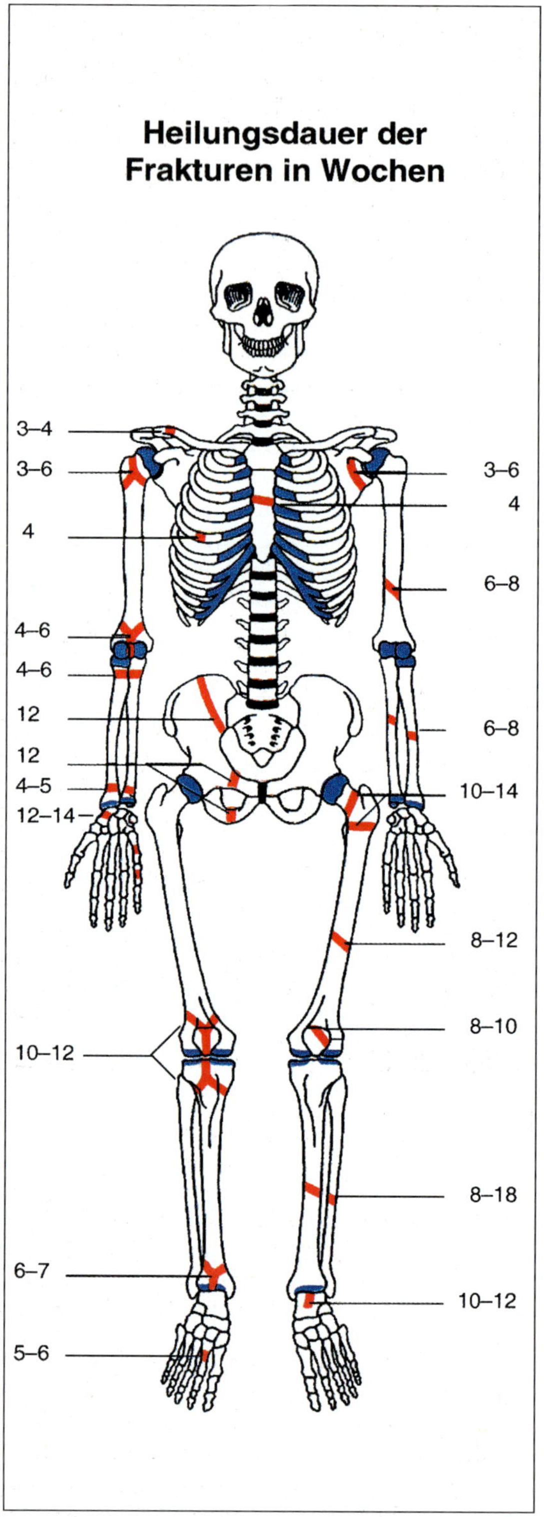

Heilungsdauer der Frakturen in Wochen

3–4
3–6
4
4–6
4–6
12
12
4–5
12–14
10–12
6–7
5–6

3–6
4
6–8
6–8
10–14
8–12
8–10
8–18
10–12

Abb. 7-5.   Durchschnittliche Heilungsdauer der Fraktur verschiedener Knochen. Angabe in Wochen.

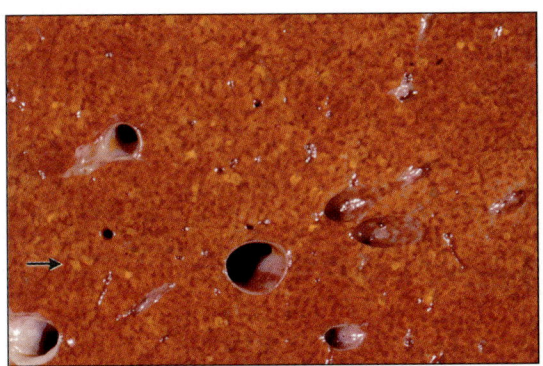

Abb. 7-6. Multiple kleine gelbe **Leberparenchymnekrosen** (Pfeil) bei Schock

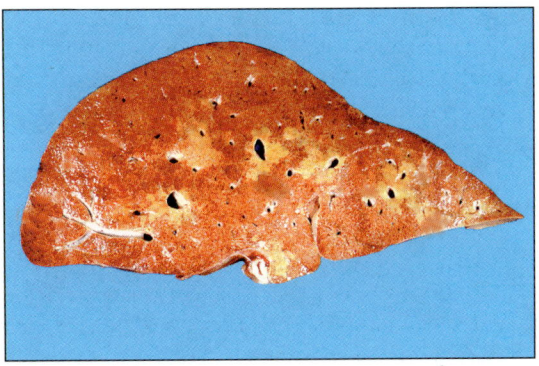

Abb. 7-7. **Subakute Leberdystrophie** mit großen gelben Parenchymnekrosen (anämische Koagulationsnekrosen) auf der Schnittfläche

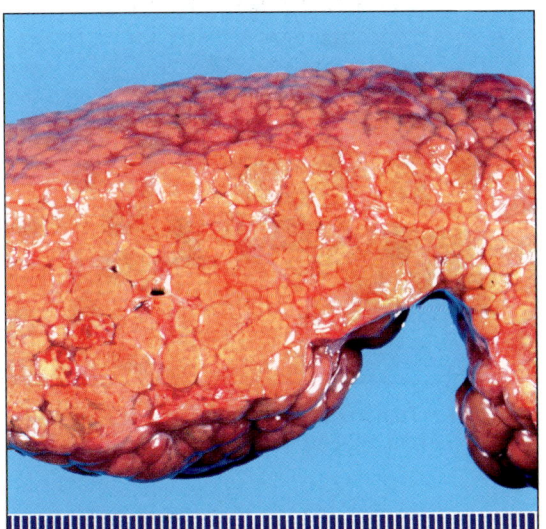

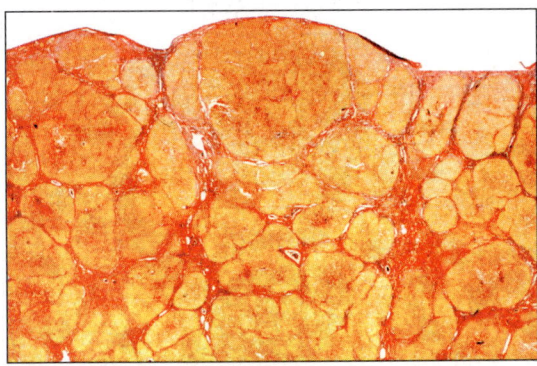

Abb. 7-8. **Regeneratknoten bei Leberzirrhose.** Oben: Knotig umgebaute Schnittfläche und Oberfläche der Leber. Unten: Histologisches Bild (rot: Bindegewebe, gelb: Parenchym) in der Gieson-Fbg.

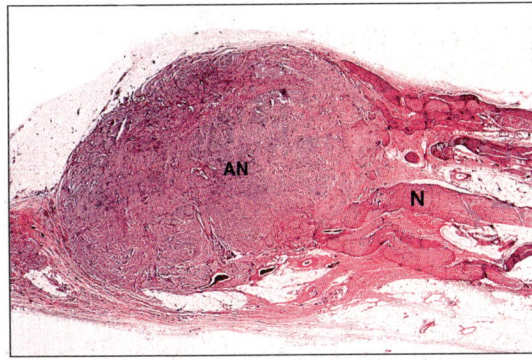

Abb. 7-9. **Gliose.** Narbige Vermehrung von Astroglia (Pfeil) in der Umgebung einer Pseudozyste **(PZ)**. HE-Fbg.

Abb. 7-10. **Amputationsneurom (AN).** Kolbenartige Verdickung des hyperplastisch regenerierten Nervengewebes. Rechts im Bild Nerven **(N)**. HE-Fbg.

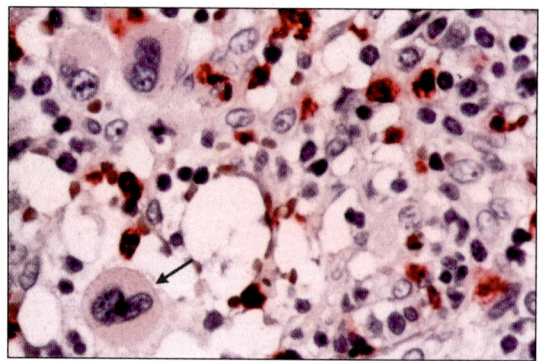

Abb. 7-11.   Knochenmarkriesenzellen. Mehrkernige Megakaryoblasten (Pfeil) in der Milz bei extramedullärer Blutbildung. Zellen der myeloischen Reihe orangerot gefärbt. AS-D-Cl-Acetatesterase

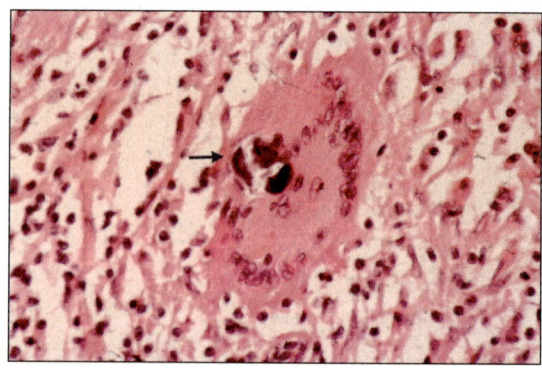

Abb. 7-12.   Schaumann-Zelle bei Sarkoidose. Mehrkernige Riesenzelle mit Kalkeinlagerungen (Pfeil) im Zytoplasma. HE-Fbg.

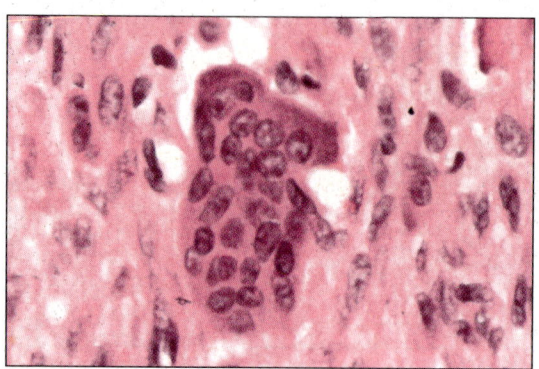

Abb. 7-13.   Mehrkernige Riesenzelle bei Epulis gigantocellularis. HE-Fbg.

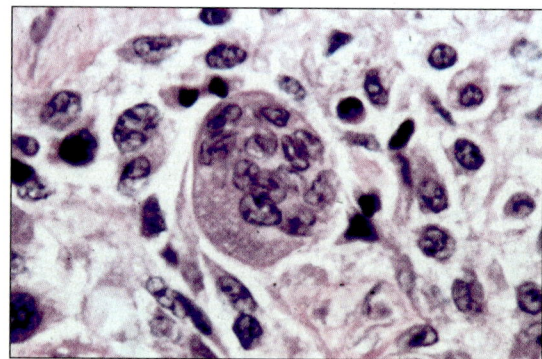

Abb. 7-14.   Tumorriesenzelle. Mehrkernige Riesenzelle in einem Sarkom. HE-Fbg.

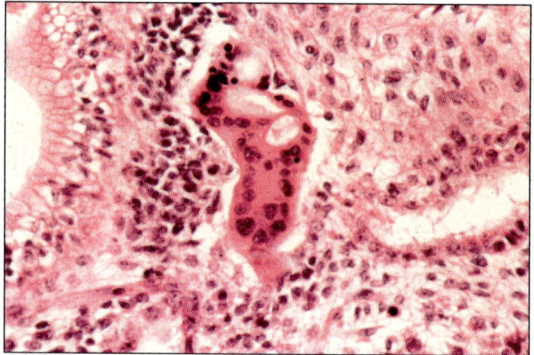

Abb. 7-15.   Choriale Riesenzellen. Mehrkernige Riesenzelle mit Zytoplasmavakuolen in einem germinativen nichtseminomatösen Hodentumor.

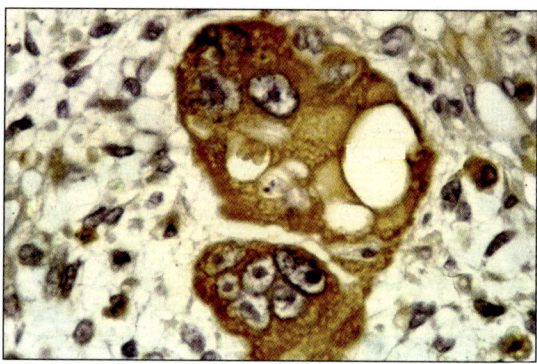

Abb. 7-16. Nachweis einer mehrkernigen **chorialen Riesenzelle** in einem Hodentumor. HCG-Immunhistochemie

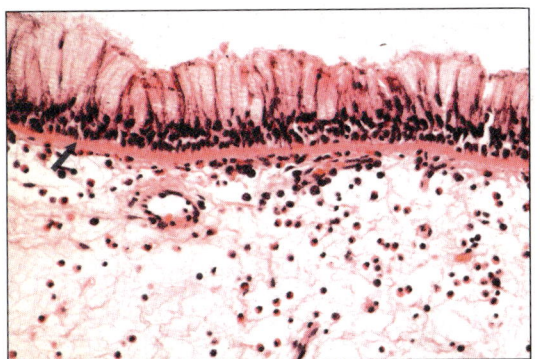

Abb. 7-17. **Becherzellhyperplasie (-metaplasie)** in der Nasenhöhlenschleimhaut bei allergischer Rhinitis. Vermehrung der Becherzellen, eosinrote, homogene Verdickung der Basalmembran (Pfeil). HE-Fbg.

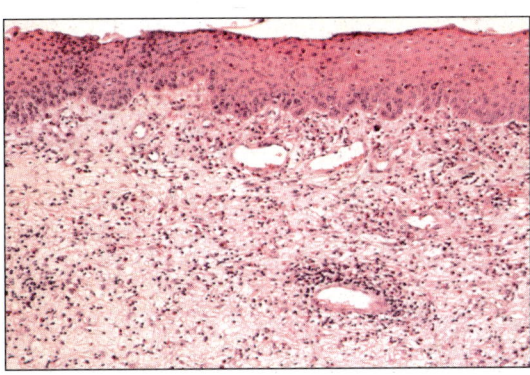

Abb. 7-18. Ersatz des respiratorischen Epithels durch ein mehrschichtiges **metaplastisches Plattenepithel** bei chronischer Rhinitis. Das darunter liegende Stroma ist faserreich und entzündlich-zellig infiltriert. HE-Fbg.

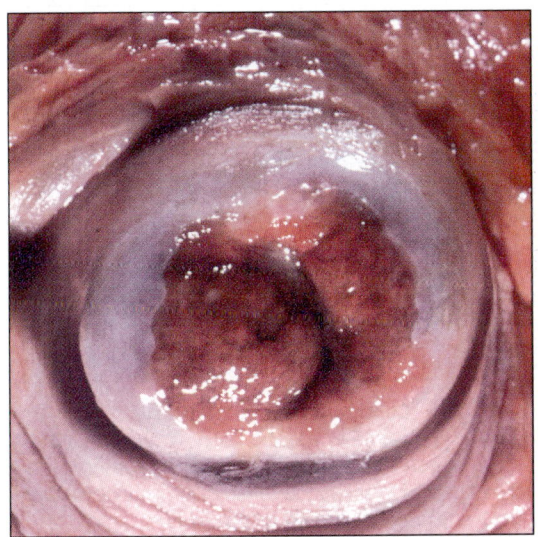

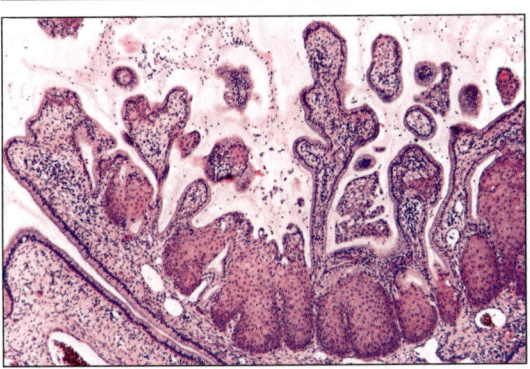

Abb. 7-19. Oben: **Pseudoerosion der Portio.** Rötung und Aufrauung der Portioschleimhaut in der Umgebung des Muttermundes. Unten: Eosinrote **Plattenepithelmetaplasien** durch Reservezellhyperplasie in der Zervixmukosa. HE-Fbg.

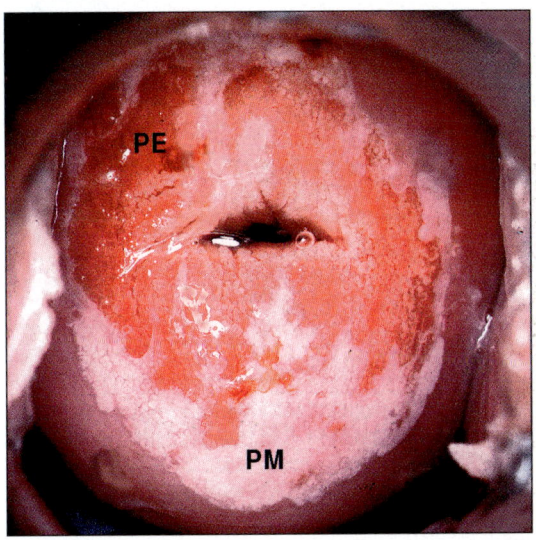

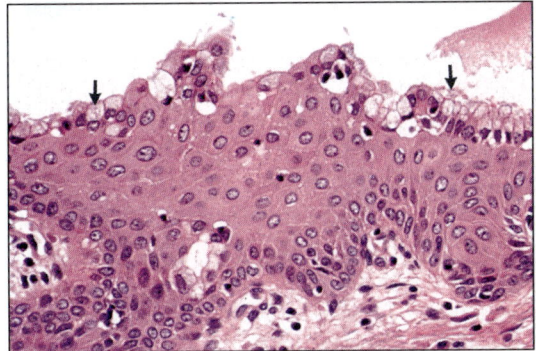

Abb. 7-20. Oben: Durch **Plattenepithelmetaplasien (PM)** teilüberhäutete (weiße Fläche) Pseudoerosion **(PE).** Unten: **Fortgeschrittene Plattenepithelmetaplasie** der Zervixmukosa. An der Oberfläche vereinzelte noch erhaltene Schleimzellen (Pfeile). HE-Fbg.

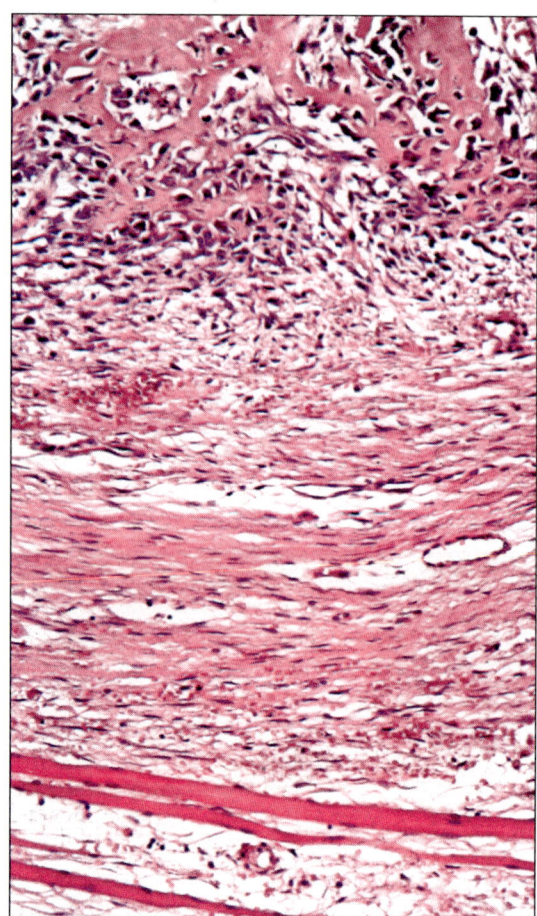

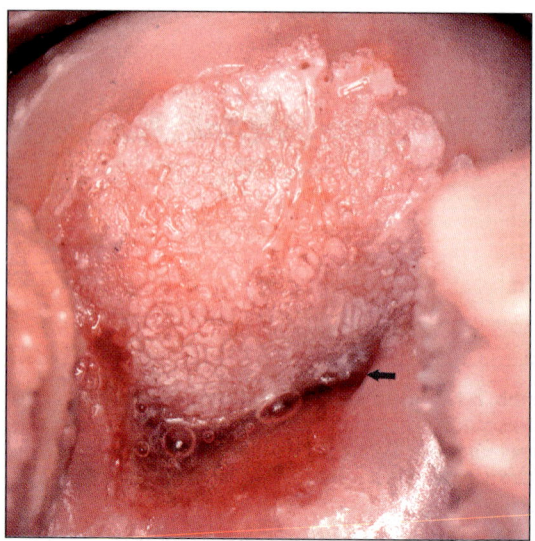

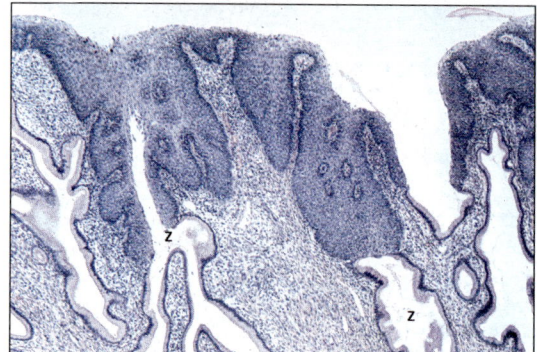

Abb. 7-21.   Metaplastische Verknöcherung bei Myositis ossificans. Unten im Bild quergestreifte Muskulatur. In der Mitte faserreiche Zone. Oben im Bild neu gebildetes eosinrotes Osteoid mit Osteoblasten. HE-Fbg.

Abb. 7-23.   Carcinoma in situ der Portio. Oben: Aufgeraute, grauweiße Portiooberfläche in der Umgebung des quergestellten Muttermundes (Pfeil). Unten: Mehrschichtiges, atypisches Plattenepithel, das Oberflächenepithel und Zervixdrüsen (**Z**) ersetzt. H-Fbg.

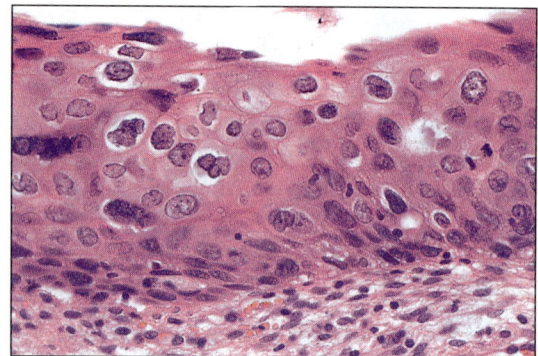

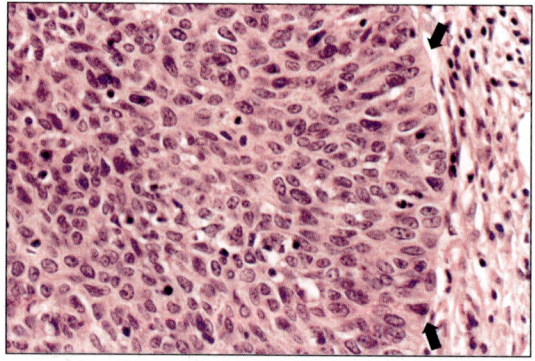

Abb. 7-22.   Schwere Portiodysplasie (CIN III). Aufgehobene Zellschichtung, zahlreiche Zell- und Kernatypien. HE-Fbg.

Abb. 7-24.   Carcinoma in situ der Portio. Atypisches Plattenepithel mit Mitosen. Keine Infiltration des Stromas. Stromagrenze (Pfeile). HE-Fbg.

K. W. Schmid
C. Thomas
R. Büttner

8

Tumoren

8.1 Begriffsbestimmungen

Die Begriffe **Tumor** und **Geschwulst** beschrieben ursprünglich lediglich ein Kardinalsymptom der Entzündung: eine abnorme Schwellung. Heute versteht man unter einem Tumor eine **Neoplasie** *(Neubildung)* aufgrund einer autonomen oder relativ autonomen abnormen Proliferation von Zellen, die auch nach Beseitigung des initialen Stimulus weiter besteht. Die beiden Begriffe (Neoplasie und Tumor im medizinischen Sinne) werden üblicherweise synonym angewendet.

Der Begriff **Krebs** ist mehr »populärwissenschaftlich« denn ein präziser medizinischer Terminus; er steht jedoch immer im Zusammenhang mit einer bösartigen (malignen) Neoplasie. Tumoren können prinzipiell durch neoplastische Transformation jeder teilungsfähigen, kernhaltigen Zelle des Körpers entstehen. Durch verschiedene genetische Alterationen (z. B. Mutationen) unterliegen Tumorzellen nicht mehr den Mechanismen der normalen Wachstumsregulation. In **malignen Tumoren** besitzen die neoplastischen Zellen zusätzlich die Fähigkeit zur Invasion und Metastasierung, womit ein potenziell lebensbedrohlicher Ausgang der Erkrankung assoziiert ist.

> **Neoplasie (echter Tumor):** Es handelt sich um eine abnorme, funktionell nutzlose Masse, die durch eine autonome, progressive und überschießende Proliferation körpereigener Zellen entsteht und auch nach Wegfall des initialen Stimulus – unbehandelt – fortbesteht.

Üblicherweise führt ein **Tumor** zu einer exzessiven, unkontrollierten und progressiven Zellproliferation, was ihn von einer Schwellung bei Entzündungen (durch Ödem, Blutstauung und Entzündungszellinfiltrate), Regeneration (kontrollierte, nicht autonome Gewebeneubildung) und Hyperplasie (kontrollierte und meist zeitlich und/oder räumlich begrenzte, nicht überschießende Zellproliferation) unterscheidet. Ferner entsteht der Tumor durch eine Proliferation körpereigener Zellen, im Gegensatz zu bestimmten entzündlichen Tumoren (Abszesse, parasitäre Zysten [z. B. *Echinococcus cysticus*], Pseudotumoren [Tuberkulom, Aspergillom]). Obwohl alle Tumoren einen gemeinsamen Krankheitsprozess darstellen, weist jede Tumorentität ihre eigenen Charararakteristika bezüglich Ursache, Morphologie und biologischem Verhalten auf. Eine **international standardisierte Nomenklatur** stellt daher auch die Voraussetzung für die genaue Identifizierung, Formulierung der Prognose und Erstellung eines für diesen Tumor adäquaten Therapieplans dar.

Der **Nomenklatur aller Tumoren** ist die Nachsilbe »-om« gemeinsam. Umgekehrt existieren jedoch einige Begriffe mit der Nachsilbe »-om«, die keinen Tumor benennen, wie z. B. »Granulom« (knötchenförmige Ansammlung von Makrophagen), »Atherom« (Lipidablagerungen in der Intima von Arterien) oder »Tuberkulom« (großer Tuberkuloseherd mit fibrösem Mantel meist in der Lunge).

Daneben gibt es in der Tumornomenklatur eine Reihe von **Ausnahmen**. Bei den neoplastischen Erkrankungen der Blutzellen wird anstelle von »-om« die Nachsilbe »-ämie« verwendet (z. B. Leukämie); der Begriff Anämie steht jedoch dem gegenüber für ein nicht neoplastisches Geschehen. Die Termini »Lymphom« und »Melanom« stehen für maligne Tumoren der lymphatischen Zellen bzw. der Melanozyten; um möglichen Missverständnissen vorzubeugen, sollte daher immer das Wort »malignes« vor den Begriffen Lymphom und Melanom verwendet werden (der Begriff »Lymphom« wird von Klinikern manchmal noch für jede, also auch nicht neoplastisch bedingte Vergrößerung von Lymphknoten verwendet!).

Die moderne Tumornomenklatur verzichtet weitgehend auf Eigennamen (nach wie vor gängige Ausnahmen sind die Hodgkin-Krankheit, das Ewing-Sarkom, der Wilms-Tumor und das Kaposi-Sarkom).

Die **Tumornamen** und die **Tumorsystematik** sind von der WHO definiert und sollten daher für pathologisch-anatomische Diagnosen bindend verwendet werden. Auch die **internationale Kodierung der Tumoren** (ICD-O) stützt sich auf die betreffenden WHO-Klassifikationen.

Im Tumor ist der Anteil sich teilender Zellen (= Wachstumsfraktion) größer als im Normalgewebe. Differenzierende Zellen können meist noch in den Zellzyklus zurückkehren und sich teilen, während terminal differenzierte Zellen nicht mehr die Möglichkeit zur Zellteilung besitzen; beide Wege der Zelle unterliegen externen Regulationsmechanismen. Eine überschießende Proliferation führt in der Regel zum Verlust der Differenzierung und zur so genannten genomischen Instabilität mit Chromosomenbrüchen, Chromosomenfehlverteilungen, abnormen Chromosomensätzen und Mutationen.

Neben der Differenzierung besitzen Zellen die Möglichkeit zur **Apoptose** (= programmierter Zelltod nicht mehr benötigter oder schädlicher Zellen). Im Normalgewebe besteht ein präzises Gleichgewicht von Differenzierung, Zellteilung und Apoptose. In Neoplasien ist dieses Gleichgewicht zugunsten der Proliferation und/oder durch Blockade des apoptotischen Zelluntergangs verschoben.

8.2 Tumorhäufigkeit

8.2.1 Allgemeine Häufigkeitsangaben

Ungefähr 25% aller Menschen entwickeln maligne Tumoren. Das Risiko zur Entstehung von Tumoren steigt mit dem Alter, obwohl bereits Neugeborene und Kinder betroffen sein können. Trotz aller therapeutischen Anstrengungen stirbt etwa ein Fünftel der Bevölkerung in den entwickelten Ländern an Krebs.

Die **häufigste Krebsform in Deutschland und Österreich** ist nach wie vor der Lungenkrebs (mit stark steigender Inzidenz bei Frauen), der dazu noch mit einer sehr schlechten Prognose verbunden ist. In anderen Ländern treten dagegen andere Krebsformen häufiger auf, woraus sich teilweise Rückschlüsse auf mögliche ätiologische Faktoren ziehen lassen (z.B. Ernährungsfaktoren, Viren).

Es ist davon auszugehen, dass in den meisten Krebsstatistiken die tatsächliche Inzidenz der betreffenden Tumoren als zu niedrig angeben wird. Nicht alle Tumoren werden klinisch evident und daher bis zum Tode des Patienten nicht entdeckt. Abhilfe kann hier nur die Durchführung regelmäßiger Autopsien schaffen, was aber – insbesondere in Deutschland – nicht der Fall ist. Insbesondere in Entwicklungsländern sind aufgrund des mangelhaften Gesundheitswesens Krebsstatistiken kaum aussagekräftig. Genaue Autopsiestatistiken haben beispielsweise gezeigt, dass okkulte Prostatakarzinome bei älteren Männern weitaus häufiger vorkommen, als klinisch anzunehmen war. Diese manchmal nur sehr kleinen Tumoren sind in der Regel jedoch von geringer klinischer Bedeutung.

Die Krebshäufigkeit hat in den letzten 40 Jahren deutlich zugenommen. Die Mortalität an malignen Tumoren ist von 1960 bis 1991 um über 30% gestiegen. Ein wesentlicher Faktor für diese Zunahme ist die **demographische Alterung der Bevölkerung** (1960 waren 11,5% der Deutschen über 65, 1991 bereits 15%). Mit steigendem Alter erhöht sich auch die Wahrscheinlichkeit, einen bösartigen Tumor »zu erleben«. Beispielsweise vervierfacht sich die Inzidenz des Dickdarmkarzinoms vom 60. bis zum 80. Lebensjahr. Neben der Änderung der Altersstruktur der Bevölkerung spielen aber insbesondere die Lebensgewohnheiten (Rauchen, Ernährung) eine wichtige Rolle bei der Zunahme von Krebs. Die Krebsform mit der deutlichsten Steigerung in den westlichen Industriestaaten ist das Adenokarzinom des distalen Ösophagus (so genanntes Barrett-Karzinom; insbesondere bei Patienten mit chronischem Reflux von Magensaft). Andererseits zeigen aber manche Krebsformen (Karzinom der Cervix uteri, Magenkarzinom) in Europa und Nordamerika eine deutliche Abnahme der Inzidenz. Insgesamt hat sich das Krebsrisiko der seit 1950 geborenen Menschen gegenüber den um 1900 geborenen zumindest verdoppelt.

8.2.2 Alter und Krebshäufigkeit

In verschiedenen Altersgruppen kommen unterschiedliche Krebsformen vor. Einige maligne Tumoren sich typisch für Kinder (Neuroblastom, Retinoblastom, Wilms-Tumor der Niere), während andere Krebsformen insbesondere bei jüngeren Erwachsenen (Weichteilsarkome, Hodenkrebs, einige Formen maligner Lymphome) oder erst im fortgeschrittenen Lebensalter auftreten (chronische lymphatische Leukämie, Plasmozytom, Prostatakarzinom). Genetisch bedingte maligne Tumoren (z.B. im Rahmen der multiplen endokrinen Neoplasie-

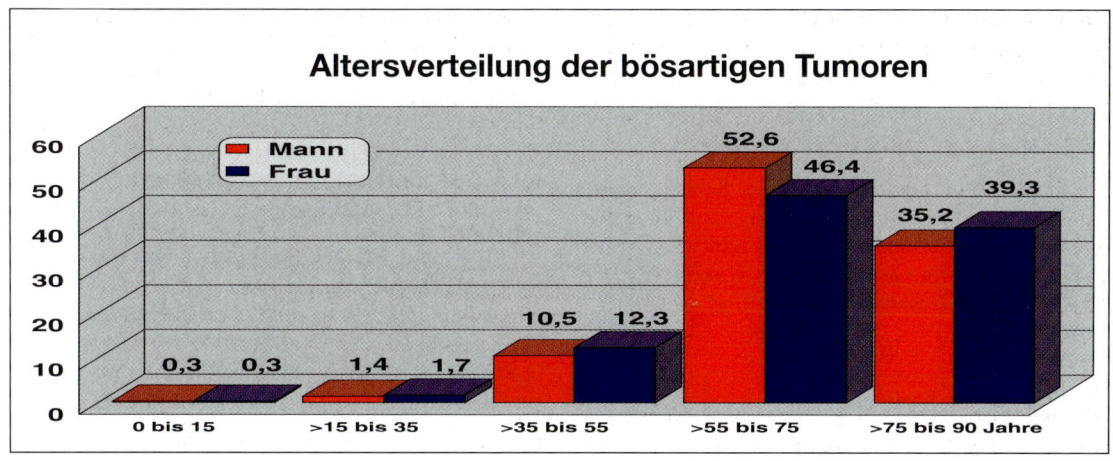

Tab. 8-1. Altersverteilung der bösartigen Tumoren

Maligne Tumoren beim Mann		Maligne Tumoren bei der Frau	
0 bis 15 Jahre		**0 bis 15 Jahre**	
Leukämien	38%	Leukämien	37%
ZNS	38%	ZNS	34%
Endokrine Organe	12%	Endokrine Organe	15%
Non-Hodgkin-Lymphome	7,5%	Weichteile	8%
Weichteile	4,5%	Knochen	6%
über 15 bis 35 Jahre		**über 15 bis 35 Jahre**	
Leukämien	32%	Mamma	33%
Non-Hodgkin-Lymphome	22%	Leukämien	24%
ZNS	20%	Uterus	20%
Haut (Melanome)	13%	ZNS	18%
Hodgkin-Lymphome	13%	Non-Hodgkin-Lymphome	9%
über 35 bis 55 Jahre		**über 35 bis 55 Jahre**	
Lunge	57%	Mamma	45%
Kolon – Rektum	16%	Lunge	27%
Non-Hodgkin-Lymphome	10%	Uterus	10%
ZNS	9%	Kolon – Rektum	10%
Pankreas	8%	Ovar	8%
über 55 bis 75 Jahre		**über 55 bis 75 Jahre**	
Lunge	60%	Lunge	40%
Kolon – Rektum	15%	Mamma	27%
Prostata	13%	Kolon – Rektum	16%
Pankreas	7%	Ovar	10%
Non-Hodgkin-Lymphome	5%	Pankreas	7%
über 75 Jahre		**über 75 Jahre**	
Lunge	40%	Kolon – Rektum	28%
Prostata	30%	Lunge	27%
Kolon – Rektum	18%	Mamma	25%
Pankreas	6%	Pankreas	12%
Harnblase	6%	Ovar	8%

Syndrome) manifestieren sich vielfach im Kindes-, Jugendlichen- oder frühen Erwachsenenalter (Tab. 8-1).

8.2.3 Geschlecht und Krebshäufigkeit

Ein weiterer wichtiger Parameter der Krebsinzidenz ist das Geschlecht (beim Mann sind Lungen- und Ösophaguskarzinome weitaus häufiger als bei der Frau; bei Frauen überwiegen Karzinome der Brustdrüse, der Geschlechtsorgane und der Gallenblase).

8.2.4 Beruf und Krebshäufigkeit

Die Berufsanamnese kann ganz entscheidende Hinweise zur Ätiologie einer Krebserkrankung liefern. Beispielsweise entstehen mit einer Latenzzeit von 20 bis 30 Jahren nach jahrelanger Asbestexposition maligne Mesotheliome, nach Inhalation radonhaltiger Stäube Bronchialkarzinome und nach Inhalation von Buchen- und Eichenholzstäuben Adenokarzinome in Nase und Nasennebenhöhlen (vgl. Tab. 8-2).

8.2.5 Familiäre Häufung

Wichtige Hinweise einer erblichen Krebsprädisposition liefert die Familienanamnese. So erkrankt z. B. rein statistisch jeder 20. Westeuropäer an einem Kolonkarzinom. Dieses Risiko steigt mindestens um das 2- bis 4fache, wenn ein erstgradig Blutsverwandter bereits an einem Kolonkarzinom erkrankt ist, und um das 4- bis 10fache bei zwei betroffenen erstgradig Verwandten. In solchen Familien mit stark erhöhtem Krebsrisiko finden sich vielfach erbliche Mutationen von Tumorsuppressorgenen, die autosomal dominant – aber mit reduzierter Penetranz (= nicht jeder Merkmalsträger ist von der Krebserkrankung betroffen) – vererbt werden. Dabei ist zu beachten, daß solche Mutationen in Genen mit zentraler Bedeutung für die Kontrolle von Zellwachstum und -differenzierung oft eine Prädisposition für unterschiedliche Krebsformen in verschiedenen Organen verursachen (= erbliche Krebsprädispositionssyndrome). Ein besonders gutes Beispiel hierfür ist das Syndrom des erblichen kolorektalen Karzinoms ohne Polyposis (HNPCC = Hereditary Non-polyposis Colorectal Cancer), welches nach seinem Entdecker auch als **Lynch-Syndrom** bezeichnet wird. Dieses Krebsprädispositionssyndrom beruht auf einer erblichen Mutation des DNA-Mismatch-Reparatursystems und führt zu einer Häufung von Karzinomen im Gastrointestinaltrakt, im Urogenitaltrakt, im Eierstock und im Cavum uteri. Eine Übersicht über die wichtigsten Tumorsuppressorgene, die von erblichen Mutationen betroffen sein können, und die damit assoziierten Tumoren findet sich in Tabelle 8-3.

8.2.6 Geographische Unterschiede der Krebshäufigkeit

Als Beispiele von geographischen Häufigkeitsunterschieden sind das 200-mal häufigere Vorkommen von Hautkrebs in Australien als in Indien oder das 25-mal häufigere Vorkommen von Magenkrebs in Japan, verglichen mit Uganda. Weitere Beispiele sind das nasopharyngeale Karzinom in China sowie das Burkitt-Lymphom in Zentralafrika. Ein Teil dieser Neubildung ist genetisch bedingt (Rasse), meist liegen aber besonders hohe Umweltbelastungen (exogene Noxen) vor.

8.3 Pathogenese der Tumoren
(Kanzerogenese)

Unter normalen Bedingungen entsteht aus einer Stammzelle eine weitere Stammzelle sowie eine Zelle, die sich differenziert und nicht mehr unbegrenzt teilungsfähig ist. Ein Krebs kann nur aus einer Stammzelle hervorgehen bzw. die Differenzierung darf die Fähigkeit zur Zellteilung nicht ausschließen. Letzteres trifft für die Leukämien zu: Erst nach einer bestimmten Zahl von Mitosen differenzieren sich die Zellen endgültig und sind nicht mehr mitosefähig. Die meisten bösartigen Tumoren können auf einen einzigen Primärtumor zurückverfolgt werden, der – als Klon – aus einer transformierten Zelle hervorgegangen ist. Diese Klonalität lässt sich bei einigen Krebsarten durch bestimmte morphologische oder funktionelle Zellbesonderheiten nachweisen: das Philadelphia-Chromosom (Ph1: Translokation zwischen den langen Armen der Chromosomen 9 und 22) bei der chronischen myeloischen Leukämie oder die selektive Sekretion von bestimmten Immunglobulinen beim Plasmozytom. Allerdings können im weiteren Krankheitsverlauf weitere Mutationen in den Tumorzellen zu erheblichen morphologischen oder funktionellen Abweichungen führen (z. B. Melanomzellen mit und ohne Melaninbildung).

In einem Organ oder System können gleichzeitig (*synchron*) oder hintereinander (*metachron*) **mehrere Primärtumoren** entstehen, sodass man von einer multizentrischen Krebsentstehung ausgehen

Tab. 8-2. Maligne Tumoren als Berufserkrankung

Maligne Tumoren als Berufserkrankung

1. Durch chemische Noxen verursachte Karzinome

Metalle und Metalloide

Erkrankungen durch Chrom und seine Verbindungen. Krebs der oberen Luftwege und der Lunge. Gefährdung: Galvanotechnik, Holzimprägnation, Fotoindustrie, Lacke.

Kadmium und seine Verbindungen. Im Tierversuch krebserzeugend. Gefährdung: Kadmiumlegierungen, Nickel-Kadmium-Akkumulatoren, kadmiumhaltige Farbstoffe.

Nickel und seine Verbindungen: Tumoren der oberen Luftwege und Lunge. Gefährdung: Akkumulatorenindustrie, Lichtbogenschweißen, Verwendung von nickelhaltigen Katalysatoren, Schleifen von nickelhaltigen Stoffen.

Arsen und seine Verbindungen: Haut- und Lungenkarzinome, Hämangioendotheliome der Leber. Gefährdung: Schädlingsbekämpfung (Winzerkrebs), arsenhaltige Beizmittel, Farben.

Beryllium und seine Verbindungen: wahrscheinlich kanzerogen für den Menschen. Gefährdung: Verarbeitung von berylliumhaltigem Spezialporzellan, Glühkörpern und Leuchtröhren.

Lösungsmittel, Schädlingsbekämpfungsmittel (Pestizide), kanzerogene Kohlenwasserstoffe

Aromatische Amine (β-Naphthylamin, Benzidin, 4-Aminodiphenyl): Krebs der Harnwege (»Anilinkrebs«). Gefährdung: chemische Industrie (Farbstoffindustrie).

Nitrosoverbindungen. Leberkrebs (Lungen-, Magenkarzinom). Gefährdung: Dimethylnitrosamin als Lösungsmittel in der Kunststoffindustrie.

Benzol: Leukämie, Non-Hodgkin-Lymphome. Gefährdung: Benzol als Reinigungs- und Lösungsmittel beim Lackieren, Gummiindustrie, in der Herstellung von Kunststoffen und Putzmitteln.

Nitro- und Aminoverbindungen des Benzols. Gefährdung: Farbstoff-, Sprengindustrie. Fertigung von Fotoprodukten sowie in der Seifen- und Schuhcremefabrikation.

Ruß, Teer, Pech, Rohparaffin: Hautkrebs (Skrotalkrebs der Schornsteinfeger). Gefährdung: Straßenbau, Holzimprägnierung, Herstellung von Farben, Lacken, Dachpappe und Steinkohlenbriketts.

Halogenierte Alkyl-, Aryl- oder Alkylaryloxide. Gefährdung: Desinfektionsmittel (Chlorphenole), Kunststoffindustrie (Epoxidharze).

2. Durch physikalische Einwirkung erzeugte Krebse

Erkrankungen durch ionisierende Strahlen: Verschiedene Organe entsprechend der Strahleneinwirkung: Haut, Knochen, Schilddrüse u. a. Maligne Systemerkrankungen: Leukämien. Historisch: Schneeberger Lungenkrebs (durch Einatmung von Radon in den Minen); Hautkrebs der Röntgenologen. Gefährdung: Röntgenstrahlen, Uranbergbau, kerntechnische Anlagen.

3. Krebs durch anorganische Stäube

Inhalation von Asbest: Pleuramesotheliom, Lungenkarzinom. Gefährdung: Herstellung und Verarbeitung von asbesthaltigen Textilien, Reibebeläge, Dichtungen, Wärmeisolierung.

4. Krebs durch organische Stäube

Stäube von Eichen- oder Buchenholz: Karzinome der Nasen- und Nasennebenhöhlen. Gefährdung: Möbelschreiner, Waldarbeiter, Parkettleger.

kann. Dieser Mechanismus ist typisch für die Kolonkarzinome bei Adenomatosis coli und für die multiplen Primärtumoren im Bereich der Schleimhaut der abführenden Harnwege. Auch in 30% der Mammakarzinome lassen sich multizentrisch entstandene Karzinomherde finden.

Die Kanzerogenese ist primär durch eine Änderung in der DNA-Sequenz gekennzeichnet, die durch Mutationen an Protoonkogenen bzw. Tumorsuppressorgenen hervorgerufen wird. Dabei werden Onkogene aktiviert und/oder Tumorsuppressorgene inaktiviert. In der Regel wird die Krebsentstehung *genetisch* bedingt sein, wobei auch *epigenetische Schäden* die funktionelle Zellstabilität (Zellproliferation und Zelldifferenzierung) stören können.

Im menschlichen Körper finden im Lauf eines Lebens ungefähr 10^{16} Zellteilungen statt. Spontanmutationen erfolgen mit einer Häufigkeit von 10^{-6} je Gen und Zellteilung infolge der grundsätzlichen Grenzen der Genauigkeit der DNA-Replikation und DNA-Reparatur. Gene mutieren im Lauf des Lebens, insgesamt bis durchschnittlich 10^{10} mal. Das gilt auch für die Gene, welche für die Regulation der Zellteilung von Bedeutung sind, also für Protoonkogene und für Tumorsuppressorgene. Der Mensch kann nur überleben, weil es einen mehrfachen Schutz vor Zellklonen gibt, die aufgrund eines Selektionsvorteils schneller wachsen als normale Zellen. Statistisch lässt sich abschätzen, dass drei bis sieben Mutationen, die jeweils einzeln sehr unwahrscheinlich sind, unabhängig voneinander auftreten müssen, um eine Zelle zur Krebszelle zu transformieren.

Die Krebsentstehung hängt nicht nur von der Mutationsrate ab, sondern auch von Faktoren, die das Überleben, die Vermehrung und die Ausbreitung der mutierten Zellen begünstigen. Um aus einem Klon ständig Nachkommen hervorzubringen, müssen entweder bei einer transformierten Stammzelle mehr als 50% der Tochterzellen wiederum zu Stammzellen werden, oder aber der Differenzierungsprozess muss so verlaufen, dass die Tochterzellen die Fähigkeit zur Zellteilung behalten. Auf diese Eigenschaften ist wahrscheinlich die Entwicklung von Dysplasien – über das Carcinoma in situ – bis zum Karzinom zurückzuführen.

8.3.1 Familiäre Disposition

Mutationen werden meist durch exogene Einwirkungen hervorgerufen. Die Entstehung eines Karzi-

noms kann aber auch genetisch bedingt und somit Ausdruck einer familiären Disposition sein. Eine familiäre Häufung (großenteils autosomal dominante Vererbung) ist bisher für über 50 verschiedene bösartige Tumoren nachgewiesen. Zu den Erbkrankheiten, die mit einem erhöhten Krebsrisiko einhergehen, gehören

– die Fanconi-Anämie, bei der Chromosomenbrüche in den Leukozyten vorkommen. Die Patienten erkranken im frühen Alter an Leukämien.
– das Bloom-Syndrom, das Gardner-Syndrom, die Ataxia teleangiectatica, die Neurofibromatose Recklinghausen und das Basalzellnävussyndrom.

Über mehrere Generationen sind so genannte Krebsfamilien verfolgt worden, bei denen Mitglieder vermehrt oder besonders früh an bestimmten Krebsarten (Mamma-, Magen- und Dickdarmkarzinome) erkrankt bzw. gestorben waren.

● Die **familiäre Adenomatosis coli** ist eine obligate Präkanzerose. Bei diesem autosomal dominanten Leiden konnte ein mutiertes Gen (Familial Adenomatous Polyposis-Gen) identifiziert werden: es liegt auf dem langen Arm des Chromosoms 5 (5q21) und wirkt normalerweise als Tumorsuppressorgen. Sobald auch sein Pendant auf dem zweiten Chromosom 5 durch eine Zufallsmutation verändert wird, kommt es zu einer Stammzellproliferation mit einer fortschreitenden Vergrößerung des mutationsfähigen Zellpools. Für die Entstehung des Dickdarmkarzinoms sind noch weitere Mutationen in diesen Zellen erforderlich.

● **Hautkrebs.** Mutationen treten gehäuft auf, wenn in der Zelle Replikation, Rekombination oder Reparatur von DNA defekt sind. Eine derartige Störung besteht beim autosomal rezessiv vererbten Xeroderma pigmentosum, und zwar als enzymatischer Defekt des DNA-Reparaturmechanismus. Dadurch werden die bei der Replikation und Rekombination zufällig entstandenen Sequenzänderungen sowie exogen ausgelöste Mutationen an die Tochterzellen weitervererbt und kumulieren, bis die Zelle schließlich krebsig entartet. Da derartige Mutationen verstärkt durch kurzwelliges UV-Licht ausgelöst werden, treten schon im Kindesalter in den belichteten Hautarealen bösartige Neubildungen, insbesondere Plattenepithelkarzinome und Basaliome, auf. Ein erhöhtes Melanomrisiko liegt auch vor, wenn ein Melaninschutz fehlt oder herabgesetzt ist. So kommen Melanome bei Farbigen – im Gegensatz zu

Tab. 8-3. Tumorsuppressorgene. Übersicht ausgewählter Tumorsuppressorgene, ihre chromosomale Lokalisation und Angaben zu ihrer vermuteten Funktion und Assoziation mit humanen Tumoren oder Syndromen. Ca: Karzinom

Gen	Genort	Funktion	Tumortyp	Assoziiertes Syndrom
p53	17p13.1	Transkriptionsfaktor (Zellzyklusarrest, DNA-Reparatur, Apoptose)	Rhabdomyosarkom, Mamma-Ca. Osteosarkom, Hirntumoren, viele solide Tumoren	Li-Fraumeni-Syndrom
BRCA1	17q21	Transkriptions-gekoppelte DNA-Reparatur	Mamma-Ca. Ovarial-Ca.	Erbliches Brustkrebs-Syndrom (HBC) Erbliches Brust- und Ovarialkrebs-Syndrom (HBOC)
BRCA2	13q13	unbekannt	Mamma-Ca. Ovarial-Ca.	Erbliches Brustkrebs-Syndrom (HBC)
RB	13q14	Negativer Zellzyklus-regulator	Retinoblastom Osteosarkom Bronchial-Ca.	Erbliches Retinoblastom
WT1	11p13	Transkriptionsfaktor	Wilms-Tumor Nephroblastom	
NF1	17q11	GTPase-aktivierendes Protein (GAP)	Neurofibrosarkom Schwannom, Gliom	Neurofibromatose Typ 1
NF2	22q12	Integration von Zytoskelett und Zellmembran	Schwannom Meningeom	Neurofibromatose Typ 2
VIIL	3p25	Zellzyklus-Stopp	Hämangioblastom Phäochromozytom Nierenzellkarzinom	Hippel-Lindau-Syndrom
DCC	18q21	Zelladhäsion	Kolorektales Ca.	
APC/FAP	5q21	β-Catenin-Bindung	Kolorektales Ca.	Familiäre Polyposis Coli und attenuierte Polyposis Coli
MSH2	2p22-p21	DNA-Reparatur	Kolorektales Ca.	Erbliches kolorektales Karzinom ohne Polyposis (HNPCC)
MLH1	3p21-23	DNA-Reparatur	Kolorektales Ca.	HNPCC
PMS1	2q31-33	DNA-Reparatur	Kolorektales Ca.	HNPCC
PMS2	7p22	DNA-Reparatur	Kolorektales Ca.	HNPCC
CDKN2A	9p21	Inhibitor der Zyklin-abhängigen Kinase-4 (CdK4)	Melanom Glioblastom Mesotheliom	erbliches Melanom
CDKN2B	9p21	CdK4-Inhibitor	Melanom	

Menschen kaukasischer Rasse – besonders selten vor. Eine hohe Melanominzidenz weisen auch rothaarige Iren auf, die im Kindesalter nach Australien ausgewandert sind und in sonnenreichen Regionen leben.

● **Familiäres Mammakarzinom.** Im Gegensatz zu Ostasien (insbesondere Japan) kommt in den westlichen Ländern das Mammakarzinom bei der Frau besonders häufig vor. Sind direkte Verwandte (Großmutter, Mutter, Schwester oder Tante) an einem Mammakarzinom erkrankt, dann erhöht sich das Mammakrebsrisiko um den Faktor 2,5. Außerdem tritt der Tumor bei diesen Patienten signifikant früher auf.

● **Retinoblastom.** Das Retinoblastom entwickelt sich bis zum 4. Lebensjahr in der Retina aus neuralen Vorläuferzellen. Es kommt in einer erblichen (40% der Fälle) und in einer nichterblichen oder sporadischen Form (60%) vor. Im Karyotyp des Retinoblastoms fehlt auf beiden Chromosomen 13q24 das Rb1(Retinoblastom)-Tumorsuppressorgen, oder es ist durch ein inaktives Allel ersetzt. Bei der *erblichen Form* werden die Kinder mit einer defekten und einer intakten Kopie des Rb1-Gens geboren. Das Retinoblastom entwickelt sich, wenn es durch Spontanmutation zu einem Ausfall der intakten Kopie kommt. Diese Kinder entwickeln ein- oder beidseitige, multizentrische (im Durchschnitt drei) primäre Retinoblastome. Bei der *sporadischen Form* liegt ein Ausfall beider Kopien durch somatische Mutationen vor.

● Auch bei **Versuchstieren** kommen unter bestimmten Bedingungen einige Geschwulstarten besonderes häufig vor.

– *Melanom beim Fisch:* Durch Kreuzung von tropischen Fischen mit *(Platy)* und ohne Pigmentzellen *(Schwertträger)* lassen sich Platy-Schwertträger-Hybride züchten, die zwar Pigmentzellen besitzen, aber nicht die Gene, die die Pigmentzellproliferation kontrollieren. Diese Tiere entwickeln maligne Melanome.
– Es gibt männliche und weibliche Taufliegen *(Drosophila melanogaster)* mit einem mutierten Protoonkogen in den Sehzellen im Gehirn. Bei einer Paarung dieser Fliegen entwickeln die Nachkommen im Larvenstadium einen Hirntumor.
– Bei bestimmten *Mäuseinzuchtstämmen* kommt das spontane Mammakarzinom besonders häufig vor. Die mammakrebserzeugende Noxe wird – als Bittner-Virus – über das befruchtete und infizierte Ei auf die Nachkommen übertragen.

8.3.2 Kausale Krebspathogenese
(Wichtige Kanzerogene)

Als **Kanzerogene** bezeichnet man Noxen mit krebserzeugenden Eigenschaften. Häufig wird auch der Begriff **Karzinogen** verwendet, der aber nur für die Erzeugung von Karzinomen zutrifft. Zu den bekannten **Ursachen verschiedener Krebsformen** zählen chemische Kanzerogene, physikalische Noxen (z. B. Strahlen) und bestimmte Viren. Man schätzt, dass bis zu 90% der menschlichen Krebse durch Umweltfaktoren hervorgerufen werden, d. h. exogenen Ursprungs sind. In ca. 60% der Fälle werden die Kanzerogene mit der Nahrung und in 30% mit dem Tabakrauch aufgenommen; weitere 7% gehen auf eine berufliche Belastung zurück und nur 3% sind Folge einer Bestrahlung.

Beobachtungen über exogen induzierte Krebse beim Menschen sind schon seit Jahrhunderten bekannt. 1775 beschrieb der englische Arzt P. Pott den Schornsteinfegerkrebs (Krebs in der Skrotalhaut) und führte ihn auf die lokale Anreicherung von Ruß zurück. 140 Jahre später wurde diese Vermutung durch das Experiment bestätigt: Den Japanern Yamagiwa und Ichikawa gelang es erstmalig, einen bösartigen Tumor im Tierversuch zu erzeugen. Sie bepinselten die Innenseite des Kaninchenohrs mit Teer und erzeugten auf diese Weise Papillome. 1895 stellte der Frankfurter Chirurg Reen fest, dass Arbeiter der Anilin-Industrie bevorzugt an Blasenkrebs erkrankten. Ferner ist seit langem bekannt, dass Menschen, die der Sonne besonders stark ausgesetzt sind, häufiger maligne Tumoren in einer vorgeschädigten Haut (»Landmanns-« oder »Seemannshaut«) entwickeln.

8.3.2.1 Chemische Kanzerogene

Chemische Kanzerogene sind Substanzen, bei deren Applikation sich mit hoher Wahrscheinlichkeit ein maligner Tumor entwickelt. Erst in den letzten vier Jahrzehnten hat man die Bedeutung der chemischen Noxen erkannt und sie systematisch epidemiologisch und im Tierversuch untersucht. Heute sind über 1500 verschiedene chemische Verbindungen bekannt, die krebserzeugend wirken. Sie entstehen durch industrielle und andere Umweltbelastungen (Kraftfahrzeuge) oder kommen als Naturstoffe vor. In chemisch reiner Form werden sie zu Forschungszwecken im Laboratorium hergestellt. Die wichtigste chemische Krebsnoxe für den Menschen ist sicher der inhalierte Tabakrauch.

Die **Aussagekraft von Krebsversuchen an Tieren** ist nicht unumstritten. Es muß aber festgestellt werden, dass die für den Menschen krebserzeugenden Noxen – mit wenigen Ausnahmen – auch im Tierversuch Neubildungen hervorrufen. Bei der Programmierung eines Versuchs ist zu berücksichtigen, dass die Tiere – gegenüber den verschiedenen Krebsnoxen – unterschiedlich reagieren. So ist bekannt, dass Meerschweinchen wesentlich krebsrefraktärer sind als Mäuse und Ratten. Die Fähigkeit, ein bestimmtes Präkanzerogen in die eigentliche Wirkform umzuwandeln, spielt wahrscheinlich eine wesentliche Rolle.

Tierexperimentelle Krebsuntersuchungen sind sehr teuer und zeitaufwendig. Als Vor-Screening (und z. T. auch als Ersatz des Tierversuchs) wurden verschiedene Tests eingeführt. Am verbreitetsten ist der **Ames-Test**, der sich auf die Erkenntnis stützt, dass Krebsnoxen auch mutagene Eigenschaften – und umgekehrt – aufweisen. Dementsprechend wird vorausgesetzt, dass alle mutagenen Noxen kanzerogen wirken. Beim Ames-Test werden besondere Stämme des Bakteriums *Salmonella typhimurium* verwendet, die die Aminosäure Histidin nicht synthetisieren und somit sich nur in histidinhaltigen Kulturen vermehren können. Durch Rückmutation (z. B. induziert durch eine getestete Substanz mit mutagener Wirkung) können aus den Histidin-minus-Mutanten wieder histidinproduzierende Revertanten entstehen, die auch in histidinfreien Kulturen wachsen. Um auch Prokanzerogene mit diesem Test zu erfassen, die erst durch Metabolisierung kanzerogene Eigenschaften entwickeln, wird ein Homogenat aus Ratten- oder Mäuseleber (mit Cytochrom P-450) zugegeben.

Wirkungsmechanismus. Man unterscheidet:
– **Direkt wirkende Kanzerogene** zeigen unmittelbar alkylierende oder acylierende Eigenschaften und stellen somit die eigentliche Wirkform dar. Sie werden in der Krebstherapie verwendet, z. B. Cyclophosphamid, Chlorambucil oder Cisplatin, da sie zytostatische Eigenschaften besitzen. Sie reagieren mit der DNA und zerstören Tumorzellen, schädigen aber auch das Genom nichtneoplastischer Zellen. Nach Zytostatikabehandlung sind vermehrt maligne Lymphome und Leukämien – als iatrogener Zweittumor – beobachtet worden. Eine starke direkte kanzerogene Wirkung zeigen die instabilen Formen der N-Nitrosoverbindungen (z. B. N-Nitrosomethyl-Harnstoff und N-Nitrosomethyl-Urethan).
– **Indirekt wirkende Kanzerogene** entfalten alkylierende oder acylierende Eigenschaften erst

nach metabolischer Umgestaltung; sie werden daher auch als **Prokanzerogene** (Transportform des eigentlichen Kanzerogens) bezeichnet. Sowohl direkt als auch indirekt wirkende Kanzerogene werden zu einem unmittelbar auf die DNA wirkenden Stoff (ultimales Kanzerogen) umgebaut.

● Aus der Gruppe der **aromatischen Kohlenwasserstoffe** sind das 20-Methylcholanthren (20-MC), 3,4-Benzpyren (3,4-BP) und das 1,2-Dimethyl-9,10-benzanthrazen (DMBA) zu nennen. Im Tierversuch wirken sie vorwiegend lokal, d. h. am Ort der Applikation. Die eigentlichen Kanzerogene vieler polyzyklischer Kohlenwasserstoffe sind Dihydrodiol-Epoxide, hochaktive elektrophile Metaboliten, die mit den nukleophilen Stellen der DNA reagieren. Beim Benzol ist die aktive Verbindung das Sauerstoffradikal p-Benzochinon, das neben anderen Substanzen beim Abbau des Benzols entsteht. Wie weit auch andere aromatische Kohlenwasserstoffe (z. B. Toluol, Xylol) kanzerogen wirken, ist noch offen (Tab. 8-4).

Parenteral appliziert wirken kanzerogene Kohlenwasserstoffe am Ort der Applikation (Sarkome nach subkutaner Injektion, Papillome und Karzinome nach epikutaner Verabreichung). Nach *oraler Gabe* entstehen auf resorptivem Wege Mammatumoren.

Kanzerogene Kohlenwasserstoffe finden sich als Verunreinigung in Boden, Luft und Wasser. Sie lassen sich auch in geräuchertem und gegrilltem Fleisch nachweisen; insbesondere kommen sie aber im Tabakrauch vor. Sie sind mitverantwortlich für die hohe Lungenkrebsinzidenz bei Rauchern. Die endogene Bildung eines kanzerogenen Kohlenwasserstoffs (z. B. durch Umwandlung von Gallensäuren) ist bis jetzt nicht nachgewiesen worden.

● **Aromatische Amine.** Anfang der 30er Jahre entdeckten die Japaner Sasacki und Yoshida die kanzerogene Wirkung des o-Aminoazotoluols, ein Baustein des Scharlachrot-Moleküls. Diese Beobachtung führte zum Auffinden einer neuen Stoffklasse mit onkogenen Eigenschaften. 1920 wurde in den USA ein Insektizid patentiert mit 2-Acetylaminofluoren als wichtigem Bestandteil. Spätere experimentelle Untersuchungen zeigten, dass es sich dabei um eines der stärksten Kanzerogene handelt, die wir bis heute kennen. 1936 wurde die leberkrebserzeugende Wirkung von Dimethylaminoazobenzol (DAB) festgestellt. Diese Verbindung wurde damals – bekannt unter dem Trivialnamen *Buttergelb*

– der Butter zugeführt, um ihr einen appetitanregenden gelben Farbton zu verleihen.

Krebserzeugend sind sowohl kondensierte als auch nichtkondensierte aromatische Amine. Ihr Grundbaustein ist der Benzolring. Bei den **kondensierten aromatischen Aminen** nimmt mit zunehmender Größe des Moleküls (durch Anellierung mehrerer Benzolringe) die kanzerogene Wirkung zu. So sind Substanzen mit nur einem Ring (Anilin) sehr schwach, mit zwei und mehreren Ringen (β-Naphthylamin und β-Anthramin) stärker kanzerogen.

Bei den **nichtkondensierten aromatischen Aminen** können 2 Benzolringe durch eine Azobrücke (–N=N–), z. B. beim Buttergelb, gebunden werden. Wird die Azobrücke durch eine Äthylenbrücke (–CH=CH–) ersetzt, dann bleibt die kanzerogene Wirkung erhalten; es werden aber keine Lebertumoren, sondern Mamma- und Darmgeschwülste hervorgerufen. Das jetzt vorliegende Dimethylaminostilben weist auch endokrine Eigenschaften auf. Durch Fortfall der Äthylenbrücke entsteht das Dimethylaminodiphenyl, das bei Ratten Gehörgangstumoren erzeugt.

Aromatische Amine sind **Transportformen,** die als solche keine krebserzeugende Wirkung ausüben. Erst ihre Stoffwechselprodukte (P-450-Oxygenase-System) können als **Wirkform** diese Eigenschaft entfalten. Das β-Naphthylamin, das für den Blasenkrebs bei den Anilin-Arbeitern (»Anilinkrebs«) verantwortlich war, wird in der Leber zu einem N-OH-Derivat hydroxyliert, das hochgradig elektrophil wirkt, jedoch durch unmittelbare Kopplung an Glukuronsäure inaktiviert wird. Nach der Ausscheidung über die Niere wird das Konjugat durch die Urin-Glukuronidase (sie kommt nur beim Menschen und einigen wenigen anderen Spezies vor) gespalten und so das wirksame Kanzerogen wieder freigesetzt.

Zur Entstehung von Kolonkarzinomen tragen wahrscheinlich *heterozyklische Amine* bei, die bei der Pyrolyse von Aminosäuren (Tryptophan, Glutaminsäure) z. B. auf der Oberfläche von scharf gebranntem Fleisch entstehen.

● **Nitrosoverbindungen.** Die eigentlichen Kanzerogene sind die hochgradig elektrophil wirkenden Alkyl-diazonium-Ionen, die unter Einwirkung des mikrosomalen P-450-Systems entstehen. Nitrosamine spielen eine besondere Rolle, da sie im Gastrointestinaltrakt (Bindung von Nitrit mit körpereigenen Aminen) gebildet werden. Nitrosoverbindungen entstehen auch im Tabakrauch und stehen in kausalpathogenetischem Zusammenhang mit der hohen Krebsinzidenz in allen Organen der Raucher. Unter den kanzerogenen Nitrosoverbindungen unterscheidet man

– **Nitrosamine**. Dabei handelt es sich um stabile Verbindungen, die nur unter enzymatischer Einwirkung zu unmittelbaren Kanzerogenen gespalten werden. So führt die Applikation von Diäthylnitrosamin – unabhängig von der Applikationsart – zur Kanzerisierung der Leber. Nur bei hoher Dosierung sind andere Organe (Niere) betroffen.
– **Nitrosamide** sind instabile Verbindungen, die beim Kontakt mit Gewebe spontan gespalten werden. Sie wirken am Ort der Applikation bzw. Spaltung. Zu den wichtigsten Nitrosamiden zählen Nitrosomethylharnstoff (erzeugt nach intravenöser Applikation selektiv Tumoren im ZNS) und Nitrosomethylurethan (nach oraler Applikation entstehen Vormagentumoren, nach intravenöser Injektion Lungentumoren).

● **Mustards und Äthylenimine.** Gemeinsam ist diesen Substanzen eine alkylierende Wirkung. Unter den **Mustards** sind besonders die Schwefel- und Stickstoffverbindungen hervorzuheben, die den ionisierenden Strahlen vergleichbar sind und dementsprechend als radiomimetische Stoffe bezeichnet werden: Im Tierversuch erzeugen sie Tumoren, bei Taufliegen wirken sie mutagen und auf Impftumoren wachstumshemmend. Ähnliche Eigenschaften zeigen auch die **Äthylenimine,** die als »Ruhekern-Gifte« gelten. Zu ihnen gehören Triethylenimin (TEM) und Triethyleniminphosphoramid (TEPA), die – wie auch andere Chemotherapeutika – im Tierversuch maligne Systemerkrankungen induzieren.

● **Harnstoffabkömmlinge.** Aus dieser Stoffklasse ist das Urethan zu erwähnen, das seit längerer Zeit als Narkotikum und als Lösungsmittel bekannt ist. Bei Mäusen erzeugt es Hämangioendotheliome der Leber und Adenome der Lunge. Auch Thioharnstoff und Thioazetamid sind hier zu nennen, die bei Tieren Schilddrüsentumoren bzw. Leberzirrhose und Hepatome hervorrufen.

● Zu den **halogenierten aliphatischen Verbindungen** zählen Chloroform ($CHCl_3$) und Tetrachlorkohlenstoff (CCl_4), die bei Nagern eine überwiegend lebertoxische, zirrhogene und leberkrebserzeugende Wirkung zeigen.

Tab. 8-4. Chemische kanzerogene Noxen

Kanzerogene Kohlenwasserstoffe

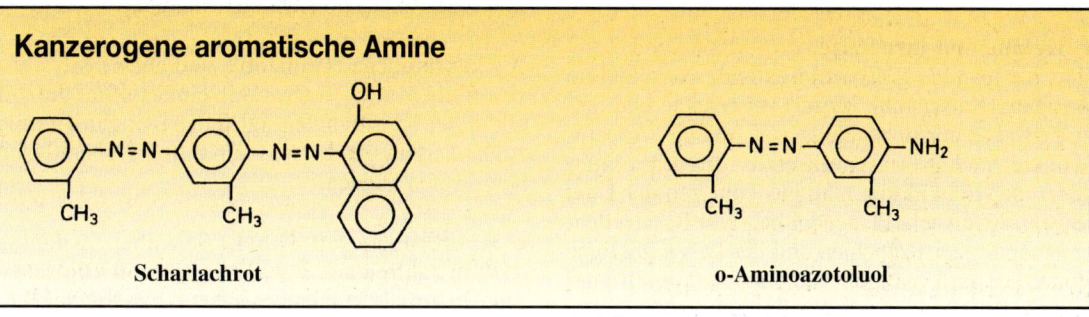

20-Methylcholanthren   3,4-Benzpyren   9,10-Dimethyl-1,2-benzanthracen

Kanzerogene aromatische Amine

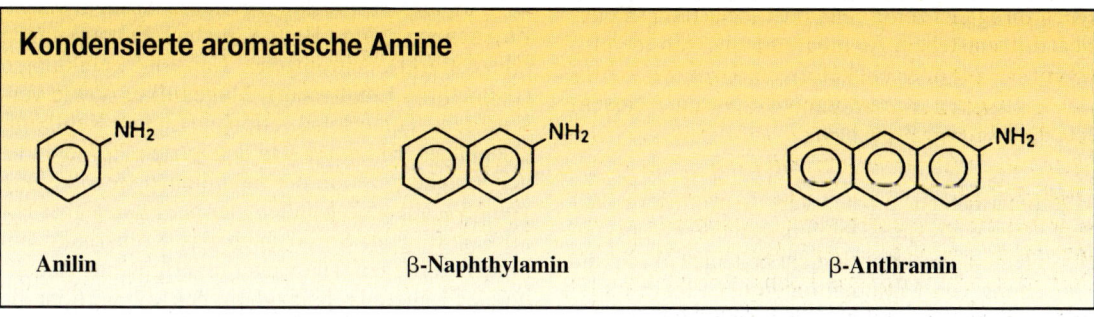

Scharlachrot   o-Aminoazotoluol

Kondensierte aromatische Amine

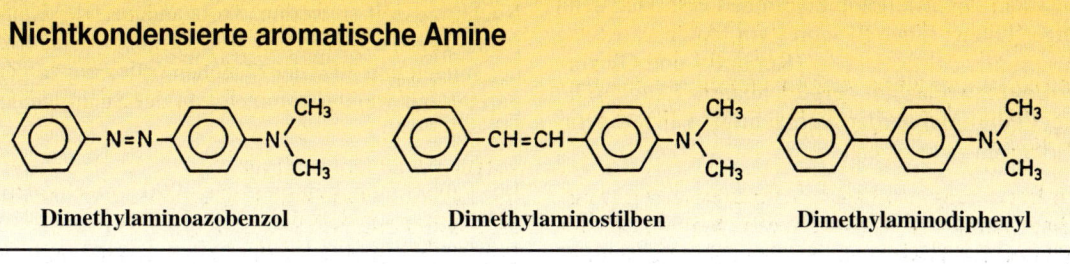

Anilin   β-Naphthylamin   β-Anthramin

Nichtkondensierte aromatische Amine

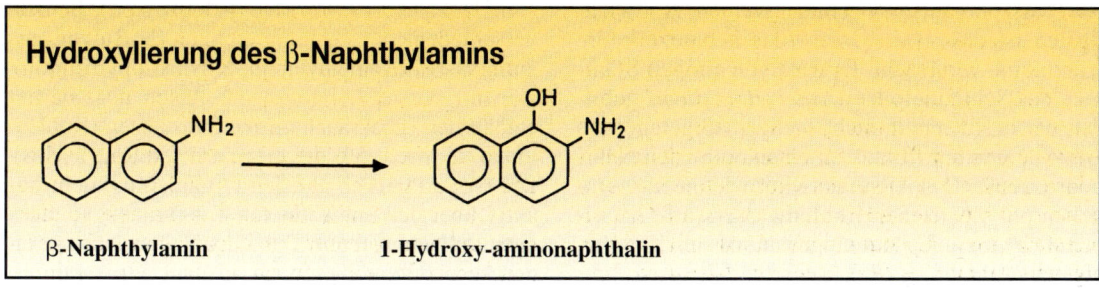

Dimethylaminoazobenzol   Dimethylaminostilben   Dimethylaminodiphenyl

Hydroxylierung des β-Naphthylamins

β-Naphthylamin   1-Hydroxy-aminonaphthalin

● **Halogenierte Kohlenwasserstoffe.** Verschiedene halogenierte aliphatische Kohlenwasserstoffe sind karzinogen. Das als Ausgangsstoff der PVC-Produktion dienende Vinylchlorid wird durch Monooxigenasen zum alkylierenden VC-Epoxid umgesetzt und induziert in der Leber maligne Hämangioendotheliome. Der direkt alkylierende Bis(chlormethyl)ether löst beim Menschen Bronchialkarzinome aus. Von den aromatischen halogenierten Kohlenwasserstoffen sind insbesondere chlorierte Toluole (4-Chlor-o-toluidin, α-Chlortoluole) gesichert humankanzerogen.

● **Metalle und ihre Salze.** Arsenoxide und Arsenate, die man bis 1940 als Insektizide vor allem im Weinbau (Kaiserstuhl, Mosel) verwendete und lange Zeit auch zur Behandlung von Anämie, Appetitlosigkeit und Psoriasis einsetzte, rufen bei langdauernder Einwirkung maligne Tumoren der Haut (Bowen-Krankheit, Plattenepithel- und Basalzellenkarzinome), der Bronchien und der Leber (maligne Hepatome und maligne Hämangioendotheliome) hervor. Typisch ist, dass häufig mehrere Tumoren synchron (gleichzeitig) und/oder metachron (hintereinander) entstehen. Atembare Stäube von metallischem Nickel oder Nickelsalzen sowie Zinkchromat induzieren Karzinome der Nasen-, Nasennebenhöhlen und Bronchien.

● **Mineralfasern.** Einatembare Asbestfasern (kritische Länge ab 5 μm, Durchmesser unter 3 μm) begünstigen auf bisher noch nicht bekannte Weise die Entstehung von Mesotheliomen der Pleura und – seltener – des Peritoneums sowie von Bronchialkarzinomen. Die Malignome kommen erst nach sehr langer Latenz (über 10 Jahre) vor. Auch künstlich hergestellte Mineralfasern (Keramik- und Glasfasern, Steinwolle) mit vergleichbarem Längen/Dicke-Verhältnis werden verdächtigt, kanzerogene Wirkungen zu besitzen.

● **Kanzerogene Naturstoffe.** Bisher sind über 100 chemische Kanzerogene bekannt, die von Pflanzen oder Mikroorganismen gebildet werden. Am wichtigsten ist das Aflatoxin B$_1$, das hepatozelluläre Karzinome verursacht. Es wird von einigen Stämmen des Schimmelpilzes *Aspergillus flavus* gebildet, der besonders in nicht sachgemäß gelagertem Getreide und auf Erdnüssen einen optimalen Nährboden findet. Das Aflatoxin wird, wie die kanzerogenen polyzyklischen Kohlenwasserstoffe, zu einem Dihydrodiolepoxid umgebaut, das als Karzinogen wirkt.

Als Abwehrstoffe gegen Fressfeinde enthalten Pflanzen Toxine, von denen viele im Tierversuch kanzerogen wirken. Beispiele sind Methoxypsoralen aus Sellerie und Petersilie, Allylisothiocyanat aus Kohlgewächsen, Estragol aus Basilikum und Fenchel, Benzylacetat aus Jasmintee, Honig, Röstkaffee sowie Kaffeesäure aus Röstkaffee. Ferner sind zahlreiche Obstsorten, Salat- und Gewürzpflanzen, Kartoffeln und Karotten zu nennen. Die Bedeutung dieser mit der Nahrung aufgenommenen Mutagene und Clastogene (Induktoren von Chromosomenbrüchen) für die Krebsentstehung beim Menschen ist noch nicht quantifizierbar.

Als kanzerogene Naturstoffe sind auch Feinstäube von Eichen- und Buchenholz einzustufen, die vor allem bei beruflich bedingt intensiver Einwirkung Adenokarzinome der Nase und ihrer Nebenhöhlen hervorrufen können.

● **Kanzerogene im Tabak.** Seit über 50 Jahren wird in zahlreichen Publikationen und klinischen Studien auf die krankmachende und krebserzeugende Wirkung des Tabakrauchs aufmerksam gemacht. Zu nennen sind Herz-Kreislauf-Erkrankungen (Herzinfarkt), chronische Lungenerkrankungen (Bronchitis, Emphysem), Magenulkus sowie verschiedene Tumorlokalisationen (Lunge, Kehlkopf, Ösophagus, Blase u. a.). In den letzten 20 Jahren ist der Raucheranteil in der männlichen Bevölkerung von 65% auf 45% gefallen, der bei Frauen aber auf 30% gestiegen. So ist auch das Krebsrisiko bei Frauen gestiegen. Die weiterhin erfolgende Zunahme der Lungenkrebsinzidenz bei Männern ist als zeitversetzte Folge des vermehrten Rauchens in der Nachkriegszeit zu werten. Trotz andauernder Kampagne gegen das Rauchen greifen immer noch 40% der Jungen und 30% der Mädchen frühzeitig zur Zigarette; nur wenige kommen von der Sucht wieder los.

Im Tabakrauch kommen ca. 6000 verschiedene Substanzen vor, von denen mindestens 50 kanzerogene und mutagene Eigenschaften zeigen: kanzerogene Kohlenwasserstoffe (3,4-Benzpyren), Benzol, verschiedene Nitrosoverbindungen (N-Butylnitrosamin, N-Nitrosodiethylamin, N-Nitrosopyrrolidon), Benzol, Nickelverbindungen, Arsen u. a. Ferner enthält der Tabakrauch giftige Substanzen (Kohlenmonoxid macht 5% des eingeatmeten Rauchs aus). Die Noxen wirken auf den Organismus nicht nur aktiv über den eingeatmeten Tabakrauch, sondern auch im **Nebenstrom**: Dabei handelt es sich um einen besonders kohlenmonoxid- und nitrosaminreichen Tabakrauch, der zwischen zwei Atemzügen gebildet und in den Raum abgegeben wird. Auf diese Weise nehmen auch Nichtraucher passiv Tabakrauch (bzw. Nebenstrom) auf.

Wirkungsmechanismus. *Direkt* (initiierend) wirken die im Tabakrauch vorhandenen Kanzerogene und *indirekt* – als Promotorwirkung – die induzierten Entzündungen bzw. Störungen der Clearancefunktion der Atemwege. Die schädigende Wirkung des Rauchens lässt sich durch die herabgesetzte mittlere Lebenserwartung sowie durch die höhere Rate an Herz-Kreislauf- und Krebserkrankungen objektivieren. Diese Werte korrelieren auch mit dem Alter zu Beginn des Rauchens und mit der Zahl der täglich gerauchten Zigaretten. Nach Einstellung des Zigarettenrauchens bildet sich die Lungenkrebsrate langsam zurück, ist aber auch nach 20 Jahren – gegenüber einem Nichtraucher – immer noch doppelt so hoch.

● **Kanzerogene in der Luft.** In hochindustrialisierten Städten ist die Luft reich an kanzerogenen Noxen, insbesondere an krebserzeugenden Kohlenwasserstoffen. Diese werden mit den Abgasen der Kraftfahrzeuge sowie durch die Emission von Fabriken freigesetzt. Eine wesentliche Rolle spielen auch die mit Öl betriebenen Heizungen der Wohnhäuser.

● **Kanzerogene im Trinkwasser.** Im Trinkwasser lassen sich bis zu 300 verschiedene Substanzen nachweisen, von denen einige als Initiator oder als Promotor wirken können. Die Substanzen stammen aus Industrieabfällen oder gelangen – als Pestizide und Herbizide – ins Trinkwasser. In den meisten Fällen ist das Trinkwasser, das aus Oberflächengewässern (Flüsse und Seen) gewonnen wird, stärker belastet als das Grundwasser. Gegenüber anderen möglichen Quellen (Luft, Nahrung) von Kanzerogenen spielt das Trinkwasser eine nur untergeordnete Rolle.

● **Kanzerogene in der Nahrung.** Ein großer Teil der menschlichen Krebserkrankungen ist auf Noxen zurückzuführen, die mit der Nahrung aufgenommen werden. Hier sind die kanzerogenen Naturstoffe (s. u.) zu nennen. Aber auch zwischen Alkoholkonsum und bestimmten Organkrebsen besteht eine statistisch signifikante Korrelation (Ösophagus- und Kehlkopfkarzinome bei Alkoholikern, die starke Raucher sind). In verschiedenen Nahrungsmitteln (z. B. in Babynahrung) sind Rückstände von Pestiziden und Herbiziden nachgewiesen worden. Das

Fungizid Captan, das bei Bakterien Chromosomenbrüche erzeugt, ist zur Konservierung von Obst und Gemüse zugelassen. Nitrosamine können aus der Reaktion von körpereigenen Aminen mit Nitrit (Konservierungsmittel von Wurst und Fleisch) entstehen.

Auch die **Zusammensetzung der Nahrung** ist für die Entstehung von Tumoren beim Menschen von Bedeutung. Eine fettreiche Diät korreliert mit einer erhöhten Rate an Dickdarm-, Mamma- und Pankreaskarzinomen. Erhöht ist das Krebsrisiko auch bei Mangel an Vitamin A, C und E. Biochemische und tierexperimentelle Untersuchungen haben gezeigt, dass Vitamin C die Entstehung von bestimmten Nitrosoverbindungen aus der Reaktion von Aminen und Nitrit verhindert und somit die Ausbeute an experimentellen Tumoren deutlich senkt. Eine gewisse antikanzerogene Wirkung ist auch nach Verabreichung von Selen festgestellt worden. Ähnliche Wirkungen hat man auch bei verschiedenen Kohlformen nachgewiesen (Arylkohlenwasserstoff-Hydrolasen, die verschiedene chemische Kanzerogene zerstören, sind in Lunge und Darm erhöht).

8.3.2.2 Tumorentstehung nach Strahleneinwirkung oder nach Inkorporation von Radionukliden. Der Mensch ist konstant der natürlichen und kosmischen Strahlung, dem UV-Licht der Sonne und den Strahlen radioaktiver Stoffe ausgesetzt. Die als **Hintergrundstrahlung** aufgenommenen Dosen sind sehr gering und spielen unter normalen Bedingungen als Ursache menschlicher Tumoren keine wesentliche Rolle. Von größerer Bedeutung sind die Strahlen, die aus medizinischen, militärischen oder industriellen Gründen auf den Menschen einwirken.

● In den letzten Jahrzehnten haben die **UV-Strahlen** – als kausalpathogenetischer Faktor der Hautkrebse – an Bedeutung gewonnen. Zu nennen sind die verstärkte Sonnenexposition (Tourismus), der geringere UV-Schutz durch das zerstörte stratosphärische Ozon (so genanntes Ozonloch durch Fluorchlorkohlenwasserstoffe, Tetrachlorkohlenstoffe, Abgase von Pkws und Düsenflugzeugen) sowie die verstärkte UV-Exposition (insbesondere UVA) unter nichtgefilterten Solarien.

● Aufgrund ihrer mutagenen Wirkung können auch **energiereiche Strahlen** und **Radionuklide** *tumorinitiierend* wirken. Die Wahrscheinlichkeit für das Vorkommen derartiger Mutationen steigt mit der Höhe der Strahlenenergie und der Dauer der Strahlenbelastung. Ferner können lokale Strahlenschäden auch *Tumorpromotoren* sein. Als Beispiele sind iatrogene maligne Tumoren nach lokaler Bestrahlung (Haut-, Schilddrüsenkarzinome, Osteosarkome u. a.), strahlenbedingte Berufskrebserkrankungen sowie Neubildungen in verschiedenen Organen bzw. Systemen bei den Überlebenden der Atombombenexplosionen von Nagasaki und Hiroshima zu nennen.

● Inkorporierte **radioaktive Isotope** wirken wie eine Organbestrahlung, wenn sie in bestimmten Zellen und Geweben gespeichert werden. So sieht man nach ossärer Inkorporation von Radiumsalzen Knochensarkome. Verteilen sich die Radionuklide gleichmäßig im Organismus, dann entspricht ihre Wirkung einer Ganzkörperbestrahlung. Ein besonders tragisches Beispiel ist das Thorotrast, das in den 40er und 50er Jahren als Röntgenkontrastmittel verwendet wurde. Dabei handelt es sich um den Alphastrahler Thoriumdioxid, der aus diagnostischer Indikation intravenös bzw. intrakavitär injiziert wurde. Da Thorotrast metabolisch nicht ausgeschieden wird, kommt es zu einer lokalen Anreicherung (am Ort der Applikation) bzw. zur Speicherung im monozytären Phagozytensystem (MPS in Leber, Milz und Knochenmark). Nach einer Latenzzeit von mehreren Jahrzehnten entwickeln sich bösartige Tumoren, wie Hämangioendotheliome und Karzinome.

8.3.2.3 Tumorentstehung durch Einwirkung onkogener Viren.

Man unterscheidet DNA- und RNA-Viren mit krebserzeugenden Eigenschaften. Besonders aus dem Tierversuch sind zahlreiche Viren bekannt, die Tumoren hervorrufen können. In diesen Fällen wird das Virusgen in das Zellgenom integriert. Nur selten bleibt das Virusgen außerhalb der DNA als extrachromosomales Plasmid und wird mit den Chromosomen repliziert. Eine Zelle kann durch Viren nur dann transformiert werden, wenn

– das Virus die Zelle nicht tötet,
– die Zelle teilungsfähig bleibt und
– die Virusgene auf die Tochterzelle übertragen werden.

Viele Viren werden instabil in Zellen eingebaut, die beim Replizieren des Genoms zugrunde gehen. Dabei werden neue Viren freigesetzt. In bestimmten Zellen kann eine Virusvermehrung nicht stattfinden: In diesen Fällen wird das Virusgen in das Zellgenom aufgenommen und kann dabei als Onkogen wirken.

● **Onkogene Wirkung von DNA-Viren**

Normalerweise wird das Virusgenom nicht stabil in das Zellgenom eingebaut. Meist aktiviert das Virus den DNA-Replikationsapparat der Zelle und repliziert damit sein eigenes Genom (Replikationszyklus). Nach Abschluß der Virusreplikation stirbt die Zelle *(= permissive Zellen)* und setzt neu gebildete infektiöse Viruspartikel frei. Eine maligne Transformation (Transformationszyklus) kann nur in Zellen erfolgen, in denen nicht der ganze Replikationszyklus abläuft *(= nichtpermissive Zellen)*. Die für die Transformation verantwortlichen Teile des Virusgenoms werden in ein oder mehrere Chromosomen integriert, können aber auch ein extrachromosomales Plasmid bilden, das zusammen mit den Chromosomen repliziert wird. Dabei müssen offenbar mehrere, von unterschiedlichen Virusgenen kodierte Tumorproteine gebildet werden, um den vollen Krebsphänotyp hervorzubringen. Im Tierversuch weist das **SV40-Papovavirus** eine starke kanzerogene Wirkung auf. Affenzellen sind permissiv, Nagerzellen nichtpermissiv. Die Tumorwirkung wird durch Bindung an das Rb-Protein, ein Produkt des Tumorsuppressorgens, entfaltet.

● **Humanpathogene transformierende DNA-Viren** sind die humanen Papilloma-Viren (HPV), das Epstein-Barr-Virus (EBV) und das Hepatitis-B-Virus.

– **Humane Papilloma-Viren** können beim Menschen Papillome (Verruca vulgaris) und Karzinome hervorrufen. Infektionen mit HPV Typ 6 oder 11 gehen mit einem niedrigen, mit HPV Typ 16 oder 18 mit einem hohen Entartungsrisiko einher (Low-risk- und High-risk-Infektionen). Bei den **Low-risk-HPV-Infektionen** wird die episomale Virus-DNA nicht integriert; es kommt zu einer vollen Virusexpression in den infizierten Zellen, die eine Zellproliferation, Zellreifung und Koilozytose bewirkt. Zu den Low-risk-Infektionen zählen die anogenitalen Warzen (Feigwarzen, Condylomata acuminata) sowie der multifokale Typ der Larynxpapillome. Bei den **High-risk-HPV-Infektionen** wird ein Teil des Virusgenoms integriert und ruft in Zellkulturen – bei Kooperation mit dem ras-Onkogen – eine fokale Transformation der Zellen hervor. High-risk-HPVs finden sich immer bei der schweren zervikalen Epitheldysplasie (häufig auch beim Plattenepithelkarzinom der Zervix), während die übrigen Formen Low-risk-HPVs enthalten. Fast alle bekannten Risikofaktoren des Zervixkarzinoms (frühzeitiger erster Geschlechtsverkehr, häufiger Partnerwechsel und Verkehr mit risikoreichen männlichen Partnern [Peniskondylome]) weisen darauf hin, dass die Neubildung durch die transsexuelle Übertragung eines onkogen wirkenden Faktors verursacht wird (Zervixkarzinom als sexuell übertragene Krankheit).

– Das **Epstein-Barr-Virus** ruft meist eine Mononukleose hervor, eine spontan heilende Infektionskrankheit. Man nimmt an, dass in bestimmten Gebieten in Afrika mit endemischen Burkitt-Lymphomen die Immunabwehr durch Malaria gestört ist, sodass das Epstein-Barr-Virus eine unkontrollierte Vermehrung der B-Zellen induzieren kann. In diesem vergrößerten Pool proliferierender Zellen entsteht durch eine zufällige Mutation leichter die für das eigentliche Krankheitsbild verantwortliche t(8;14)-Translokation. Ferner steht das Epstein-Barr-Virus mit den nasopharyngealen Karzinomen in Südostasien in kausalpathogenetischem Zusammenhang.

– Die **Hepatitis-B-Virus-Infektion** und das hepatozelluläre Karzinom korrelieren hochsignifikant. Zytogenetisch lässt sich in den meisten hepatozellulären Karzinomen in das Zellgenom integrierte HBV-DNA finden. Bislang ist aber noch nicht eindeutig geklärt, ob bei allen HBsAg-positiven Leberkarzinomen die Zelltransformation unmittelbar durch das Virus erfolgte. Wahrscheinlich hat die viral bedingte chronische Entzündung, ähnlich wie bei anderen chronischen Lebererkrankungen (alkoholische Fettleberhepatitis, Hämochromatose), auch eine Promotorwirkung.

● **Onkogene Wirkung von RNA-Viren**

Onkogene RNA-Viren (Retroviren) enthalten eine Reverse-Transkriptase. Mit Hilfe dieser Transkriptase wird das RNA-Genom in einen komplementären DNA-Strang zurückgeschrieben, zu dem ein weiterer komplementärer DNA-Strang synthetisiert wird. Dieser DNA-Doppelstrang wird als Provirus in die chromosomale DNA eingebaut und dient als Matrize für die Bildung der Virus-RNA. In seltenen Fällen nimmt das Virusgen ein Steuerungsgen der Wirtszelle (Protoonkogen) auf und überträgt es auf andere Wirtszellen. Die meisten Retroviren sind für die Zelle ungefährlich: Sie werden ständig in der Zelle neu gebildet und verlassen sie – ohne sie zu töten – durch Abschnürungen der Plasmamembran. Eine krebsige Umwandlung kann auf zwei Wegen stattfinden:

– Ein Retrovirus nimmt zufällig ein Protoonkogen oder eine veränderte Kopie aus einer Wirtszelle auf. Ein solches Gen hat für den Lebenszyklus der Virusnachkommen keine Bedeutung, kann aber das Wachstum der Wirtszellen beeinflussen. Die Umwandlung des Protoonkogens in ein Onkogen erfolgt durch veränderte oder verstümmelte Sequenzen mit Bildung eines hochaktiven Genproduktes. Das aufgenommene Gen kann aber auch in das Virusgenom eingebaut werden und defekte Viren bilden, die sich ohne ein mit infizierendes, normales »Helfer-Virus« nicht vermehren können. In beiden Fällen entstehen stark krebserregende Retroviren, die in Kulturen gezüchtete Zellen rasch transformieren und in den Wirtstieren innerhalb weniger Wochen Tumoren induzieren.

– Das Retrovirus baut seine DNA-Kopien in der Nähe oder in ein Protoonkogen der Wirtszelle ein und führt zu einer Funktionssteigerung des Protoonkogens. Die auf diese Art induzierten Tumoren haben eine Latenzzeit von mehreren Monaten. Dementsprechend werden diese Retroviren als schwach krebserregend angesehen.

Als **Beispiele von onkogenen Retroviren,** die maligne Tumoren hervorrufen, sind zu nennen:

– Mammatumorvirus oder Bittner-Virus (Adenokarzinom der Mamma bei der Maus).

– Sarkom- und Leukämieviren, die bei Nagern (Maus, Ratte, Hamster), Katzen (felines Leukämievirus), Rindern und Affen Leukämien und/oder Sarkome hervorrufen. Die Übertragung der Erreger kann direkt (vertikale Transmission) über Spermien, Ei oder Milch auf die Nachkommen erfolgen. Bei einer indirekten (horizontalen) Transmission findet sie über eine Verunreinigung mit Kot oder Speichel statt.

– Ein Retrovirus, das beim Menschen krebserzeugend wirkt, ist das humane T-Zell-Leukämie-Virus (HTLV-1). Dieses Virus enthält im Unterschied zu allen anderen Retroviren nicht drei Gene (*gag, pol, env*), sondern ein zusätzliches viertes Gen (*tat*). Dieses Gen stimuliert in den infizierten T-Zellen die Produktion des Wachstumsfaktors (IL-2) und seines Rezeptors (IL-2R) und somit Wachstum und Vermehrung dieser T-Zellen. Da jedoch bei der voll ausgebildeten Leukämie die Tumorzellen für ihre Vermehrung kein IL-2 mehr benötigen, sind offenbar weitere genetische Veränderun gen erforderlich, um die T-Zellen zu transformieren.

8.3.2.4 Berufskrebs (siehe Tab. 8-2)

8.3.2.5 Iatrogene Kanzerogenese.
Als iatrogene Kanzerogenese bezeichnet man den Entstehungsmechanismus eines bösartigen Tumors, der im Zusammenhang mit einer ärztlichen diagnostischen oder therapeutischen Maßnahme steht. Es handelt sich um ein ungewolltes und tragisches, aber gut dokumentiertes Experiment am Menschen selbst. Beispiele lassen sich aus verschiedenen Bereichen der Humanmedizin (Innere Medizin, Radiologie, Chirurgie, Kinderheilkunde u. a.) aufzählen.

> Als Regel kann man postulieren, dass besonders bei Medikamenten, die *langfristig, hoch dosiert und kontinuierlich jüngeren Menschen* zugeführt werden, eine kanzerogene Wirkung ausgeschlossen werden sollte.

● **Strahlen.** Zu den ersten beobachteten Fällen von strahleninduzierten Tumoren – als Berufskrebs – zählen die Hautkarzinome bei Radiologen. Später sind auch bei Patienten lokale Tumoren sowie Systemerkrankungen beschrieben worden, die man auf eine Strahleneinwirkung zurückführen kann. Als Beispiele sind Schilddrüsenkarzinome bei Patienten zu nennen, die in der Kindheit wegen einer Halslymphknotentuberkulose oder einer Thymushyperplasie bestrahlt worden waren. Ferner sind in der Umgebung von bestrahlten Neubildungen Zweittumoren beobachtet worden. Iatrogen sind auch die bereits erwähnten Thorotrastgeschwülste (s. S. 194).

● **Medikamente.** Aus der älteren Literatur sind die Arsenkrebse zu nennen. Anorganische Arsenverbindungen (Fowler-Lösung) wurden zur Behandlung der Psoriasis, Anämie oder Appetitlosigkeit verabreicht. Diese Verbindung ruft beim Menschen Haut- (Plattenepithelkarzinome und Basaliome), Lungen- (Bronchialkarzinome) und Lebertumoren (Hämangioendotheliome) hervor. Eine wichtigere Rolle spielen heute Medikamente, die als Chemotherapeutika oder Immunsuppressiva eingesetzt werden. So ist bekannt, dass immunsupprimierte Transplantatempfänger wesentlich häufiger maligne Systemerkrankungen (Non-Hodgkin-Lymphome) und Plattenepithelkarzinome entwickeln. Eine wichtige Rolle bei der Entstehung und Entwicklung maligner Tumoren spielen auch Hormone. Es besteht ein formalpathogenetischer Zusammenhang zwischen der Verabreichung von Östrogenen (z. B. in der Menopause oder bei Osteoporose) und der erhöhten Rate an Mamma- und Endometriumkarzinomen. Nachkommen von Müttern, die während der Schwangerschaft wegen eines drohenden Aborts mit Diethylstilböstrol (DES) behandelt wurden, entwickelten das sonst extrem seltene Vaginalkarzinom. Makromolekulare Stoffe, die als Prothesen oder als Plasmaexpander eingesetzt werden, zeigen im Tierversuch eine – allerdings nur sehr schwache – krebserzeugende Wirkung.

8.3.3 Formale Krebspathogenese
(Ablauf der Kanzerogenese)

8.3.3.1 Mehrstufenablauf der Kanzerogenese.
Die Aktivität eines krebserzeugenden Agens besteht aus zwei Einzelfunktionen: die Initiation und die Promotion (2-Stufen-Theorie von Berenblum). Der **Initiator** allein kann, in geringer Konzentration appliziert, keinen Krebs erzeugen. Der **Promotor** allein weist – auch nach wiederholter Applikation – keine kanzerogenen Eigenschaften auf, sondern wirkt lediglich als unspezifischer Proliferationsreiz. Ein Krebs entsteht, wenn – nach der Verabreichung eines Initiators – der Promotor in zeitlichen Abständen appliziert wird. Die umgekehrte Reihenfolge (zuerst Promotor und dann Initiator) führt nicht zur Krebsbildung. Die Initiation der Zelle ist irreversibel (initiierte Zellen verschwinden nur durch Absterben), d. h., die Genveränderung wird an die Tochterzellen weitervererbt. Die initiierte Zelle ist jedoch noch keine Tumorzelle.

Verbindungen, die gleichzeitig Initiator- und Promotoreigenschaften zeigen, sind **komplette Karzinogene**. Nur initiierend wirkende Kanzerogene bezeichnet man dagegen als **inkomplette Karzinogene**. Für die Initiation einer Zelle durch ein Karzinogen müssen drei Voraussetzungen erfüllt werden:
– Das Karzinogen muss eine Mutation mit Umwandlung eines Protoonkogens in ein Onkogen bzw. eine Inaktivierung oder Deletion eines Tumorsuppressorgens hervorrufen.
– Die mutierte Zelle muss teilungsfähig sein.
– Die Genomschädigung darf nicht zum Verlust der Zelle durch Apoptose führen.
– Die Mutation darf nicht durch die Reparaturmechanismen der Zelle beseitigt werden.

● **Protoonkogen – Onkogen.** Bisher wurden mindestens 100 Protoonkogene entdeckt, die in Onkogene umgewandelt werden können. Diese stammen von normalen Zellen (Protoonkogene = *c-Onkogene*) ab oder sind viralen Ursprungs (*v-Onkogene*).

Protoonkogene üben regulatorische Funktionen aus und treten als Wachstumsfaktoren *(sis)*, Tyrosin-Proteinkinasen *(src*-Familie, *abl)*, G-Proteine *(ras-*Familie), Rezeptoren der Zellmembran *(erbA, erbB)* auf oder manifestieren sich durch Funktionen im Zellkern *(fos, myb, myc)*. Die meisten Onkogene wurden zunächst in verschiedenen Leukämie- und Sarkomviren bei Tieren *(sis* = Simian Sarcoma Virus, *fms* = Feline Sarcoma Virus, *ras* = Rat Sarcoma Virus) identifiziert. Die **Mutation eines Protoonkogens** in ein Onkogen kann erfolgen durch

- **Punktmutation.** Ein Beispiel ist das ras-Onkogen, das in verschiedenen Tumoren beim Menschen gefunden wurde. Folge ist eine Störung in der Interaktion des G-Protein p21 mit einem GTPase-aktivierenden Protein.
- **Translokation.** Beispiele sind die chronische myeloische Leukämie (Philadelphia-Chromosom, siehe S. 199) und das Burkitt-Lymphom (Veränderungen des Protoonkogens *c-myc*).
- **Retroviren.** v-Onkogene stammen von Retroviren ab und werden in das Zellgenom integriert (HTLV, siehe S. 195).

● **Tumorsuppressorgene.** Ein Verlust der Wachstumskontrolle setzt die Zerstörung oder Veränderung von beiden Kopien des Tumorsuppressorgens voraus. Dieser Pathomechanismus spielt besonders bei der erblichen Form des Retinoblastoms eine Rolle (siehe S. 188). Ähnliche Vorgänge, die beim Wilms-Tumor gesichert wurden, spielen möglicherweise auch bei anderen menschlichen Neubildungen eine Rolle. So konnte bei mehreren Linien von kleinzelligen Bronchialkarzinomen eine Überexpression des Protoonkogens *myc* sowie der Gene *N-myc* und *L-myc* nachgewiesen werden. In Gewebekulturen ist eine *myc*-Amplifikation mit einer erhöhten Zellproliferation und einer verstärkten Entdifferenzierung verbunden. In einigen Fällen ist bei einer der elterlichen Kopien ein defektes Tumorsuppressorgen auf dem Chromosom 3 nachgewiesen worden. Die zweite Kopie wurde wahrscheinlich später durch Punktmutation ausgeschaltet. Auch beim kolorektalen Karzinom wird der Verlust eines Tumorsuppressorgens (p53-Allel) als erbliche Vorbelastung diskutiert.

Amplifikation. Auch ohne Mutation kann es auf dem Boden einer Amplifikation zur Aktivierung eines Protoonkogens durch Überexpression kommen. Beispiele sind das *c-neu*-Gen (auch als *c-erbB-2* bezeichnet), ein Transmembranrezeptor aus der Familie der epidermalen Wachstumsfaktorrezeptoren, beim Mammakarzinom sowie das *mdm2*-Gen, ein negativer Regulator von p53, bei vielen Sarkomen, die keine Mutationen im p53-Gen aufweisen.

Dosis-Wirkungs-Beziehungen. Die genetische Wirkung eines Kanzerogens ist stochastisch (zufällig) und hat keinen Schwellenwert. Schon kleinste Dosen können zu einer Tumorinitiation führen. Da jedoch nur ein geringer Teil der Gene Protoonkogene bzw. antiproliferative Gene (= Tumorsuppressorgene) darstellt, ist die Wahrscheinlichkeit einer Tumorinitiation minimal. Erst bei höheren Kanzerogendosierungen wird die Mutation eines wachstumsregulierenden Gens in der Zelle immer wahrscheinlicher. Dabei ist es belanglos, ob das Karzinogen in wenigen hohen oder in vielen kleinen Dosen appliziert wird.

Am Beispiel bestimmter chemischer Kanzerogene (N-Nitroso-Verbindungen, Dimethylaminoazobenzol u. a.) konnte im Tierversuch nachgewiesen werden, dass zwischen der Dosierung und der Tumorwirkung eine enge **Korrelation** besteht. Diese lässt sich quantifizieren durch

- die **Tumorausbeute** (Zahl der tumortragenden Tiere im Versuchskollektiv sowie Zahl der erzeugten Tumoren pro Tier) und durch
- die **Latenzzeit,** d. h. den Zeitraum zwischen der ersten Kanzerogenapplikation und dem Auftreten des Tumors (bzw. Tod an Krebs).

Krebsversuche an Ratten mit Diethylnitrosamin (DENA) haben gezeigt, dass die Tiere an einem Leberkrebs sterben, wenn sie eine bestimmte DENA-Gesamtdosis (D = 1000 mg/kg Körpergewicht [KG]) aufgenommen haben. Diese Tumorbildung kann bei einer Tagesdosis von 10 mg/kg KG nach 100 Tagen oder bei einer Tagesdosis von 2 mg/kg KG nach 500 Tagen erreicht werden. Bei sehr hohen Einzeldosen (über 15 mg/kg KG) sterben die Tiere an der zirrhogenen oder toxischen Wirkung. Sind die Dosen sehr klein (D = 0,1 mg/kg KG), dann wird die Neubildung während der normalen Lebenserwartung einer Ratte (ca. 3 Jahre) nicht mehr realisiert. Diese Versuchsanordnung erklärt auch die beim Menschen so typische Korrelation zwischen Leberzirrhose und Leberzellkarzinom.

Bei malignen Tumoren des Menschen, bei denen *eine* bestimmte exogene Ursache (z. B. beim Berufskrebs) gesichert wurde, ist eine unterschiedlich lange Latenzzeit ermittelt worden: Sie beträgt für den Lungenkrebs durch Rauchen 10 bis 20 Jahre, für Leukämien nach Strahleneinwirkung (z. B. nach Atombombenexplosion) 5 Jahre sowie für verschiedene bekannte Berufskrebse 20 oder mehr Jahre.

Tumororganotropie. Nach Verabreichung von Kanzerogenen lassen sich im Tierversuch in praktisch allen Organen Neubildungen erzeugen, die dem menschlichen Krebs weitgehend entsprechen. Die Kanzerogenwirkung in einem bestimmten Organ bezeichnet man als **Organotropie,** die von folgenden Faktoren abhängt:

– **Tierspezies.** Besonders bei indirekt wirkenden Kanzerogenen muss der Organismus die Fähigkeit besitzen, die chemische Verbindung zu spalten und den eigentlichen Wirkstoff freizusetzen (z. B. β-Naphthylamin, siehe S. 190).
– **Applikationsart des Kanzerogens.** Bei direkt wirkenden Noxen kann die Verabreichungsart die Lokalisation des Primärtumors bestimmen (epikutan = Hautpapillome und -karzinome, subkutan = Sarkome, intravenös = Lungentumoren).
– **Dosierung.** Die bei kleinen Dosen selektiv organotrop wirkenden Verbindungen (z. B. Leberkrebs durch DENA) können nach hochdosierter Verabreichung mehrere Tumoren in verschiedenen Organen hervorrufen.
– **Chemische Zusammensetzung des Kanzerogens.** Durch Änderungen im Molekül (z. B. die Brücke zwischen zwei Benzolringen bei den aromatischen Aminen, siehe S. 189) lassen sich unterschiedlich lokalisierte Primärtumoren erzeugen. Nach intravenöser Injektion von N-Nitrosomethyl-Harnstoff entstehen – durch die Affinität des Harnstoffs zum ZNS – Hirntumoren; oral verabreicht kommen Magenkarzinome vor.

Die **formale Pathogenese der frühkindlichen Tumoren** konnte auch im Tierversuch reproduziert werden. Behandelt man trächtige Ratten mit N-Nitrosoethyl-Harnstoff, dann entwickeln die Nachkommen bereits wenige Wochen oder Monate nach der Geburt Leukämien sowie Tumoren im Gehirn und im peripheren Nervensystem, die Folge einer **transplazentaren Kanzerogenese** sind. Bemerkenswert ist, dass bei diesen Jungtieren auch Missbildungen häufig vorkommen.

Tumorinitiierte teilungsfähige Zellen geben die von ihnen erworbene Mutation an Tochterzellen weiter. Die Zellteilung muss aber so schnell nach der Initiierung stattfinden, dass die Mutation nicht durch das Reparatursystem der Zelle beseitigt wird. So wirken alkylierende Substanzen in der Leber nur dann als Karzinogene, wenn nach der Mutation innerhalb von 72 bis 96 Stunden eine Zellteilung stattfindet. Das Karzinogen muss also gleichzeitig

mitogene Eigenschaften aufweisen, um seine Wirksamkeit entfalten zu können.

Tumorwachstum. Nach etwa 30 Zellteilungen bildet sich ein Krebsknoten von ca. 1 g Gewicht (= 10^9 Zellen), der die kleinste klinisch erfassbare Tumoreinheit darstellt. Ab einem Tumordurchmesser von 10 mm kann man – z. B. beim Mammakarzinom – mit dem Auftreten von Metastasen rechnen. Nach dem 40. Verdoppelungszyklus würde theoretisch die Geschwulst ein Gewicht von 10 kg erreichen, die Grenze eines mit dem Leben noch zu vereinbarenden Krebsleidens. In der Regel ist jedoch nicht mit einem derartigen Verlauf zu rechnen: Nicht alle Tumorzellen überleben nach einer Mitose oder bleiben weiter teilungsfähig. Ferner gehen Tumorzellen zugrunde (Nekrosen sind typisch für maligne Neoplasien).

Die **Größe eines Tumors** wird abhängen

– von der **Verdoppelungszeit der Tumorzellen,** die bei einigen bösartigen Neubildungen – gegenüber normalen Zellen – wesentlich länger sein kann (z. B. 60 Stunden bei akuten Leukämien).
– von der **Angiogenese,** d. h. die Fähigkeit, die Neubildung von Blutgefäßen anzuregen. Bei rasch wachsenen Tumoren hält die Angiogenese mit dem Tumorwachstum nicht Schritt, eine zentrale Nekrose ist die Folge.
– vom **Proliferationspool,** der sich aus den teilungsfähigen Zellen zusammensetzt. Man spricht auch von einer **Wachstumsfraktion,** die durch den ^{3}H-Thymidin-Markierungsindex quantifiziert wird. Dabei werden alle Zellen autoradiographisch markiert, die sich während der Thymidin-Inkubation in der S-Phase befanden. Bei hochmalignen Lymphomen können bis zu 30% der ausgezählten Zellkerne markiert sein (im normalen Gewebe, z. B. in der Darmschleimhaut, sind es bis zu 16%). Bei vielen malignen Neubildungen ist der Markierungsindex wesentlich niedriger, z. B. wenn Tumorzellen sich differenzieren oder in eine G_0-Phase übergehen. Diese »schlafenden Zellen« können lokal oder lokoregional Jahre und Jahrzehnte überleben und erst dann als Spätrezidiv oder Spätrezidivmetastase (z. B. beim Mamma- oder beim Nierenkarzinom) klinisch manifest werden.
– Die **Zunahme der Tumorgröße** wird letztlich vom Ungleichgewicht zwischen Zellneubildung und Zellverlust bestimmt.

8.3.3.2 Tumorzytogenetik. Bei verschiedenen Tumoren ist die krebsige Entartung mit spezifischen karyotypischen Veränderungen assoziiert, so z. B. bei der chronischen myeloischen Leukämie und dem Burkitt-Lymphom.

● Bei der typischen **chronischen myeloischen Leukämie** findet man in den Blutvorläuferzellen das *Philadelphia-Chromosom*, das durch eine Translokation zwischen den langen Armen der Chromosomen 9 und 22 entsteht t(9;22). Durch diese Translokation wird das c-*abl*-Protoonkogen von seiner normalen Position in der Bande q34 des Chromosoms 9 in eine sehr umschriebene Region des Chromosoms 22, die so genannte »Breakpoint Cluster Region« (BCR-Gen), verlagert. Es resultiert ein »hybrides Gen«, das ein Protein kodiert, dessen Tyrosinkinase-Aktivität gegenüber dem von dem normalen c-*abl*-Protoonkogen kodierten Protein stark erhöht ist. Die so veränderte Zelle hat einen Wachstumsvorteil gegenüber den ursprünglichen Zellen der myeloischen Reihe, sodass diese überwuchert werden.

● Die **chronische myeloische Leukämie** geht nach einigen Jahren in eine Blastenkrise über, die weitgehend einer akuten myeloischen Leukämie gleicht. Zytogenetische Untersuchungen haben gezeigt, dass diese Veränderung des Krankheitsbildes Ausdruck einer klonalen Evolution ist. Dies bedeutet, dass die ursprüngliche Leukämie-Population von einem Subklon überwuchert wird, der weitere karyotypische Veränderungen aufweist. Als häufigste Veränderungen finden sich ein zweites Philadelphia-Chromosom, eine Trisomie 8, eine Trisomie 19 und/oder ein Ersatz des normalen Chromosoms 17 durch ein Isochromosom 17q oder 17p-.

● Bei der **primären akuten myeloischen Leukämie** sind zahlreiche strukturelle und numerische Chromosomenaberrationen gefunden worden. Die t(15;17)-Translokation ist häufig bei der akuten promyelozytären Leukämie, die Translokationen t((8;21)(q22;q22)) oder t(6;9) bei den AML-Subtypen M2 oder M4, ebenso die perizentrische Inversion des Chromosoms 16.

● Bei den **Tumoren des lymphatischen Systems**, insbesondere beim Hodgkin-Lymphom, finden sich gehäuft Translokationen t(14;18) (q32;q21). Bei der akuten lymphatischen Leukämie, der Hauptform der Leukämien bei Kindern, sind über 30 strukturelle Chromosomenanomalien festgestellt worden, darunter die Translokationen t(4;11), t(1;19), t(17;19), t(1;14) und t(11;14).

● Beim **Burkitt-Lymphom** handelt es sich um ein B-Zellen-Lymphom, dessen Stammzelle noch nicht eindeutig identifiziert ist (Präzentroblast? mittelgroßer B-Blast?). Es kommt *endemisch* in Afrika vor, vorwiegend bei Kindern, und ist dort in 90% mit dem Epstein-Barr-Virus assoziiert. Häufigste Lokalisation sind die Kieferknochen. Bei der *sporadischen Form* in den westlichen Ländern, die sich vorwiegend im Abdomen manifestiert, ist das Epstein-Barr-Virus nur in 10% der Fälle nachweisbar. In 75% der endemischen und sporadischen Burkitt-Lymphome besteht eine t(8;14)(q24;q32)-Translokation. Bei den übrigen 25% sind dieselben Regionen des Chromosoms 8 betroffen; zusätzlich ist das Chromosom 2 oder 22 beteiligt. In allen Fällen führt die Translokation zu einer gestörten Expression des c-*myc*-Protoonkogens, das auf der Chromosomenbande 8q24 lokalisiert ist. Normalerweise ist die Transkriptionsaktivität des *myc*-Gens dem Proliferationsstatus der Zelle angepasst. Man nimmt an, dass das Gen-Produkt, ein Kernbindungsprotein, mehrere kritische wachstumsregulierende Gene steuert. Offenbar hat das Gen durch die Translokation diese Anpassungsfähigkeit an den Proliferationsstatus verloren und führt so zur Expansion des neoplastischen B-Zellen-Klons.

● Auch bei der Entstehung von **Karzinomen** und **Sarkomen** spielen chromosomale Translokationen und Deletionen eine wichtige Rolle, häufiger lassen sich aber Genamplifikationen feststellen. Diese stellen sich in der Metaphase als homogen anfärbbare oder abnorm gebänderte Regionen dar bzw. bilden eigenständige kleine paarige Körper (Double-minute-Chromosomen). So ist das c-*neu*-Gen, dessen Produkt in seiner Wirkung dem epidermalen Wachstumsfaktor entspricht, beim Mammakarzinom in 30% der Fälle amplifiziert, beim kleinzelligen Lungenkarzinom besteht eine Amplifikation des *L-myc*-Gens.

Eine tragende Rolle bei der malignen Entartung zahlreicher Zelltypen ist den mutationsbedingten Störungen des **Tumorsuppressorgens p53** mit der chromosomalen Lokalisation 17p13.1 zuzuschreiben, dessen Genprodukt als Nukleoprotein die Transkription zahlreicher anderer Gene reguliert. Mutationen von p53 werden in nahezu der Hälfte der Mamma- und Bronchialkarzinome (davon bei allen kleinzelligen Bronchialkarzinomen) sowie in 70% der Dickdarmkarzinome gefunden.

8.3.4 Ko- und Synkanzerogenese

Bestimmte Noxen, die eine normale Zelle nicht direkt transformieren (initiieren), können

- als **Kokarzinogen** die Wirkung eines Kanzerogens potenzieren (gleichzeitige Applikation) oder
- als **Promotor** die Progression einer initiierten Zelle bis zum klinisch manifesten Karzinom beschleunigen (Applikation nach dem Kanzerogen).

Die Begriffe »Kokarzinogen« und »Promotor« werden häufig synonym verwendet. Beide verstärken die Zellneubildung durch Entzündung oder durch Aktivierung von Kinasen. Im Tierversuch zeigt das epikutan applizierte Crotonöl (Phorbolester) nach Vorbehandlung mit einem kanzerogenen Kohlenwasserstoff (DMBA) eine derartige Wirkung. Crotonöl wirkt als Proliferationsreiz und erhöht so die Wahrscheinlichkeit für weitere Mutationen durch einwirkende exogene Faktoren.

Eine Promotorwirkung im Rahmen der Pathogenese des Gallenblasenkarzinoms weisen beim Menschen die Cholelithiasis und die lithogene Cholezystitis auf. Besonders gefährdet sind Patienten, bei denen die Entzündung zu Wandverkalkungen führt (Porzellangallenblase). Zu nennen sind auch die **präkanzerösen Konditionen**, wie die schwere chronische Urozystitis bei Bilharziose (Harnblasenkarzinom), die Colitis ulcerosa (Dickdarmkarzinom) und die Leberzirrhose (hepatozelluläres Karzinom).

Da die promotorbedingte Zellproliferation reversibel ist, bildet sich der vergrößerte Zellpool initiierter Zellen nach Absetzen des Promotors zurück.

Während sich im Tierversuch die krebserzeugende Wirkung verschiedener chemischer Krebsnoxen eindrucksvoll nachweisen lässt, bleibt beim Menschen der Nachweis *einer* bestimmten Krebsursache in der Regel aus. Es ist auch unwahrscheinlich, dass die meisten malignen Neoplasmen *nur auf eine Ursache* zurückzuführen sind, da nur selten *eine Noxe* kontinuierlich, langfristig und hoch dosiert auf den Menschen einwirkt.

Experimentelle Untersuchungen mit chemischen und ionisierenden Noxen haben gezeigt, dass der Krebs das Endergebnis einer Summationswirkung ist. So stellt sich die Frage, ob dieser Effekt auch durch die gleichzeitige Verabreichung verschiedener Krebsnoxen, die auf die gleiche Zelle einwirken, zu erreichen ist. Am Beispiel der leberkrebserzeugenden Verbindungen Diethylnitrosamin

(DENA) und Dimethylaminoazobenzol (DAB) konnte bei Ratten eine derartige synkanzerogene Wirkung (deutlich verkürzte Latenzzeit) nachgewiesen werden. Man kann annehmen, dass auch beim Menschen die **Synkarzinogenese** eine wichtige Rolle bei der Krebsbildung durch Umweltfaktoren spielt.

8.3.5 Hormonwirkung

Hormone wirken als Tumorpromotoren, wenn sie durch gesteigerte Zellproliferation den Zellpool initiierter Zellen vergrößern und so die Wahrscheinlichkeit steigern, dass in bereits initiierten Zellen weitere Mutationen von wachstumsregulierenden Genen erfolgen. Dabei kann es zur Ausbildung von gut- und bösartigen Tumoren kommen.

8.3.5.1 Hyperplasiogene Tumoren. Gutartige hyperplasiogene Tumoren treten bevorzugt nach langdauernder Hormoneinwirkung infolge einer Störung des endokrinen Regelkreises auf. So werden Hypophysenadenome beobachtet, wenn ein hypophysär gesteuertes endokrines Organ entfernt wird. In ähnlicher Weise können sich bei einer chronischen Niereninsuffizienz Adenome der Nebenschilddrüse als Folge einer Störung des Kalziumstoffwechsels entwickeln. Dabei kommt es zunächst durch Dauerstimulation zu einer gesteuerten Zellvermehrung (Hyperplasie), später entstehen – nach zufälligen Mutationen – hyperplasiogene Adenome, die unabhängig vom auslösenden Reiz wachsen.

8.3.5.2 Bedeutung der Geschlechtshormone für die Entstehung und das Wachstum von Tumoren. Geschlechtshormone spielen eine wichtige Rolle sowohl bei der Entstehung als auch beim Wachstum von gutartigen und bösartigen Geschwülsten. So sind Östrogene von Bedeutung für die Entstehung und für das weitere Wachstum der Mammakarzinome. Für die normale Mammaepithelzelle ist Progesteron das wirksamste Mitogen, für die Tumorzelle ist es dagegen das Östrogen, möglicherweise infolge einer Vermehrung der Östrogenrezeptoren während der Initiierung. Da Östrogene die Bildung mehrerer Wachstumsfaktoren stimulieren, die in Mammakarzinomen im Überschuss vorkommen und autokrin wirksam sind, tragen sie möglicherweise zur endgültigen malignen Transformation der Zelle und auch zum weiteren Tumorwachstum bei. Östrogenbildende Ovarialtumoren oder eine langdauernde Östrogenbehandlung in der Postmenopause führen gehäuft zu Karzinomen der Mamma und des Endometriums. Auch die Entstehung und das Wachstum der Leiomyome des Uterus wird wahrscheinlich durch Östrogene stimuliert, zumindest nimmt ihr Wachstum in Schwangerschaften rapide zu, während sie sich in der Postmenopause verkleinern und nach Kastration weitgehend atrophieren.

Eine hormonale Stimulation ist auch Ursache der nodulären Prostatahyperplasie beim Mann, die durch eine Knotenbildung in den periurethral gelegenen Prostataabschnitten gekennzeichnet ist. Sie kommt nach dem 50. Lebensjahr vor und nimmt mit steigendem Lebensalter an Häufigkeit und Ausdehnung zu. An ihrer Entstehung sind sowohl Androgene als auch Östrogene beteiligt. Das Wachstum der Prostatadrüsen wird durch Dihydrotestosteron, einem Abkömmling des Testosterons, stimuliert. Die Expression der entsprechenden Rezeptoren wird durch Östrogene verstärkt. Beim alternden Mann lässt die Testosteronproduktion nach, sodass es zu einem relativen Überwiegen der Östrogene kommt. Folge ist eine verstärkte Rezeptorbildung mit verstärktem Wachstum der Prostatadrüsen. Auch beim Prostatakarzinom lassen sich Wachstum und Ausbreitung durch Kastration, Antiandrogene oder Östrogene verzögern. Ein kausalpathogenetischer Zusammenhang zwischen Hormonen und Entstehung eines Prostatakarzinoms konnte jedoch nicht gesichert werden.

8.3.6 Erhöhtes Tumorentstehungsrisiko bei immunologischen Defektzuständen

Das Immunsystem hat u. a. die Funktion, Tumorzellen zu zerstören. Dementsprechend führt jede Abschwächung dieses Immunsystems zu einem erhöhten Krebsrisiko. Menschen mit angeborenen Immundefekten haben gegenüber einem normalen Vergleichskollektiv eine wesentlich höhere Malignomrate. Bei ca. 10% der Patienten mit Ataxia teleangiectatica, Wiskott-Aldrich-Syndrom oder einer kongenitalen Agammaglobulinämie treten bösartige Neubildungen auf. Dabei handelt es sich überwiegend um (virusbedingte?) maligne Lymphome. Auch erworbene Immundefekte gehen mit einem erhöhten Krebsrisiko einher. Bei AIDS treten gehäuft das Kaposi-Sarkom sowie lymphoblastische und immunoblastische Lymphome auf. Eine langdauernde immunsuppressive Therapie geht ebenfalls mit einem erhöhten Krebsrisiko einher. Wegen Nierentransplantation immunsupprimierte Patienten erkranken 30-mal häufiger an einem malignen Lymphom und 4-mal häufiger an einem Karzinom als die Normalbevölkerung.

8.4 Tumorklassifikation

Tumoren unterscheiden sich histologisch mehr oder weniger durch bestimmte Merkmale vom Normalgewebe; dies wird zur Diagnose und zur Bestimmung weiterer Parameter, die für Prognose und Therapie relevant sind, genützt. Diese Merkmale umfassen den Verlust der Differenzierung, der Kohäsion der Zellen, Zellkernveränderungen und eine erhöhte Mitoserate. Prinzipiell werden Tumoren nach ihrem biologischen Verhalten (gutartig – bösartig) und ihrer Histogenese (Ursprungszellen) klassifiziert.

8.4.1 Klassifikation nach dem biologischen Verhalten

Die meisten Tumoren können aufgrund ihrer Biologie entweder als benigne (gutartig) oder bösartig (maligne) eingestuft werden. Die wichtigsten histologischen Merkmale sind in Tabelle 8-5 aufgelistet. Bei manchen Tumoren erlaubt die histologische Untersuchung keine definitive Festlegung des biologischen Verhaltens (z. B. einige Ovarialtumoren, Karzinoidtumoren); diese Neubildungen werden dann als »Borderline-Tumoren« (oder Tumoren mit geringem malignen Potenzial [low grade malignancy]) klassifiziert. Der Begriff semimaligner Tumor wurde früher für Neubildungen verwendet, die ein lokal invasives und destruktives Wachstum zeigen und zum Rezidiv tendieren, aber keine Neigung zur Metastasierung besitzen. Als klassische Beispiele wurden das Basaliom der Haut (heute Basalzellenkrebs), das Zylindrom der Speicheldrüsen (heute adenoidzystisches Karzinom) oder der Parotismischtumor (heute Speicheldrüsenadenom) genannt.

Letztlich sollte man aber berücksichtigen, dass die Begriffe »gutartig« und »bösartig« klinische Angaben sind, die durch den weiteren Krankheitsverlauf bestimmt werden. So kann sich ein histologisch gutartiger Tumor (z. B. ein Angiom) unter Berücksichtigung der Lokalisation (z. B. im Gehirn) bösartig verhalten.

Bösartige Neubildungen werden häufig in Anlehnung an histologische oder klinische Merkmale eingeteilt in:

– **hochmaligne Tumoren** (Patient stirbt nach kurzem Krankheitsverlauf, Metastasierung setzt frühzeitig ein)
– **niedrigmaligne Tumoren** (das Krebsleiden zeigt ein langsam progredientes Wachstum mit örtlicher Invasion und Zerstörung. Metastasen fehlen oder treten erst spät auf).

Diese Diagnosen werden häufig für maligne Lymphome verwendet, wenn zunächst keine weitere Unterteilung vorgenommen werden kann.

8.4.1.1 Gutartige (benigne) Tumoren sind nicht-invasiv und verbleiben somit lokal begrenzt; außerdem besitzen sie nicht die Fähigkeit zu metastasieren.

● **Gutartige Neubildungen epithelialer Oberflächen** (Haut, Schleimhäute) bilden aufgrund der fehlenden Invasivität einen polypösen Tumor, der gestielt oder breitbasig (»sessil«) seiner Unterlage aufsitzen kann; die Form des polypösen Wachstums wird als »exophytisch« bezeichnet.

● In **parenchymatösen Organen und im Weichgewebe** entstandene gutartige Tumoren sind in der Regel gut begrenzt und besitzen häufig eine fibröse Kapsel.

Obwohl gutartige Tumoren definitionsgemäß lokal begrenzt sind, können sie unter folgenden Voraussetzungen für den betroffenen Patienten lebensbedrohlich werden:
– **Exzessive Hormonproduktion** (z. B. Adrenalin- und Noradrenalinausschüttung eines Phäochromozytoms; Hyperthyreose durch ein so genanntes toxisches Adenom der Schilddrüse; insulinproduzierender Tumor des Pankreas mit Hyperinsulinismus).
– Durch **expansives Tumorwachstum** verursachter Druck auf angrenzende Organe oder Gewebe (z. B. ein Meningeom, das epileptische Anfälle auslöst; Hypophysentumor mit Druckatrophie des verbleibenden nicht neoplastischen Drüsengewebes).
– **Verschluss von Hohlorganen** mit Stau (z. B. Verschluss der Gallenwege).
– **Maligne Transformation eines primär gutartigen Tumors** (z. B. Adenom des Dickdarms mit Übergang in ein Karzinom).

– **Psychische Belastung des Patienten** durch die Angst, doch an Krebs erkrankt zu sein.

8.4.1.2 Bösartige (maligne) Tumoren wachsen definitionsgemäß invasiv; dies kann sich sowohl durch breites Einwachsen in das umliegende nicht-neoplastische Gewebe (z. B. Adenokarzinome des Intestinaltraktes) als auch nur durch einen Gefäßeinbruch eines sonst vollständig gekapselten Tumors (z. B. minimal invasives follikuläres Schilddrüsenkarzinom) manifestieren. Bösartige Tumoren wachsen in der Regel (relativ) rasch und ähneln dem Muttergewebe weniger als die in diesem Gewebe entstandenen gutartigen Tumoren. Ihre Fähigkeit, in Lymph- und Blutgefäße zu invadieren, ermöglicht die Entstehung von Metastasen in Lymphknoten und anderen Organen (Tochtergeschwülste; sekundäre Tumoren). Metastasierende Tumoren führen ohne Behandlung fast immer zum Tod.

Auch maligne Tumoren der Haut oder Schleimhäute können das sonst für gutartige Tumoren typische exophytische Wachstum zeigen (meist im frühen Stadium oder bei Entstehung in einem gutartigen Tumor [z. B. Dickdarmkarzinome, die – der Adenom-Karzinom-Sequenz folgend – in einem Adenom entstanden sind]), schlussendlich gehen aber auch diese Tumoren in ein nach innen gerichtetes invasives (endophytisches) Wachstum über. Die Entstehung von oberflächlichen Ulzerationen ist bei diesen Tumoren häufig.

Durch mangelhafte Vaskularisation (rasch wachsender) maligner Tumoren entstehen zentrale Nekrosen. Insbesondere in oberflächlich gelegenen Lebermetastasen können diese Nekrosen zur Ausbildung typischer Einziehungen (Krebsnabel) führen.

Bösartige Tumoren weisen häufig folgende Eigenschaften auf, die für die Morbidität und Mortalität dieser Neubildungen verantwortlich sind:
– **Bildung von Metastasen** (sekundäre Tumoren) mit Schädigung der betroffenen Organe
– Entstehung einer **Anämie** durch kontinuierlichen Blutverlust aus ulzerierten Tumoren
– **Druck und Destruktion** des umliegenden Gewebes
– **Obstruktion von Hohlorganen** (z. B. Entstehung eines Ileus bei Dickdarmkarzinomen)
– **Ektope Hormonbildung** (z. B. ADH oder ACTH in Lungentumoren)
– **Gewichtsverlust und Tumorkachexie**
– **Psychische Probleme** (Todesangst) und Schmerzen.

Tab. 8-5. Wichtigste Merkmale gutartiger und bösartiger Tumoren

Merkmal	Gutartig	Bösartig
Histologische Ähnlichkeit mit Normalgewebe	vorhanden	variabel, häufig jedoch nur geringe oder keine Ähnlichkeit
Mitoserate	gering	erhöht
Wachstumsrate	niedrig	relativ hoch
Zellkernveränderungen	keine oder nur gering ausgeprägt	Polymorphie, Vermehrung von Nukleolen
DNS-Gehalt	Kerneuploidie (Ausnahme endokrine Tumoren)	Kernaneuploidie und -polyploidie, Hyperchromasie
Invasives Wachstum	nein	ja
Tumorgrenzen	meist umschrieben oder gekapselt	häufig unregelmäßig oder diffus
Verschieblichkeit	meist verschieblich	meist fixiert
Nekrosen	selten	häufig
Exulzeration der Haut	selten	häufig an Scheimhäuten und Metastasen

Maligne Tumoren zeigen häufig im Zuge des invasiven Wachstums vom Tumorzentrum weg gerichtete längliche Ausläufer, die auf der Schnittfläche an einen Krebs erinnern; dies hat zur Bezeichnung »Krebs« (engl.: cancer) für bösartige Tumoren geführt.

8.4.2 Histogenetische Tumorklassifikation

Die histologische Bestimmung der Histogenese (des zellulären Ursprungs) eines Tumors ist die Grundlage für seine Typisierung. Die international gebräuchlichen histogenetischen Klassifikationen beinhalten zahlreiche Subtypen von Tumoren; prinzipiell werden diese von vier Hauptkategorien von Tumoren abgeleitet:

- Tumoren mit epithelialer Differenzierung
- Tumoren mit mesenchymaler Differenzierung
- Tumoren des hämato- und lymphopoietischen Systems
- Besondere Tumoren (z. B. Hirntumoren).

Die genaue histogenetische Klassifikation eines Tumors ist die wichtigste Grundlage für seine Therapie und somit für die Bestimmung der Prognose. Obwohl die oben genannten Hauptkategorien bereits gewisse Unterschiede bezüglich ihres biologischen Verhaltens zeigen, sind die heute angewendeten Therapieschemata bei Krebs bis auf wenige Ausnahmen auf eine genaue histologische Diagnose angewiesen. Zum Erlangen dieser Diagnose werden häufig histochemische und immunhistochemische Untersuchungen, in seltenen Fällen die Elektronenmikroskopie, und zunehmend für ausgewählte Krebsformen (maligne Lymphome, Sarkome) molekularpathologische Techniken eingesetzt.

8.4.2.1 Mesenchymale Tumoren (Abb. 8-8 bis 8-15). **Benigne mesenchymale Tumoren** werden nach den Ursprungszellen oder -geweben unter Einbeziehung der Nachsilbe »-om« benannt (z. B. Lipom als gutartiger Tumor der Fettzellen oder des Fettgewebes; Leiomyom als gutartiger Tumor der glatten Muskelzellen; Rhabdomyom als gutartiger Tumor der quergestreiften Muskelzellen). Die **malignen mesenchymalen Tumoren** werden als Sarkome bezeichnet. Auch hier werden die Ursprungszellen oder -gewebe in den Namen mit einbezogen (z. B. Liposarkom, Leiomyosarkom, Rhabdomyosarkom). Auch Sarkome sollten zusätzlich nach ihrem Differenzierungsgrad klassifiziert werden.

8.4.2.2 Epitheliale Tumoren (Abb. 8-1, Abb. 8-27 bis 8-34). **Benigne epitheliale Tumoren** sind die Papillome und die Adenome. Papillome gehen vom nicht drüsenbildenden und nicht sekretorischen Oberflächenepithel (Transitionalzell- und geschichtetem Plattenepithel des Urogenitaltraktes bzw. der Haut, der Schleimhäute der Mundhöhle, der Nase, des Nasopharynx und des Larynx sowie der Ausführungsgänge von Drüsen und der Mamma) aus. Papillome zeigen meist exophytisches Wachstum, sie können sich aber auch endophytisch ausbreiten (Vortäuschen von Malignität, hohe Rezidivrate). Adenome entwickeln sich aus Drüsenepithel und sekretorischem Epithel und können in verschiedenen morphologischen Erscheinungsformen vorkommen (tubuläre und villöse Adenome im Intestinal-

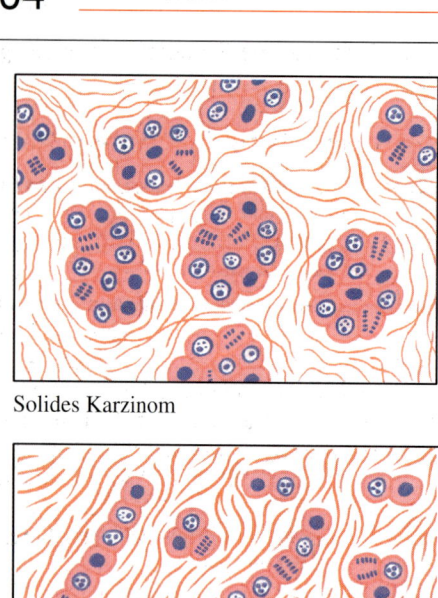

Solides Karzinom

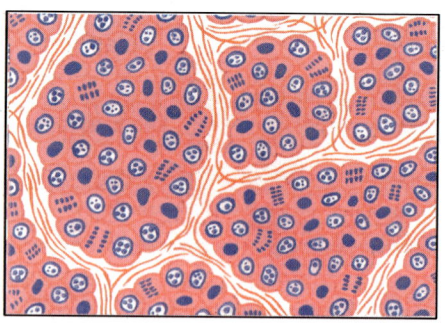

Medulläres Karzinom

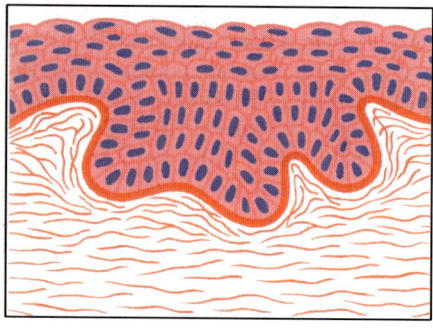

Szirrhöses Karzinom

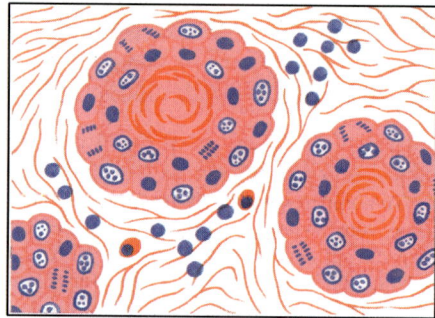

Plattenepithelkarzinom

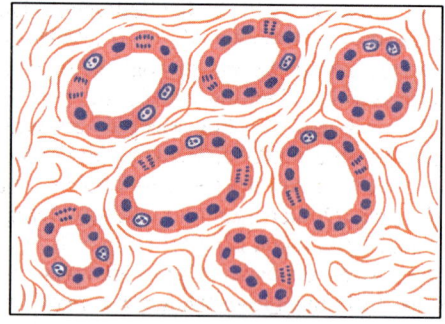

Basalzellenkarzinom (Basaliom)

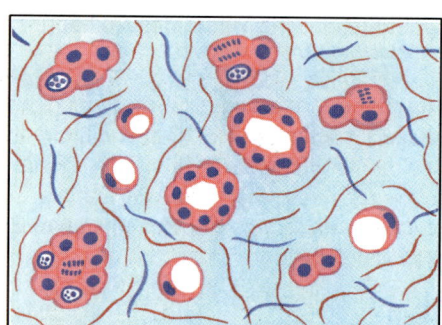

Gallertkarzinom mit Siegelringzellen

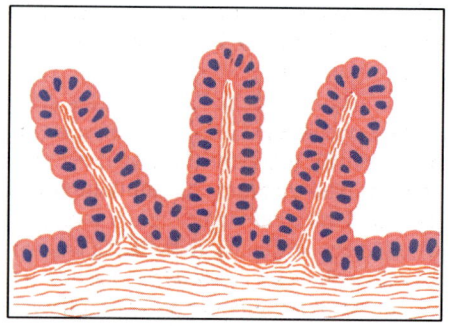

Drüsenbildendes Karzinom

Papilläres exophytisches Karzinom

Abb. 8-1.   Schematische Darstellung verschiedener Karzinomformen

trakt; solide Adenome in drüsigen Organen; Zystadenome im Ovar und Speicheldrüsen; Fibroadenome in der Brustdrüse). Die exakte Nomenklatur der Papillome und Adenome schließt immer auch das betroffene Organ ein (z. B. Papillom der Harnblase, Adenom der Schilddrüse). **Maligne epitheliale Tumoren** werden generell Karzinome genannt, wobei der Typ des Epithels Bestandteil des Namens ist (Transitionalzell- oder Plattenepithelkarzinom; Adenokarzinom bei Drüsenepithelien). Karzinome sollten prinzipiell auch nach ihrem Differenzierungsgrad klassifiziert werden (siehe S. 216).

8.4.2.3 Maligne Systemerkrankungen (Abb. 8-16 bis 8-26).

Diese Neubildungen kommen meist nicht isoliert in einem Organ vor. Sie können – besonders in einem fortgeschrittenen Krankheitsstadium – gleichzeitig oder hintereinander in den verschiedenen Organen eines Systems auftreten. Betroffen ist besonders das hämolymphopoetische System (Knochenmark, Blut, Lymphknoten, Milz, Leber u. a.). Diese Neoplasien gehen mit oder ohne leukämische Ausschwemmung in das periphere Blut einher. Neubildungen des hämopoetischen Systems können alle Stufen der Blutbildung befallen (Erythro-, Myelo- oder Megakaryopoese). Die Unterteilung erfolgt zunächst nach klinisch-morphologischen Gesichtspunkten in akute (unreife) oder chronische (reife) **Leukämien**. Diagnose und Differenzialdiagnose stützen sich auf morphologische Kriterien (Giemsa-gefärbte Blut- und Knochenmarkausstriche) und auf enzymhistochemische Befunde. Bei einem Tumorbefall des lymphatischen Systems spricht man von **Lymphomen**, die in der Regel bösartig sind. Auch sie können zu einer leukämischen Ausschwemmung führen. Prinzipiell unterscheidet man Hodgkin- (verschiedene Sonderformen) und Non-Hodgkin-Lymphome (niedrigmaligne und hochmaligne Formen). Die Systematik stützt sich auf morphologische Befunde (Giemsa-gefärbte histologische Schnitte) und auf zusätzliche immunhistochemische Untersuchungen.

8.4.2.4 Neurogene Tumoren.

In diese Gruppe gehört ein großes Spektrum an verschiedenen Neubildungen des peripheren und zentralen Nervensystems. Die Tumoren können von den verschiedenen ortsständigen Strukturen (Gliazellen, Ganglienzellen, Ependym, Schwann-Zellen u. a.) ausgehen. Die Unterteilung erfolgt unter Berücksichtigung des Differenzierungsgrades (Endung »-blastom« [Glioblastom] für wenig differenzierte, hochmaligne Geschwülste und die Endung »-zytom« oder »-om« [Gangliozytom, Oligodendrogliom, Neu-

rinom] für differenzierte Tumoren von niedriger Malignität).

8.4.2.5 Ausnahmen in der Tumornomenklatur

● **Teratome** sind Tumoren, die Anteile aller drei Keimblätter (Ektoderm, Endoderm und Mesoderm) enthalten. Benigne (reife) Teratome enthalten ausschließlich differenzierte Bestandteile, die histologisch auch problemlos diversen normalen Geweben zugeordnet werden können. Manche dieser Tumoren enthalten auch Zähne und Haare (Abb. 8-35). Maligne (unreife) Teratome bestehen aus weniger differenzierten Anteilen aller Keimblätter, die nicht normal ausgereiften Geweben entsprechen. Aufgrund ihres Keimzellursprungs finden sich die meisten Teratome in den Gonaden. Die Teratome des Ovars sind meistens benigne und zystisch, während der weitaus größte Teil der Hodenteratome maligne und überwiegend solide wächst. Prinzipiell können Teratome aber in allen Körperregionen vorkommen; die Mehrzahl dieser extragonadalen Teratome findet sich im Mediastinum und in der Sakrokokzygealregion oder im Bereich der Schädelbasis.

● **Embryonale Tumoren** (*Blastome*) treten fast ausschließlich in den ersten fünf Lebensjahren auf; sie zeigen eine gewissen Ähnlichkeit mit dem embryonalen Gewebe des Organs, in dem sie entstehen. Zu den embryonalen Tumoren werden das Nephroblastom der Niere (Wilms-Tumor, Abb. 8-36), das Hepatoblastom der Leber, das Neuroblastom (ausgehend vom Nebennierenmark oder den extraadrenalen Ganglien), das Retinoblastom des Auges und das Pankreatoblastom der Bauchspeicheldrüse gezählt.

● Unter der Bezeichnung **gemischte Tumoren** (*Mischtumoren*) versteht man Neubildungen, die eine Kombination unterschiedlicher Zelltypen zeigen. Diese kann auf der Grundlage der unterschiedlichen embryonalen Differenzierungsmöglichkeiten des Ursprungsgewebes beruhen (z. B. der Müller-Mischtumor des weiblichen Urogenitaltraktes). Weitere Beispiele für Mischtumoren sind das Fibroadenom der Brustdrüse (bestehend aus epithelausgekleideten Drüsen und einer bindegewebigen Matrix, Abb. 8-43) und das pleomorphe Adenom der Parotis (Drüsenstrukturen innerhalb einer knorpeligen und/oder muzinösen Matrix mit myoepithelialem Ursprung, Abb. 8-44). Als **Karzinosarkome** bezeichnet man Tumoren mit epithelialen und sarkomatösen Anteilen; diese entstehen durch epitheliale und sarkomatöse Differenzierung einer gemeinsamen Tumorstammzelle oder in Form eines **Kollisionstumors** (Zusammentreffen eines epithelial und eines mesenchymal differenzierten Tumors).

● Die **Tumoren des diffusen neuroendokrinen Systems** (früher als APUDome bezeichnet) umfassen Neoplasien, die in allen Organen vorkommen, in denen Zellen mit neuroendokriner Differenzierung auftreten (z. B. das medulläre Schilddrüsenkarzinom aus den Kalzitonin-produzierenden C-Zellen, Tumoren der Langerhans-Inseln des Pankreas, Karzinoide des Bronchial- und Gastrointestinaltraktes). Ein Teil dieser Tumoren kommt im Rahmen von familiären Syndromen vor (MEN-Syndrom = Multiple Endocrine Neoplasia Syndrome). Die Tumoren des diffusen neuroendokrinen Systems können funktionell aktiv (z. B. insulinproduzierende Tumoren des Pankreas mit krisenhaften Hypoglykämien) oder klinisch stumm sein. Eine spezifische Namensgebung (z. B. Insulinom, Glukagonom) sollte ausschließlich Tumoren mit manifesten klinischen Symptomen vorbehalten bleiben. Der immunhistochemische Nachweis eines Hormons am Schnittpräparat ist nicht beweisend für eine klinisch relevante Hormonausschüttung des betreffenden Tumors; ohne spezifische klinische Symptomatik sollten diese Tumoren beispielsweise nur als Inselzelltumoren des Pankreas bezeichnet werden. In der Regel handelt es bei den Tumoren des diffusen neuroendokrinen Systems um langsam wachsende und spät metastasierende Neoplasien. Die Unterscheidung benigner von malignen neuroendokrinen Tumoren ist anhand der Morphologie manchmal nicht möglich (z. B. Phäochromozytome des Nebennierenmarks); bei diesen Tumoren ist die Malignität nur durch den Nachweis von Metastasen sicher feststellbar (Abb. 8-40 bis 8-42).

8.5 Tumorartige Veränderungen

● Unter dem Begriff **Hamartome** werden tumorartige Läsionen zusammengefasst, die kein autonomes Wachstum wie echte Neoplasien aufweisen. Hamartome können in bildgebenden Verfahren irrtümlicherweise für maligne Tumoren gehalten werden. Hamartome sind *per definitionem* gutartig und bestehen aus reifem, dem Ursprungsorgan entsprechendem Gewebe (z. B. Adenochondrom der Lunge, das sich aus Knorpelgewebe und respiratorischem Epithel zusammensetzt). Zu den häufigsten Hamartomen zählt das Kavernom der Leber (Abb. 8-39). Auch Nävuszellnävi gehören in diesen

Formenkreis (Abb. 8-37, 8-38). Hamartome treten manchmal in Verbindung mit klinischen Syndromen auf (z. B. tuberöse Sklerose, Gardner-Syndrom, Cowden-Syndrom).

● Die **Epulis der Mundschleimhaut** findet sich als eine den Alveolarfortsätzen aufsitzende, halbkugelige oder pilzförmige Läsion. Sie wird als reaktives, reparatives oder resorptives Granulom aufgefasst und kommt als Epulis granulomatosa (bestehend aus kapillarreichem Granulationsgewebe), Epulis gigantocellularis (Riesenzellepulis; häufigste Form) oder Epulis fibromatosa et osteoplastica (mit faserreichem Bindegewebe und Verknöcherungen; Endstadium der beiden anderen Formen) vor.

● Bei der **Myositis ossificans** handelt es sich um eine Knochenbildung innerhalb von Skelettmuskulatur nach vorangegangener einmaliger oder rezidivierender traumatischer Muskelschädigung. Die Läsion zeigt anfänglich zellreiches mesenchymales Gewebe (Verwechslung mit einem Fibrosarkom!), später Ausreifung des Gewebes mit Bildung von Osteoid, und letztlich einen Umbau in ausgereiften, feinlamellären Knochen. Typischerweise liegen histologisch alle drei Stadien nebeneinander vor. Die Myositis ossificans kann selten auch ohne Trauma entstehen (bei Tetanus oder Paraplegie).

● **Zysten** können in Neoplasien (z. B. in Ovarialtumoren) oder als tumorähnliche Läsionen vorkommen. Tumorähnliche Zysten erzeugen häufig lokale Symptome wie echte Tumoren. Sie können kongenital (branchiale und Ductus-thyreoglossus-Zysten), durch Parasiten (z. B. *Echinococcus granulosus*), durch Geweberetention (z. B. epidermoide Zysten der Haut) oder durch Implantation (traumatische oder iatrogene Gewebeverlagerung insbesondere im Bereich der Haut) entstehen.

● **Fibromatosen.** Es handelt sich um eine überschießende Wucherung eines kollagenfaserreichen Bindegewebes. Diese Veränderungen kommen häufig als reparativer Prozess (nach Entzündungen oder Nekrosen) als Narbe, nach Einwirkung verschiedener Noxen (ionisierende Strahlen) oder spontan vor. Fibromatosen können stationär oder chronisch progredient sein. Unter Berücksichtigung der Lokalisation und des biologischen Verhaltens unterscheidet man verschiedene Krankheitsbilder: Palmarfibromatose (Dupuytren-Kontraktur) und Plantarfibromatose, aggressive Bauchdeckenfibromatose, Desmoid, Tortikollis und andere (Abb. 8-11, 8-12).

8.6 Tumorvorstufen und Frühstadien

Tumoren entwickeln sich über mehrere Stufen zur malignen Neoplasie. Da es sich bei diesem Prozess um einen fließenden Übergang handelt, kann die morphologische Abgrenzung eines (noch) gutartigen Tumors von einem bösartigen manchmal Schwierigkeiten bereiten. Als morphologische Kriterien werden bei diesen Tumoren die Anzahl von Mitosen, zelluläre Atypien, Hyperzellularität u. a. herangezogen. Die Unterscheidung eines follikulären Adenoms der Schilddrüse von einem minimal invasiven follikulären Karzinom erfolgt durch den histologischen Nachweis von Gefäßinvasion und/oder Kapseldurchbrüchen. Bei einigen neuroendokrinen Tumoren (z. B. dem Phäochromozytom) ist selbst der Nachweis von Gefäßeinbrüchen kein Kriterium zur Diagnose von Malignität.

Bei einigen Tumoren lassen sich jedoch Krebsvorstufen morphologisch genau erkennen (= Präkanzerose) und/oder sie gehen über eine nichtinvasive Vorstufe (= Carcinoma in situ) in einen invasiven Tumor über. Der Begriff **Carcinoma in situ** (CIS) wird bei epithelialen Tumoren, die die zellulären Kriterien der Malignität aufweisen, aber noch keinen Durchbruch des Tumors durch seine Basalmembran zeigen, angewendet; da die Basalmembran die Tumorzellen von den Wegen einer möglichen Metastasierung (Blut- und Lymphgefäße) fern hält, ist bei vollständiger Entfernung eines Carcinoma in situ (z. B. an der Portio uteri durch eine Konisation) mit 100%iger Heilung zu rechnen. Die Entdeckung eines Karzinoms im Stadium des CIS (oder seiner Vorläufer) ist das Ziel flächendeckender Screeningprogramme.

Unter **Präkanzerosen** versteht man Veränderungen des Gewebes, die mit einem statistisch erhöhten Risiko der Krebsentstehung einhergehen. Präkanzerosen können angeboren (z. B. bei der familiären Adenomatosis coli mit Entstehung eines Dickdarmkarzinoms) oder erworben sein (aktinische Keratose der Haut). Je nach der Häufigkeit des Übergangs einer Präkanzerose in den betreffenden malignen Tumor unterscheidet man eine fakultative Präkanzerose (relativ seltener Übergang) von einer obligaten Präkanzerose (häufiger oder sicherer Übergang).

Morphologisch manifestieren sich präkanzeröse Läsionen in Epithelgeweben als **Dysplasien** (unterschiedlich deutlich ausgeprägte Differenzierungsstörung des Epithels bei kontrollierter Proliferation), Leukoplakien (klinischer Begriff für eine weißliche, nicht wegwischbare Läsion des Oberflächenepithels) mit Hyper- und Parakeratose, Basalzellhyperplasie und gelegentlicher chronischer Entzündung; fakultative Präkanzerose in Kombination mit einer Dysplasie und einem Carcinoma in situ (hochgradige Dysplasie bei intakter Basalmembran). Der Begriff der Dysplasie wird zunehmend durch »intraepitheliale Neoplasie« ersetzt (CIN = Cervical Intraepithelial Neoplasia).

Der Begriff des **Frühkarzinoms** wird bei epithelialen malignen Tumoren des Magens, die auf die Mukosa oder Submukosa beschränkt sind, verwendet. Die Prognose des Magenfrühkarzinoms ist deutlich besser als die der fortgeschrittenen Magenkarzinome. Vielfach korreliert die Prognose eines Karzinoms sehr stark mit der anatomischen Invasionstiefe in dem betroffenen Organ. Daher hat die histopathologische Bestimmung des Stadiums am Primärtumor sowie seiner metastatischen Ausbreitung eine große Bedeutung für Therapie und Prognose.

8.7 Tumorausbreitung

Im Gegensatz zu gutartigen Tumoren, die an ihrem Ursprungsort lokalisiert bleiben, haben maligne Tumoren die Fähigkeit, sich auszubreiten. Dies geschieht lokal durch Eindringen von Tumorzellen ins umliegende Gewebe (Infiltration), Einbruch in Blut- und Lymphgefäße (Invasion) sowie der mit der Invasion verbundenen Absiedlung in tumorfernen Geweben (Metastasierung). Infiltration und die Ausbildung von Metastasen sind mit der Zerstörung des den Tumor umgebenden Gewebes verbunden (Destruktion).

Invasion und Metastasierung sind für die meisten krebsbedingten Todesfälle verantwortlich. Das Auftreten von Metastasen stellt für viele Krebsformen den Zeitpunkt dar, zu dem keine Heilung mehr möglich ist. Während gutartige Tumoren durch simple Entfernung der Neubildung therapiert werden können, müssen aufgrund der diffusen Ausbreitung maligner Tumoren ausreichende Sicherheitsabstände mitreseziert werden. Darüber hinaus müssen häufig die regionären Lymphknoten entfernt werden. Die unvollständige Entfernung eines Tumors (z. B. durch zu geringe Sicherheitsabstände zu den Resektionsrändern), aber auch die Aussaat von Tumorzellen im Verlauf der Operation können zur Entstehung von Tumorrezidiven führen. Die histologische Beurteilung von Resektionsrändern bezüg-

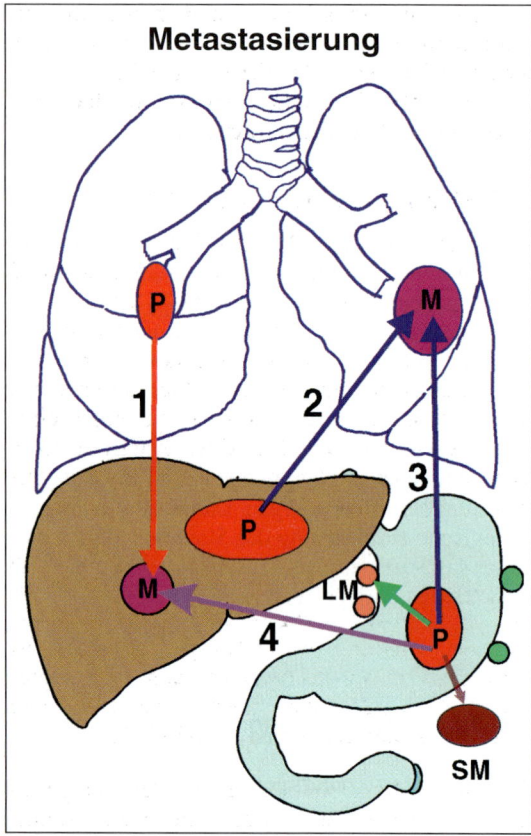

Metastasierung

Abb. 8-2. Metastasierungswege. 1: Lungentyp, 2: Lebertyp, 3: Kavatyp, 4: Pfortadertyp, **P:** Primärtumor, **M:** Metastase, **LM:** Lymphknotenmetastase, **SM:** Serosametastase

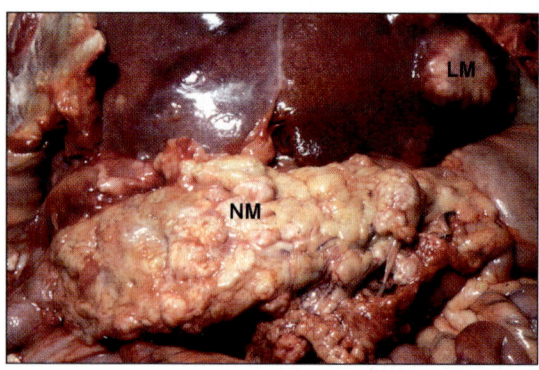

Abb. 8-3. Leber- und Netzmetastasen (NM) eines Dickdarmkarzinoms. **Krebsnabel:** eingezogene Oberfläche der Lebermetastase **(LM)**.

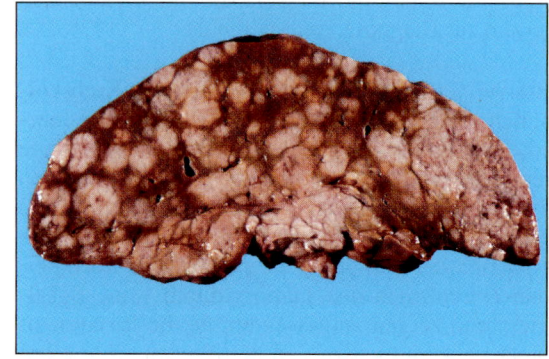

Abb. 8-4. Metastasenleber

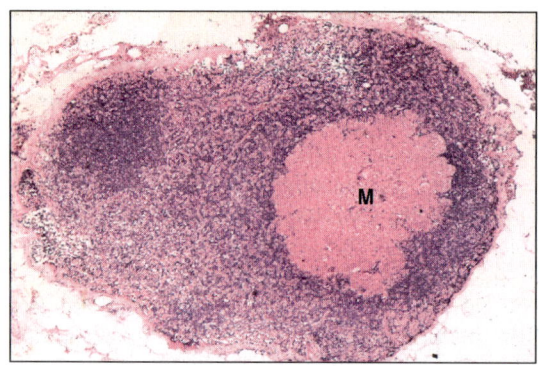

Abb. 8-5. Mikrometastase (M) eines soliden Karzinoms in einem Lymphknoten. HE-Fbg.

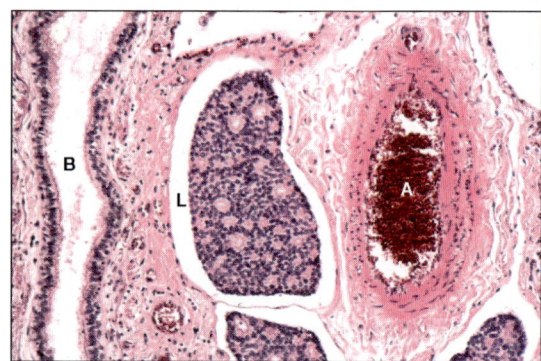

Abb. 8-6. Lymphangiosis carcinomatosa. Verbände eines Prostatakarzinoms in der Lichtung eines Lymphgefäßes **(L)**. **B:** Endbronchus, **A:** Pulmonalarterie. HE-Fbg.

lich Tumorfreiheit ist eine der wichtigsten Aufgaben des Pathologen (in manchen Fällen bereits intraoperativ mittels Schnellschnittuntersuchung).

Die Manipulation an (malignen) Tumoren während klinischer Untersuchungen oder Operationen sollte auf das Notwendigste reduziert werden, um die Tumorzellaussaat in Blut- oder Lymphgefäße nicht zu begünstigen.

8.7.1 Invasion

Das invasive Verhalten eines malignen Tumors wird maßgeblich durch verschiedene Fähigkeiten seiner Tumorzellen bestimmt. Diese Faktoren sind eine verringerte Zelladhäsion, eine abnorme und/oder erhöhte Motilität sowie die Sekretion proteolytischer Enzyme.

Eine Verringerung der Zelladhäsion wird durch negative Oberflächenladung (Tumorzellabstoßung) oder durch Veränderungen (z. B. Mutationen) bestimmter Adhäsionsmoleküle (insbesondere der Cadherine und Integrine) mit Auflösung des Zellzusammenhalts verursacht. Tumorzellen zeigen einen Verlust der Mechanismen, die zum Arrest der normalen Zellmigration (so genannte Kontaktinhibition) führen. Ein wichtiger Mechanismus der Invasion von Tumorzellen ist deren Sekretion spezieller Proteasen (u. a. Matrix-Metalloproteasen), die Tumorzellen zur Verdauung des sie umgebenden Bindegewebes befähigen; der Effekt der Metalloproteasen kann durch TIMPs (Tissue Inhibitor of Metalloproteases) verringert oder vollständig inhibiert werden, was TIMPs zu möglichen Kandidaten der Tumortherapie macht. Ein weiterer wichtiger Faktor für die Migration von Tumorzellen im Bindegewebe scheint auch die verstärkte und veränderte Expression von Integrinen zu sein.

Die Invasion maligner Tumoren findet häufig entlang anatomischer Strukturen (wie Nerven- und Gefäßscheiden) statt, die eine Ausbreitung der Tumorzellen begünstigen. Andere Gewebe wie Knorpel sind ausnehmend resistent gegenüber einer Tumorzellinvasion.

In epithelialen Tumoren ist invasives Wachstum meist leicht zu erkennen (insbesondere wenn, wie z. B. an der Portio uteri, mit der Basalmembran eine eindeutige Grenze vorliegt). In mesenchymalen Tumoren ist dies in der Regel sehr viel schwieriger zu erkennen, wenn nicht eine eindeutige Invasion in Blut- und/oder Lymphgefäße nachweisbar ist.

Als »pagetoide Invasion« bezeichnet man die Tumorinfiltration innerhalb von Epithel (benannt nach der Paget-Krankheit, bei der sich die Tumorzellen eines duktalen Mammakarzinoms innerhalb der Epidermis der Mamille ausbreiten).

8.7.2 Metastasierung (Abb. 8-2 bis 8-6)

Metastasen sind Absiedlungen eines malignen Tumors in andere Organe. Der Ausgangstumor wird als Primärtumor, die Metastase(n) als sekundäre(r) Tumor(en) bezeichnet. Durch Metastasierung können ausgedehnte Tumormassen entstehen (z. B. eine mehrere Kilogramm schwere Metastasenleber), die das Ausmaß des Primärtumors um ein Vielfaches übersteigen. Der Begriff der Karzinomatose wird für ausgedehnt metastasierte Tumoren verwendet.

Nur wenige maligne Tumoren metastasieren nicht oder nur sehr selten (z. B. maligne Gliome). Obwohl der Nachweis von Metastasen den diagnostisch sichersten Beweis für Malignität darstellt, ist er für die Praxis nicht geeignet, da nach erfolgter Metastasierung der Tumor meistens inoperabel und die Prognose dementsprechend schlecht ist.

Es ist in der Regel von entscheidender therapeutischer Konsequenz zu unterscheiden, ob eine Metastase oder ein Primärtumor vorliegt, auch wenn dies manchmal äußerst schwierig oder fallweise unmöglich ist (z. B. primäres Adenokarzinom der Lunge oder Lungenmetastase eines Adenokarzinoms). Es ist sinnlos, eine radikale Operation für einen Tumor durchzuführen, der eine Metastase darstellt, während der (nicht erkannte) Primärtumor mit hoher Wahrscheinlichkeit sehr bald wiederum metastasiert.

Die **Metastasierung** kann hämatogen (über den Blutstrom in Organe, die durch Blut, das aus dem Tumor geströmt ist, perfundiert werden), lymphogen (über den Lymphstrom in regionäre Lymphknoten), direkt innerhalb von Körperhöhlen (Austritt von Flüssigkeit mit Tumorzellen in die Pleura-, Peritoneal- und/oder Perikardhöhle) und durch Implantation (Verschleppung von Tumorzellen z. B. bei chirurgischen Eingriffen oder Feinnadelpunktionen) entstehen. Karzinome zeigen zumindest anfänglich häufiger lymphogene Metastasen, während Sarkome fast ausschließlich hämatogen metastasieren.

8.7.2.1 Ein häufiges Ziel **hämatogener Metastasen** sind die Knochen (insbesondere durch Karzino-

me der Lunge, der Niere, der Brustdrüse, der Prostata und der Schilddrüse). Andere Zielorgane hämatogener Metastasierung sind Lungen, Leber und Gehirn. Hämatogene Metastasen treten überwiegend multipel auf, was den Erfolg einer chirurgischen Therapie (z.B. durch Leberteilresektion) fraglich macht. Dazu kommt, dass kleine Metastasen durch bildgebende Verfahren (noch) nicht erkannt werden. Äußerst seltene Zielorgane von Metastasen sind Milz und Skelettmuskel, obwohl beide sehr gut durchblutet sind. Bei der **hämatogenen Metastasierung** unterscheidet man fünf Typen:

● **Lungentyp.** Von einem Lungentumor (z. B. Bronchialkarzinom) werden Tumorzellen über die Lungenvenen, das linke Herz und den großen Kreislauf in Organe wie Gehirn, Niere, Nebenniere und Knochen verschleppt.

● **Lebertyp.** Ein Lebertumor (z. B. hepatozelluläres Karzinom) bricht in Lebervenen ein und Tumorzellen gelangen in die Lunge, wo sich Metastasen ausbilden. Durch Ausbreitung vom Lungentyp können Tertiärmetastasen in den unter diesem Typ genannten Organen entstehen.

● **Kavatyp.** Der venöse Abfluss des Primärtumors erfolgt in die V. cava und danach in die Lunge.

● **Pfortadertyp.** Der venöse Abfluss des Primärtumors (fast alle Darmtumoren mit Ausnahme tief sitzender Rektumkarzinome) erfolgt über die Pfortader. Dadurch entstehen Lebermetastasen; diese metastasieren später entsprechend dem Lebertyp.

● **Zisternentyp.** Unter Umgehung der Pfortader breiten sich die Tumorzellen über die Cisterna chyli aus und gelangen in den Venenwinkel. Danach Ausbreitung wie beim Kavatyp.

8.7.2.2 Die lymphogene Metastasierung erfolgt

über die Vasa afferentes (Lympangiosis carcinomatosa) in regionäre Lymphknoten. Die Tumorzellen siedeln sich anfänglich in der Peripherie der Lymphknoten an; danach wird das lymphatische Gewebe sukzessive durch Tumorgewebe ersetzt, was meist auch mit einer Vergrößerung und Verfestigung der Lymphknoten einher geht (mögliche Lymphödembildung bei vollständig tumorbesiedelten Lymphknoten). Tumorbesiedelte Lymphknoten können miteinander verbacken (Lymphknotenkonglomerate). Von den regionären Lymphknoten aus werden die juxtaregionären, danach die zentralen Lymphknoten metastatisch besiedelt, um schlussendlich über den Ductus thoracicus in eine häma-

togene Metastasierung überzugehen. Klinisch vergrößerte Lymphknoten im Abflussgebiets eines malignen Tumors müssen nicht unbedingt tumorbesiedelt sein; die Vergrößerung kann auch durch reaktive Veränderungen verursacht werden.

8.7.2.3 Die Ausbildung von Metastasen in Körperhöhlen

resultiert aus der Effusion von Flüssigkeit mit Tumorzellen in die Höhlen. Die Tumorzellen bilden häufig kleine Knötchen am auskleidenden Mesothel. Bei Tumoren des Abdomens und der Ovarien bildet sich häufig eine ausgeprägte Flüssigkeitsansammlung in der Peritonealhöhle (Aszites). Die zytologische Untersuchung von pathologischen Flüssigkeitsansammlungen in Körperhöhlen führt manchmal zur Diagnose eines bislang nicht bekannten malignen Tumors. Eine Tumorausbreitung im Liquorraum tritt insbesondere bei Medulloblastomen, daneben aber auch bei Tumoren mit Infiltration der Dura auf (insbesondere maligne Lymphome, maligne Melanome und Karzinome der Mamma, der Lunge und des Magens).

8.7.2.4 Metastatische Kaskade.

Unter dem Begriff der metastatischen Kaskade versteht man eine Reihe von pathogenetischen Faktoren, die für die Entstehung von Metastasen notwendig sind. Nur ein Teil der Zellen eines malignen Tumors besitzt die notwendigen Eigenschaften, die zur Metastasenbildung erforderlich sind. Die metastatische Kaskade umfasst:

● Die **Loslösung** entsprechend ausgestatteter Tumorzellen aus dem Verband durch Verlust an Adhäsionsmolekülen (z. B. Cadherine).

● Die **Invasion** dieser Tumorzellen ins umliegende Bindegewebe, um Blut- und/oder Lymphgefäße zu erreichen (Expression von Metalloproteasen, Überexpression von Integrinen, verminderte Expression von TIMPs).

● **Eindringen in Blut- und/oder Lymphgefäße** (Expression von Metalloproteasen, verminderte Expression von TIMPs) und Verschleppung mit dem Blutstrom.

● **Umgehung von (immunologischen) Verteidigungsmechanismen**, wie den natürlichen Killerzellen (NK cells) im Blut.

● **Adhäsion der Tumorzellen an Endothelien der Gefäßwand** (des Zielorgans), vermittelt über die Bindung von CD44 an endotheliale Liganden.

- **Invasion der Tumorzellen durch die Gefäßwand** ins umliegende Bindegewebe (vermittelt über Integrine und den Lamininrezeptor).

- **Proliferation und Anschluss an das örtliche Gefäßsystem.**

Voraussetzung für das Wachstum von Metastasen (über eine Größe von wenigen Millimetern) ist ebenso wie beim Primärtumor eine ausreichende Vaskularisierung. Dazu bilden die Tumorzellen spezifische **Angiogenesefaktoren**, die die Zeit zur Bildung neuer Endothelien drastisch verkürzen (von mehreren Monaten auf bis zu 50 Stunden). Ein Primärtumor muss meistens eine ausreichende Größe erreicht haben, um metastasierungsfähige Subklone, die alle Stufen der metastatischen Kaskade überwinden können, freizusetzen (mindestens 10^9 Zellen = 1 cm^3 Tumorgewebe). Ein Ausnahme bildet hier das maligne Melanom, das bereits in einem sehr frühen Stadium Metastasen bilden kann.

Autopsiestudien haben gezeigt, dass verschiedene Tumoren (z. B. kleinzellig-anaplastische und Plattenepithelkarzinome der Lunge) in verschiedene Regionen des Gehirns metastasieren. Im Tierexperiment metastasierten unterschiedliche Klone eines malignen Melanoms nach Injektion in das Pfortadersystem selektiv entweder ins Gehirn oder in die Lungen. Die Lokalisation von Metastasen hängt somit offensichtlich nicht nur vom Sitz des Primärtumors, sondern auch von dessen Differenzierung und den individuellen Eigenschaften des betreffenden Tumorzellklons ab. Dazu kommen aber auch noch das Zusammenwirken von Oberflächenrezeptoren der Tumorzellen mit Adhäsionsmolekülen der Endothelien (Endothelien unterschiedlicher Lokalisation zeigen eine unterschiedliche Ausstattung an Adhäsionsmolekülen), was ebenfalls ursächlich für die Organbevorzugung des jeweiligen Primärtumors ist.

8.7.2.5 Aufbau, Differenzierung und biologisches Verhalten von Metastasen.
Histomorphologisch können Metastasen dem Primärtumor entsprechen, geringer differenziert oder sogar höher differenziert sein (z. B. sehen Knochenmetastasen follikulärer Schilddrüsenkarzinome manchmal wie normales Schilddrüsengewebe aus). Anhand des histologischen Bildes von Metastasen versucht der Pathologe dem Kliniker bei noch nicht gefundenem Primärtumor (**okkulter Primärtumor**) Hinweise auf die Lokalisation des Ursprungstumors zu liefern. Relativ häufig gelingt nur noch die Festlegung auf die Diagnose eines Karzinoms, Sarkoms oder

malignen Lymphoms (insbesondere unter Zuhilfenahme immunhistochemischer Untersuchungen), was aber bereits wichtige klinische Konsequenzen haben kann. Bei anaplastischen Tumoren ist manchmal selbst die Unterscheidung dieser drei Tumorkategorien nicht mehr möglich. Bei einigen Tumoren ist durch den immunhistochemischen Nachweis spezifischer Marker eine eindeutige Festlegung auf den Sitz des Primärtumors möglich (z. B. Thyreoglobulin bei Schilddrüsenkarzinomen mit Follikelzelldifferenzierung, Prostata-spezifisches Antigen [PSA] beim Prostatakarzinom).

Unter dem Begriff des **latenten Tumors** versteht man einen zufällig bei der Obduktion oder einem chirurgischen Eingriff entdeckten malignen Tumor (z. B. ein Prostatakarzinom in einer wegen Adenomyomatose entfernten Prostata), für den klinisch kein Hinweis bestanden hat. Häufige latente Tumoren sind Nieren-, Lungen-, Schilddrüsen- und Prostatakarzinome; diese können auch bereits (ebenfalls latent) metastasiert haben (bevorzugt in die regionären Lymphknoten, in Leber und Knochen).

Man geht davon aus, dass Metastasen anfänglich monoklonal sind. In der Folge entstehen durch weitere Mutationen Subklone, wobei schneller wachsende Klone die übrigen verdrängen. Die Entstehung von Metastasen ist daran gebunden, dass der Organismus nicht (mehr) in der Lage ist, durch immunologische Abwehrmechanismen Tumorzellen zu beseitigen. Metastasen zeigen in der Regel nur mehr eine geringe oder vollständig fehlende lymphohistiozytäre und plasmazelluläre Infiltration. T-Zellen fehlen in Metastasen meist, während sie im Primärtumor regelmäßig nachgewiesen werden können.

Bei metastasierenden Tumoren überwiegt in der Regel die Tumorzellmasse der Metastasen die des Primärtumors. Die überwiegende Zahl der Krebspatienten verstirbt daher auch an ihren Metastasen und nicht am Primärtumor.

8.8 Tumorregression, -progression und -rezidiv

Eine **Tumorregression** (Tumorrückbildung) kann spontan oder therapieinduziert auftreten. Sie kommt überwiegend in malignen, manchmal aber auch in gutartigen Tumoren vor. Die Ursachen spontaner regressiver Veränderungen von Tumoren sind eine mangelhafte Vaskularisation (insbesondere bei rasch wachsenden Tumoren) und immunologische Reaktionen. Die morphologischen Korrelate sind Nekrosen, spontane Einblutungen (Hämorrhagien), Vernarbungen und dystrophe Verkalkungen. Bei einigen Tumoren entstehen durch nekrotische Tumorzellgruppen geschichtete Konkremente (= Psammomkörperchen). Diese sind typisch für Meningeome, papilläre Schilddrüsenkarzinome und papilläre Ovarialkarzinome.

Der Begriff der **Remission** ist einer Tumorrückbildung unter Chemo- und/oder Strahlentherapie vorbehalten. Bei einer Vollremission sind nach Therapie keine Reste des Tumors mehr nachweisbar; bei einer Teilremission (partielle Remission) kommt es zur nachweisbaren Verkleinerung des Tumors um mindestens 50%, die mindestens 4 Wochen anhält. Unter Spontanremission versteht man ein komplettes Verschwinden eines malignen Tumors ohne Behandlung oder unter einer Behandlung, deren Wirksamkeit (noch) unbewiesen ist. Die Gründe für eine Spontanremission sind unklar (»Tumor-Redifferenzierung«). Eine spontane inkomplette Remission entsteht meist durch Nekrosen auf dem Boden einer mangelhaften Vaskularisation oder durch immunologische Mechanismen der Tumorabwehr.

Beim Auftreten neuer Tumorherde oder einer Größenzunahme des Tumors um 25% spricht man von einer **Tumorprogression**.

Bei unvollständiger Entfernung (nach Resektion) oder Zerstörung durch Chemo- und/oder Strahlentherapie eines malignen Tumors entsteht aus den zurückgebliebenen Zellen erneut eine Tumor (**Rezidiv**). Reste des Primärtumors führen zum Lokalrezidiv, Reste von Lymphknoten- oder Organmetastasen zum Fernrezidiv. Auch bei unvollständiger Entfernung von gutartigen Tumoren entstehen Lokalrezidive. Unter Berücksichtigung des Zeitpunkts der Rezidiventstehung unterscheidet man Frührezidive (innerhalb von Wochen bis wenigen Monaten) und Spätrezidive (frühestens nach 2 Jahren). Ausschlaggebend ist einerseits die Menge an verbliebenen Tumorzellen (je mehr Tumorzellen, desto früheres Rezidiv), andererseits die generelle Abwehrlage des Organismus (je besser die Abwehrlage, desto später das Rezidiv). Bei sehr guter Abwehrlage kann ein Gleichgewicht zwischen Tumorzellproliferation und -zerstörung bestehen (so genannte »dormant tumour cells« [schlafende Tumorzellen]), sodass es zu keinem klinisch manifesten Rezidiv kommt. Bei manchen Tumoren entstehen noch nach Jahrzehn-

ten Rezidive (z. B. hochdifferenzierte Nierenzellkarzinome, follikuläre Schilddrüsenkarzinome).

Der Erfolg einer Tumortherapie wird anhand der **5-Jahres-Überlebensrate** und für eine Reihe von Tumoren (z. B. Mamma-, Nieren-, Dickdarmkarzinome) an der 10-Jahres-Überlebensrate gemessen. Nach diesem Zeitraum wird der Tod des Patienten nur mehr selten eine direkte Auswirkung des Tumorleidens sein. Bei manchen Tumoren (z. B. Pankreaskarzinome) überleben nur wenige Patienten 5 Jahre; hier werden 1- oder 2-Jahres-Überlebensraten zum Abschätzen des therapeutischen Erfolgs bestimmt.

8.9 Klinische Auswirkungen von Tumoren

Die klinischen Auswirkungen von Tumoren auf den Organismus sind von ihrer Lokalisation, den Leistungen der Tumorzellen sowie ihrem biologischen Verhalten abhängig. Die Wirkungen können lokal oder vom Ort des Tumors entfernt auftreten. Maligne Tumoren dringen bevorzugt in lockeres Bindegewebe, Muskelgewebe, Fettgewebe, das Parenchym innerer Organe sowie ins Zentralnervensystem ein. Ein weiterer Ausbreitungsweg ist die Ausdehnung auf serösen Oberflächen. Straffes Bindegewebe (Faszien, Sehnen, Dura, Bandscheiben, elastisches Gewebe, Knochen und Knorpel) erschwert die Ausbreitung

8.9.1 Lokale Wirkungen

Das destruierende und infiltrierende Wachstum maligner Tumoren wirkt sich naturgemäß zunächst am tumorbefallenen Organ aus und führt zur Frühsymptomatik. Nekrosen entstehen durch Mangeldurchblutungen und werden in ihrer Entwicklung durch Infektionen begünstigt. **Tumorbedingte Frühveränderungen** sind:

● **Ulzerationen.** Diese entstehen an oberflächlich gelegenen Tumoren (Magen-Darm-Trakt, Haut) durch zentrale Nekrosen und/oder Infektionen (pilzbesiedelte Magenulzera sind immer krebsverdächtig).

● **Blutungen aus in Hohlorganen lokalisierten Tumoren** (Urogenital-, Gastrointestinaltrakt) oder durch tumorbedingte Arrosion von Gefäßen (anaplastische Schilddrüsenkarzinome mit Infiltration in die A. carotis oder V. jugularis).

- **Stenosen oder vollständige Obstruktion von Hohlorganen.** Diese führen zur Passagebehinderung und/oder Rückstau von Exkrementen und Sekreten.

Durch die lokale Ausbreitung (Organzerstörung) oder das Übergreifen auf benachbarte Strukturen entstehen folgende Spätveränderungen:

- **Verlust von Organfunktionen** durch ausgedehnte Zerstörung normalen Gewebes (zentralnervöse Ausfälle bei intrakraniellen Neoplasien, Leberinsuffizienz bei Lebermetastasen, pathologische Frakturen bei Knochenmetastasen).

- **Durchblutungsstörungen.** Thrombosen und Ödembildung bei Einwachsen oder Kompression von Arterien und Venen. Thrombosen treten als paraneoplastische Begleiterscheinungen bei verschiedenen Tumoren auf (verschleimende Magen- und Ovarialkarzinome, Prostata- und Pankreaskarzinome).

- **Fisteln und Perforationen** beim Zerfall nekrotischer Tumoren (besonders als Folge einer Krebschemotherapie) mit Ausbildung von Verbindungen anatomisch vorgegebener Hohlräume (z. B. Rektovaginalfistel, Vesikovaginalfistel) oder der Körperoberfläche. Perforation in Nachbarorgane führt beim Ösophaguskarzinom häufig zu Aspirationspneumonien oder zum schwallartigen Verbluten.

- **Sekundäre Infektionen** werden generell durch Nekrosen, Ulzerationen, Fisteln und Perforation begünstigt; ebenso begünstigt werden Infektionen durch Sekretstau (z. B. Pyelonephritis bei Prostata- oder Harnblasentumoren).

- **Paresen, Parästhesien, neurogene Muskelschmerzen** als Ausdruck einer Invasion oder Kompression peripherer Nerven. Neuropathien können auch im Rahmen von paraneoplastischen Erscheinungen auftreten.

8.9.2 Systemische Wirkungen

Bei fortgeschrittenem Tumorleiden tritt häufig das klinische Bild der Kachexie mit allgemeinem Kräfteverfall auf. 40% aller Tumortodesfälle werden durch Kachexie bedingt. Der fortschreitende körperliche Verfall begünstigt sekundäre Infektionen, vermindert die Wirksamkeit von Chemo- und Strahlentherapie und reduziert die körpereigene Immunantwort auf das Krebswachstum. Ursächlich wird eine Kombination der folgenden, synergistisch zusammenwirkenden Faktoren angenommen:

- **Störung der Nahrungsaufnahme durch tumorbedingte Schluckbehinderung** bei Karzinomen des Mundes, Pharynx und Ösophagus. Tumorassoziierte Appetitlosigkeit (Anorexie) ist über TNF-α, der das von Fettzellen produzierte Hormon Leptin freisetzt, vermittelt.

- **Störungen der intestinalen Resorption** durch Tumorinfiltration (z. B. bei MALT-Lymphomen) oder durch gastrointestinal wirksame Hormone der Tumorzellen.

- **Katabole Stoffwechsellage** durch erhöhten Metabolitenbedarf des Tumors. Eine massiv katabole Stoffwechselumstellung wird auch durch die Ausschüttung von TNF-α durch Makrophagen, natürliche Killerzellen (NK cells), Gefäßendothelien und B-Lymphozyten sowie Interleukin-1 mit progressiver Erschöpfung der Fett- und Proteinreserven des Organismus erzeugt.

- **Funktionsstörungen verschiedener Organe** (insbesondere der Leber) durch toxische Stoffwechselprodukte des Tumors.

Weitere allgemeine Wirkungen von Tumoren sind Fieber (Resorptionsfieber bei Tumornekrosen und/oder sekundären Infektionen) und Tumoranämie durch kontinuierlichen Blutverlust (innere Blutungen insbesondere durch Tumoren des Gastrointestinaltraktes), Mangel an zur Blutbildung essentiellen Stoffen, autoreaktive Antikörper gegen Erythrozyten und Verdrängung des blutbildenden Knochenmarks durch einen Tumor.

8.9.3 Paraneoplasien (Tab. 8-6)

Als **Paraneoplasien** (*paraneoplastisches Syndrom*) bezeichnet man eine Reihe von Symptomen und Befunden, die einen Tumor begleiten, aber nicht durch direkten Kontakt mit der Neubildung hervorgerufen werden. Paraneoplasien können zeitlich gleichzeitig mit dem Tumor klinisch manifest werden und sich nach Entfernung der Neubildung wieder zurückbilden. Paraneoplasien können aber auch vor dem Primärtumor auftreten oder sich erst im Terminalstadium eines Krebsleidens manifestieren. Der kausalpathogenetische Zusammenhang zwischen Primärtumor und einer *echten Paraneoplasie* ist meist unbekannt: Dies trifft besonders für die neurologischen Paraneoplasien zu. Lässt sich eine Ursache nachweisen, dann entspricht der Befund einem *Tumorsyndrom* (z. B. bei den endokrinen Paraneoplasien durch Produktion von hormonähnlichen Substanzen).

Tab. 8-6. Beispiele von Paraneoplasien

Paraneoplasien

1. Neurologische Paraneoplasien

Progressive multifokale Leukenzephalopathie bei lympho- und myeloproliferativen Erkrankungen

Limbische Enzephalitis bei Bronchialkarzinom

Kleinhirnrindendegeneration bei Bronchial-, Ovarial- und Mammakarzinom

Subakute zerebelläre Degeneration bei Bronchialkarzinom

Amyotrophe Lateralsklerose bei Bronchial- und Mammakarzinom

Subakute nekrotisierende Myelopathie bei Bronchialkarzinom

Sensomotorische Neuropathie bei Plasmozytom, Hodgkin-Krankheit und Bronchialkarzinom

2. Endokrine Paraneoplasien

ACTH- und *Cushing-Paraneoplasie* bei Bronchialkarzinom

Karzinoid-Paraneoplasie (Serotonin-Paraneoplasie) bei Bronchialkarzinom

Paraneoplastische Hypoglykämie
– *Doege-Potter-Syndrom* bei Fibrosarkom (große Fibrome der Pleura)
– *Nadler-Wolfer-Elliot-Syndrom* bei Leberkarzinom
– *Anderson-Syndrom* bei Nebennierenrindentumor
– *Rosenfeld-Syndrom* bei Pseudomyxom des Ovars

Paraneoplastisches Hyperkalzämiesyndrom bei Lungen- und Nierenkarzinom

Paraneoplastisches ADH-Syndrom bei Bronchialkarzinom

3. Hämatologische Paraneoplasien

Aplastische Anämie bei Thymom

Hämolytische Anämie bei Leukämien und Hodgkin-Krankheit

Paraneoplastische Polyglobulie (Forssel-Syndrom) bei Nierenkarzinom

Leukämoide Reaktion bei Magen- und Bronchialkarzinom

Paraneoplastische Makrokoagulopathie (Thrombosen) bei Magen-, Pankreas- und Prostatakarzinom

Paraneoplastische Verbrauchskoagulopathie bei Leukämien

4. Paraneoplastische Hautveränderungen

Acanthosis nigricans maligna bei Magenkarzinom

Paraneoplastische Akrokeratose Basex bei Zungen- und Tonsillenkarzinom

Erythema gyratum repens bei verschiedenen Neoplasien

Paraneoplastische Dermatomyositis bei Genital-, Mamma- und Magenkarzinom

Hypertrichosis lanuginosa et terminalis bei Karzinomen der Gallenblase, Harnblase und Lunge

Glukagonom-Syndrom bei Pankreastumor

Ichthyosis acquisita bei der Hodgkin-Krankheit im Terminalstadium

Erythema exsudativum multiforme bei verschiedenen bösartigen Tumoren

Bullöses Pemphigoid bei Lungen-, Mamma-, Uterus- und Rektumkarzinom

Dermatitis herpetiformis Duhring bei malignen Lymphomen

Der Nachweis einer Paraneoplasie kann von diagnostischer, prognostischer und therapeutischer Relevanz sein. Nach Entfernung eines Primärtumors und Rückbildung der Paraneoplasie kann ihre erneute klinische Manifestation Hinweis auf ein Tumorrezidiv sein. Die Rückbildung paraneoplastischer Symptome im Rahmen einer Krebstherapie kann aber auch für Zerstörung des Primärtumors oder seiner Metastasen sprechen. Letztlich kann eine Paraneoplasie auch zum Auffinden eines bis zu diesem Zeitpunkt noch unbekannten okkulten Primärtumors führen.

8.10 Prognose von Tumoren

Bösartige Tumoren zeigen ein sehr unterschiedliches biologisches Verhalten. Die Prognose eines bestimmten Tumors wird einerseits von seinen eigenen Merkmalen (z. B. Wachstumsrate, Invasionsverhalten), andererseits von den zur Verfügung stehenden therapeutischen Möglichkeiten für diesen Tumor bestimmt.

Eines der wichtigsten Anliegen der Pathologie ist es, morphologische, immunologische und molekulargenetische Parameter zum immer genaueren Abschätzen der Prognose eines Tumors zu definieren; es ist heute nicht mehr ausreichend, anhand einer histologischen Untersuchung nur den Tumortyp und dessen Dignität (gutartig oder bösartig) zu bestimmen. Die folgenden mit der Prognose des Patienten verbundenen Parameter sind als internationaler Standard anzusehen und müssen Bestandteil jeder modernen histomorphologischen Tumordiagnostik sein:
- Eine möglichst präzise Angabe des Tumortyps (gegebenenfalls unter Einsatz immunhistochemischer und/oder molekularpathologischer Untersuchungsverfahren);
- die Ausdehnung eines Tumors (Staging);
- der Grad der Differenzierung (Grading).

Diese Parameter determinieren in der Regel das weitere therapeutische Vorgehen; ebenso wichtig sind sie bei der psychischen Führung eines Krebspatienten.

8.10.1 Tumortyp (Tumornomenklatur)

Ziel der Tumordiagnostik ist es, jede Neoplasie entsprechend einer von der WHO für jedes Organ oder Organsystem vorgegebenen Klassifizierung zu typisieren. Der Tumortyp wird in der Regel an seinem

morphologischen Muster und seiner Beziehung zu den umliegenden Strukturen bestimmt. So werden Plattenepithelkarzinome an ihrer (manchmal nur mehr rudimentären) Verhornung erkannt. Ein Adenokarzinom in der Brustdrüse ist mit großer Wahrscheinlichkeit ein primäres Mammakarzinom (das Vorliegen einer Metastase eines anderen Adenokarzinoms ist aber prinzipiell nicht auszuschließen); die Diagnose des Mammakarzinoms wird aber praktisch bewiesen, wenn gleichzeitig die Vorstufe des Mammakarzinoms in den Ausführungsgängen des Brustdrüsengewebes (intraduktales Carcinoma in situ) nachweisbar ist.

Manche Tumortypen müssen weiter subklassifiziert werden, da Varianten mit unterschiedlichem biologischen Verhalten und/oder therapeutischen Optionen bestehen (z. B. Subklassifikation der malignen Non-Hodgkin-Lymphome).

8.10.2 Tumorstadium (Staging)

Unter dem Tumorstadium versteht man die anatomische Ausdehnung einer Neoplasie. Diese erfolgt sowohl durch die histologische Untersuchung des resezierten Tumors als auch durch klinische Untersuchungen (meist unter Zuhilfenahme bildgebender Verfahren, wie z. B. Röntgenaufnahmen, Sonographie oder Computertomographie). Das am meisten angewendete Staging-System ist das TNM-System; dieses umfasst die drei »klassischen« Parameter
- T für die Ausdehnung des Primärtumors,
- N für die metastatische Besiedelung von Lymphknoten und
- M für das Vorhandensein von Organmetastasen.

Das **TNM-Stadium eines Tumors** kann klinisch und durch bildgebende Verfahren bestimmt werden; nach dem operativen Eingriff (**p** = postsurgical) wird vom Pathologen das pTNM-Stadium ermittelt. Dabei kann das klinische TNM-Stadium bestätigt, ergänzt oder auch korrigiert werden. Für eine Reihe von Tumoren wird bereits präoperativ eine Chemo- und/oder Bestrahlungstherapie durchgeführt (mit dem Ziel der Tumorreduktion = downstaging); in diesen Fällen ist dem TNM-Stadium das Präfix **y** voranzusetzen. Das Präfix **r** steht für ein Tumorrezidiv, das Präfix **a** für das bei einer Autopsie durchgeführte Staging und das Präfix **m** für multiple Primärtumoren in einem Organ.

Neben den klassischen TNM-Parametern sollen heute noch weitere optionale Parameter mit prognostischer/therapeutischer Konsequenz bestimmt werden. L steht für den Ausschluss (= **L0**) oder den mikroskopischen Nachweis (= **L1**) von Lymphgefäßeinbrüchen, V für den Ausschluss (**V0**), den mikroskopischen (**V1**) oder makroskopischen Nachweis (**V2**) von Gefäßeinbrüchen. Der CF (certainty factor) reflektiert die Wertigkeit der Klassifikation anhand der angewendeten diagnostischen Verfahren (**C1** = rein klinische Untersuchung; **C2** = bildgebende Verfahren, Endoskopie, Biopsie, Zytologie; **C3** = operative Exploration einschließlich Biopsie/Zytologie; **C4** = chirurgische Tumorentfernung einschließlich pathohistologischer Untersuchung; **C5** = Autopsie).

Der Parameter **R** beschreibt die Radikalität der Operation (**R0** = mikroskopisch nachgewiesene Tumorfreiheit der Resektionsränder, **R1** = mikroskopischer und **R2** = makroskopischer Tumornachweis im Bereich der Resektionsränder). Während eine R1-Tumorresektion mit kurativer Absicht durchgeführt wurde, entspricht eine R2-Resektion einem palliativen Eingriff mit der Absicht der Tumorreduktion oder der Wiederherstellung der Passage (z. B. des Darmes).

Für jedes Organ/jede anatomische Region besteht eine eigene **TNM-Klassifikation**. Diese Klassifikationen wurden selbstverständlich nicht willkürlich aufgestellt, sie spiegeln vielmehr für jede Untergruppe der verschiedenen Parameter (TNM und optionale Parameter mit den entsprechenden Präfixes) ein statistisch signifikant unterschiedliches biologisches Verhalten und/oder ein damit verbundenes Therapiekonzept wider.

Prinzipiell steht **T1** für einen kleinen Tumor, **T2** für einen mittelgroßen und **T3** für einen großen Tumor (z. B. bei Schilddrüsenkarzinomen sind T1-Tumoren < 1 cm, T2 > 1–4 cm und T3 > 4 cm); dieser Größenkorrelation analog können bei einigen Organen spezifische anatomische Strukturen Verwendung finden (z. B. beim Dickdarmkarzinom entspricht T1 einem Tumor, der maximal bis in die Submukosa vorwächst, T2 in die Muscularis propria der Darmwand und T3 Invasion bis in das perikolische Fettgewebe). T4 entspricht in der Regel einem organüberschreitend (und damit in umliegende Strukturen) vorwachsenden Tumor.

N0 entspricht dem Nachweis ausschließlich tumorfreier Lymphknoten (wobei für **pN0** für jedes Organ eine bestimmte Minimalanzahl an Lymphknoten untersucht werden muß; z. B. bei Dickdarmkarzinomen mindestens 12 Stück), **N1** bis **N3** unter-

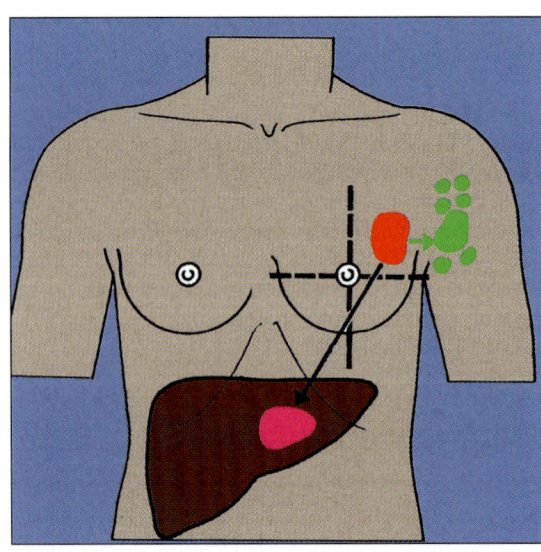

Abb. 8-7. Tumorkodierung: C50.4 M8140/3 pT2 pN1 pM1. 3 cm großes Adenokarzinom der Mamma im oberen äußeren Quadranten (rot) mit Lymphknoten- (grün) und Lebermetastasen (violett)

schiedlich ausgedehnt metastatisch besiedelten Lymphknoten.

M0 entspricht keinen nachweisbaren Organmetastasen, **M1** Metastasen, wobei dies klinisch (**cM1**) und/oder mikroskopisch (**pM1**) erfolgen kann.

8.10.3 Tumordifferenzierung (Grading)

Die Tumordifferenzierung ist ein Gradmesser des biologischen Verhaltens maligner Tumoren. In der Regel zeigen hochdifferenzierte Tumoren einen günstigeren Verlauf als weniger gut differenzierte oder anaplastische Neoplasien. Der Differenzierungsgrad eines Tumors wird quantitativ und semiquantitativ anhand seiner mitotischen Aktivität, Kerngröße und -pleomorphie sowie seiner Ähnlichkeit mit dem Ursprungsgewebe bestimmt.

Auch bei der Gradierung wurden für die meisten Tumoren spezifische Kriterien erarbeitet, wobei jedoch meist die oben genannten Parameter mit unterschiedlicher Wertigkeit in das Grading-System einfließen. Bei heterogen aufgebauten Tumoren sollte das am wenigsten differenzierte Areal zur Bestimmung des Malignitätsgrades herangezogen werden, da dieses mit großer Wahrscheinlichkeit den biologisch aggressivsten Tumorteil repräsentiert.

- **Hochdifferenzierte Tumoren (G1)** zeigen mit dem Ursprungsgewebe einen hohen histologischen und zytologischen Grad an Übereinstimmung.

- **Mittelgradig differenzierte Tumoren (G2)** zeigen gegenüber hochdifferenzierten Tumoren eine vermehrte Mitoserate, Zell- und Kernveränderungen sowie eine geringere Ähnlichkeit mit dem Ursprungsgewebe.

- **Gering differenzierte Tumoren (G3)** sind oft nur mehr mit Spezialmethoden (Immunhistochemie, Elektronenmikroskopie, molekularpathologische Untersuchungen) einem Ursprungsgewebe zuzuordnen; es besteht eine hohe mitotische Aktivität sowie ausgeprägte Zell- und Kernpleomorphie.

- **Anaplastische Tumoren** sind vollständig verwildert und nicht oder kaum einzuordnen. Auch mittels Spezialmethoden gelingt manchmal nicht die Unterscheidung eines Karzinoms von einem Sarkom.

In Fällen, in denen kein Staging (auch für Teile des TNM-Systems) und/oder Grading durchgeführt werden kann, erfolgt die Angabe TX, NX usw. bzw. GX.

Für eine Reihe von Organen wurden eigens spezielle Grading-Systeme entwickelt. So werden z. B. die Tumoren des Zentralnervensystems entsprechend der WHO in vier Gruppen unterteilt. Dabei entsprechen Grad-I-Tumoren gutartigen und Grad-IV-Tumoren extrem bösartigen Läsionen. Für Prostatakarzinome gilt das Gleason-Grading, das im Wesentlichen nur das histologische Wachstumsmuster berücksichtigt.

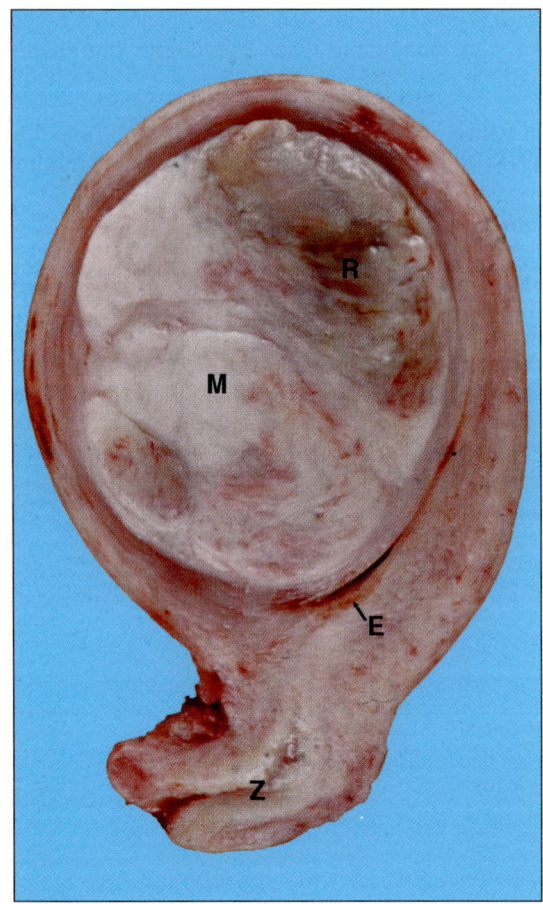

Abb. 8-8.   Leiomyom des Uterus. Intramurales Leiomyom **(M)** mit regressiven Veränderungen **(R)**. **E:** Endometrium, **Z:** Zervixkanal

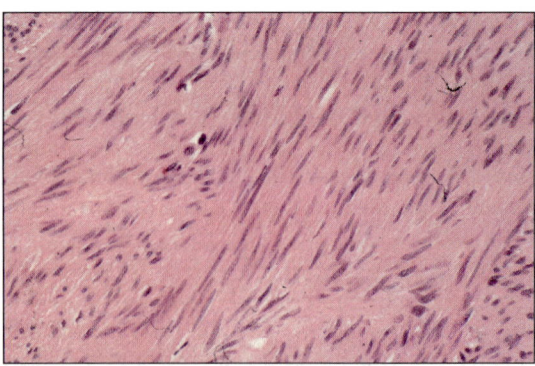

Abb. 8-9.   Leiomyom. Spindelzelliger Tumor mit langgestreckten Kernen. HE-Fbg.

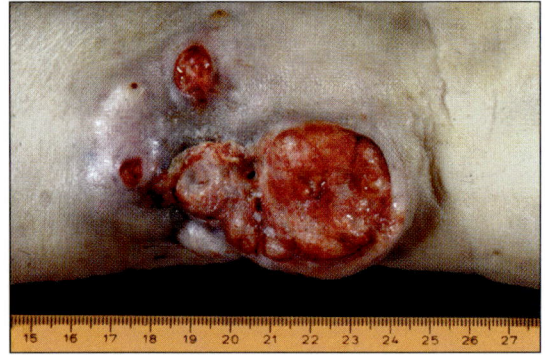

Abb. 8-10.   Rhabdomyosarkom der unteren Extremität. Großer, geschwürig zerfallener Tumor.

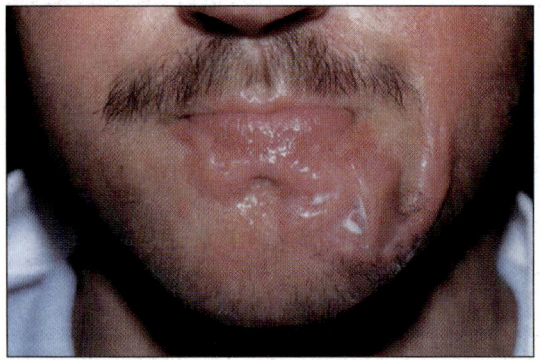

Abb. 8-11.   Keloidnarbe. Wulstartige Verdickung der Unterlippe und des umgebenden Weichteilgewebes.

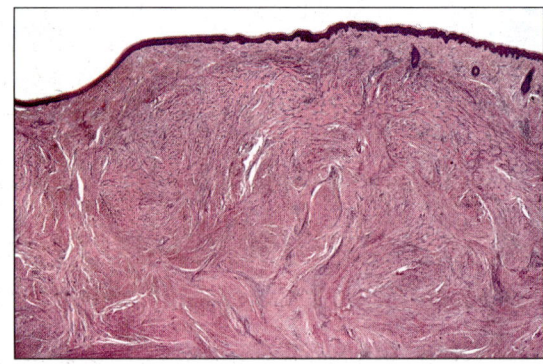

Abb. 8-12.   Keloidnarbe. Fibromatose mit breiten kollagenen Fasern unter einer erhaltenen Epidermis. HE-Fbg.

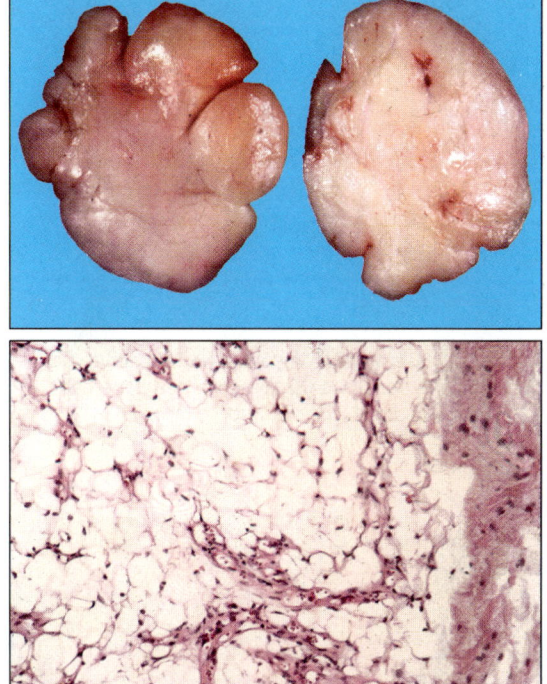

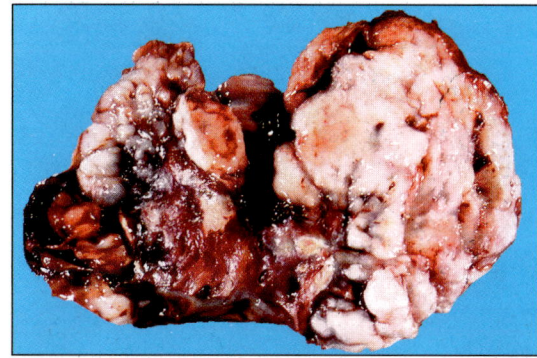

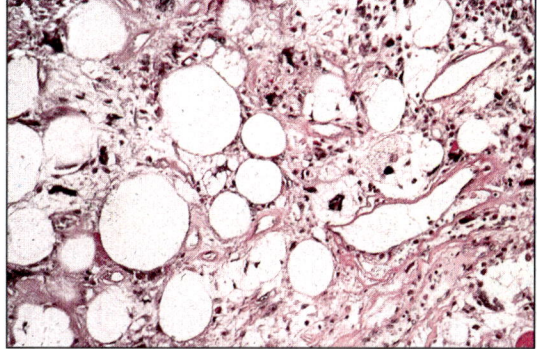

Abb. 8-13. Lipom. Oben: Ober- und Schnittfläche eines grob gelappten Lipoms. Unten: Aus typischen Fettzellen bestehendes Lipom mit Faserkapsel (rechts im Bild) und neugebildeten Kapillaren (Bildmitte). HE-Fbg.

Abb. 8-14. Liposarkom. Oben: Fischfleischartiges Sarkom mit »bunter Schnittfläche« (dunkle Blutungen). Unten: Liposarkom mit unterschiedlich großen Zellen mit deutlicher Kernpolymorphie. HE-Fbg.

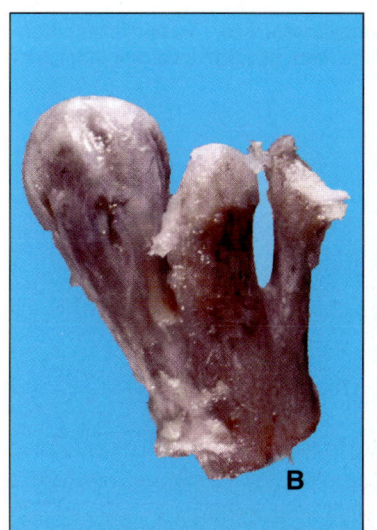

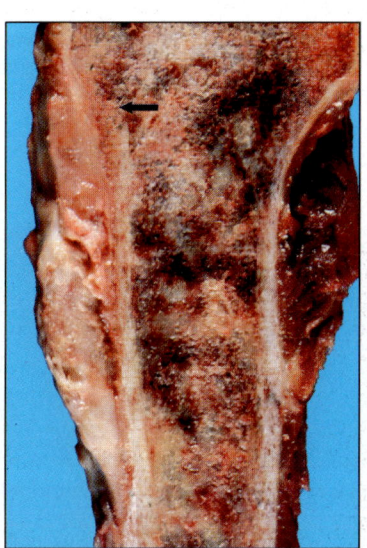

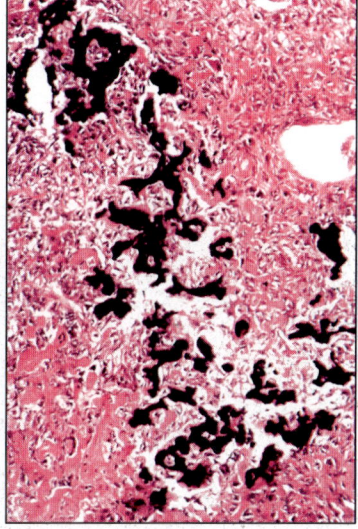

Abb. 8-15. Knochentumoren. Links: **Osteochondrom** (osteokartilaginäre Exostose). Knochenneubildung mit Knorpelüberzug. **B:** Implantationsbasis. Mitte: **Osteosarkom,** das Knochenmark und paraosseales Bindegewebe infiltriert und Kortikalis (Pfeil) zerstört. Rechts: **Osteogenes Sarkom** mit neugebildetem Osteoid (hellrot), das z. T. verkalkt (dunkelblau bis schwarz). HE-Fbg.

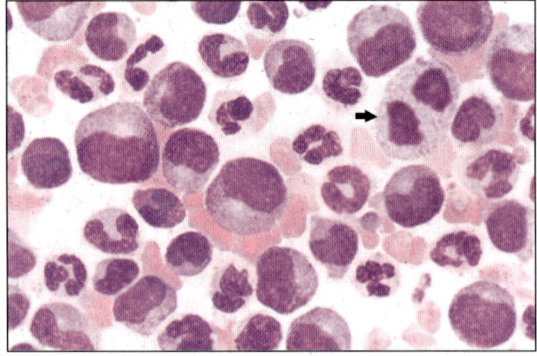

Abb. 8-16.   Chronische myeloische Leukämie. Vermehrte unreife Blutzellen der myeloischen Reihe (Myelozyten bis segmentkernige Leukozyten) im Knochenmarkausstrich. Pfeil: Mitose. Giemsa-Fbg.

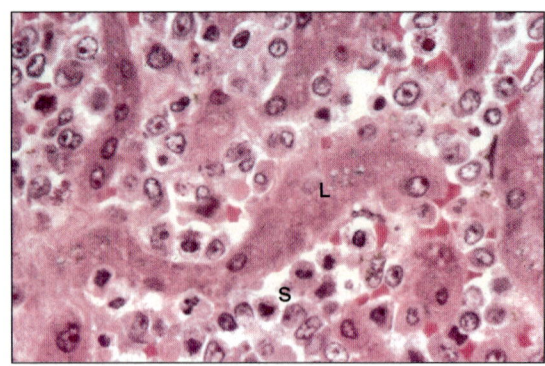

Abb. 8-17.   Chronische myeloische Leukämie. Diffuse Durchsetzung der Sinus **(S)** zwischen den Leberbälkchen **(L)**. Semidünnschnitt. Giemsa-Fbg.

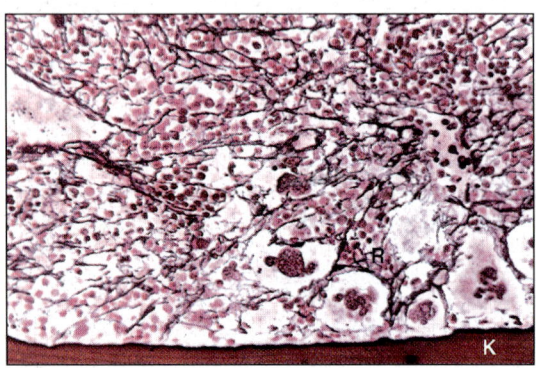

Abb. 8-18.   Osteomyelofibrose. Dichtes Gitterfasernetz im Knochenmark sowie vermehrte und atypische Knochenmarkriesenzellen. **K:** Knochenbälkchen. Foote-Fbg.

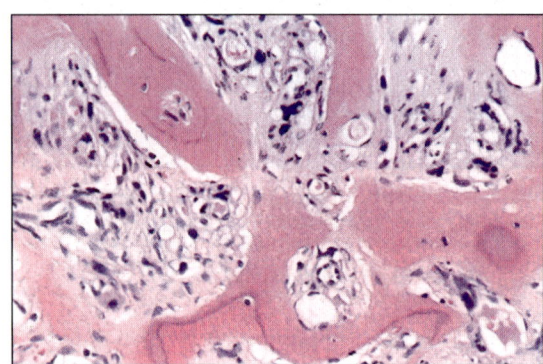

Abb. 8-19.   Osteomyelosklerose. Faserreiches Knochenmark. Vermehrte und deutlich verdickte Knochenbälkchen. HE-Fbg.

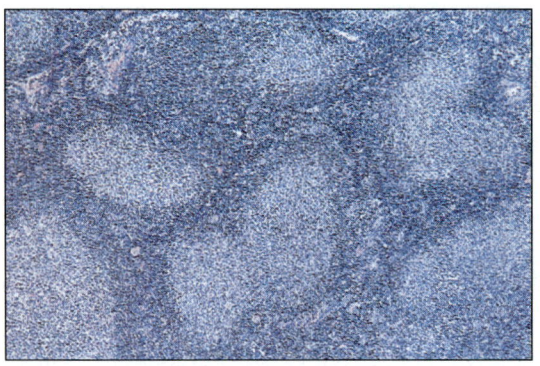

Abb. 8-20.   Niedrigmalignes NHL. Zentroblastisch-zentrozytisches Lymphom (CB-CC-Lymphom) mit großen, unscharfen Pseudokeimzentren. Giemsa-Fbg.

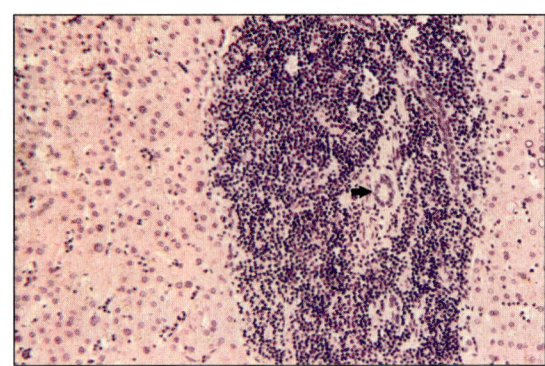

Abb. 8-21.   Niedrigmalignes NHL. Chronische lymphatische Leukämie mit herdförmiger Infiltration eines Portalfeldes der Leber. Pfeil: Gallengang. HE-Fbg.

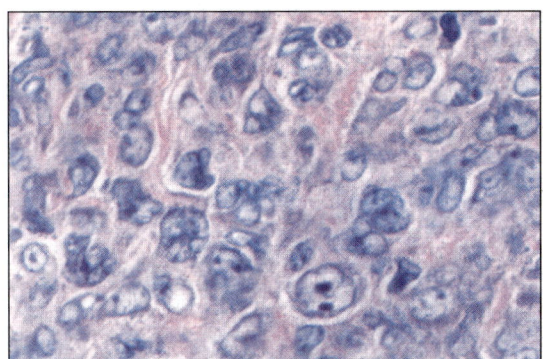

Abb. 8-22. Hochmalignes NHL. Immunoblastisches Sarkom mit großen, hellen Zellkernen, die prominente Nukleoli einschließen. Giemsa-Fbg.

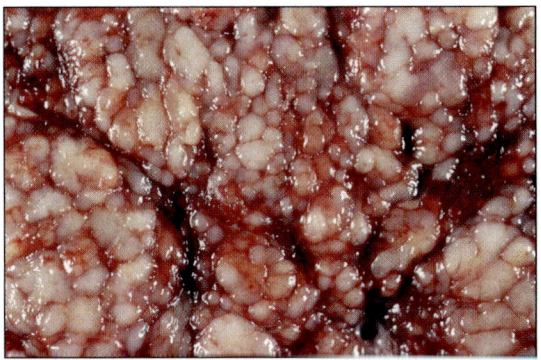

Abb. 8-23. Hodgkin-Lymphom. Milzschnittfläche mit dichten Hodgkin-Infiltraten.

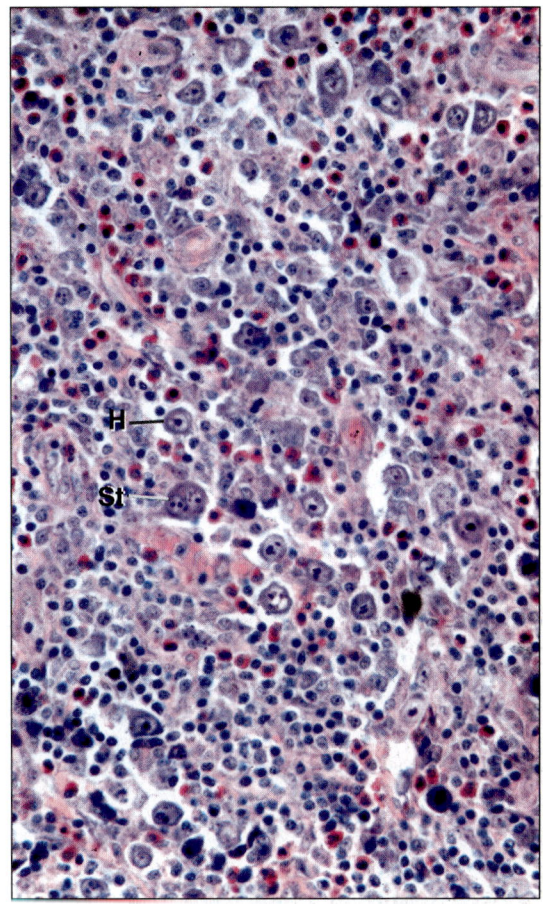

Abb. 8-24. Hodgkin-Lymphom vom gemischten Typ. Aufgehobene Lymphknotenstruktur mit (orangeroten) eosinophilen Granulozyten, Hodgkin-Zellen **(H)** und Sternberg-Reed-Riesenzellen **(St)**. Giemsa-Fbg.

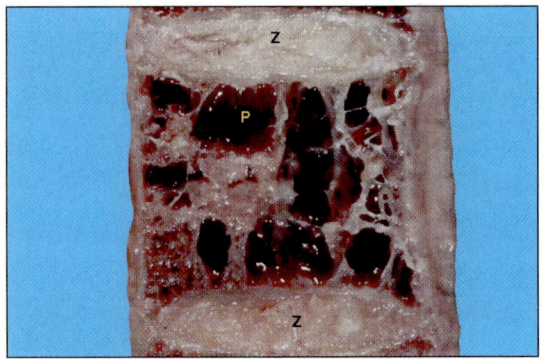

Abb. 8-25. Plasmozytom. Wirbelkörper mit großen Osteolyseherden. Zerstörung der Knochenbälkchen durch Plasmozytominfiltrate **(P)**. **Z:** Zwischenwirbelscheiben

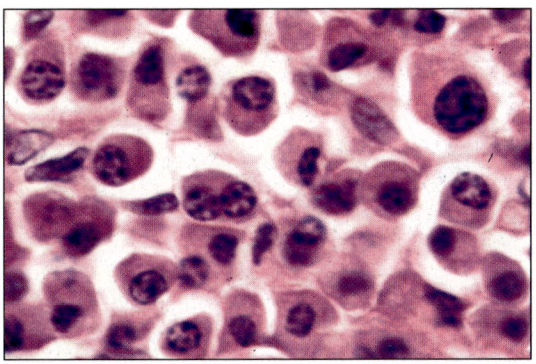

Abb. 8-26. Plasmozytom. Knochenmarkschnitt mit typischen und atypischen Plasmazellen. Riesenzellen sowie zweikernige Zellen kommen vor. HE-Fbg.

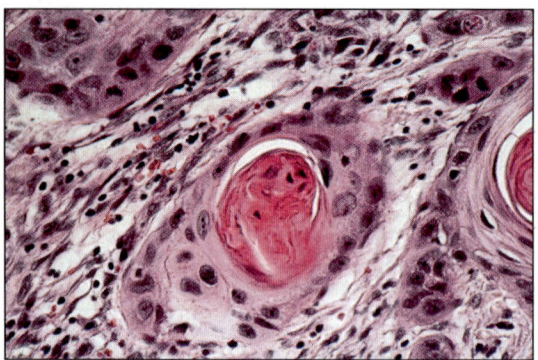

Abb. 8-27.   Plattenepithelkarzinom. Karzinominsel mit zentraler Verhornung. Zellatypien und deutliche Kernpolymorphie. HE-Fbg.

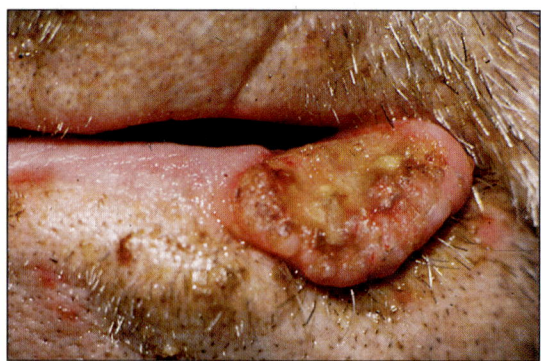

Abb. 8-28.   Lippenkarzinom. Plattenepithelkarzinom im Unterlippen-Mundwinkel-Bereich. Rötlicher erhabener Tumor mit oberflächlicher gelblicher Nekrose.

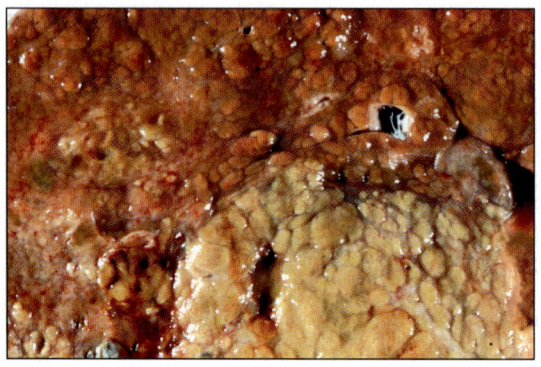

Abb. 8-29.   Leberzellkarzinom auf dem Boden einer Leberzirrhose. Markiges Karzinomgewebe von gelber Farbe.

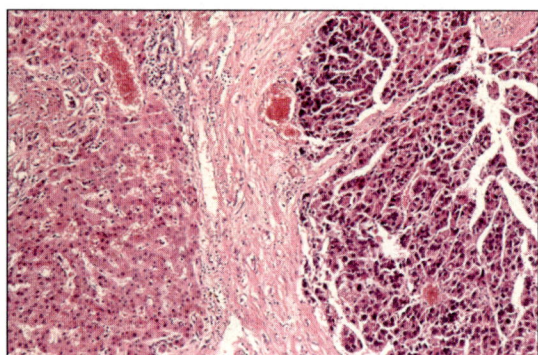

Abb. 8-30.   Leberzellkarzinom. Links im Bild zirrhotisch umgebautes Leberparenchym, rechts das dunklere Karzinomgewebe. HE-Fbg.

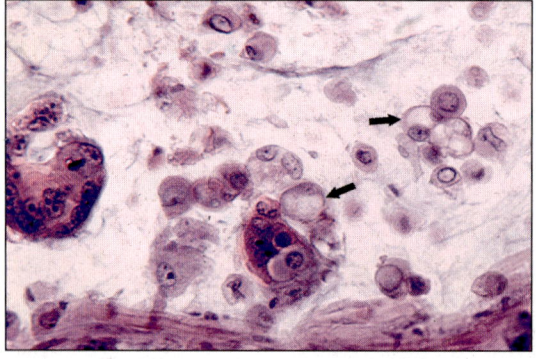

Abb. 8-31.   Gallertkarzinom. In Schleimmassen eingebettete Tumorzellen, z.T. mit typischer Siegelringgestaltung (Pfeile). HE-Fbg.

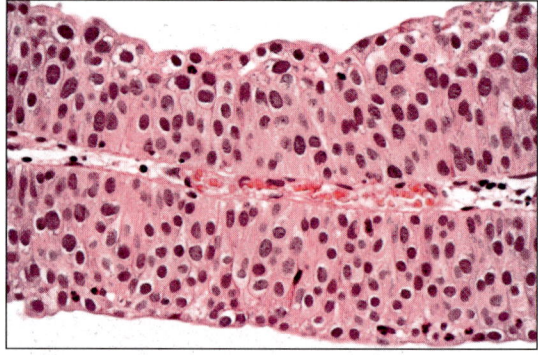

Abb. 8-32.   Harnblasenkarzinom Grad 2. HE-Fbg.

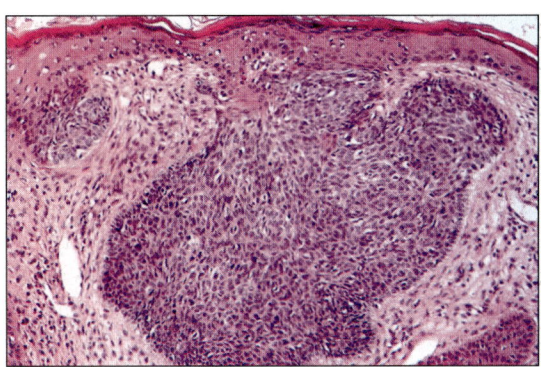

Abb. 8-33. Basalzellenkarzinom (Basaliom). Infiltrierend wachsender Tumor aus gewucherten Basalzellen. HE-Fbg.

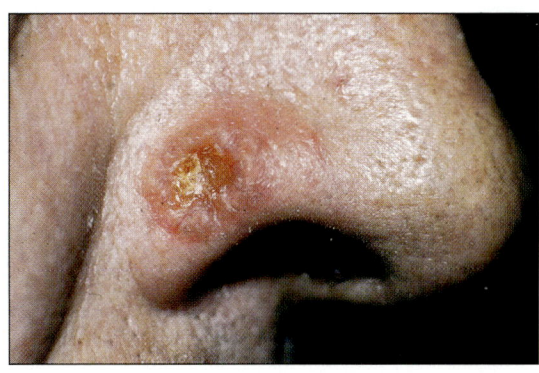

Abb. 8-34. Basalzellenkarzinom. Zentral ulzerierter, leicht erhabener Hautknoten mit rötlicher Infiltration der umgebenden Haut.

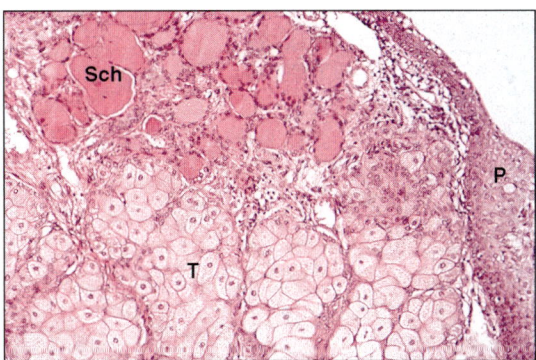

Abb. 8-35. Reifes Teratom des Ovars mit Talgdrüsen **(T)**, Plattenepithel **(P)** und Schilddrüsenfollikeln **(Sch:** Struma ovarii). HE-Fbg.

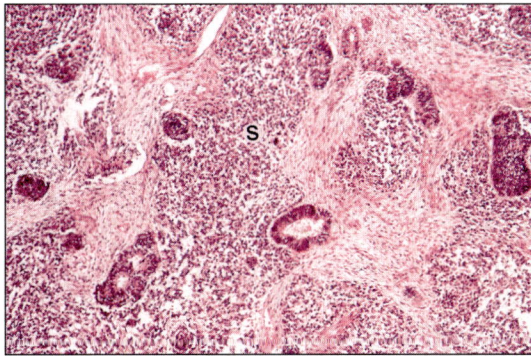

Abb. 8-36. Wilms-Tumor. Tumor mit sarkomatöser Komponente **(S)** und tubulären Strukturen. HE-Fbg.

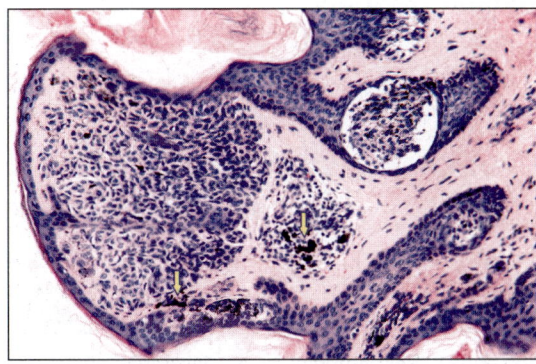

Abb. 8-37. Nävus. Unter der Epidermis ballenförmig angeordnete Nävuszellen. Pfeile: Melaninpigment. HE-Fbg.

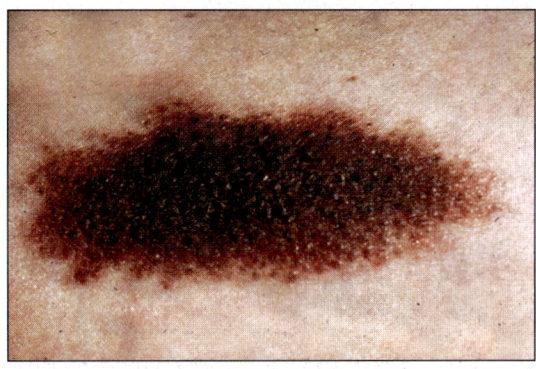

Abb. 8-38. Nävuszellnävus. Stark melaninpigmentierte Hautveränderung mit verruköser Oberfläche.

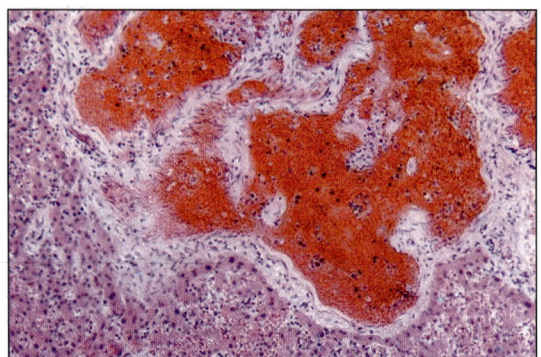

Abb. 8-39. Kavernöses Leberhämangiom (Kavernom). Große, von einer Endothelschicht ausgekleidete und mit Erythrozyten angefüllte Hohlräume. HE-Fbg.

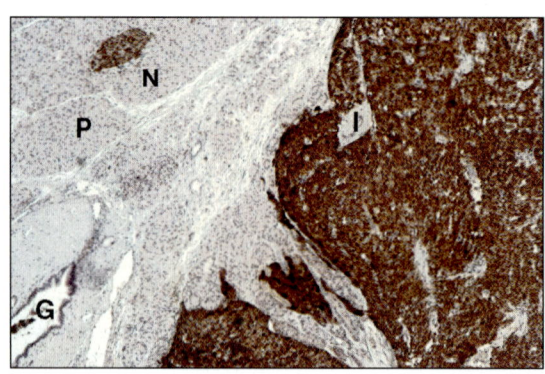

Abb. 8-40. Inselzelltumor (I). P: exokrines Pankreasgewebe. **G:** Pankreasgang, **N:** normale Insel. Immunhistochemischer Insulinnachweis

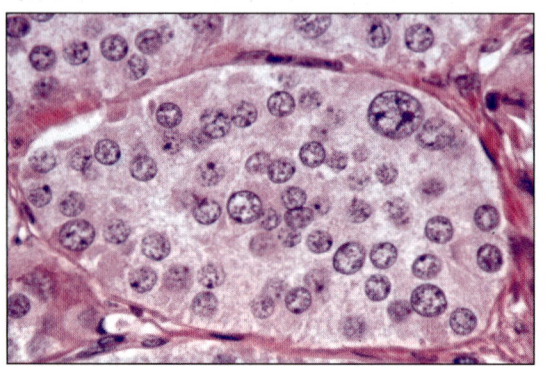

Abb. 8-41. Karzinoid. Inselförmig angeordnete Zellen mit deutlicher Kernpolymorphie. HE-Fbg.

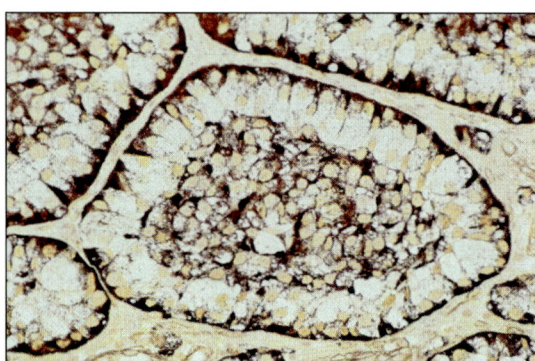

Abb. 8-42. Karzinoid. Basal lokalisierte Silbergranula. Versilberung nach Grimelius

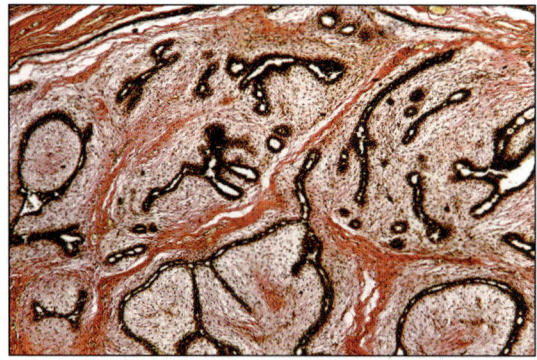

Abb. 8-43. Fibroadenom der Mamma. Drüsenschläuche, von einem myxoid aufgelockerten neugebildeten Stroma eingeschlossen. Gieson-Fbg.

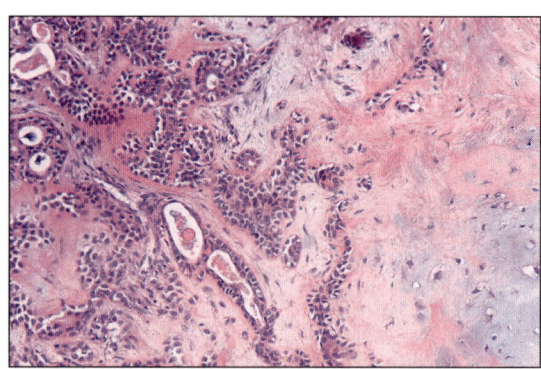

Abb. 8-44. Pleomorphes Speicheldrüsenadenom. Adenomanteile (links im Bild) mit knorpelartig umgewandeltem Stroma (rechts im Bild). HE-Fbg.

C. Thomas
P. Schmitz-Moormann

9

Kreislaufstörungen

9.1 Atherosklerose

Atherosklerose ist in der Allgemeinen Pathologie der Überbegriff für die Arteriosklerose, die Arteriolosklerose, die Kapillarosklerose und die kalzifizierende Mediasklerose (Mönckeberg-Sklerose). Im deutschen Schrifttum wird häufig die Arteriosklerose als Überbegriff verwendet, obwohl dieser nur einen Abschnitt des Kreislaufs (Arterien) berücksichtigt.

Die Atherosklerose wird von der WHO wie folgt definiert: »Variable Kombination von Intimaveränderungen der Arterien, die aus einer fokalen Anhäufung von Lipiden, komplexen Kohlenhydraten, Blut und Blutprodukten, fibrösem Gewebe und Kalkablagerungen bestehen und mit Mediaveränderungen einhergehen«.

9.1.1 Arteriosklerose

● **Lokalisation.** Eine Arteriosklerose manifestiert sich am frühesten in der Aorta, besonders im Bauchabschnitt (Gefäßabgänge und Bifurkation). Bei den Extremitäten sind die Beine stärker atherosklerotisch verändert als die Arme. Im Halsbereich ist besonders stark der proximale Abschnitt der A. carotis interna befallen. An der Hirnbasis finden sich atherosklerotische Veränderungen vorwiegend in den Karotiden, den Aa. vertebrales und der A. basilaris. Die Koronararteriensklerose kann durch Wandblutungen oder Parietalthrombosen kompliziert werden, die dann zu einem plötzlichen Verschluss der Gefäßlichtung führen.

● **Pathogenese.** Von Bedeutung für die Entstehung der Atherosklerose ist die Schädigung des Endothels, die zu einer erhöhten Endotheldurchlässigkeit für Plasmabestandteile (Lipoproteine) und zur Anlagerung von Thrombozytenaggregaten und Monozyten am Endothel bzw. im subendothelialen Bindegewebe führt. Die aus diesen Zellen freigesetzten

Mediatoren, insbesondere der PDGF (Platelet Derived Growth Factor) stimulieren die Einwanderung von Myozyten in die Intima; dabei kommt es zur Neubildung von kollagenem Bindegewebe und Proteoglykanen. Die Monozyten werden zu Makrophagen und phagozytieren die in die Intima ausgetretenen Lipoproteine. Während die Fettsäuren leicht abgebaut werden, reichert sich das Cholesterin intrazellulär an und schädigt die Zelle bis zur Nekrose. Die atheromatösen Herde werden immer größer und führen zu Änderungen des Blutstroms, die wiederum Endothelschäden zur Folge haben können. Besonders gefährdet sind Areale, in denen schon normalerweise Strömungsstörungen auftreten, z.B. Gefäßabgänge und Krümmungsbögen.

● **Risikofaktoren** spielen eine wesentliche pathogenetische Rolle bei der Entstehung der Arteriosklerose.

Irreversible Risikofaktoren

– **Alter** (über 40 Jahre). Der Alterseinfluss äußert sich in der mit jeder Lebensdekade zunehmenden Todesrate an ischämischen Herzkrankheiten.
– **Männliches Geschlecht.** Bei Männern ist die durch Herz-Gefäß-Erkrankungen bedingte Todesrate 3- bis 5-mal höher als bei Frauen. Erst jenseits des 75. Lebensjahrs egalisieren sich die Werte.
– **Genetische Faktoren.** Der Einfluss dieser Faktoren wird besonders deutlich bei den genetisch bedingten Hyperlipoproteinämien und der genuinen Hypertonie.

Bei den **potenziell reversiblen Faktoren** werden entsprechend dem Gefährdungsgrad Risikofaktoren erster und zweiter Ordnung unterschieden.

– **Risikofaktoren erster Ordnung:** Bei den Hyperlipoproteinämien wird entsprechend des erhöhten Plasmagehalts an cholesterinreichen Lipoproteinen verstärkt Cholesterin in die Gefäßwand eingelagert. Im Rahmen einer Hypertonie kommt es unabhängig von ihrer Genese zu einer verstärkten Endothelbelastung, die sich nicht nur in den großen, sondern auch in den kleinen Arterien bemerkbar macht. Die Bedeutung des Zigarettenrauchens für die Entstehung der Arteriosklerose ist statistisch eindeutig gesichert, insbesondere für die Koronarsklerose. Dabei kann das schädigende Agens an zahlreichen Stellen ansetzen: Störung der Myokardfunktion, Vasokonstriktion und Hypertonie, Endothelschädigung mit Permeabilitätserhöhung, Vermehrung des Plasmafibrinogens und der weißen Blutzellen, Reduktion des HDL/LDL-Quotienten, Imbalance zwischen Prostazyklin und Thromboxan A_2 mit Erhöhung der Thromboseneigung sowie Aktivierung der Thrombozyten. Der Diabetes mellitus löst eine sekundäre Hyperlipoproteinämie aus, die mit einem erhöhten Atheroseserisiko einhergeht. Dementsprechend ist beim Diabetiker gegenüber dem Nichtdiabetiker das Myokardinfarktrisiko verdoppelt und das Risiko einer Gangrän der unteren Extremität verzehnfacht.

– **Risikofaktoren zweiter Ordnung:** Die Adipositas begünstigt das Entstehen von sekundärer Hyperlipoproteinämie, von arterieller Hypertonie sowie die Manifestation eines latenten Diabetes mellitus und damit auch die Ausbildung einer Atherosklerose. Ab einem Körpermassenindex (BMI) von 35 bis 40 kg/m^2 sind insbesondere kardiale Morbidität und Mortalität erhöht. Für den Bewegungsmangel wurde in prospektiven Studien ein erhöhtes Risiko einer ischämischen Herzkrankheit, nicht aber zerebrovaskulärer Erkrankungen festgestellt. Psychischer und emotionaler Stress sowie Angst können zumindest die Manifestation einer akuten ischämischen Herzschädigung begünstigen.

● Entsprechend dem **zeitlichen Ablauf** unterscheidet man:

– **Frühe Läsionen** (*fatty streaks)* sind leicht erhabene gelbe Flecken (Lipidflecke), die sich streifenförmig in Längsrichtung des Gefäßes vergrößern. Sie liegen in der Aorta bevorzugt am Ostium der Interkostalarterien und sind nach dem ersten Lebensjahr bei allen Kindern nachzuweisen. Lipidflecken nehmen in der ersten Lebensdekade etwa 10%, in der dritten Dekade 30 bis 50% der Aortenintima ein, sind jedoch prinzipiell voll reversibel. Histologisch finden sich reichlich lipidspeichernde Makrophagen (Schaumzellen).

– Bei der **fortgeschrittenen Läsion** (*fibrous plaque,* atheromatöser Herd, Atherom) handelt es sich um beetartige Herde, die vorwiegend im Bauchabschnitt der Aorta am Abgang der großen Gefäße liegen; sie stimmen in ihrer Lage mit den Lipidflecken nicht überein (Abb. 9-1). In den Koronararterien kommen Atherome in den proximalen Gefäßabschnitten vor. Sie treten erstmals im 3. Lebensjahrzehnt auf und nehmen mit dem Alter an Häufigkeit und Ausbreitung zu. Im Zentrum größerer Herde findet sich ein breiartiger fettiger Kern, der aus nekrotischem Gewebe mit Zelltrümmern und Lipiden (hauptsächlich Cholesterinester) besteht. Größere Nekrosen greifen auf die Media über und führen zu einer Zerstörung der elastischen Fasern und der glatten Muskelfasern. Gegen die Lichtung wird die Nekrose durch eine bindegewebige Kappe begrenzt. Kleinere Herde, wie sie in kleinen Arterien (z. B. Koronararterien) vorkommen, enthalten meist nur wenig Fett und bestehen überwiegend aus glatten Muskelfasern und fibrösem Bindegewebe.

– Eine **komplizierte Läsion** liegt vor, wenn das Atherom sekundär durch Verkalkungen des nekrotischen Materials oder durch einen geschwürigen Aufbruch (Cholesterinkristallembolie als Komplikation) verändert wird. Es kann auch zur Bildung von parietalen Thromben über einem aufgebrochenen Atherom kommen, die zu einer weiteren Einengung bzw. zum Verschluss der Arterie führen oder die Quelle von Embolien darstellen.

● **Folgen und Komplikationen**
– **Gefäßstenose.** Eine Lumeneinengung kleinerer, organischer oder funktioneller Endarterien führt zu ischämischen Schädigungen des nachgeschalteten Gewebes. Diese treten vor allem im Herzen, an den unteren Extremitäten, in den Nieren und im Gehirn auf.
– **Gefäßverschluss.** Noch stärkere ischämische Schädigungen entstehen, wenn sich auf einem atherosklerotischen Beet ein die Lichtung verschließender Thrombus entwickelt. Besonders in den Koronarien kann es zu einer Plaque-Vaskularisation und zu einem Wandhämatom kommen.
– **Aneurysma** (siehe Kap. 9.2)

9.1.2 Arteriolosklerose

Die Arteriolosklerose ist eine Wandveränderung der Endaufzweigung der Arterien vor ihrem Übergang in Kapillaren. Sie kommt bevorzugt in Milz, Pankreas, Nebennieren, Gehirn und Nieren vor. In der Milz tritt die Arteriolosklerose unabhängig vom Blutdruck schon im jugendlichen Alter auf. In den übrigen Organen wird sie vorwiegend bei einer Hypertonie gefunden, besonders stark in den Nieren. Ursache ist eine druckbedingte Aktivitätssteigerung der Endothelzellen mit einer verstärkten Bildung von Kollagen IV, Laminin und Fibronektin. Außerdem wird die Gefäßwand mit Plasmabestandteilen und Lipoproteinen durchtränkt. Eine Arteriolosklerose der Nieren findet sich – als Glomerulosklerose – beim Diabetes mellitus. Sie beruht auf einer vermehrten Bildung von Kollagen IV infolge einer nichtenzymatischen Glykosylierung von Hydroxylysingruppen.

Histologisch ist die Arteriolenwand stark verbreitert und besteht aus eosinroten, nichtstrukturierten Massen (Gefäßhyalinose), die sich auch mit Fettfarbstoffen anfärben (Gefäßlipoidose). Die Media ist atrophisch, die Lichtung hochgradig eingeengt.

● **Folgeveränderungen der Arteriolosklerose** finden sich hauptsächlich in den Nieren und im Gehirn. An den Nieren führt die mangelnde Durchblutung der Glomeruli zu einer Veröedung des Nephrons. Die von den Arteriolen versorgten Tubuli zeigen alle Stadien der Tubulusatrophie mit interstitieller Fibrose bis zum Subinfarkt, der vorwiegend subkapsulär liegt und zu stecknadelkopfgroßen narbigen Einziehungen der Nierenoberfläche führt. Mit zunehmendem Schwund der Nephrone kommt es zu einer Verkleinerung der Niere. Gleichzeitig versucht die Niere, durch eine kompensatorische Hypertrophie der erhaltenen Nephrone ihre Funktion aufrechtzuerhalten. So entsteht eine körnige Nierenoberfläche (rote Granularatrophie = arteriolosklerotische Schrumpfniere). Im Gehirn entwickelt sich die Arteriolosklerose vorwiegend in den Aa. perforata und führt zur Ausbildung von kleinen subkortikalen Infarkten, die nach Abräumung Pseudozysten (Lakunen) hinterlassen.

9.1.3 Mediaverkalkung

Bei der **Arteriosklerose vom Typ Mönckeberg** handelt es sich um spangenförmige Verkalkungen der Media, die sich vorwiegend in den mittelkalibrigen Arterien vom muskulären Typ (A. femoralis) entwickeln. Die Veränderung tritt meist erst nach dem 50. Lebensjahr auf und kommt bei Frauen und Männern gleich häufig vor. Eine besondere klinische Bedeutung hat diese Veränderung nicht, sie ist

jedoch oft mit einer fortgeschrittenen Arteriosklerose in den unteren Extremitäten vergesellschaftet (Abb. 9-2, 9-3).

9.1.4 Kapillarosklerose

Beim Diabetes mellitus und beim Phenazetinabusus kommt es zu einer homogenen eosinroten Wandverdickung der Kapillaren.

9.1.5 Phlebosklerose

Bei einer Erhöhung des Venendrucks (z. B. bei Varizen oder beim portalen Hochdruck) liegt eine diffuse Fibrose der Venenwand im Bereich der Intima und der Muskelschicht vor.

9.1.6 Herzklappensklerose

Veränderungen wie bei einer Arteriosklerose kommen auch im Herzen vor. Betroffen sind besonders die Klappen des linken Herzen. Typisch sind umschriebene, an der Endokardoberfläche sich vorwölbende Verkalkungen, die zwischen der Taschenklappe der Aorta und der Gefäßwand bzw. im Klappensegel der Mitralis liegen.

9.2 Aneurysmen

Als Aneurysma bezeichnet man eine umschriebene, durch eine Wandveränderung bedingte, irreversible Ausweitung einer Arterienlichtung. Sie ist – in Abhängigkeit vom Gefäßdurchmesser – pfefferkorn- bis kindskopfgroß und kann sack-, spindel- oder kahnförmig gestaltet sein. Auch geschlängelte Formen kommen vor (A. serpens) (Abb. 9-4).

Insgesamt werden die erworbenen Aneurysmen in etwa 80% durch eine Arteriosklerose mit Hypertonie hervorgerufen, ca. 10% entstehen im Rahmen der Medianecrosis aortae Gsell-Erdheim, 5% bei Lues und 1% ist traumatisch bedingt. Besonders seltene Ursachen sind tumor- oder entzündlich bedingte Gefäßarrosionen. Hier sind auch die bakteriell induzierten Aneurysmen (mykotisches Aneurysma) zu erwähnen, die am häufigsten bei einer bakteriellen Endokarditis auftreten und durch infizierte Emboli verursacht werden.

9.2.1 Aneurysma verum

Das echte Aneurysma verum wird von allen Wandschichten der betroffene Arterie gebildet und entsteht infolge einer angeborenen oder erworbenen

Wandschwäche. Die Arterienwand ist hochgradig verschmälert und besteht aus einem faserreichen kollagenen Bindegewebe, während die elastischen Fasern und glatten Muskelfasern mit der Zeit weitgehend oder völlig verschwinden. Oft wird das Aneurysma durch einen Abscheidungsthrombus ausgefüllt.

Auf dem Boden einer angeborenen Wandschwäche (Fehlen oder mangelhafte Entwicklung der inneren elastischen Faserschicht und Media) entstehen die Aneurysmen der Hirnbasisarterien. Sie liegen bevorzugt auf den Aufzweigungsstellen der Arterien des Circulus arteriosus Willisii, entwickeln sich meist erst nach der Pubertät und rupturieren gehäuft im 4. und 5. Lebensjahrzehnt mit oft tödlichen Blutungen in den Subarachnoidalraum.

Erworbene echte Aneurysmen entstehen am häufigsten auf dem Boden einer Arteriosklerose. Sie finden sich vorwiegend in der Aorta, besonders im Bauchabschnitt zwischen Nierenarterienabgang und Bifurkation sowie in bestimmten Extremitäten- (A. poplitea) und Organarterien (A. basilaris, A. renalis, A. lienalis). Die Aneurysmen werden meist zwischen dem 50. und 70. Lebensjahr klinisch manifest. Aneurysmen der Aorta ascendens waren in der Vergangenheit oft luetisch bedingt; sie entstanden auf dem Boden einer Mesaortitis luica, die zu einer Zerstörung der elastischen Lamellen und damit zu einer Wandschwäche der Aorta führte. Heute sind auch diese Aneurysmen überwiegend arteriosklerotischen Ursprungs.

9.2.2 Aneurysma spurium (falsum)

Das falsche Aneurysma ist ein im periarteriellen Bindegewebe bzw. in der Adventitia der Arterie gelegenes Hämatom, das über einen (oft engen) Kanal mit der Arterienlichtung kommuniziert. Es bildet sich am häufigsten infolge einer perforierenden Gefäßverletzung, seltener nach einer entzündlichen Zerstörung der Gefäßwand.

9.2.3 Aneurysma dissecans

Das Aneurysma dissecans entsteht – meist im Bereich der Aorta – nach einem Einriss der Intima. Die Einrissstelle liegt typischerweise als Querriss ca. 4 cm über den Aortenklappen. Das Blut zirkuliert parallel zur Arterienlichtung zwischen Intima und Adventitia. Oft reißt weiter distal die Adventitia ein und führt zu einer schweren (tödlichen) Blutung in die umgebenden Weichteile oder in den

Herzbeutel. Manchmal kommt es zu einem zweiten Intimaeinriss, in der Regel unterhalb der Nierenarterien, sodass der Blutstrom wieder in die Gefäßlichtung gelangt. Dabei werden aber große Gefäße (Karotiden, Interkostalarterien, A. mesenterica, Truncus coeliacus) abgeklemmt.

Ursache eines Aneurysma dissecans kann ein stumpfes Thoraxtrauma sein. Begünstigt wird die Entstehung durch Arteriosklerose, Mesaortitis luica oder durch eine idiopathische zystische Medianekrose (Gsell-Erdheim-Krankheit).

Die **Gsell-Erdheim-Krankheit** tritt in der Regel erst nach dem 50. Lebensjahr auf und ist durch eine Degeneration der elastischen Fasern und glatten Muskelfasern sowie durch seeartige Ablagerungen von sauren Proteoglykanen in der Aortenmedia gekennzeichnet. Ähnliche Veränderungen finden sich bei bestimmten angeborenen Stoffwechselerkrankungen (Marfan-Syndrom, Ehlers-Danlos-Syndrom, Osteogenesis imperfecta), die auch mit einem erhöhten Aneurysmarisiko einhergehen.

9.2.4 Arteriovenöses Aneurysma

Bei dieser Aneurysmaform handelt es sich um eine sackartige Ausweitung einer Kurzschlussverbindung zwischen Arterie und Vene. Sie entsteht meist im Bereich vorbestehender Anastomosen, kann aber auch Folge einer einschmelzenden Entzündung oder eines Traumas sein.

9.2.5 Mikroaneurysma

Mikroaneurysmen finden sich – z.B. im Rahmen einer Panarteriitis nodosa – beim Ersatz der fibrinoiden Nekrose durch Granulationsgewebe. Dieses lockere Bindegewebe ist der Blutdruckbelastung nicht gewachsen und wird sackförmig ausgebuchtet. Die Mikroaneurysmen können perforieren und zu schweren Blutungen führen. Häufiger kommt es jedoch zu einem Verschluss der Lichtung mit schweren peripheren Durchblutungsstörungen.

9.3 Herzdurchblutungsstörungen

9.3.1 Relative Koronarinsuffizienz

Die relative Koronarinsuffizienz ist eine Form der ischämischen Herzkrankheit, bei der eine relative, akute oder chronische arterielle Ischämie infolge eines Missverhältnisses zwischen Blutangebot und Blutbedarf des Herzens besteht. Je nach Schweregrad der Ischämie treten nur funktionelle Störungen oder zusätzlich reversible oder irreversible Zellveränderungen auf (Abb. 9-5).

● **Pathogenese.** Die häufigste Ursache der relativen Koronarinsuffizienz ist eine arteriosklerotisch bedingte Einengung der Kranzarterien. Weiterhin ist die Blutzufuhr bei Aortenvitien und im Schock gedrosselt. Eine pathologische Steigerung des Sauerstoffbedarfs besteht insbesondere bei einer Vermehrung der Herzmuskelmasse über 500 g. Eine herabgesetzte Sauerstoffzufuhr liegt bei Anämien, bei der CO-Vergiftung und bei O_2-Mangel-Atmung (z. B. respiratorische Insuffizienz) vor.

● **Folgen**

– Bei der **Angina pectoris** (Enge der Brust) handelt es sich um eine akute, relative Koronarinsuffizienz, die Ausdruck einer kurzfristigen Sauerstoffunterversorgung des Myokards ist. Sehr charakteristisch sind die plötzlich retrosternal auftretenden Schmerzen von kurzer Dauer (bis zu 5 Minuten), die in den linken Arm ausstrahlen und sich durch Nitroglyzeringaben lindern oder beseitigen lassen. In der Regel treten die Anfälle nach Belastung des Herzens auf. Schwere Angina-pectoris-Anfälle führen zu herdförmigen Muskelfasernekrosen in der Innenschicht der linken Herzkammer, zuerst in den Trabekeln und Papillarmuskeln. Die Nekrosen werden innerhalb weniger Tage durch Makrophagen abgeräumt, durch proliferierende Fibroblasten ersetzt und in kleine Narbenfelder umgewandelt.

– Bei der **chronischen Koronarinsuffizienz** vermindert die negative Bilanz zwischen Angebot und Bedarf an Sauerstoff die Koronarreserve. Es sterben einzelne Myokardzellen oder -zellgruppen ab, das interstitielle Bindegewebe nimmt mengenmäßig zu und es entwickelt sich schleichend eine chronische Herzinsuffizienz.

– Als **plötzlichen Herztod** (Sekundenherztod, PHT) aus natürlicher Ursache bezeichnet man den Tod innerhalb von 24 Stunden nach Einsetzen einer akuten Herzsymptomatik (pektanginöse Beschwerden, Bradykardie, Tachykardie). Bei einem Drittel der PHT-Fälle liegt als Ursache eine schwere Koronarsklerose mit einer über 75%igen Stenose vor.

9.3.2 Herzinfarkt

Unter einem Herzinfarkt versteht man eine umschriebene Nekrose der Herzmuskelfasern und des Interstitiums infolge einer länger dauernden Isch-

ämie. Er ist somit die schwerste Form der koronaren Herzkrankheit.

Ursache eines Herzinfarkts ist eine akute, absolute Koronarinsuffizienz, die sich als Folge eines ungenügenden Sauerstoffangebots, eines erhöhten Sauerstoffbedarfs und nicht selten durch ein Zusammentreffen beider Faktoren entwickelt. In ca. 80% der Fälle besteht ein kompletter Verschluss einer oder mehrerer Koronararterien infolge eines Parietalthrombus auf einem arteriosklerotischen Beet.

Für die Entstehung und Entwicklung der Koronarsklerose sind **Risikofaktoren** verantwortlich. Ein Risikofaktor erster Ordnung (Hyperlipidämie, Hypertonie oder Rauchen) ist bereits allein wirksam. Risikofaktoren zweiter Ordnung (Übergewicht, Diabetes mellitus und Gicht) sind nur dann wirksam, wenn mindestens zwei von ihnen gleichzeitig vorliegen. Fragliche Risikofaktoren sind Stress, Ovulationshemmer u. a.

Weitere seltene Ursachen eines Herzinfarkts sind eine Embolie (z. B. Endocarditis polyposis aortae), eine Verlegung des Koronarostiums durch Mesaortitis luica oder durch entzündliche Gefäßveränderungen (Panarteriitis nodosa, Thrombangiitis obliterans).

Für die Entstehung und Ausdehnung eines Infarkts sind Kollateralen von Bedeutung. Normalerweise sind die Koronarien physiologische Endarterien. Rasch entstehende Gefäßeinengungen (z. B. durch Thrombosen) führen zu einer Ischämie im gesamten nachgeschalteten Versorgungsgebiet. Bei einer langsam sich entwickelnden Gefäßeinengung kommt es zur Ausbildung von funktionell wirksamen Kollateralen zwischen den Koronarien und – über die Vorhofäste – sogar mit den Aa. bronchiales.

● **Morphologie.** Makroskopisch ist ein Myokardinfarkt erst nach 8 Stunden sichtbar. Man sieht eine lehmfarbene, trockene, feste, landkartenartige Nekrose. Größe und Lokalisation hängen von der verschlossenen Koronararterie ab. Das Herz ist ballonförmig dilatiert (*Myokardinsuffizienz*). Auf der Herzoberfläche kommt es bei transmuralen Infarkten zu einer fibrinösen Begleitperikarditis (*Pericarditis epistenocardica*). Nach einer Woche ist ein kapillarreiches (rotes) Granulationsgewebe im Infarktrandbereich erkennbar. Der Nekroseabbau erfolgt von der Peripherie und setzt sich in Richtung Nekrosenmitte mit einer Geschwindigkeit von 1 mm/Woche fort. Nach 6 bis 8 Wochen (in Abhängigkeit der Größe der Nekrose) entsteht durch Kollagenfaserneubildung eine Myokardnarbe (Bindegewebsschwiele) von weißer, derber, sehniger Beschaffenheit (Abb. 9-6 bis 9-8).

● **Lokalisation.** Die Lokalisation eines Herzinfarkts richtet sich nach dem Versorgungsgebiet des verschlossenen Kranzarterienastes. Am häufigsten befallen sind der absteigende Ast der linken Kranzarterie (RIVA: 42%) und die rechte Kranzarterie (31%), seltener der linke umlaufende Ast (25%) und der Stamm der linken Kranzarterie (2%). Dementsprechend ergeben für die Herzinfarkte folgende typische Lokalisationen:

Lokalisation der Myokardinfarkte	
Vorderwandinfarkt (anteroseptal)	50%
Hinterwandinfarkt (posteroseptal)	30%
Seitenwandinfarkt (lateral)	10%
Kammerseptum (septal)	1%
Kombinierte Formen	9%

Bei einem Verschluss beider Kranzarterien kommt es zum Zirkumferenzinfarkt, der die gesamte linke Kammer umfasst. Infarkte in der rechten Kammer sind selten, eine Beteiligung bei einem Hinterwandinfarkt kommt dagegen häufig (bis zu 60%) vor.

● Die **Ausdehnung des Infarkts** hängt vom Sitz der Gefäßeinengung und der Entwicklung von Kollateralen ab. Von einem Makroinfarkt spricht man, wenn die Nekrose einen Mindestdurchmesser von 2,5 cm hat. Beim häufigen transmuralen Myokardinfarkt sind alle Wandschichten betroffen, lediglich unter dem Endokard sind noch vereinzelte Myozyten erhalten. Beim selteneren subendokardialen Infarkt (Innenschichtinfarkt) finden sich in der inneren Hälfte der Kammerwand multiple, zusammenfließende Nekrosen. Der Innenschichtinfarkt wird meist nicht durch einen thrombotischen Gefäßverschluss, sondern durch eine arteriosklerotische Gefäßstenose hervorgerufen, ist also Zeichen einer länger bestehenden Koronarsklerose.

● **Komplikationen des akuten Herzinfarkts** sind:
– **Herzrhythmusstörungen.** Bei fast allen Patienten mit einem frischen Herzinfarkt treten bradykarde oder tachykarde Herzrhythmusstörungen auf. Besonders häufig werden Kammerextrasystolen (in über 80% der Fälle) beobachtet. Von klinischer Bedeutung sind Vorhofflimmern und Kammerflimmern (Sekundenherztod).
– **Akute Linksherzinsuffizienz.** In Abhängigkeit von der Größe des Infarkts wird die linksventrikuläre Pumpleistung eingeschränkt. In etwa einem Viertel der Fälle von akutem Herzinfarkt tritt eine Linksherzinsuffizienz auf.
– Der **kardiogene Schock** – als Extremform einer Linksherzinsuffizienz – entwickelt sich in etwa 10 bis 20% der Fälle. Der Schock wird häufiger beim Vorderwandinfarkt als beim Hinterwandinfarkt beobachtet.
– **Herzwandaneurysma.** Etwa 10% aller Patienten mit Myokardinfarkt weisen ab der 2. Krankheitswoche Aussackungen der Herzwand (Herzwandaneurysma) auf, die zu arteriellen Embolien, Herzrhythmusstörungen, Herzinsuffizienz sowie – selten – zur Herzwandruptur führen können.
– **Parietale Endokardthromben** kommen bei ca. 50% der akuten Myokardinfarkte infolge einer Freisetzung von gerinnungsfördernden Substanzen vor. Über dem Infarkt bilden sich auf dem parietalen Endokard Thromben (mögliche Quelle von Embolien).
– **Herzwandruptur.** Diese Komplikation tritt in 5% der tödlich verlaufenden Fälle auf. Das Ereignis wird in der Regel zwischen dem 4. und 12. Tag nach der Akutsymptomatik beobachtet. Folgen der Herzwandruptur sind ein Hämoperikard mit Herzbeuteltamponade. Eine Perforation der Kammerscheidewand wird in etwa 1% aller Vorderwandinfarkte nachgewiesen. Die Patienten entwickeln eine akute, meist letal verlaufende Linksherzinsuffizienz (Abb. 9-9).
– **Abrisse eines Papillarmuskels** liegen vor, wenn der Infarkt auf diesen übergreift. Derartige Komplikationen kommen nur bei 1% der Infarkte vor und äußern sich als schwere Mitralinsuffizienz mit Linksherzinsuffizienz (Abb. 9-10).
– Die **Pericarditis epistenocardica** ist eine relativ häufige Komplikation eines Myokardinfarkts und verläuft als fibrinöse oder serofibrinöse Entzündung beider Perikardblätter. Spätfolgen sind Perikardverwachsungen.

● Die **Prognose eines Herzinfarkts** hängt von der Größe und der Lokalisation des Infarkts ab, vom Lebensalter, vom Geschlecht, dem Zeitpunkt des Behandlungsbeginns sowie von der Überwachung, den Komplikationen im Verlauf und den bestehenden Risikofaktoren. Nach einem Herzinfarkt leben im Mittel nach 4 Wochen noch etwa zwei Drittel der Patienten, nach 10 Jahren weniger als 30%, und nach 20 Jahren nur noch 10%.

9.4 Hypertonie

9.4.1 Hypertonie im großen Kreislauf

Als Hypertonie bezeichnet man eine chronische Erhöhung des arteriellen Blutdrucks über 160 mmHg systolisch und/oder von mindestens 95 mmHg und darüber diastolisch. Die Blutdruckwerte sind altersabhängig. So sind Werte von 140/90 mmHg bei Kindern unter 14 Jahren bereits pathologisch, während bei älteren Menschen Blutdruckwerte von 160–170/90–95 mmHg noch normal sein können.

Unter Berücksichtigung der Pathogenese unterscheidet man primäre und sekundäre Hypertonien.

● Die **primäre** oder **essenzielle Hypertonie** (>90%) ist unbekannter Genese und durch eine Blutdrucklabilität gekennzeichnet. Es besteht eine vermehrte Reagibilität auf äußere Reize, ein bestimmter spezifischer Mechanismus im nervalen, endokrinen oder biochemischen Bereich – als auslösender Faktor – kann aber nicht nachgewiesen werden. Eine primäre Hypertonie entwickelt sich auf dem Boden einer multifaktoriellen genetischen Prädisposition; ihre Entstehung wird durch Umweltfaktoren begünstigt (hohe Kochsalzzufuhr, Überernährung, endokrine und metabolische Erkrankungen [z. B. Morbus Cushing, Diabetes mellitus, Gicht], Alkoholismus und psychischer Stress).

● Als **sekundäre** oder **symptomatische Hypertonien** bezeichnet man jene Formen des Bluthochdrucks, die sich auf dem Boden einer nachweisbaren Grundkrankheit entwickeln.

– **Renale Hypertonien** (5%) können durch Überaktivierung des Renin-Angiotensin-Aldosteron-Systems und durch renale Kochsalz- und Wasserretention (z. T. mit initialer Hyperzirkulation) entstehen. Man unterscheidet renoparenchymatöse und renovaskuläre Hochdruckformen. Die renoparenchymatöse Hypertonie kommt bei akuter und chronischer Glomerulonephritis, Pyelonephritis, Zystennieren, chronischer interstitieller Nephritis (z. B. bei Gicht), Nierentumoren, Nierentuberkulose und bei systemischen Erkrankungen mit Befall der Nieren (Panarteriitis nodosa, Lupus erythematodes) vor. Bei der renovaskulären Hypertonie besteht meist eine einseitige Nierenarterienstenose.

– Eine **kardiovaskuläre Hypertonie** (1–2%) findet sich als isolierte systolische Hypertonie bei (z. B. altersbedingt) verschlechterter Windkesselfunktion der proximalen Arterien und (reversibel) bei erhöhtem Schlagvolumen (Aorten-

klappeninsuffizienz, Bradykardie). Eine Hypertonie der prästenotischen Bereiche des großen Kreislaufs entwickelt sich bei der Aortenisthmusstenose.

– **Endokrine Hypertonien** (3%) sind durch eine Funktionsstörung von Nebennierenrinde oder Nebennierenmark bedingt. In der Regel liegt eine Hormonüberproduktion vor: Aldosteron bei Adenomen der Nebennierenrinde (Conn-Syndrom), Cortisol beim Cushing-Syndrom oder Noradrenalin, Adrenalin und Dopamin bei Tumoren des Nebennierenmarks (Phäochromozytom). Auch bei der Hyperthyreose wird eine systolische Hypertonie durch eine Steigerung des Herzzeitvolumens beobachtet.

– **Die neurogene Hypertonie** (0,5%) ist (meist eine vorübergehende) Folge einer Schädigung der für die Blutdruckregulation verantwortlichen Bereiche des zentralen oder peripheren Nervensystems. Als Ursache kommen Enzephalitiden und Meningitiden, Hirntumoren, hirndrucksteigernde Erkrankungen und Traumen, Polyneuritiden (auch toxisch, z. B. durch Blei oder Thallium) sowie ein Ausfall der Pressorezeptoren (Entzügelungshochdruck bei Schädigung der Barorezeptoren des Karotissinus) infrage.

● **Komplikationen eines chronischen Hochdrucks** betreffen das gesamte arterielle Gefäßsystem, insbesondere Augenhintergrund, Herz, Gehirn und Nieren. Die Veränderungen korrelieren mit der Höhe der Blutdruckwerte und der Dauer des Leidens.

– An der Netzhaut bzw. den versorgenden Gefäßen entstehen Blutungen, Flüssigkeitsaustritte (Exsudate) und Papillenödem mit Sehstörungen oder Erblindung.

– Am Herzen führt die durch die Hypertonie bedingte Muskelhypertrophie – nach Überschreiten des kritischen Herzgewichts – zu einer Linksherzinsuffizienz. Außerdem begünstigt und verstärkt die Hypertonie die Ausbildung einer Koronarsklerose, die zu einer relativen oder absoluten Koronarinsuffizienz führen kann. In prospektiven Studien hatten 50- bis 60-jährige Hypertoniker eine fast viermal höhere Herzinfarktsterblichkeit als Normotoniker (Abb. 9-12, 9-13).

– Am Gehirn geht die hochdruckbedingte Arteriosklerose mit einem Durchblutungsmangel einher, der durch Hirninfarkte kompliziert wird. Die häufigste zerebrale Komplikation einer Hypertonie ist die intrazerebrale Massenblutung, die bei etwa 16% der Hypertoniker zum Tod führt.

– An den Nierenarterien kommt es bei chronischem Hochdruck zu einer Arterio-/Arteriolosklerose mit Verdickung der Media und Intima bzw. Mediahyalinose. Diese führen zu einer Einengung der Gefäßlichtung und somit zu einer relativen Ischämie im nachgeschalteten Nierengewebe. Folgen sind Niereninfarkte bzw. eine rote Granularatrophie. Bei der malignen Hypertonie (diastolische Druckwerte über 120 mmHg) kommt es außerdem zu einer Arteriolonekrose.

9.4.2 Hypertonie im kleinen Kreislauf

Eine Hypertonie im kleinen Kreislauf wird verursacht durch
– eine Linksherzinsuffizienz,
– eine Mitralstenose oder durch
– eine primäre Lungenerkrankung.

Herzveränderungen (meist als Rechtsherzhypertrophie), die auf eine primäre Lungenerkrankung zurückzuführen sind, bezeichnet man als Cor pulmonale, das akut oder chronisch verlaufen kann.

● Das **akute Cor** pulmonale entsteht infolge einer rasch verlaufenden pulmonalen Hypertonie (akute Verlegung der Lungenstrombahn durch eine Lungenarterienembolie, beim Spontanpneumothorax, bei akutem schwerem Sauerstoffmangel und beim akuten Asthma bronchiale). Morphologisch ist es durch eine massive Dilatation der rechten Herzkammer mit Abblassung des Myokards gekennzeichnet.

● Das **chronische Cor** pulmonale wird bei primären Lungenparenchymerkrankungen (chronische Bronchitis, Bronchiektasen, chronisches Asthma bronchiale, Lungenemphysem, Lungenfibrosen), bei alveolärer Hypoventilation (verminderte Beweglichkeit des Thorax, nach Entzündungen im Zentralnervensystem, bei muskulärer Dystrophie), bei chronischer Höhenexposition sowie bei Lungengefäßerkrankungen (rezidivierende Lungenembolien, primäre Angiopathien, periphere Pulmonalarterienstenosen, Amyloidose oder Sichelzellanämie) beobachtet. Morphologisch besteht eine konzentrische Hypertrophie der rechten Kammer, die nach Dekompensation in eine exzentrische Form übergeht. Außerdem sieht man als Folge der pulmonalen Druckerhöhung eine Pulmonalarteriensklerose (Abb. 9-11).

9.5 Herzinsuffizienz

Eine Herzinsuffizienz liegt vor, wenn ein oder beide Ventrikel – trotz ausreichenden venösen Blutangebots – nicht fähig sind, eine dem peripheren Bedarf entsprechende Blutmenge zu fördern. Das Herzzeitvolumen kann dabei insgesamt erniedrigt oder erhöht sein (high output failure u. a. bei Anämie, Hyperthyreose). Die Herzinsuffizienz kann sich akut oder chronisch entwickeln. Reicht die Leistungsfähigkeit des Herzens noch für ein bedarfsgerechtes Herzzeitvolumen bei körperlicher Ruhe, nicht mehr aber bei Arbeit aus, dann spricht man von einer Belastungsinsuffizienz, bei Versagen schon unter belastungsfreien Bedingungen von einer Ruheinsuffizienz.

Als **Ursache einer Herzinsuffizienz** kommen Myokardschwäche, Störungen der kardialen Mechanik, Erregungsbildungs- und Leitungsstörungen sowie extrakardiale Ursachen infrage. Die Leistungsfähigkeit des Herzens kann durch verminderte Relaxationsgeschwindigkeit und Dehnbarkeit der Kammerwand herabgesetzt werden. Die Abnahme der Kontraktionskraft bei Myokardinsuffizienz beruht auf
– unzureichendem Ansprechen auf Dehnung (verminderter Frank-Starling-Effekt)
– gestörter Frequenzinotropie (keine Zunahme der Kontraktionskraft bei steigender Schlagfrequenz)
– funktioneller Sympatholyse (verminderte Wirkung von Katecholaminen).

● **Myokardiale Ursachen**
– **Primäre Kontraktionsinsuffizienz:** Kontraktionsschwäche bei primären Kardiomyopathien
– **Sekundäre Kontraktionsinsuffizienz:** Myokardschwäche infolge metabolischer Störungen (Hyper- und Hypothyreose, Glykogenosen, Hämochromatose, Amyloidose, Alkoholkardiomyopathie), ischämische Myokardschädigung (Koronarinsuffizienz, Infarkt), Dekompensation bei akuter oder chronischer Drucküberlastung (arterielle Hypertonie, Lungenembolie, obstruktive Lungenerkrankung)
– **Erregungsbildungs- und Leitungsstörungen:** Asystolie, Syndrom des kranken Sinusknotens, tachykarde Kammerautomatie bis zum Kammerflimmern, Vorhofflimmern (bei vorgeschädigtem Ventrikel), AV-Block III. Grades, Schenkelblöcke
– **Störungen der Herzmechanik:** Pericarditis constrictiva, Herzklappenfehler, Links-rechts-Shunts, Kontraktionsasynergie (u. a. bei Herzwandaneu-

rysma), Obstruktion von Ein- und /oder Ausflussbahn

● **Extramyokardiale Ursachen.** Anämie, Volumenüberlastung bei Hyperzirkulation (z. B. bei Hyperthyreose oder peripheren arteriovenösen Shunts), chronische hypoxische Hypoxie

Jede Herzmuskelinsuffizienz führt zu einer Verminderung des Herzzeitvolumens und äußert sich morphologisch in einer Herzdilatation und in einer Erhöhung der endsystolischen Restblutmenge.

● **Morphologie und Pathogenese**

– Die **akute Herzmuskelinsuffizienz** manifestiert sich in einer Ausweitung der Kammerlichtung sowie einer Verschmälerung der Kammerwand. Auch histologisch sind die Fasern verschmälert. Gleichzeitig kommt es zu einer Dehnung der Sarkomere von diastolisch 2,0 µm auf 2,2 µm und damit zu einer Überdehnung der Herzmuskelfasern. Es entstehen Lücken zwischen den Muskelfasern, in die sich andere Fasern hineinschieben, sodass die Zahl der Muskelschichten in der Herzwand abnimmt. Eine weitere Überdehnung wird durch die kollagenen Fasern im Herzen und durch den Herzbeutel verhindert. Die Dehnung der Sarkomere ist jedoch nicht Ursache der mangelnden Kontraktionsfähigkeit der Fasern. Störungen in der Erregungs-Kontraktions-Kopplung und im Energiestoffwechsel führen zu einer Abnahme sowohl der Kontraktionsgeschwindigkeit als auch der erreichten Kontraktionskraft der Myokardfasern.

– Die **chronische Herzinsuffizienz** entwickelt sich langsam progredient bei einer chronischen Herzüberlastung und manifestiert sich morphologisch als dilatierte hypertrophe Herzkammer (exzentrische Hypertrophie, Abb. 9-13). Da Perikard und Epikard mitwachsen können, ist die Herzdilatation häufig viel ausgeprägter als bei der akuten Insuffizienz. Die Ausweitung der Herzkammer beruht nicht auf einer Überdehnung der Fasern, sondern auf einer Gefügedilatation. Die verlängerten Fasern verschieben sich infolge kleinster Muskelnekrosen gegeneinander. Sobald aber eine Kammerdilatation vorliegt, kommt es zu einer zusätzlichen Mehrbelastung dieses Herzabschnitts. Die zirkumferenzielle Wandspannung σ, die vom sich kontrahierenden Myokard aufgebracht werden muss, nimmt proportional nicht nur mit dem Ventrikelinnendruck **P**, sondern auch mit dem Innenradius des Ventrikels **ri** zu

und ist zudem umgekehrt proportional zur Wanddicke **h** (σ = Pri/2h, wenn der Ventrikel als kugelförmig angesehen wird). Durch die Dilatation des Ventrikels wird so die Wandspannung auch bei gleichem Innendruck stark erhöht, und die steigende Belastung des Myokards führt in einem Circulus vitiosus zu weiterer Ausweitung des insuffizienten Herzens.

Die Abnahme der Kontraktionskraft und -geschwindigkeit der Myokardfasern bei chronischer Insuffizienz beruht auf einer partiellen elektromechanischen Entkopplung. Der Rücktransport der zur Kontraktionsauslösung freigesetzten Ca^{++}-Ionen in das sarkoplasmatische Retikulum (SR) ist verlangsamt (dadurch auch verzögerte Relaxation), und bei abnehmender Ca^{++}-Füllung des SR setzt das Aktionspotential weniger Ca^{++} frei. Typische Folge ist der Verlust der »Herztreppe« (Kontraktionskraftsteigerung mit zunehmender Schlagfrequenz).

● **Folgen der Herzinsuffizienz.** Die Herzmuskelinsuffizienz führt zu einer Einflussstauung in den vorgeschalteten Organen und kann das linke Herz (Linksherzinsuffizienz), das rechte Herz (Rechtsherzinsuffizienz) oder das gesamte Herz (Globalinsuffizienz) umfassen.

– Die **akute Linksherzinsuffizienz** ist durch eine akute Blutstauung im Lungenkreislauf mit einem Lungenödem als extremer Manifestationsform gekennzeichnet. Da der Lunge – im Verhältnis zu anderen Organen – für Flüssigkeitsbewegungen eine nur geringe Kapazität im extravasalen Raum und in den Lymphgefäßen zur Verfügung steht, kann es bei einem relativ geringen Flüssigkeitsaustritt zu einem interstitiellen und später zu einem intraalveolären Ödem kommen.

– Bei einer **chronischen Linksherzinsuffizienz** löst das interstitielle Ödem eine Neubildung kollagener Fasern aus, die zu einer Lungenfibrose mit Verminderung der Compliance und Verlängerung der Diffusionsstrecke sowie zu einer erhöhten Brüchigkeit der Kapillaren führt. Die Lunge ist dunkelrot gefärbt und hat eine feste Konsistenz (*rote Stauungsinduration*). Bei Kapillareinrissen – bevorzugt in Regionen mit gesteigerten Scherkräften, also den Aufhängungspunkten des Lungenparenchyms am Gefäß- und Bronchialbaum – kommt es zu Blutungen in die Alveolen und in das Interstitium. Das beim Abbau des Hämoglobins zurückbleibende Siderin lässt sich in den Alveolarmakrophagen des Sputums nachweisen (*Herzfehlerzellen*) und gibt der Lunge eine braune Farbe (braune Stauungsinduration). Der Blutrückstau führt zu einer Widerstandserhöhung im Lungenkreislauf, dem sich das rechte Herz mit einer Erhöhung des Blutdrucks und einer konsekutiven Rechtsherzhypertrophie anpaßt. Als Folge dieser Blutdruckerhöhung entwickelt sich – wie bei der Arteriosklerose im großen Kreislauf – eine Pulmonalarteriensklerose.

– **Rechtsherzinsuffizienz.** Folge einer Rechtsherzinsuffizienz ist eine Blutstauung vor dem rechten Herzen im Bereich der großen Venenstämme, der Unterschenkel und im gesamten Bauchraum. Hierdurch kommt zu Funktionsstörungen verschiedener Organe (Enzymveränderungen der Leber, Resorptionsstörungen am Magen, Ausscheidungsstörungen der Niere mit Eiweiß im Urin). Bei der **akuten Rechtsherzinsuffizienz** erscheinen die Bauchorgane geschwollen und blutreich. In der Leber sind die Sinusoide prall mit Blut gefüllt. In ausgeprägten Fällen entwikkeln sich läppchenzentral Stauungsnekrosen. Auch Milz und Nieren weisen eine pralle Blutfülle auf mit einer deutlichen Erhöhung des Organgewichts. Bei der **chronischen Rechtsherzinsuffizienz** kommt es in der Leber durch die Verlangsamung der Blutströmung zu einer läppchenzentralen ischämischen Atrophie und durch das interstitielle Ödem zur Fibrose *(Stauungsinduration)*. Bei besonders schweren und lange bestehenden Fällen entwickelt sich eine Stauungszirrhose *(Cirrhose cardiaque)*. Auch in der Milz führt das interstitielle Ödem zu einer Fibrose der Sinuswände und einer Kapselfibrose. Es resultiert die rechtskardiale Stauungsmilz, eine deutlich vergrößerte und verfestigte Milz, die oft eine Kapselhyalinose aufweist *(Zuckergussmilz)*. Die Stauungsniere ist hyperämisch, fest und zyanotisch. Der Blutrückstau in den großen Venen geht mit einem subkutanen Ödem *(Anasarka)* einher, besonders in den abhängigen Körperpartien. Weiterhin entstehen Ergüsse im Herzbeutel *(Hydroperikard)* und in der Bauchhöhle *(Aszites)*. Ein Hydrothorax entwickelt sich in der Regel nur bei einer Globalinsuffizienz.

9.6 Schock und Schockorgane

Als Schock bezeichnet man einen Zustand, bei dem ein akutes generalisiertes Kreislaufversagen zu einer Störung der Mikrozirkulation und somit zum ischämischen Zellschaden führt. Dabei kann die auslösende Ursache unmittelbar die Mikrozirkulation stören, sie kann aber auch primär am Herzen

oder an der Makrozirkulation ansetzen. Gliederung des Schocks nach seiner Pathogenese:

9.6.1 Kardiogener und hypovolämischer Schock

Der **kardiogene Schock** entwickelt sich als Folge eines Pumpversagens des Herzens, meist als Folge eines Myokardinfarkts. Das verminderte Schlagvolumen wird vorübergehend durch eine Tachykardie kompensiert, später kommt es zu einem Blutstau (Rückstau) und zuletzt zu einem verminderten Auswurf (Vorwärtsversagen).

Ein **hypovolämischer Schock** entsteht durch Verminderung der zirkulierenden Blutmenge. Entscheidend ist jedoch nicht der Erythrozytenverlust, sondern die Verkleinerung des Blutvolumens. Dementsprechend führen alle Schädigungen zum Schock, die mit einer Reduktion des intravasalen Flüssigkeitsvolumens einhergehen (innere oder äußere Blutung = hämorrhagischer Schock, Verbrennungen, Exsikkose, Diarrhö, Erbrechen, massive Diurese, akute Ödem- und Ergussbildung, Gewebequetschung [= Crush-Syndrom]). Kardiogener und hypovolämischer Schock verlaufen unter dem Bild des hypodynamischen Schocksyndroms mit einem reversiblen und einem irreversiblen Stadium.

● **Frühveränderungen.** Am Beginn steht eine Reduktion des Minutenvolumens mit Blutdruckabfall. Er löst über Reizung der Barorezeptoren eine sympathikoadrenerge Reaktion aus, die zu einer Tachykardie und in den Organen mit Alpharezeptoren (Haut, Muskulatur, Nieren, Splanchnikusgebiet) durch prä- und postkapilläre Vasokonstriktion zu einer Erhöhung des peripheren Widerstands führt; außerdem wird der venöse Rückfluss durch Mobilisation von venösen Depots vermehrt. Die Durchblutung von Organen mit überwiegend Betarezeptoren (Herz, Gehirn) bleibt unverändert. In dieser Phase weisen die Patienten eine kalte, blasse Haut mit kollabierten oberflächlichen Venen auf. Die Urinproduktion ist als unmittelbare Folge der Vasokonstriktion bei noch genügendem Filtrationsdruck vermindert.

● **Spätveränderungen.** Bei einem Fortbestehen des Schocks entwickeln sich – als Folge einer gestörten Perfusion – eine Hypoxydose und Azidose. Der Schock wird irreversibel, wenn die Milchsäureanhäufung so hohe Werte erreicht, daß sie die Katecholaminwirkung auf die glatten Muskelfasern der Arteriolen blockiert und so zu einer Weitstellung dieser Gefäße führt, während die Venolen nach wie vor verengt bleiben. Es resultiert eine Verlagerung des Bluts in die Kreislaufperipherie *(Dezentralisation)* sowie eine Erhöhung des kapillären Filtrationsdrucks mit verstärktem Flüssigkeitsaustritt in das Interstitium und Erhöhung des Hämatokrits (= Erhöhung der Blutviskosität), die zu einer weiteren Verstärkung der Gewebehypoxie mit ATP-Abfall und pH-Abfall führen. Dadurch kommt es zu einer Änderung der Fließeigenschaften des Bluts, die sich als Blutentmischung mit Plasmaanreicherung *(Plasmaskimming)* in den kleinen und Erythrozytenanreicherung (roter Sludge) in den größeren Kapillaren manifestiert. Schließlich werden auch die Endothelien geschädigt. Durch vorwiegend aus Monozyten, aber auch aus anderen Leukozyten und Thrombozyten freigesetzte Botenstoffe (Interleukin-1, Tumornekrosefaktor-α [TNF-α], Plättchenaktivationsfaktor [PAF], Thromboxan A_2 und Endothelin) wird die normale gerinnungshemmende Funktion des Gefäßendothels in eine prokoagulatorische umgewandelt. In der Mikrozirkulation kommt es zur Bildung von hyalinen Thromben (Mikrothromben), die aus Thrombozyten und Fibrin bestehen (Abb. 9-14 bis 9-18).

Die **disseminierte intravasale Gerinnung** (DIC) ruft eine Verbrauchskoagulopathie mit hämorrhagischer Diathese hervor. Außerdem führt die periphere Mangeldurchblutung häufig zu ischämischen Nekrosen der Darmschleimhaut mit Zusammenbruch der Darmbarriere, sodass gramnegative Erreger einwandern können und zusätzlich zu einer Endotoxinschädigung – wie beim septischen Schock – führen. Ein Multiorganversagen ist die terminale letale Komplikation (Abb. 9-22).

9.6.2 Septischer Schock

Der septische Schock wird häufig bei Sepsis mit gramnegativen Erregern (Endotoxinschock), seltener bei einer Virämie oder Fungämie beobachtet und ist auf ein Versagen der peripheren Kreislaufregulation zurückzuführen. Grampositive Erreger (Streptokokken, Pneumokokken) sind nur selten die Ursache eines septischen Schocks. Die aus dem Sepsisherd freigesetzten Endotoxine werden zunächst von den Makrophagen des MPS phagozytiert. Gleichzeitig setzt das Endotoxin exzessive Mengen von Zytokinen, insbesondere aus den aktivierten Makrophagen, frei. Dabei wird auch der Tumornekrosefaktor (TNF-α) in hohen Konzentrationen gebildet. TNF-α induziert eine allgemeine Schädigung des Endothels (mit entsprechender Permeabilitätssteigerung) und der Thrombozyten, die

schon frühzeitig zur Entstehung von hyalinen Thromben (Mikrothromben) führt. Die aus der Kreislaufperipherie entfernten Gerinnungsprodukte (Fibrinmono- und -oligomere) werden von den Zellen des MPS aufgenommen, soweit diese nicht durch das bereits phagozytierte Endotoxin blockiert sind und ihre Phagozytosekapazität (vorübergehend) erschöpft ist *(MPS-Blockade)*. Da die Makrozirkulation zunächst nicht gestört ist, beginnt der septische Schock häufig als hyperdynamisches Syndrom, das durch ein normales oder erhöhtes Herzzeitvolumen, eine erhöhte zentralvenöse Sauerstoffsättigung (Haut warm, trocken und rosig) und eine Laktatazidose gekennzeichnet ist.

9.6.3 Anaphylaktischer Schock

Der anaphylaktische Schock entsteht im Rahmen einer generalisierten allergischen Reaktion vom Reagintyp, wobei die Schädigung unmittelbar an der Kreislaufperipherie ansetzt. Eine massive Freisetzung von präformierten Mastzellmediatoren, insbesondere Histamin, ruft eine Weitstellung der präkapillären Arteriolen, eine erhöhte Permeabilität der Kapillaren und eine Engstellung der postkapillären Venolen hervor, sodass sich das intravasale Blutvolumen in der Kreislaufperipherie (vorwiegend im Splanchnikusgebiet) ansammelt. Außerdem erfolgt eine massive pulmonale Gefäßkonstriktion, die bis zum akuten Cor pulmonale reichen kann.

9.6.4 Neurogener Schock

Eindeutig neurogenen Ursprungs ist der spinale Schock, z. B. nach Spinalanästhesie. Dabei kommt es zu einer Weitstellung der den betäubten Segmenten zugeordneten Arterien und Venen mit Verminderung des peripheren Gefäßwiderstands. Beim Schädel-Hirn-Trauma bricht der Kreislauf in der Regel erst zusammen, wenn bereits Atemstörungen und lichtstarre, weite Pupillen vorliegen, also unmittelbar präterminal.

9.6.5 Multiorganversagen

Das beim letal verlaufenden Schock auftretende Multiorganversagen wird durch eine Ischämie infolge von Mikrozirkulationstörungen verursacht. Derartige hypoxische Schädigungen entwickeln sich vor allem in den so genannten Schockorganen (Nieren, Leber, Darmtrakt und Lunge).

– Als morphologisches Substrat der Verbrauchskoagulopathie finden sich in allen Organen Mikrothromben, besonders reichlich in der Lunge infolge einer Einschwemmung mit dem venösen Blut. Die aufgrund der disseminierten intravasalen Koagulopathie (DIC) sich entwickelnde hämorrhagische Diathese äußert sich in generalisierten, punkt- und fleckförmigen Haut- und Schleimhautblutungen (Abb. 9-22).

– Schocknieren sind groß und geschwollen. Die Rinde ist blaß, das Mark dunkelrot. Histologisch sieht man ausgeweitete Hauptstücke mit geschwollenen Epithelien. Häufig lassen sich auch Epithelnekrosen nachweisen. In den Glomerulusschlingen stellen sich gelegentlich hyaline Thromben und »shock bodies« (atypisch polymerisierte Fibrinkugeln) dar (Abb. 9-18).

– In der Leber entwickeln sich läppchenzentrale Leberzellnekrosen sowie (insbesondere beim kardialen Schock) eine massive akute Blutstauung. In etwa 30% der Fälle sind hyaline Thromben nachweisbar.

– Im Magen finden sich als Folge der Durchblutungsstörungen und der dadurch bedingten Minderung der defensiven Faktoren Erosionen und akute Ulzera sowie Blutungen. Im Darm treten – allerdings selten – gleichartige Veränderungen auf. Wichtig ist der hypoxisch bedingte Zusammenbruch der Darmbarriere mit Auswanderung von Darmkeimen.

– Für den Verlauf eines Schocks sind heute meist die Lungenschäden entscheidend, die sich unter dem Bild des ARDS (Adult Respiratory Distress Syndrome) manifestieren.

– Am Herzen sieht man – als Folge der Gerinnungssteigerung – kleine wärzchenförmige fibrin- und thrombozytenhaltige Auflagerungen auf der Mitral- und/oder Aortenklappe (Endocarditis verrucosa simplex, Schockendokarditis). Eine klinische Bedeutung kommt dieser Endokarditis nicht zu (Abb. 9-24).

9.7 Thrombose

Als Thrombose bezeichnet man eine intravitale Blutgerinnung innerhalb des kardiovaskulären Systems (Herz, Arterien, Kapillaren, Venen). Der Thrombus ist von den ebenfalls intravasal, jedoch erst nach dem Tod auftretenden postmortalen Blutgerinnseln abzugrenzen. Diese entstehen infolge postmortaler Freisetzung von Gerinnungsfaktoren aus den Thrombozyten und setzen die Gerinnungskaskade in Gang. Postmortale Blutgerinnsel sind – im Gegensatz zu den intravital entstehenden Thromben – nicht brüchig, sondern elastisch, und

haften der Herz- bzw. Gefäßwand nicht an. Aufgrund der Farbe und Zusammensetzung unterscheidet man:

– **Kruorgerinnsel** sind dunkelrot gefärbt und enthalten reichlich Erythrozyten sowie relativ wenig Fibrin. Sie entstehen, wenn die postmortale Blutgerinnung rasch nach dem Tode einsetzt.

– **Speckhautgerinnsel** sind gelblich-glasig und enthalten keine Erythrozyten. Sie werden gebildet, wenn infolge einer hohen Blutsenkungsgeschwindigkeit die postmortale Blutsedimentation schneller verläuft als die Blutgerinnung (Abb. 9-19).

● **Morphologisch** werden vier verschiedene intravitale Thrombusformen unterschieden:

– Der **Abscheidungsthrombus** ist grauweiß bis graurot (weißer Thrombus), brüchig, hat eine geriffelte Oberfläche und haftet der Wand an. Er kann die Lichtung teilweise (parietaler Thrombus) oder vollständig (obturierender Thrombus) verschließen. Die erhabenen Anteile der Riffelung bestehen aus Plättchenaggregaten, die im Innern des Thrombus ein korallenstockähnliches Gerüst bilden. In den Maschen sind Fibrinfäden ausgespannt, zwischen denen Granulozyten und Erythrozyten liegen. Der Abscheidungsthrombus entwickelt sich im Bereich von Endothelläsionen. Beim appositionellen Wachstum des Thrombus entwickeln sich die Ablagerungen bevorzugt in Regionen mit verlangsamter Strömung; sie sind – entsprechend den lokalen Strömungsturbulenzen – rhythmisch angeordnet (Abb. 9-20).

– Der **Gerinnungsthrombus** ist dunkelrot (roter Thrombus), brüchig, und trocken. Er hat eine glatte Oberfläche, füllt die Gefäßlichtung aus und haftet der Gefäßwand kaum an. Histologisch sind die korpuskulären Blutelemente wie im strömenden Blut verteilt und werden von einem zarten Fibrinnetz zusammengehalten. Für die Entstehung der Gerinnungsthromben kommt der Strömungsverlangsamung, wie sie bei Rückstau und Abflusshindernissen, aber auch in Totwasserzonen von Strömungswirbeln auftritt, die größte Bedeutung zu (Stagnationsthromben). Zusätzlich besteht häufig eine erhöhte Gerinnungsneigung des Blutes (Abb. 9-21).

– Der **gemischte Thrombus** entsteht vorwiegend in Venen und enthält nebeneinander Abscheidungs- und Gerinnungsthromben. Im allgemeinen besteht der Thrombuskopf aus einem Abscheidungsthrombus, der Thrombusschwanz aus einem Gerinnungsthrombus. Auslösend für die Entstehung des roten Thrombusteils ist die Strömungsverlangsamung, welche durch den Abscheidungsthrombus verursacht wurde.

– **Hyaline Thromben** – das morphologische Substrat einer Verbrauchskoagulopathie – können in Arteriolen, Kapillaren und Venolen vorkommen. Sie bestehen aus Fibrin, zerfallenen Thrombozyten und Plasmaeiweiß. Im histologischen Bild weisen sie keine Innenstrukturen auf, sondern sind homogen und färben sich intensiv mit Eosin an (Abb. 9-17, 9-22).

• **Ursachen der Thrombusbildung** (Virchow-Trias)

– **Veränderung der Gefäßwand.** Endothelläsionen spielen eine entscheidende Rolle für die Entstehung eines Thrombus. Normale Endothelzellen wirken antithrombotisch, indem sie Adhäsion und Aggregation von Blutplättchen sowie die Bildung von Thrombin verhindern, Thrombin inaktivieren und Blutgerinnsel über das fibrinolytische System auflösen. Bei Endotheldefekten entfällt diese Schutzwirkung. Auch intaktes Gefäßendothel kann unter dem Einfluss von Botenstoffen (TNF-α, Interleukin-1 und PAF) seine antikoagulatorische Wirkung verlieren und sogar durch Expression von Phospholipiden (vergleichbar mit dem Plättchenfaktor 3) die Basis für die Bildung von Prothrombinasekomplexen und den Start von intravasaler Gerinnung bilden.

Die Abdeckung von Endothelläsionen erfolgt durch Thrombozyten. Nach Anlagerung werden die in den Alphagranula und den »dense bodies« gespeicherten Faktoren freigesetzt und induzieren durch eine Aktivierung der Gerinnungskaskade eine weitere Thrombozytenaggregation. Außerdem lösen sie eine Plättchenkontraktion aus, sodass die Thrombozyten sich zu einer homogenen Masse zusammenballen (visköse Metamorphose). Eine weitere Stabilisierung des Thrombus erfolgt durch eine Umwandlung des umgebenden Fibrinogens. Weiterhin haben die Thrombozyten und die Gerinnungsfaktoren Kontakt mit den Bausteinen des kollagenen Bindegewebes, von denen Kollagen, Laminin, Fibronektin und der Willebrand-Faktor Adhäsionsrezeptoren für die mit der Bindung aktivierten Thrombozyten aufweisen. Durch die Expression von Gewebsfaktor III und durch die Aktivierung von Faktor XII (vor allem durch Kollagen) werden sowohl extrinsische als auch intrinsische Gerinnung aktiviert.

– **Veränderungen der Blutzusammensetzung.** Änderungen der Blutzusammensetzung, die zu einer gesteigerten Gerinnungsneigung oder zu einer gesteigerten Viskosität führen, begünstigen die Entstehung einer Thrombose. So ist die Verschlechterung der Fibrinolyseaktivität bei Hypertriglyzeridämie eine wichtige Mitursache des erhöhten Thromboserisikos bei Fettsüchtigen. In gleicher Weise kann eine Zunahme gerinnungsfördernder Faktoren, z. B. bei Neoplasien des hämatopoetischen Gewebes (myeloproliferative Erkrankungen), Ursache einer gesteigerten Thromboseneigung sein.

Eine Zunahme von Gerinnungsfaktoren besteht auch bei den mit einer Thromboseneigung einhergehenden paraneoplastischen Syndromen. Die erhöhte Blutviskosität, wie sie bei Exsikkose, Polyzythämie, Kryoglobulinämie oder Makroglobulinämie gesehen wird, begünstigt – über eine Erhöhung des peripheren Strömungswiderstands und eine dadurch bedingte Verlangsamung des Blutstroms – die Entstehung von Thrombosen.

– **Veränderungen der Blutströmungsgeschwindigkeit.** Strömungsverlangsamungen und Turbulenzen sind thrombosebegünstigende Veränderungen der Blutzirkulation.

9.7.1 Kardiale Thrombose

Kardiale Thrombosen entwickeln sich meist auf den Klappen oder auf dem parietalen Endokard. Thromben an den Herzklappen entstehen im Rahmen einer rheumatischen Endocarditis valvularis (Endocarditis verrucosa rheumatica) oder einer Schockendokarditis (Endocarditis verrucosa simplex); sie bestehen nur aus Thrombozyten und Fibrin, die am Schließungsrand der Mitral- und Aortenklappen wärzchenförmige Auflagerungen bilden. Bei den bakteriell bedingten Endokarditiden (Endocarditis ulceropolyposa und Endocarditis lenta) bilden sich auf den Klappengeschwüren polypenartige, in der Lichtung flottierende Thromben. Parietalthrombosen treten vorwiegend beim Herzinfarkt und bei Myokarditis auf.

Parietalthromben findet man auch auf dem Boden einer Strömungsverlangsamung (z. B. bei Herzinsuffizienz) nicht selten in ausgeweiteten Herzohren. Bei der Mitralstenose können sich Herzohrthromben kugelförmig in die Vorhoflichtung vorwölben und nach Abriss frei im Vorhof liegen oder embolisieren (Abb. 9-23).

9.7.2 Arterielle Thrombosen

Arterielle Thromben entstehen vorwiegend über aufgebrochenen atherosklerotischen Plaques und in Aneurysmen. Die Freilegung von Kollagen, Lipiden und Myozyten führt zu einer Aktivierung der Plättchen und der Gerinnungskaskade. Atherosklerotisch bedingte Thrombosen liegen am häufigsten in der Aorta, in mittelgroßen Arterien und den Koronarien. An den größeren Arterien bilden sich in der Regel nur Parietalthromben, die zu keiner wesentlichen Behinderung der Blutströmung führen. Je kleiner die Arterie, desto größer ist die Gefahr, daß der Thrombus die Gefäßlichtung weitgehend oder völlig verschließt.

9.7.3 Venöse Thrombosen

Venöse Thromben (Phlebothrombose) entstehen vorwiegend auf dem Boden einer Strömungsverlangsamung, die kardial (Rechtsherzinsuffizienz) oder vasal (Varikosis) bedingt sein kann. Sie werden in ihrer Entstehung durch Bettlägerigkeit und Adipositas begünstigt. Besonders häufig treten sie nach chirurgischen Eingriffen auf.

Thromben finden sich hauptsächlich in den Venen der unteren Extremitäten und des Beckens. Die Thrombose tiefer Venen verläuft vielfach klinisch stumm. Eine Komplikation, z.B. eine Lungenarterienembolie, kann die erste Manifestation sein. Thrombosen der oberflächlichen Venen gehen nicht selten mit einer schmerzhaften sterilen Entzündung (Thrombophlebitis) einher. Sie ist abzugrenzen von der eitrigen Thrombophlebitis, die sich auf dem Boden von infizierten Thromben entwickelt und häufig Ausgangspunkt einer Sepsis ist. Schwerwiegende Folgen haben Thrombosen in den Durasinus sowie in äußeren und inneren Hirnvenen, da sie zu einem Blutstau in der vorgeschalteten Gefäßprovinz mit Ausbildung einer blutig durchtränkten Nekrose (hämorrhagische Infarzierung) führen.

Venenthrombosen kommen als Paraneoplasie bei verschiedenen malignen Tumoren (Magen-, Ovarial- und Pankreaskarzinome) vor. Sie zeichnen sich durch meist atypische Lokalisationen (Venen der oberen Extremitäten) und einen ungewöhnlichen Verlauf (Thrombophlebitis saltans = diskontinuierliche Venenthrombose) aus.

9.7.4 Postthrombotisches Syndrom

Thromben in den tiefen Beinvenen können weitgehend rekanalisiert werden (Abb. 9-29); dabei kommt es aber meist zu einer Zerstörung der Venenklappen mit Klappeninsuffizienz und permanenter Erhöhung des hydrostatischen Drucks in dieser Gefäßprovinz. Zunächst fließt das Blut über die Vv. perforantes und oberflächlichen Venen ab. Später kommt es zu einer Überlastung der oberflächlichen Venen, die sich ausweiten (Varikosis = Krampfadern), sodass ihre Klappen schließungsunfähig werden. Die dadurch bedingte weitere Verstärkung der venösen Stauung führt zu einer entsprechenden Verlangsamung des Blutstroms und erneuten Thrombosen. Schließlich stellt sich das klinische Bild der chronischen venösen Insuffizienz ein, gekennzeichnet durch ein lokales Ödem mit Ödemsklerose, ein dichtes subkutanes Venennetz oberhalb des Fußes, eine Atrophie der Epidermis und durch Ulcera crures.

● **Schicksal von Thromben**

– Das **Thrombuswachstum** ist vor allem bei der Venenthrombose von Bedeutung. Die tiefen Beinvenenthrombosen beginnen in der Regel in den kleinen Wadenvenen. Der in die Mündung einer größeren Vene reichende Thrombusschwanz führt hier zu Turbulenzen und löst die Ausbildung eines Abscheidungsthrombus aus, dem sich wiederum ein Gerinnungsthrombus anlagert. Auf diese Weise kann der Thrombus – über die Beckenvenen – bis in die Vena cava wachsen.

– Eine **intravitale fibrinolytische Auflösung** findet häufig bei den hyalinen Thromben (Mikrothromben) und nur gelegentlich bei den Wadenvenenthromben statt.

– Unter **puriformer Erweichung** versteht man eine zentrale Auflösung des Thrombus mit Ausbildung rahmig-gelber, eiterähnlicher Massen. Sie erfolgt durch proteolytische Enzyme, die von eingewanderten und eingeschlossenen Granulozyten und Makrophagen freigesetzt werden. Derartige Erweichungen findet man vorwiegend in großen Thromben (Herz, Aneurysma), da hier die Enzyme nicht durch das strömende Blut verdünnt werden (Abb. 9-28).

– **Thrombusorganisation**. Schon am ersten Tag wird die Thrombusoberfläche von Makrophagen bedeckt; von der Anhaftungsstelle beginnt das Überwachsen von Endothelzellen. Einwandernde Makrophagen bauen das thrombotische Material phagozytotisch und proteolytisch ab. Am 5. Tag wachsen Fibroblasten, am 10. Tag Kapillaren in den Thrombus ein und ersetzen ihn durch Granulationsgewebe. Thrombuskapillaren weiten sich aus und finden Anschluss an den proximalen und distalen Gefäßabschnitt (Thrombusrekanalisation). Nach 4 bis 6 Wochen ist der Thrombus in ein Narbengewebe umgewandelt. Parietale Thromben, wie sie vor allem im Herzen und in den Arterien vorkommen, hinterlassen eine fibröse Wandverdickung. Die Rekanalisierung obturierender Thromben gelingt in den Arterien des großen Kreislaufs nur unvollständig. Die venösen Thromben lösen sich infolge der Fibrinretraktion schon in den ersten Stunden in weiten Abschnitten von der Gefäßwand, sodass fast die gesamte Thrombusoberfläche endothelialisiert. Nach der Rekanalisation bleiben schmale, strickleiterartige Narbenzüge zurück (Abb. 9-25 bis 9-29).

– **Hyalinisierung und Verkalkung.** Bei einer unvollständigen Organisation des Thrombus verdichtet sich dieser zu einer homogen strukturlosen (hyalinen) Masse. Eine derartige Organisationsstörung liegt vor, wenn die Gefäßwand stark fibrosiert ist, sodass keine Kapillaren in den Thrombus einwachsen können (z. B. beim arteriosklerotisch bedingten Aortenaneurysma). Aber auch bei kleinen venösen Thromben (z. B. im Plexus uterovaginalis oder paraprostaticus) kann die Organisation unterbleiben. Hier verkalken die hyalinisierten Thromben und bilden Phlebolithen.

– **Thromboembolie.** Ablösung und Verschleppung mit dem Blutstrom.

9.8 Embolie

Unter Embolie versteht man die hämatogene Verschleppung und periphere Einkeilung von körpereigenen oder körperfremden Substanzen (Emboli), die sich mit dem Plasma nicht homogen mischen. Bei dem embolisierten Material handelt es sich meist um Thromben. Ferner kann es sich um Fett (Cholesterin, Abb. 9-34), Gase (Luft, Abb. 9-31), Fruchtwasser, Fremdkörper (z. B. abgebrochene Infusionsnadeln oder Katheterspitzen), Zellen (besonders häufig metastasierende Tumorzellen, Knochenmark [Abb. 9-30]), Bakterienhaufen (bei Septikopyämie) oder tierische Parasiten handeln.

9.8.1 Lungenarterienembolie

Die Lungenembolie (besser Lungenarterienembolie) gehört zu den häufigsten letalen Komplikationen von hospitalisierten Patienten. Mit dem Auftreten von Lungenarterienembolien ist bei über 10% der stationär behandelten Patienten (insbesondere nach größeren operative Eingriffen) zu rechnen.

Die Mehrheit der Lungenarterienembolien bleibt aber symptomlos oder wird klinisch nicht erkannt.

● Zu den **begünstigend wirkenden Faktoren**, die die Entstehung venöser Thromben fördern, zählen insbesondere Bettlägerigkeit, Adipositas und operative Eingriffe. Die Ablösung eines Thrombus wird durch Wadenmuskelkontraktionen (Steigerung des Strömungswiderstands infolge des Einsetzens der Muskelpumpe), Hustenstöße und Bauchpresse (plötzliche venöse Druckschwankung) ausgelöst.

● **Bevorzugte Lokalisationen.** Der Quellthrombus liegt in über 80% aller Lungenarterienembolien in den großen Beinvenen (V. femoralis, V. poplitea). Thromben der oberflächlichen Beinvenen (bei Varikosis), der Wadenvenen und anderer Venen dieses Kalibers (periprostatische, uterine, periovarielle Venen) gelangen nur selten in die Lunge (Abb. 9-32).

● Für die **Folgen der Thromboembolie** sind das Ausmaß der mechanischen Gefäßokklusion und der Grad der pulmonalen Vasokonstriktion entscheidend. Eine Vasokonstriktion wird durch Mediatoren verursacht, die bei periembolischen Gerinnungsvorgängen freigesetzt werden: Endotheline von Endothel- und Bindegewebszellen, Thromboxan A_2 und PAF von Thrombozyten und Leukozyten, Leukotriene von Granulozyten, Makrophagen und Parenchymzellen.

● Nach dem **Verlauf** unterscheidet man perakute (fulminante), akute und chronische Lungenarterienembolien. Eine tödlich verlaufende perakute (fulminante) Lungenarterienembolie sieht man, wenn mehr als 60% der pulmonalen Strombahn durch einen großen oder multiple kleine, knäuelartig zusammengerollte Thrombemboli verschlossen sind. Infolge eines reflektorisch bedingten Koronarspasmus kommt es zum Sekundenherztod. Bei den akuten Embolien stehen die koronare Minderdurchblutung (akute Koronarinsuffizienz) oder die Druckbelastung des rechten Herzens (akutes Cor pulmonale) klinisch im Vordergrund. Da die Widerstandserhöhung durch die mediatorbedingte Vasokonstriktion innerhalb der ersten Stunden ständig weiter zunimmt, wird der kritische Wert für ein Herzversagen manchmal erst nach Stunden erreicht. Das Bild einer chronischen Lungenarterienembolie sieht man bei rezidivierenden Lungenarterienembolien, bei denen sich das rechte Herz jeweils der Widerstandserhöhung in der Lungenperipherie durch eine konzentrische Hypertrophie der rechten Herzkammer anpasst (chronisches Cor pulmonale). Aber auch einzelne massive Embolien können zu einer langdauernden Rechtsherzbelastung führen, wenn das akute Ereignis überlebt wird.

In den meisten Fällen wird eine mittelgroße Lungenarterienembolie folgenlos überlebt, da die Blutversorgung des nachgeschalteten Lungenparenchyms über die Vasa privata aufrechterhalten wird. Als Folge der relativen Unterversorgung kommt es zu Blutaustritten in das Interstitium und die Alveolen (infarktartige Hämorrhagien). Embolische Verschlüsse kleinerer Lungenarterien werden in der Regel innerhalb von Stunden bis Tagen fibrinolytisch aufgelöst. Nicht aufgelöste Thromboemboli bzw. -anteile werden in gleicher Weise wie ein Thrombus organisiert und hinterlassen eine umschriebene Intimaverdickung der Arterie oder strickleiterartige Narben.

Ein **Lungeninfarkt** tritt nur dann auf, wenn die Blutversorgung des hinter dem Thromboembolus gelegenen Lungengewebes über die Vasa privata nicht ausreicht. Häufigste Ursache einer derartigen Minderversorgung ist eine Linksherzinsuffizienz mit einer pulmonalen Blutstauung. Infolge der bereits vorher entstandenen Hämorrhagien entwickeln sich praktisch immer hämorrhagische Infarkte. Die Ausdehnung hängt von der Größe des verschlossenen Gefäßes ab und reicht von eben sichtbaren Herden bis zu großen, den Lappen weitgehend ausfüllenden Infarkten (*Infarktpneumonie*). Am häufigsten betroffen sind die mittleren Pulmonalarterienäste. Entsprechend dem Versorgungsbereich der verschlossenen Arterien ist der Infarkt keilförmig gestaltet, wobei die Pleura die Keilbasis bildet. Lungeninfarkte sind von dunkelroter Farbe und haben eine feste Konsistenz. Die bedeckende Pleura ist infolge einer Begleitpleuritis getrübt. Histologisch sind die Alveolarlichtungen im frischen Infarkt prall mit Blut gefüllt, während die Alveolarsepten – als Ausdruck der Nekrose – ihre Kernfärbbarkeit verloren haben.

Anämische (weiße) Lungeninfarkte sind selten und entwickeln sich nur dann, wenn die Alveolarlichtungen bereits verlegt sind (z. B. durch Entzündungszellen bei Lobärpneumonie, Abb. 9-33).

9.8.2 Arterielle Thromboembolien

Auch im großen arteriellen Kreislauf kann thrombotisches Material verschleppt werden und bleibt als Thromboembolus in den peripheren Arteriolen und Kapillaren stecken. In dem nachgeschalteten Areal kommt es – bei fehlendem Kollateralkreislauf – zu Durchblutungsstörungen, in der Regel zum Infarkt. Arterielle Thromboemboli stammen in 80% der Fälle aus dem Herzen (70% entstehen als parietale Thromben über einem Herzinfarkt, bis zu 10% auf dem Boden einer rheumatischen Endokarditis, 5% bei Kardiomyopathien. Ferner besteht bei Vorhofflimmern ein erhöhtes Embolierisiko). Seltenere kardiale Ursachen sind eine bakterielle Endokarditis, künstliche Herzklappen oder eine paradoxe Embolie (Verschleppung eines Thromboembolus aus der venösen Strombahn über ein offenes Foramen ovale in die arterielle Strombahn) (Abb. 9-35). In den Arterien entstehen Thromben vor allem über einem aufgebrochenen atherosklerotischen Herd, in Aneurysmen oder in Gefäßprothesen.

70% aller systemischen Thromboembolien führen zu Gefäßverschlüssen an den unteren Extremitäten, 10% im Gehirn, 8% in den oberen Extremitäten und 10% in den viszeralen Gefäßen (Mesenterial-, Nieren-, Milzarterien).

9.8.3 Fettembolien

Als Fettembolie bezeichnet man die hämatogene Verschleppung von Fetttropfen (= nicht emulgiertes Fett) und ihre Einkeilung in Kapillaren. Fettembolien führen primär zu einer Verlegung von Lungenkapillaren und Präkapillaren, deren Durchmesser unter 20 µm liegt (venöse Fettembolie, Abb. 9-36). Passiert das Fett die Lunge, so wird es in den großen arteriellen Kreislauf verschleppt (arterielle Fettembolie).

Die hirschgeweihartige Verlegung der Kapillaren und der präkapillären Gefäßabschnitte in der Lunge wird durch eine Anlagerung von Thrombozyten und Fibrin verstärkt; sie verursacht eine Perfusionsstörung, die bei massiven Fettembolien ein akutes Cor pulmonale hervorruft. Fettsäuren, die bei der Hydrolyse der Triglyzeride durch Endothelien freigesetzt werden, führen zu einer Endothelschädigung mit Zunahme der Permeabilität sowie zu einer Inaktivierung des Surfactant-Faktors. Es entsteht ein interstitielles Ödem mit Erhöhung des Diffusionswiderstands (fluid lung) und eine mangelhafte Lungenentfaltung mit Ausbildung einer schweren arteriellen Hypoxämie unter dem Bild eines ARDS.

Passieren die Fetttropfen die Lungenkapillaren, so treten Folgeveränderungen vor allem an Haut und Gehirn auf. An der Haut (und den Konjunktiven) sieht man petechiale Blutungen in der oberen Körperhälfte. Im Gehirn finden sich multiple, überwiegend im Mark lokalisierte, punktförmige Blutungen *(Purpura cerebri,* Abb. 9-37*)*. Im Augenhintergrund erkennt man fettgefüllte Gefäße. In der Niere passiert das Fett die Glomeruluskapillaren und wird in Form von Fetttropfen mit dem Harn ausgeschieden.

Fettembolien treten bei Knochenbrüchen oder umfangreichen Weichteilverletzungen auf und sind bei polytraumatisierten Patienten regelmäßig nachzuweisen. Jedoch nur 10% der Patienten mit multiplen Knochenfrakturen und nur 2% mit einer Tibia- oder Femurfraktur entwickeln klinisch das Bild des Fettemboliesyndroms. Außerdem wird ein derartiges Syndrom auch bei nicht traumatisierten Schockpatienten gefunden. Man nimmt daher an, dass – neben der traumatischen Fettembolie – auch eine metabolische Fettembolie vorkommen kann.

Formalpathogenetisch werden als Usache einer Fettembolie zwei Theorien diskutiert:
– **Obstruktionstheorie.** Durch einen bisher nicht geklärten Mechanismus – möglicherweise werden aus der Fraktur freigesetzte Mediatoren wirksam – kommt es zur Instabilität in der Emulsion der Blutfette, sodass sie zu größeren Tropfen zusammenfließen. Diese Fetttropfenbildung wird durch eine Hypertriglyzeridämie begünstigt, da die schockbedingte erhöhte Katecholaminausschüttung zur vermehrten Freisetzung von Fettsäuren führt, die in der Leber reesterifiziert und als VLDL (Very Low Density Lipoproteins) in die Blutbahn sezerniert werden.
– **Toxische Theorie.** Die beim Schock freigesetzten sowie die beim Abbau der Fettembolie entstehenden Fettsäuren wirken toxisch auf die Lungenendothelien, sodass ihre Lipoproteinlipase-Aktivität erlischt und die Lipoproteine zusammen mit Thrombozyten und Fibrin in den Lungenkapillaren aggregieren.

9.9 Arterielle Durchblutungsstörungen und Hypoxie

Arterielle Durchblutungsstörungen manifestieren sich als relative oder absolute Ischämie. Bei der relativen Ischämie besteht ein Missverhältnis zwischen Blutangebot und Blutbedarf. Bei der absoluten Ischämie wird der Sauerstoffdruck im Gewebe für eine bestimmte Zeit unter einen kritischen Wert erniedrigt. In den meisten Fällen beruht die absolute Ischämie auf dem Verschluss eines arteriellen Gefäßes.

● **Absolute Ischämie.** Die häufigste Ursache eines arteriellen Verschlusses ist eine atherosklerotisch bedingte Thrombose, seltener eine Thromboembolie bei Arteriosklerose. Noch seltener kommen Gefäßerkrankungen, wie z. B. eine Thrombangiitis obliterans, Panarteriitis nodosa oder Tumorobstruktion bzw. -kompression, infrage.

● **Folge des Verschlusses einer Endarterie** ist eine ischämische Nekrose des gesamten nachgeschalteten Gewebes, die an den Extremitäten als Gangrän (= *Extremitäteninfarkt*) und an den Organen als Infarkt bezeichnet wird. Die Ausdehnung des Gewebsuntergangs hängt nicht nur von der Größe der verschlossenen Arterie, d. h. ihrem Versorgungsgebiet ab, sondern auch vom Gefäßversorgungstyp.

● Einen **doppelten Blutkreislauf** weisen Lunge und Leber auf. Der Verschluss eines Gefäßes führt in diesen Organen nur dann zu Nekrosen, wenn die Blutversorgung über den zweiten Kreislauf ebenfalls gestört ist.

● Eine **doppelte Blutversorgung über parallel verlaufende Arterien** besteht z. B. an den Unterarmen. Arteria radialis und A. ulnaris sind über den Hohlhandbogen miteinander verbunden und können bei einem Gefäßverschluss wechselseitig die Blutversorgung übernehmen. Ähnliches gilt für die über den Circulus arteriosus Willisii verbundenen Gefäße.

● Eine **einfache arterielle Versorgung mit reichlich interarteriellen Anastomosen** ist das arkadenartig aufgebaute Gefäßsystem des Dünndarms. Nur Verschlüsse im Bereich der primären Aufzweigungen können in diesem System nicht kompensiert werden und führen zu Infarkten. An den unteren Extremitäten besteht ebenfalls ein – aber wesentlich weniger effizienter – Kollateralkreislauf über das Rete arteriosum coxae, das Rete articulare genus und das Rete malleolare.

● Bei einer **einfachen arteriellen Versorgung mit funktionellen Endarterien** (z. B. Herz, Nieren, Milz, Gehirn) führen akute Verschlüsse immer zu Infarkten. Bei einem sich langsam entwickelnden Gefäßverschluss können sich in einigen Organen (z. B. Herz) Kollateralen entwickeln, sodass kein oder nur ein kleiner Infarkt entsteht.

Die **Ausdehnung der ischämischen Nekrose** wird vom Allgemeinstatus des Kreislaufs beeinflusst. Eine Anämie begünstigt die Entstehung einer hypoxischen Schädigung, in gleicher Weise jede Verlangsamung des Blutstroms. So sieht man bei schwerer Koronarsklerose nicht selten einen Myokardinfarkt auch ohne vollständigen Gefäßverschluss, wenn eine schwere Anämie und/oder ein plötzlicher Blutdruckabfall vorliegen.

Die Infarkte manifestieren sich meist unter dem Bild einer Koagulationsnekrose, die – in Abhängigkeit vom Blutversorgungstyp – sich als anämische oder hämorrhagische Infarkte manifestieren. Nur im Gehirn entstehen Kolliquationsnekrosen (Hirnerweichungen; siehe Kap. 9.12).

9.10 Organ- und Extremitäteninfarkte

9.10.1 Anämischer Infarkt

Ein anämischer Infarkt entsteht beim Verschluss einer anatomischen oder funktionellen Endarterie und manifestiert sich als Totalnekrose des Parenchyms und des Interstitiums.

● Der **anämische Niereninfarkt** entsteht in 90% der Fälle infolge eines thromboembolischen Verschlusses eines Nierenarterienastes, wobei Form und Größe des Infarkts vom Kaliber der verschlossenen Arterie abhängen. Der frische Infarkt ist blassgelblich gefärbt und wird von einem hämorrhagischen Randsaum umgeben. In der Folgezeit schrumpft das nekrotische Gewebe durch Wasserentzug. Anschließend wird es peripher durch ein Granulationsgewebe organisiert und durch Narbengewebe ersetzt. Makroskopisch hinterlässt der Infarkt eine tiefe narbige Einziehung der Nierenoberfläche.

● Auch der **anämische Milzinfarkt** wird meist durch arterielle Embolien hervorgerufen. Er ist keilförmig gestaltet und zu Beginn dunkelrot. Nach Resorption des Hämoglobins sieht er in der zweiten Woche gelb aus und hat eine trockene Schnittfläche sowie einen breiten hämorrhagischen Randsaum. Später wird der Infarkt resorbiert und hinterlässt eine trichterförmige Narbe. Multiple, vorwiegende kleine Infarkte (»Fleckmilz«) entwickeln sich auf dem Boden einer Panarteriitis nodosa.

● **Anämischer Herzinfarkt** (siehe Kap. 9.3.2)

9.10.2 Hämorrhagischer Infarkt

Beim hämorrhagischen Infarkt besteht eine Nekrose des Parenchyms und des Interstitiums mit einer massiven Einblutung. Hämorrhagische Infarkte entstehen in Organen mit doppelter Gefäßversorgung (Lunge, Leber) sowie in Organen mit ausgeprägten arteriellen Kollateralen (Dünn- und Dickdarm). Schließlich können hämorrhagische Infarkte auch auftreten, wenn es infolge Rekanalisierung zur Wiederdurchblutung eines bereits schwer ischämisch geschädigten Gewebes kommt.

● **Lungeninfarkt** (siehe S. 240)

● **Leberinfarkte.** Hämorrhagische Infarkte der Leber sind selten und kommen bei Angiitiden oder bei Tumorkompression von Gefäßen vor. Ein Verschluss von Lappen- oder Segmentarterien führt meist zu anämischen Infarkten, ein Verschluss kleiner Äste zu hämorrhagischen Infarkten, während Verschlüsse mittlerer Äste über Kollateralen ausgeglichen werden und keine Folgen hinterlassen. Der Verschluss eines Pfortaderastes (z. B. durch Metastasen) hat einen Zahn-Infarkt zur Folge. Dabei handelt es sich um eine umschriebene Blutansammlung, die erst später mit einer Parenchymnekrose einhergeht.

● **Mesenterialinfarkt.** Verschlüsse der Mesenterialarterien werden meist durch Emboli verursacht, seltener durch eine Arteriosklerose mit aufgepfropfter Thrombose. Makroskopisch sieht man eine ödematös verdickte und von Blutungen durchsetzte, dunkelrote bis schwarze Darmwand, die an der Oberfläche von Fibrinausschwitzungen bedeckt wird. Histologisch besteht zunächst eine Koagulationsnekrose der Kryptenepithelien, während die Zottenepithelien mit noch erhaltener Kernfärbung bereits abgestoßen werden. Die Darmwand ist ödematös durchtränkt und wird von Erythrozyten durchsetzt. Innerhalb weniger Stunden treten zusätzlich polymorphkernige Leukozyten auf. Infolge einer Keimdurchwanderung entwickelt sich frühzeitig eine Peritonitis. Eine weitere Komplikation ist die Darmperforation mit Peritonitis. Für die hämorrhagische Durchtränkung der Darmwand ist der gegenüber dem Kavasystem höhere Druck im Pfortaderkreislauf verantwortlich, der zu einem Blutreflux in den nicht mehr arteriell versorgten Darmabschnitt führt. Zusätzlich kommt es zu Sickerdurchblutungen über die arteriellen Kollateralen. Eine umschriebene hämorrhagische Darmwandnekrose infolge einer venösen Abflussstörung (*hämorrhagische Infarzierung*) kann sich auch auf dem Boden eines hochsitzenden Pfortaderverschlusses entwickeln, wenn ein Blutabfluss über Kollateralen nicht mehr möglich ist.

- **Extremitätengangrän** (= Extremiteninfarkt). Häufigste Ursache ist ein thrombotischer Gefäßverschluss auf dem Boden einer Arteriosklerose. Infolge einer Unterbrechung der arteriellen Blutversorgung ist die Extremität kalt und bläulich. Später kommt es durch zunehmende Austrocknung zur Schwarzverfärbung des Gewebes (Mumifikation oder trockene Gangrän = trockener Brand). Bei einer zusätzlichen Anaerobierinfektion entwickelt sich eine feuchte Gangrän (feuchter Brand): das Gewebe bekommt eine weiche, zerfließliche Konsistenz und zerfällt jauchig stinkend.

9.11 Relative Ischämie

Eine **relative chronische Ischämie** entsteht, wenn es zur permanenten Einengung einer Endarterie kommt, die so stark ist, dass bereits unter normaler Belastung eine Minderdurchblutung besteht. Häufigste Ursache ist eine Arteriosklerose. Weiterhin kommen Thrombosen und Entzündungen (*Thrombangiitis obliterans*) sowie bei jüngeren Menschen eine fibröse Dysplasie der Arterien infrage.

- An der Niere sind diese Durchblutungsstörungen fast immer atherosklerotisch bedingt und wirken sich vor allen an den Hauptstückepithelien (Gewebe mit dem höchsten Sauerstoffbedarf) aus. Es kommt zu einer Tubulusatrophie. Die Glomeruli bleiben zunächst weitgehend erhalten; sie veröden später infolge fehlender Funktion. Das Interstitium der Rinde und des Marks fibrosiert (Subinfarkt). Je nach Größe des stenosierten Gefäßes entwickeln sich entsprechend große narbige Einziehungen der Nierenoberfläche. Bei der Arteriolosklerose treten kleine Subinfarkte auf, die vorwiegend subkapsulär liegen und zu stecknadelkopfgroßen Einziehungen der Nierenoberfläche führen (rote Granularatrophie).

- Ausdruck einer chronischen relativen Ischämie ist auch der Zahn-Infarkt der Leber. Er entsteht beim Verschluss eines Pfortaderastes (Thrombose, Metastasen) bei gleichzeitiger Einschränkung der arteriellen Blutversorgung (Arteriosklerose, Blutdruckabfall). Der Blutdruck reicht nicht mehr aus, um das Blut mit adäquater Geschwindigkeit in die Vena hepatica zu drücken; es kommt zu einer umschriebenen Blutstauung mit Ausweitung der Sinusoide und sekundärer Atrophie der Hepatozyten. Primär liegt also keine Nekrose vor. Makroskopisch imponiert der Zahn-Infarkt als scharf begrenztes, dunkelrot gefärbtes Areal.

Eine **relative temporäre akute Ischämie** tritt auf, wenn im Versorgungsgebiet einer stenosierten Endarterie die Durchblutung für die normale Belastung (Ruhedurchblutung) noch ausreicht, nicht jedoch bei einem erhöhten Bedarf. Typische klinische Beispiele sind Angina pectoris, Angina abdominalis und Claudicatio intermittens.

- **Angina pectoris** (siehe Kap. 9.3.1)

- **Angina abdominalis** (Claudicatio intermittens abdominalis, Orthner-Krankheit). Meist unmittelbar nach der Nahrungsaufnahme treten uncharakteristische abdominale Schmerzattacken auf, die oft mit einer Malabsorption einhergehen. Ursache ist eine Einengung der Darmarterien, sodass der während der Verdauung erhöhte Blutbedarf nicht gedeckt werden kann. Die Stenose liegt meist im Anfangsteil der A. mesenterica superior und ist in der Regel arteriosklerotisch, seltener thrombotisch bedingt.

- Auch die **Claudicatio intermittens** (intermittierendes Hinken) ist als akute temporäre Belastungsischämie ein typisches Symptom im Stadium II der arteriellen Verschlusskrankheit. Sie beruht in der Regel auf einer stenosierenden Arteriosklerose der Beinarterien; seltener liegt eine Thrombangiitis obliterans vor. Die Patienten können nur eine kurze Strecke gehen. Dann kommt es infolge einer Hypoxie mit Ansäuerung der Gewebe zu krampfartigen Schmerzen, sodass sie stehenbleiben müssen, bis die Blutversorgung sich wieder normalisiert hat.

- Eine **hypoxische Schädigung am Nervensystem** trifft besonders die nicht regenerationsfähigen Nervenzellen, die empfindlich gegen Sauerstoffmangel sind. Die hypoxische Schädigung der Nervenzelle wird im allgemeinen als ischämische Nervenzellschädigung bezeichnet (ICC = Ischemic Cell Change) und manifestiert sich als Schrumpfung und Homogenisierung von Zytoplasma und Zellkern (Apoptose). Im HE-Präparat zeichnen sie sich oft durch eine ausgeprägte Eosinophilie aus.

Veränderungen, die einer ischämischen Zellschädigung vorausgehen, sind eine Chromatolyse und eine Zellschwellung. Es folgt der Einriss der Zellmembran mit manchmal sichtbaren Membranausstülpungen und danach die Schrumpfung. Offenbar ist die Chromatolyse noch ein reversibler Vorgang, während die Schädigung der Zellmembran irreversibel ist. Ein selektiver Untergang von Nervenzellen im Kortex oder einer Untergruppe der kortikalen Ganglienzellen in einer bestimmten Rindenschicht wird als elektive Parenchymapoptose bezeichnet. Ein bekannter Ort der elektiven Vulnerabilität im menschlichen Gehirn ist der Sommer-Sektor der Ammonsformation. Grenzwertige Hypoxien führen zu Untergängen in diesem ventrikelnah gelegenen Abschnitt des Ammonshorns. Als Reaktion folgt eine laminäre Gliose, die sich bei starker Ausprägung als Ammonshornsklerose manifestiert. Ein selektiver Ganglienzelluntergang des gesamten Kortex (z. B. nach Kreislaufstillstand) führt zum apallischen Syndrom.

Neben den elektiven hypoxischen Parenchymzellapoptosen gibt es im Hirn noch zwei regelmäßig vorkommende Formen von hypoxischen Nekrosen: Lakunen und Territorialinfarkte. Lakunen sind kleinste, unregelmäßig gestaltete Nekrosen von etwa Millimetergröße. Territorialinfarkte sind Kolliquationsnekrosen, die einem Gefäßgebiet (auch einer kleinen Stammganglienarterie) zugeordnet werden können. Bei kleinen Territorialinfarkten ist der Übergang zu Lakunen fließend. Territorialinfarkte kommen im allgemeinen in einem einzelnen oder in nur wenigen Gefäßgebieten vor, während Lakunen in der klassischen Beschreibung als Status lacunaris (*état lacunaire*) disseminiert auftreten.

9.12 Hirninfarkte

Hirninfarkte entstehen am häufigsten als Folge einer atherosklerotisch bedingten, verschließenden Thrombose oder einer Thromboembolie. Gestalt und Lokalisation eines Hirninfarkts richten sich nach dem Versorgungsgebiet und den Möglichkeiten der vikariierenden Kollateralversorgung. Für die vikariierende Kollateralversorgung kommen infrage: extra-/intrakranielle Anastomosen, intrakranielle Kollateralversorgung über den Circulus arteriosus Willisii und leptomeningeale Heubner-Anastomosen. Aufgrund der besonders starken Variabilität der vikariierenden Blutversorgung und der Kollateralversorgung ist es im Einzelfall schwierig, die Folgen vorherzusagen.

Prinzipiell sind Hirninfarkte anämisch. Bei venöser Drucksteigerung oder hämorrhagischer Diathese kann es jedoch zu einer sekundären Einblutung in die Nekrose kommen. Der Infarkt verläuft als Kolliquationsnekrose in drei morphologisch unterscheidbaren Stadien.

Stadien der Kolliquationsnekrose
- Im **ersten Stadium** liegen eine reine ischämische Ganglienzellnekrose und ein Ödem, das das Infarktgebiet und die Umgebung betrifft, vor.
- Im **zweiten Stadium** kommt es zu einer zunehmenden Erweichung und Abräumung durch Fettkörnchenzellen.
- Im **dritten Stadium** bildet sich eine mit kalkmilchartiger Flüssigkeit gefüllte Pseudozyste, deren Ränder durch gewucherte Makroglia und Gefäße aufgeraut sind.

Infarkte können sämtliche Gefäßgebiete betreffen. Am häufigsten treten sie im Mediastromgebiet auf; sie führen zu den charakteristischen Schlaganfällen mit Hemiparese. Infarkte im Bereich der A. cerebri anterior sind seltener. Ein- oder beidseitige Infarkte im Gebiet der A. cerebri posterior sind charakteristische Folgen eines erhöhten Hirndrucks (Gefäßkompression) und fast immer hämorrhagisch. Im vertebrobasilären Stromgebiet kommen Infarkte durch Verschluss der A. basilaris, aber auch durch Minderdurchblutung einzelner kleiner Gefäße vor. Die letzteren ergeben die so genannten gekreuzten Hirnstammsyndrome. Ein spezieller Infarkt ist der Grenzlinieninfarkt, der im Grenzgebiet von zwei Gefäßversorgungen, z. B. zwischen A. c. m. und A. c. a. oder A. c. m. und A. c. p. angeordnet ist. Er wird als Folge einer allgemeinen hämodynamischen Insuffizienz mit Minderversorgung der Randbereiche (»letzte Wiese«) sämtlicher Stromgebiete aufgefasst.

9.13 Blutungen

Unter Blutung (*Hämorrhagie*) versteht man den Austritt von Blut aus den Gefäßen in das Gewebe bzw. an eine innere oder äußere Körperoberfläche.

9.13.1 Rhexis

Bei der Rhexisblutung (*Haemorrhagia per rhexin* = Zerreißung) erfolgt die Blutung aus einem eröffneten Gefäß. Die Gefäßeröffnung kann nach einem Trauma oder auf dem Boden einer vorbestehenden Gefäßerkrankung auftreten (z. B. Arteriosklerose, Medianekrose, Aneurysma und Panarteriitis nodosa). Weiterhin können umgebende Prozesse auf die Gefäßwand übergreifen und sie zerstören. Diese Arrosionsblutungen (*Haemorrhagia per diabrosin*) können entzündlich bedingt sein (Magen- und Duodenalulkus, tuberkulöse Kavernen), im Gefolge von Nekrosen auftreten oder durch Tumoren verursacht werden. Schließlich kommen Gefäßzerreißungen auch bei einer Erhöhung des Druckgradienten zwischen Gefäßinnerem und Umgebung vor. So treten bei der Hypertonie arterielle Gefäßzerreißungen auf (Hirnmassenblutung), bei zu raschem Ablassen eines Pleuraergusses oder in einer gestauten Harnblase findet man Blutungen aus geplatzten Venolen.

Bei arteriellen Rhexisblutungen ist das Blut hellrot und spritzt im Rhythmus der Pulswelle. Bei venösen Blutungen tritt dunkelrotes Blut im Schwall aus. Bei Wunden, bei denen keine größeren Gefäße eröffnet sind, entleert sich an der ganzen Wundfläche dunkelrotes Blut (parenchymatöse Blutung). Rhexisblutungen in Weichteile oder Zwischengewebsräume nennt man Hämatome (Bluterguss).

9.13.2 Diapedeseblutung

Die Diapedeseblutung *(Haemorrhagia per diapedesin)* erfolgt aus Kapillaren, die histologisch unverändert erscheinen (Durchwanderungsblutung). Diese Blutungen können hypoxisch (Ischämie, Asphyxie, Anämie), infektiös-toxisch (Schlangengifte, Medikamente), durch Viren (Pocken, Grippe), bakteriell (Milzbrand, Meningokokkensepsis), allergisch oder metabolisch (Vitamin-C-Mangel = Skorbut) bedingt sein. Ferner werden sie auch bei Störungen im Gerinnungssystem gesehen. Die Ursache der Kapillardurchlässigkeit kann einmal eine herabgesetzte Abdichtung der interendothelialen Spalten und der Basalmembran sein, bei der Fibrinogen eine wesentliche Rolle spielt (z. B. bei Verbrauchskoagulopathien, immunkomplexbedingten Vaskulitiden, Skorbut). Außerdem kann sie Folge einer primären, toxisch oder hypoxisch bedingten Schädigung der Endothelien sein.

Diapedeseblutungen sind meist punktförmig (Petechien = Durchmesser bis 3 mm) oder kleinherdig als Ekchymosen. Flächenhafte Blutungen in der Haut und Schleimhaut werden als Sugillationen oder Suffusionen bezeichnet. Bei einer Purpura liegen zahlreiche dichtstehende Petechien an Oberflächen oder Organschnittflächen vor.

9.13.3 Hämorrhagische Diathese

Als hämorrhagische Diathese bezeichnet man eine erhöhte Bereitschaft zu Blutungen in Haut und innere Organe, die sich spontan oder als Folge von Bagatelltraumen entwickelt.

Eine hämorrhagische Diathese kann auf thrombozytär (Thrombopathien) oder plasmatisch bedingten Gerinnungsdefekten (Koagulopathie) sowie auf Gefäßstörungen (vaskuläre Diathese) beruhen. Thrombozytär oder vaskulär bedingte Blutungsneigungen führen vorwiegend zu punktförmigen und kleinfleckigen Blutungen (Petechien und Ekchymosen) an

Haut, Schleimhäuten, Serosa, Meningen und parenchymatösen Organen. Plasmatisch bedingte Koagulopathien rufen häufiger flächenhafte Haut- und Schleimhautblutungen (Sugillationen, Suffusionen) sowie ausgedehnte Weichteilblutungen (Hämatome) hervor. Unter Blutung (Hämorrhagie) versteht man den Austritt von Blut aus den Gefäßen in das Gewebe bzw. an eine innere oder äußere Körperoberfläche (Abb. 9-38 bis 9-41).

9.13.3.1 Thrombozytär bedingte hämorrhagische Diathese. Die Thrombozyten sind wesentlich an der primären Hämostase beteiligt. Durch Expression von Phospholipiden an der Membranoberfläche (Plättchenfaktor 3) liefern aktivierte Thrombozyten die Basis für die Bildung des Prothrombinasekomplexes und spielen somit auch eine wichtige Rolle bei der sekundären Hämostase. Eine Störung kann durch Thrombozytenmangel (Thrombozytopenie als Folge einer verminderten Bildung oder eines erhöhten Abbaus) bzw. durch funktionelle Thrombozytendefekte (Thrombozytopathien) hervorgerufen werden.

● **Bildungsstörungen der Thrombozyten** sind selten genetisch (angeborene Thrombozytopenie) bedingt. Häufiger sieht man sie als Folge einer erworbenen Knochenmarkschädigung bei bösartigen Neoplasien, nach toxisch-medikamentöser Einwirkung, nach Strahlenschädigung sowie bei Vitaminmangel (Vitamin B_{12}, Folsäure).

● **Umsatzstörungen** sind durch eine verkürzte Überlebenszeit der Thrombozyten gekennzeichnet und in den meisten Fällen immunologisch bedingt durch Autoantikörper (Werlhof-Syndrom = idiopathische thrombozytopenische Purpura), nach medikamentöser Sensibilisierung sowie durch antithrombozytäre Isoantikörper als Folge einer Blutübertragung oder einer Schwangerschaft. Aber auch mechanische Thrombozytenschädigungen, z. B. durch Herz-Lungen-Maschinen, künstliche Nieren oder künstliche Herzklappen, können zu einem gesteigerten Thrombozytenabbau führen.

9.13.3.2 Plasmatisch bedingte hämorrhagische Diathesen (Koagulopathie) sind durch eine fehlende Aktivierbarkeit eines oder mehrerer plasmatischer Faktoren während des Gerinnungsvorgangs gekennzeichnet.

Angeborene oder erworbene Ursachen sind

– eine quantitative Verminderung des betroffenen Faktors infolge einer herabgesetzten Synthese oder eines vermehrten Umsatzes,

– ein qualitativer Defekt des Faktors, der seinen gerinnungsfördernden Einfluss hemmt, oder
– die Anwesenheit eines Inhibitors, welcher die gerinnungsfördernde Aktivität des Faktors blockiert.

Die bekanntesten angeborenen Koagulopathien sind die Hämophilie A (Faktor-VIII-Mangel) und die Hämophilie B (Faktor-IX-Mangel). Die Blutungsneigung manifestiert sich in größeren tiefen Hämatomen sowie in Hautblutungen und Gelenkblutungen, die bereits im frühen Kindesalter auftreten und häufig durch stumpfe Bagatelltraumen hervorgerufen werden.

● **Erworbene Bildungsstörungen** betreffen die Vitamin-K-abhängig synthetisierten Gerinnungsfaktoren II (Prothrombin), VII, IX und XII. Die Störung kann auf Vitamin-K-Mangel, einer Vitamin-K-Verwertungsstörung oder auf einer Hemmung der Prothrombinsynthese (z. B. durch Cumarinderivate) beruhen.

● **Umsatzstörungen.** Die häufigste Ursache einer plasmatischen Gerinnungsstörung ist eine Umsatzstörung infolge einer Verbrauchskoagulopathie. Die Aktivierung des Gerinnungssystems führt zu einer Thrombinbildung im Rahmen eines diffusen intravasalen Gerinnungsprozesses, später zu einer sekundären Aktivierung des Fibrinolysesystems. Man spricht von einer disseminierten intravasalen Koagulation (DIC). Die Auslösung erfolgt durch
– Einschwemmung thromboplastischer Substanzen in die Blutbahn mit Aktivierung des Extrinsic-Systems der Blutgerinnung (bei Operationen, Polytraumen, Verbrennungen, Fruchtwasserembolie),
– Aktivierung von Faktor XI und XII an geschädigten Endothelien mit Auslösung des Intrinsic-Systems (Endotoxin, Komplement, Azidose, Anoxie) oder
– Aktivierung von Faktor X und Prothrombin durch proteolytische Enzyme (akute Pankreatitis).

9.13.3.3 Vaskulär bedingte hämorrhagische Diathesen können angeboren (selten) oder erworben sein. Angeboren ist die autosomal dominant erbliche hereditäre Teleangiektasie (Rendu-Osler-Weber-Krankheit). Dabei handelt es sich um umschriebene punktförmige Gefäßerweiterungen (Teleangiektasien), die in der Regel nach dem 20. Lebensjahr in der Haut und in den Schleimhäuten (Magen-Darm-Kanal, Urogenitaltrakt) aufschießen, sehr

vulnerabel sind und zu lokalen Blutungen führen. Typisches Beispiel einer erworbenen Vaskulopathie ist die allergisch bedingte Purpura anaphylactica (Schoenlein-Henoch). Die Blutungen sind in der Regel punktförmig bis kleinfleckig.

9.14 Organblutungen

9.14.1 Intrazerebrale Massenblutungen

Als intrazerebrale Massenblutungen bezeichnet man Hirnblutungen, die zur Ausbildung eines Hämatoms führen. Sie können primär im Gehirn entstehen oder sekundär in das Gehirn einbrechen. Bei den primären Formen werden – unter Berücksichtigung der Lokalisation der Blutung – typische (ca. 80%) und atypische (ca. 20%) Massenblutungen unterschieden.

9.14.1.1 Typische Massenblutungen liegen im Putamen-Claustrum-Gebiet und im Thalamus, in der Brücke sowie im Kleinhirn. Sie werden praktisch immer durch eine essentielle Hypertonie verursacht (Häufigkeitsgipfel: 6. und 7. Lebensdekade) und gehen mit einer Verlagerung bzw. Kompression der angrenzenden Hirnabschnitte sowie einer Hirndrucksteigerung einher.

Die Putamen-Claustrum-Blutung (Häufigkeit ca. 80%) führt zu einer schlagartig einsetzenden kontralateralen Hemiparese, bricht häufig in das Ventrikelsystem (*Haematocephalus internus*) ein und verläuft dann tödlich. 80% der brachiofazial betonten Hemiparesen (klinisch als Apoplexie = Schlaganfall) werden durch einen Mediainfarkt und nur 20% durch eine hypertone Massenblutung ausgelöst. Die Thalamusblutung (Häufigkeit ca. 3%) führt zu sensiblen Reiz- und Ausfallserscheinungen, besonders zu Störungen des Lagesinns. Kleinhirnblutungen (Häufigkeit ca. 5%) verursachen klinisch Nystagmus, Ataxie, Intentionstremor und Sprachstörungen. Größere Blutungen wirken raumfordernd und komprimieren das Ventrikelsystem. Ponsblutungen (Häufigkeit ca. 12%) gehen frühzeitig in ein Koma mit spastischer Tetraparese, Streckkrämpfen und vegetativen Störungen über.

9.14.1.2 Atypische Massenblutungen sind in der Regel Lappenblutungen und liegen im Mark. Sie entstehen infolge von Gefässmißbildungen oder Angiomen, auf dem Boden einer hämorrhagischen Diathese, bei bösartigen Tumoren (meist Glioblastom) oder traumatisch. Sekundär in das Gehirn einbrechende Blutungen treten vor allen bei rupturierten Hirnbasisarterienaneurysmen auf.

9.14.2 Blutungen aus dem Verdauungstrakt

Von klinischer Bedeutung sind sowohl massive akute als auch chronische Blutungen. Bei Magenblutungen wird das Hämoglobin durch die Magensalzsäure in salzsaures Hämatin umgewandelt, das beim Erbrechen als »kaffeesatzartige Masse« imponiert. Größere Blutungen (mehr als 100 ml) aus dem oberen Magen-Darm-Kanal stellen sich im Stuhl als schwarze, klebrige Massen *(Melaena, Teerstuhl)* dar, da das Hämoglobin durch die Verdauungsenzyme verändert wird. Bei Blutungen aus den unteren Darmabschnitten behält das Hämoglobin seine Eigenfarbe. Geringe Blutbeimengungen im Stuhl (okkultes Blut) lassen sich nur mit speziellen Untersuchungsmethoden (Benzidinprobe) erfassen. Akute massive Blutverluste können zu einem hypovolämischen Schock führen. Chronische Blutverluste verursachen eine Eisenmangelanämie.

- **Häufige Blutungsquellen** sind im
- **Ösophagus:** rupturierte Varizen bei Leberzirrhose
- **Magen:** Hiatushernien, Mallory-Weiss-Syndrom, peptische Geschwüre, geschwürig zerfallene Karzinome
- **Dünndarm:** Duodenalulkus, ulzeröse Entzündungen
- **Dickdarm:** Divertikel, Angiodysplasien, Adenome, Karzinome, Hämorrhoiden.

9.14.3 Hämarthros

Einmalige Gelenkblutungen sind meist traumatisch bedingt (Kontusion, Distorsion, Luxation). Sie führen in Abhängigkeit vom Ausmaß der Blutung zu einer Siderose des Stratum synoviale und hinterlassen eine geringe Kapselfibrose.

Wesentlich schwerwiegendere Gelenkveränderungen entwickeln sich bei rezidivierenden Gelenkblutungen, wie sie bei Hämophilie A und B gesehen werden. Bei diesen Krankheiten verursachen – infolge der gestörten Blutgerinnung – bereits Mikrotraumen Gelenkblutungen, die zu einer massiven Siderose des Stratum synoviale führen. Außerdem kommt es im Bereich von Fibrinablagerungen zu einer gesteigerten Gewebsproliferation mit zottiger Umgestaltung der Synovialmembran. Ferner wird der Knorpel zerstört bis zum völligen Knorpelschwund. Als Ursachen nimmt man an, dass aus

Granulozyten und Synovialzellen Enzyme freigesetzt werden und dass die Proteoglykansynthese durch das Hämoglobin gehemmt wird. Folgen sind schwere deformierende Arthrosen mit bindegewebiger oder knöcherner Ankylose *(Blutergelenk)*.

9.14.4 Organisation von Hämatomen

Bei der Organisation von Hämatomen dringen – in gleicher Weise wie bei der Organisation von kompakten Nekrosen – zunächst Makrophagen ein und bauen das Blut ab. Später wachsen Kapillaren in die entstandenen Resorptionslakunen vor, sodass jetzt die Makrophagen auch die zentralen Hämatomanteile erreichen können. Auf diese Weise wird das gesamte Hämatom durch Kapillaren und begleitende Fibroblasten, also Granulationsgewebe (Organisationsgewebe) ersetzt, das dann verstärkt Kollagenfasern bildet und in ein Narbengewebe übergeht. Das aus dem Hämoglobin anfallende Eisen wird als Ferritin und bei Überfüllung des lokalen Ferritin-Pools in Form von Siderin in den Makrophagen gespeichert. Dieses Siderin bildet goldgelbe bis braune Granula, die sich mit der Berliner-Blau-Reaktion im histologischen Präparat selektiv darstellen. Freigesetztes, nicht phagozytiertes Hämoglobin wird zu Bilirubin umgebaut, das sich extrazellulär als schollige, rotbraune bis gelbe Kristalle ablagert (Hämatoidinkristalle) und später verschwindet. Siderin lässt sich meist längere Zeit im Narbengewebe nachweisen.

9.15 Anämien als Blutungsfolgen

- **Pathogenese.** Chronische Blutungen kommen vor allen dann vor, wenn sie vom Patienten nicht erkannt werden *(okkulte Blutung)*. Bei Frauen im generationsfähigen Alter sind verstärkte Menstruationsblutungen (Menorrhagien) sowie Metrorrhagien die häufigste Ursache eines Eisenmangels. Blutungen verursachen über einen Eisenverlust Störungen in der Eisenhomöostase. Wenn der arterielle Sauerstoffgehalt bei blutungsbedingter Anämie abfällt, wird in der Niere die Produktion des Erythrozytenwachstumsfaktors Erythropoetin stimuliert. Erythropoetin stimuliert im Knochenmark die Proliferation der Erythrozytenvorläuferzellen und beschleunigt ihre Ausreifung. Bei erschöpften Eisendepots wird die Hämoglobinsynthese reduziert und der Hämoglobingehalt der neugebildeten Erythrozyten herabgesetzt. Im Ausstrich erscheinen diese Erythrozyten klein (Mikrozyten) und ringförmig (Anulozyten) gestaltet.

● **Folgen der Blutungsanämie.** Makroskopisch manifestiert sich eine Anämie als Blässe der Haut und der inneren Organe. Bei längerem Bestehen führt die mangelhafte Sauerstoffversorgung zu einer degenerativen Verfettung der Herzmuskelfasern und der Leber- und Nierenepithelien. Sie entwickelt sich vorwiegend und zuerst am venösen Schenkel der Kapillaren, da dort eine Unterschreitung der kritischen Sauerstoffspannung am frühesten erfolgt. Dementsprechend findet die Triglyzeridspeicherung in der Leber in Form kleinerer oder größerer Tröpfchen in den zentrolobulären Hepatozyten (= Zone 3 des Rappaport-Läppchens) statt. Im Myokard werden die Triglyzeride in Form kleinster Tröpfchen längs der Myofibrillen gespeichert. Wegen der stufenförmigen Anordnung der terminalen Strombahn

kommt es zu einer fleckigen Verfettung des Myokards, die makroskopisch als eine gelbe Zeichnung (Tigerfellzeichnung, tigroide Verfettung) imponiert. In der Niere liegen die Fetttropfen bevorzugt in den Tubulusepithelien der Hauptstücke.

Die verstärkte Erythropoetinbildung, die durch eine herabgesetzte Sauerstoffspannung ausgelöst wird, führt zu einer Stimulation und kompensatorischen Hyperplasie des Knochenmarks mit Zunahme von unreifen Zellformen. In den langen Röhrenknochen wird das Fettgewebe durch blutbildendes Gewebe ersetzt (intraossäre myeloische Metaplasie), in schweren Fällen auch in den fakultativ blutbildenden Organen (Milz, Leber, Lymphknoten) als extraossäre myeloische Metaplasie.

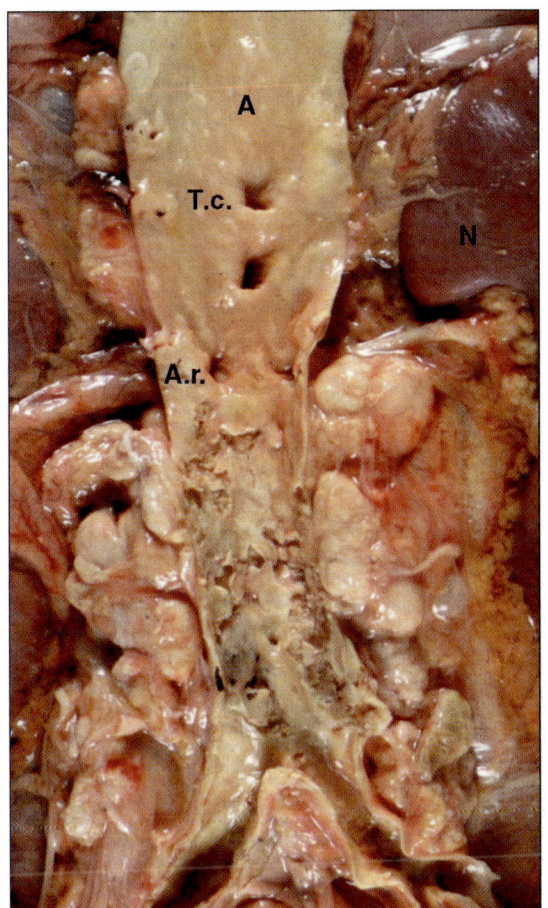

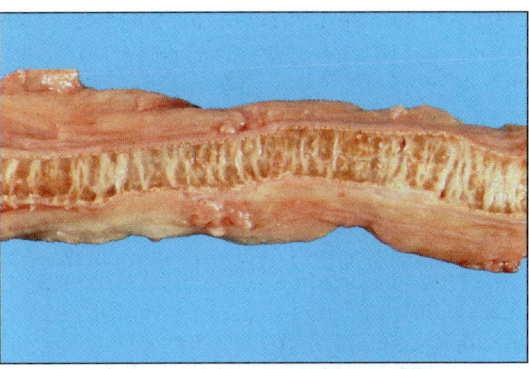

Abb. 9-2. Mediaverkalkung der Femoralarterie. Quer verlaufende, in die Lichtung vorragende Kalkspangen.

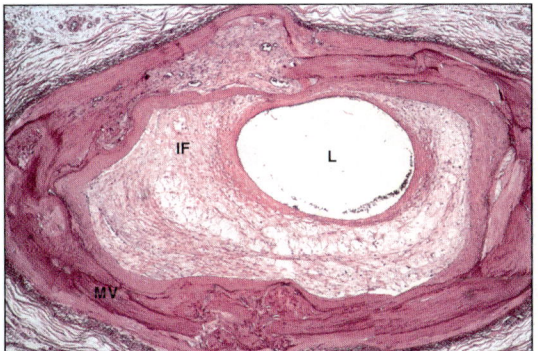

Abb. 9-1. Arteriosklerose der Bauchaorta. Aufgeschnittene Aorta **(A)** mit geschwürigen Intimaeinlagerungen, besonders unterhalb der Nierenarterien **(A.r.).** **T.c.:** Truncus coeliacus. **N:** Niere

Abb. 9-3. Mediaverkalkung der A. femoralis. Querschnitt einer Femoralarterie mit Mediaverkalkung **(MV)** und Intimafibrose **(IF),** die die Lichtung **(L)** einengt. HE-Fbg.

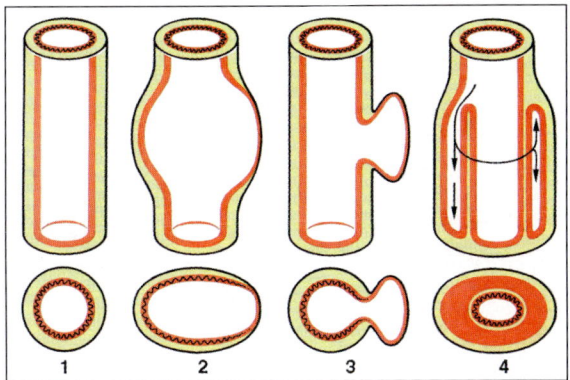

Abb. 9-4. Aneurysmaformen. Schematische Darstellung im Längs- und Querschnitt. **1:** Normal, **2:** Aneurysma verum, **3:** Aneurysma spurium, **4:** Aneurysma dissecans

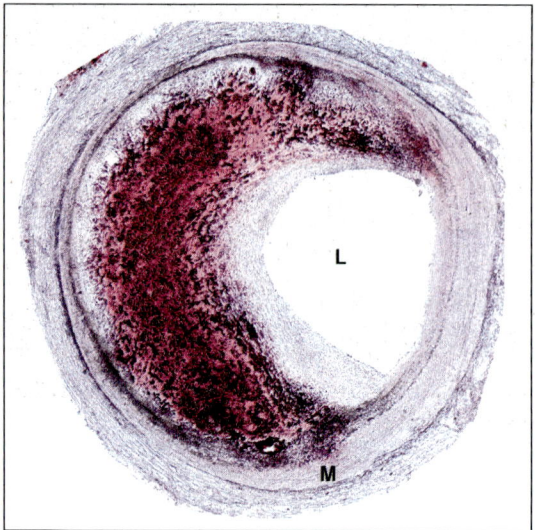

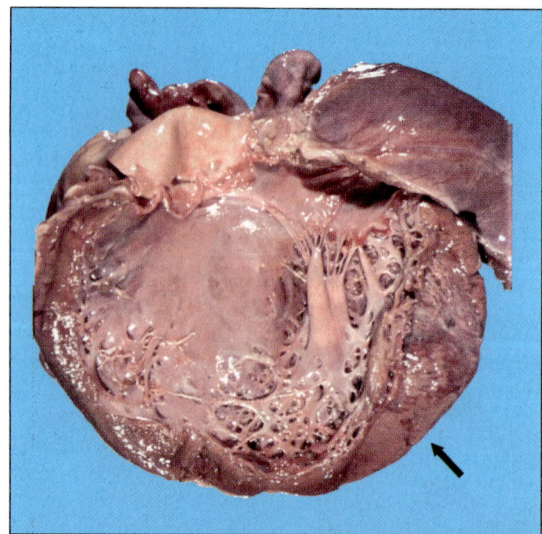

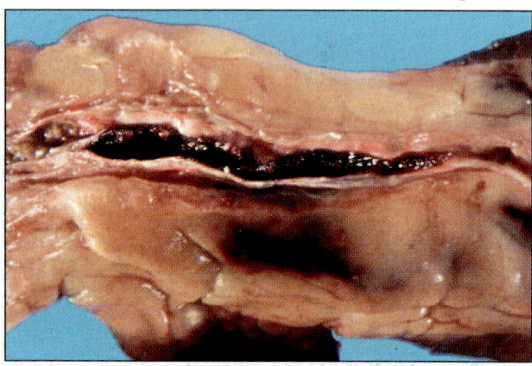

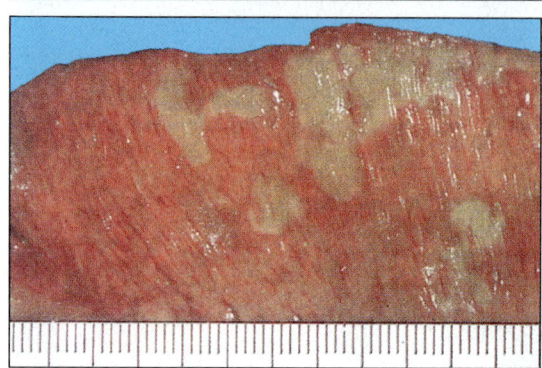

Abb. 9-5. Oben: **Koronarsklerose.** Lipideinlagerungen in der Intima. Halbmondförmige Intimaverdickung. Einengung der Lichtung **(L)**. **M:** Media. Unten: **Koronarthrombose.** Frischer roter Thrombus verlegt die Gefäßlichtung.

Abb. 9-6. **Myokardinfarkt.** Oben: Ballonförmige Dilatation der linken Kammer bei Infarkt (Pfeil). Unten: Frischer lehmfarbener Infarkt mit leichter umgebender Hyperämie.

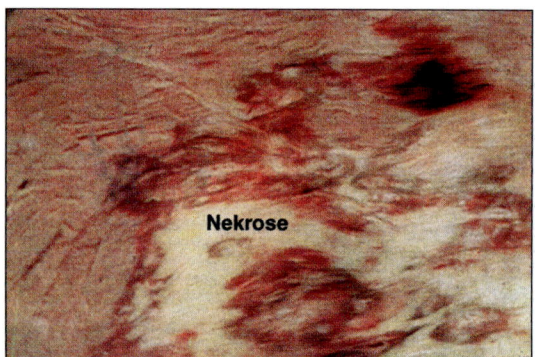

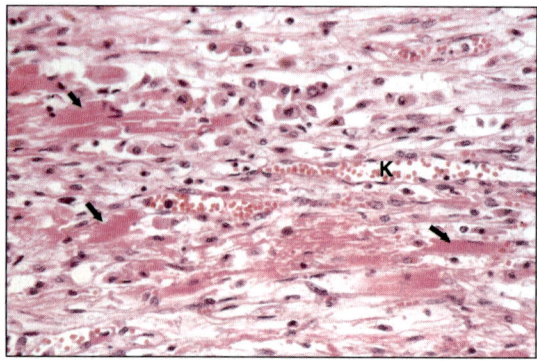

Abb. 9-7. **Myokardinfarkt.** Wochen alter Infarkt, der peripher von Granulationsgewebe (roter Randsaum) abgebaut wird.

Abb. 9-8. **Myokardinfarkt.** Kapillarreiches **(K)** Granulationsgewebe mit eingeschlossenen nekrotischen Muskelfasern (Pfeile). HE-Fbg.

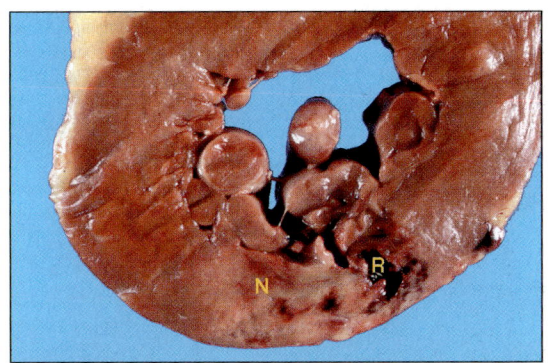

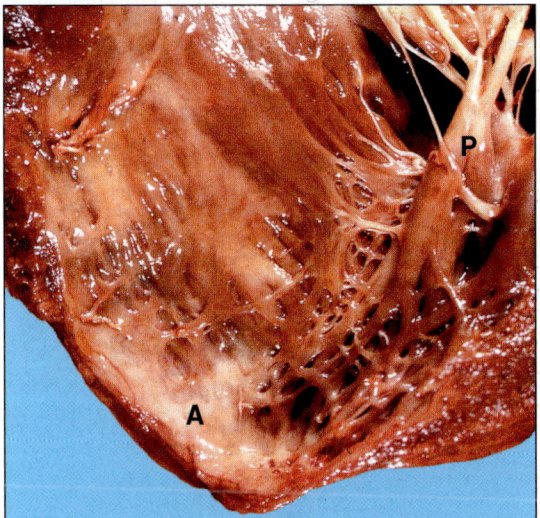

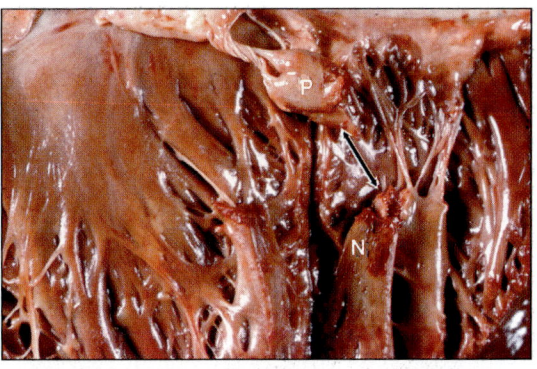

Abb. 9-10. **Abriss und Retraktion** (Pfeil) eines **Papillar-muskels (P)** nach Nekrose **(N)**

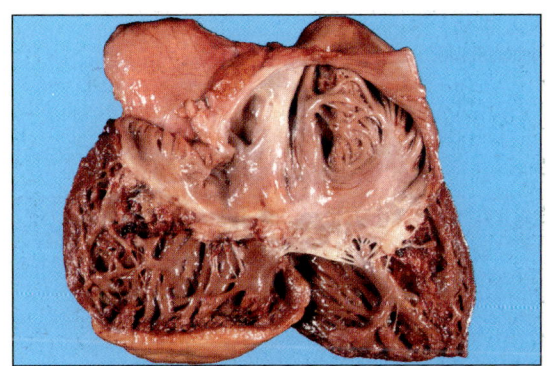

Abb. 9-9. Oben: Transmuraler Myokardinfarkt mit **Wand-ruptur (R). N:** Nekrose. Unten: Von verdicktem Endokard ausgekleidetes **chronisches Herzwandaneurysma (A)** im Bereich der Herzspitze. **P:** Papillarmuskel

Abb. 9-11. **Cor pulmonale.** Ausgeprägte Hypertrophie der rechten Kammerwand (Verdickung der Papillar-muskeln). Dilatation des rechten Vorhofs und der Valva tri-cuspidalis.

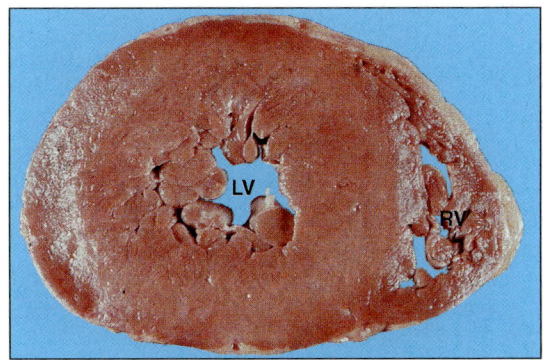

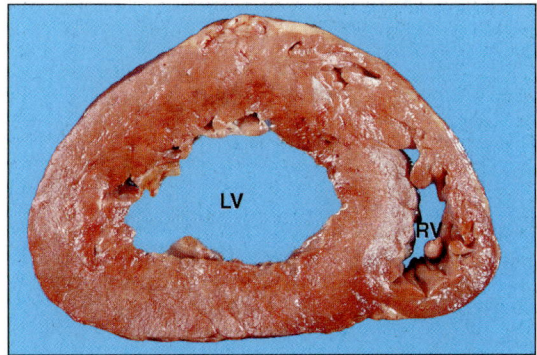

Abb. 9-12. **Konzentrische Linksherzhypertrophie** bei Druckbelastung. **LV:** linker Ventrikel, **RV:** rechter Ventri-kel

Abb. 9-13. **Exzentrische Linksherzhypertrophie** bei Volumenbelastung. **LV:** linker Ventrikel, **RV:** rechter Ventri-kel

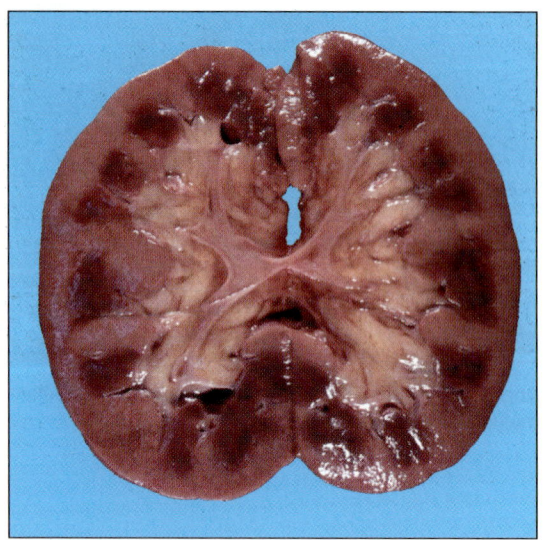

Abb. 9-14.   Schockniere. Große, blasse Niere mit breiter heller Rinde.

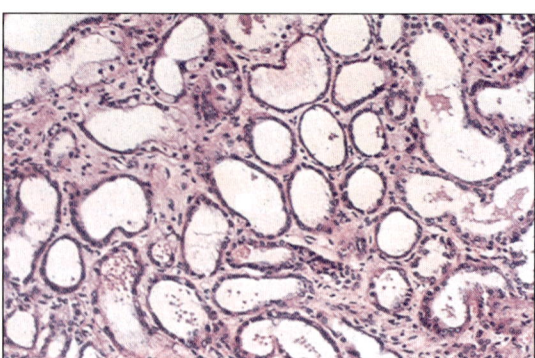

Abb. 9-15.   Schockniere. Ektasie der Tubuluslichtungen mit Abflachung der Tubulusepithelien als Zeichen der Niereninsuffizienz. HE-Fbg.

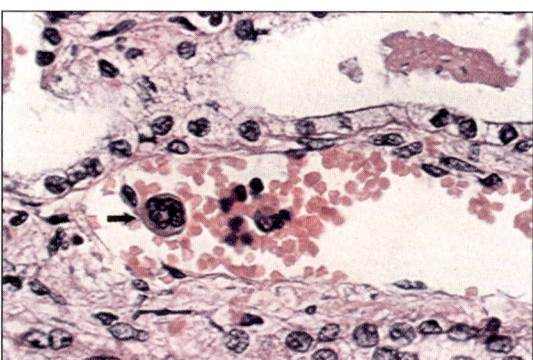

Abb. 9-16.   Schockniere. Unreife Blutzellen in den Markkapillaren zwischen den Tubuli (Pfeil: Megakaryozyt). HE-Fbg.

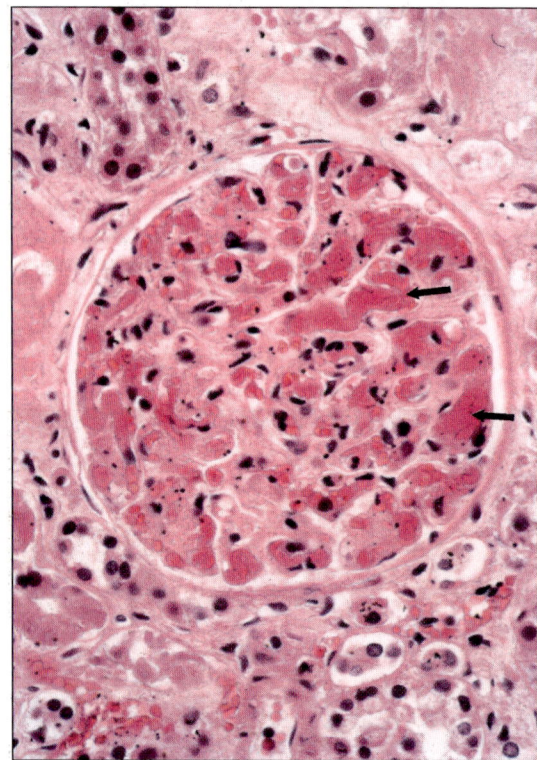

Abb. 9-17.   Schockniere. Intravasale Gerinnung im Bereich der Glomeruluskapillaren. Homogene eosinrote Ablagerungen (Pfeile). HE-Fbg.

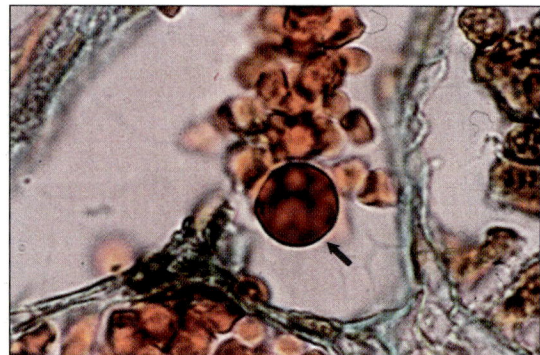

Abb. 9-18.   Hyaline Kugeln (Pfeil: »shock bodies«) in einer Venole bei Schock. Goldner-Fbg.

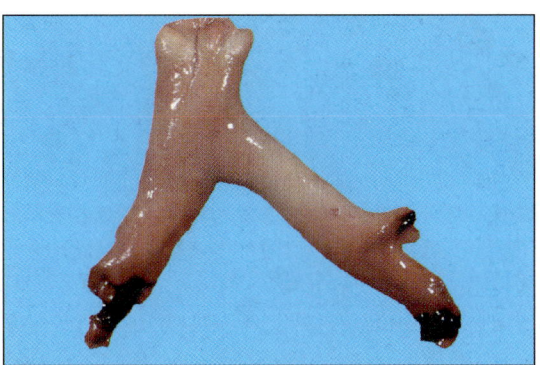

Abb. 9-19. Speckhautgerinnsel. Postmortale Gerinnung bei vorbestehender hoher Blutsenkungsgeschwindigkeit.

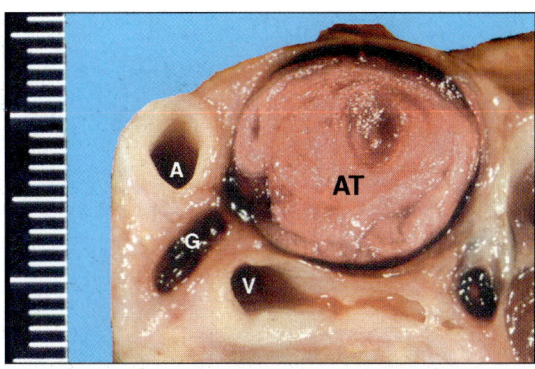

Abb. 9-20. Abscheidungsthrombus (weißer Thrombus). Heller, konzentrisch geschichteter Thrombus **(AT)** in einer Venenlichtung. **G:** dunkler Gerinnungsthrombus. **A:** Arterie, **V:** Vene

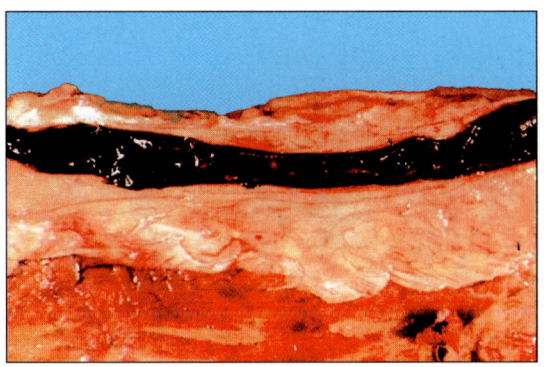

Abb. 9-21. Gerinnungsthrombus (roter Thrombus) in einer Venenlichtung

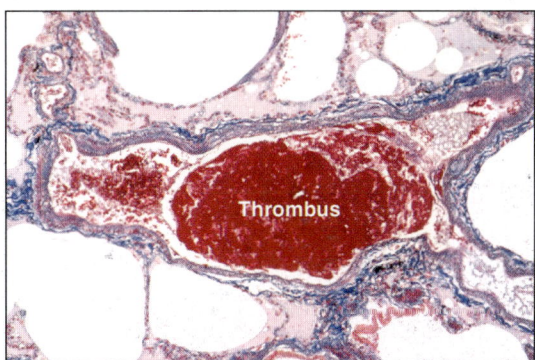

Abb. 9-22. Hyaliner Thrombus. Aus Fibrin und Thrombozyten bestehender Thrombus bei Schock (DIC). Lunge. Azan-Fbg.

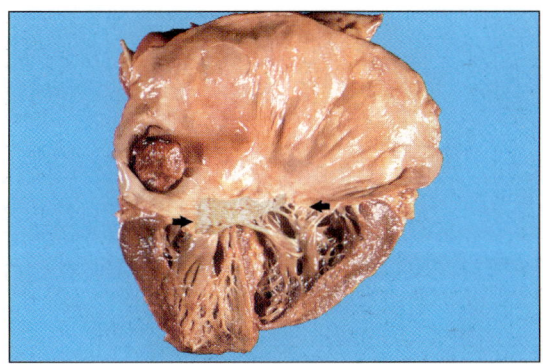

Abb. 9-23. Kugelthrombus im dilatierten linken Vorhof bei Mitralstenose. Die Pfeile markieren den Klappenumfang der Valva mitralis.

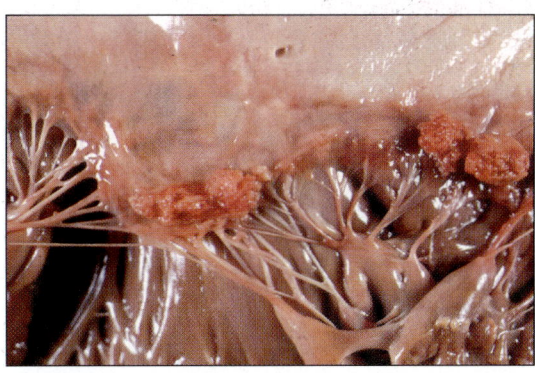

Abb. 9-24. Endocarditis verrucosa simplex. Kleine thrombotische Auflagerungen auf dem Klappenschließungsrand bei Lungenkarzinom.

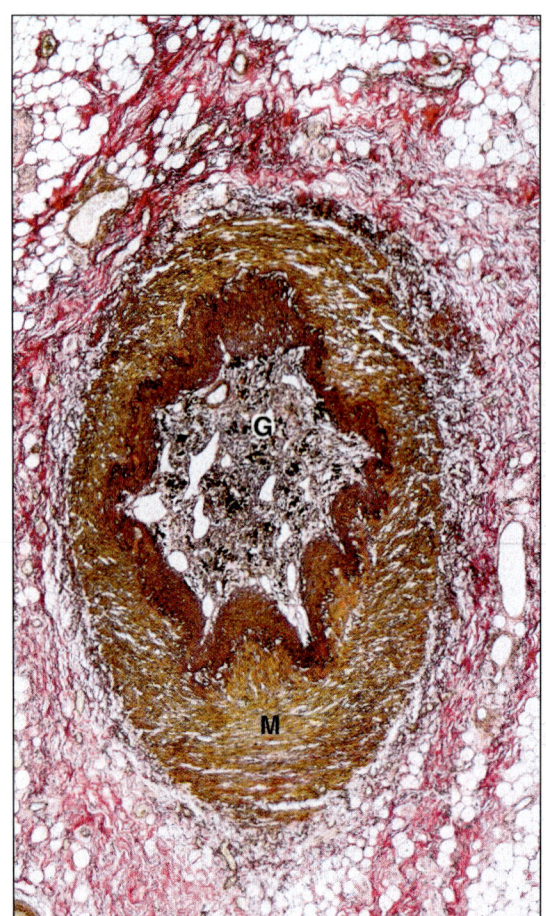

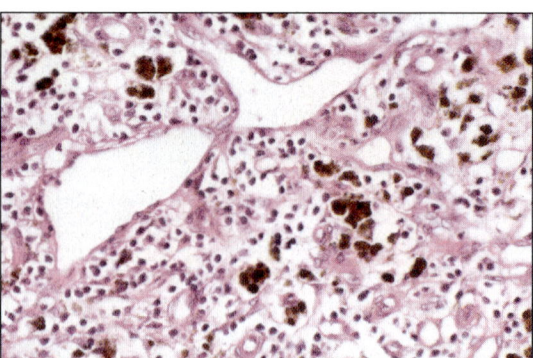

Abb. 9-26.   Thrombus in Organisation. Granulationsgewebe mit Kapillaren. Ausgeweitete Lichtung als Zeichen der Rekanalisation. Dunkelbraune Hämosiderinablagerungen. HE-Fbg.

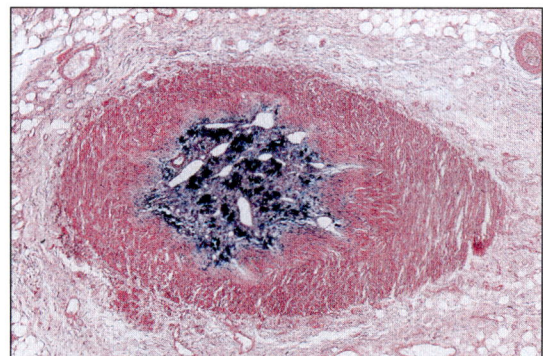

Abb. 9-25.   Venenthrombus in Organisation. In der Venenlichtung Granulationsgewebe **(G)** mit ektatischen Kapillaren und Hämosiderinablagerungen. **M:** Media. Gieson-Fbg.

Abb. 9-27.   Venenthrombus in Organisation. In der Venenlichtung reichlich eisenhaltiges Pigment als Zeichen des Abbaus eines Thrombus. Berliner-Blau-Reaktion

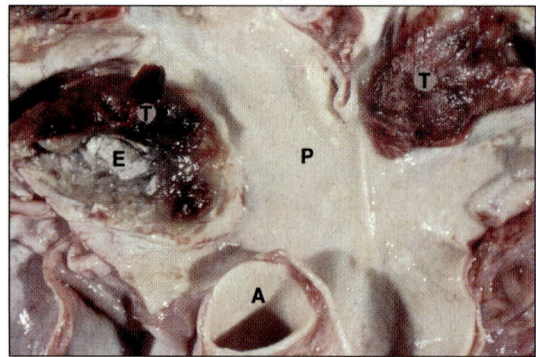

Abb. 9-28.   Alte Thromboembolie (T) in der Lichtung der Pulmonalarterien **(P). E:** Puriforme Erweichung, **A:** Aorta

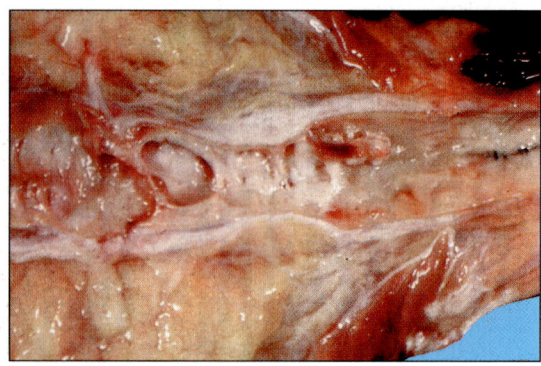

Abb. 9-29.   Alte organisierte und rekanalisierte Venenthrombose (»Strickleitersystem«)

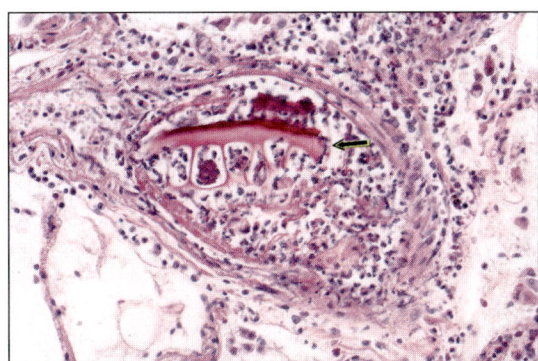

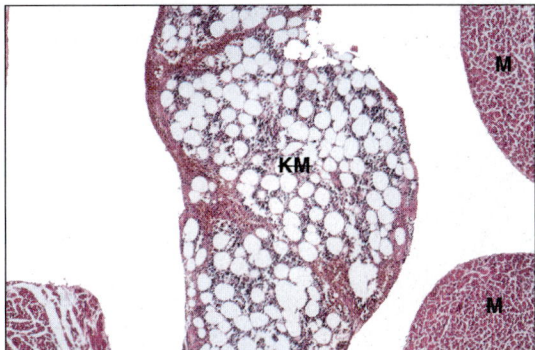

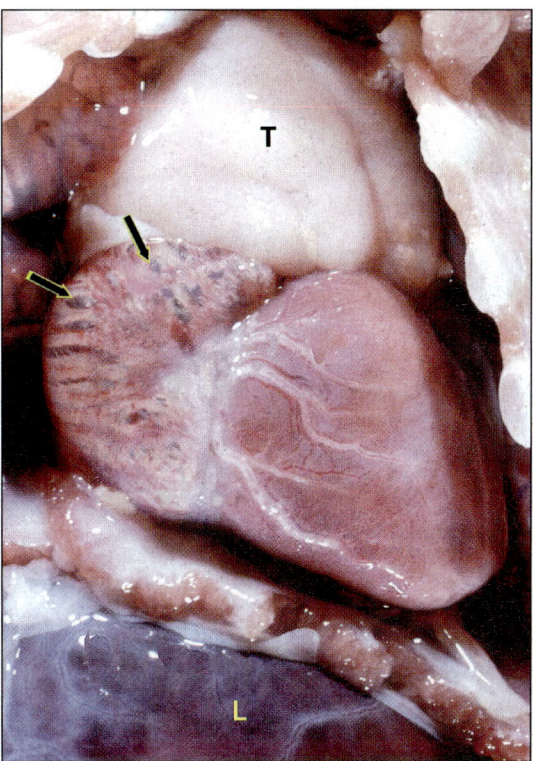

Abb. 9-30. Oben: **Embolie aus Pflanzenzellen** (Pfeil) in die Lungen bei enterokavaler Fistel. HE-Fbg. Unten: **Knochenmarkembolus (KM)** in der Herzhöhle nach Knochenfraktur. **M:** Myokard. HE-Fbg.

Abb. 9-31. Luftembolie. Perlschnurartig angeordnete Luftblase (Pfeil) in oberflächlichen Herzvenen nach traumatischer Eröffnung einer Halsvene. **T:** Thymus, **L:** Leber

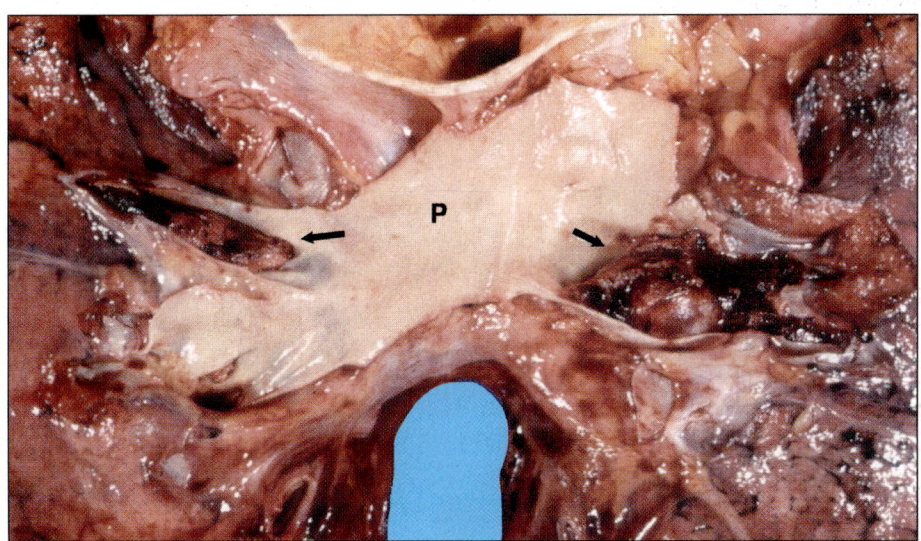

Abb. 9-32. Lungenarterienembolie. Thromboemboli (Pfeile) in beiden Pulmonalarterien.
P: Hauptstamm der A. pulmonalis

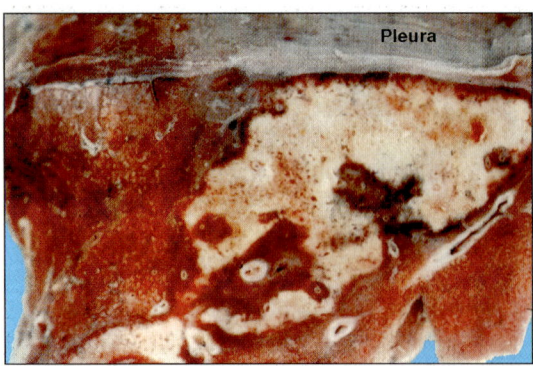

Abb. 9-33. Anämischer Lungeninfarkt. Landkartenartiger heller Infarkt auf dem Boden einer Pneumonie.

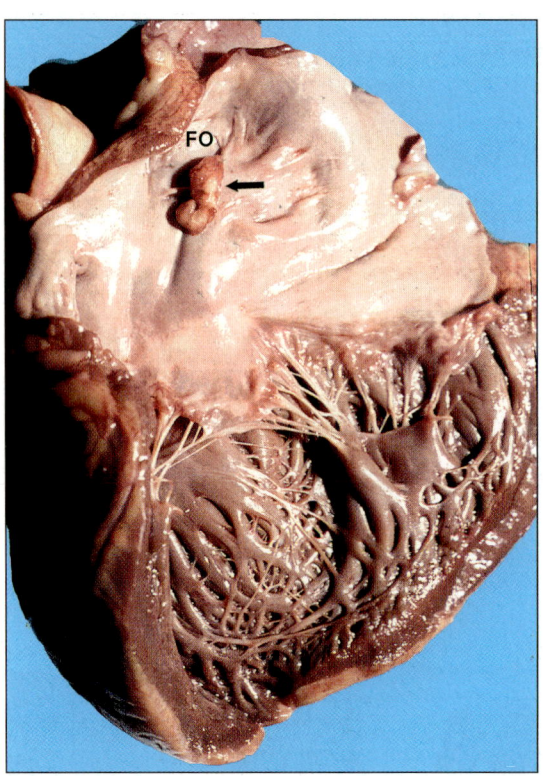

Abb. 9-35. Paradoxe Embolie. Ein kleiner Thromboembolus (Pfeil) wandert durch ein schlitzförmig offenes Foramen ovale **(FO)**.

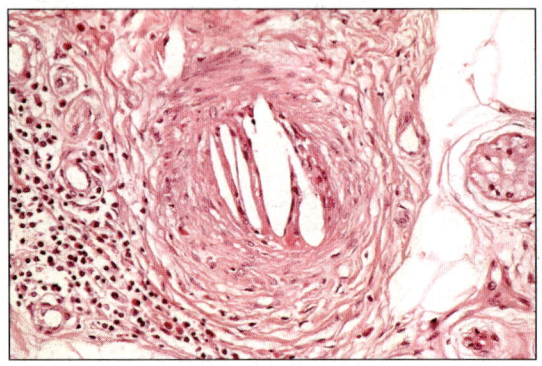

Abb. 9-34. Cholesterinembolie. Die Lichtung einer kleinen Arterie wird durch Cholesterin (Cholesterinlücken nach Paraffineinbettung) ausgefüllt. Emboliequelle: aufgebrochene atheromatöse Beete in der Aorta. HE-Fbg.

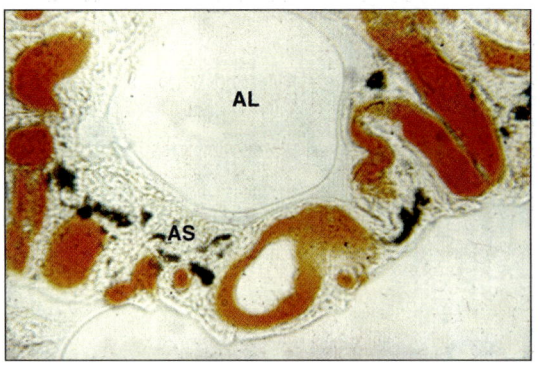

Abb. 9-36. Fettembolie. Die Kapillaren in den Alveolarsepten **(AS)** sind mit orangerotem Material angefüllt. **AL:** Alveolarlichtung. Sudan-Fbg.

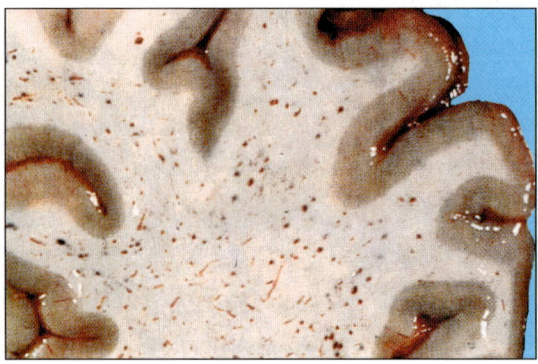

Abb. 9-37. Purpura cerebri. Multiple punktförmige Blutungen in der weißen Substanz des Großhirns.

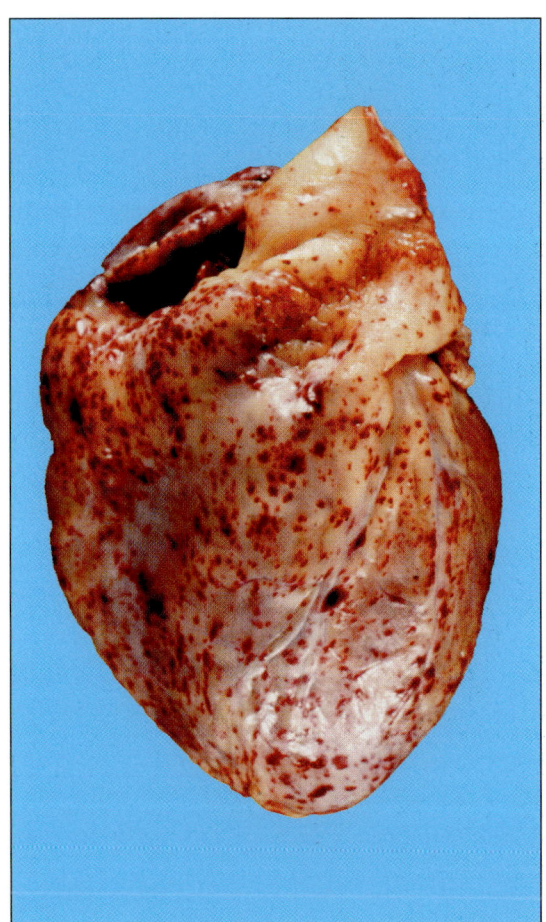

Abb. 9-38. Subepikardiale Blutungen bei hämorrhagischer Diathese (Leukämie)

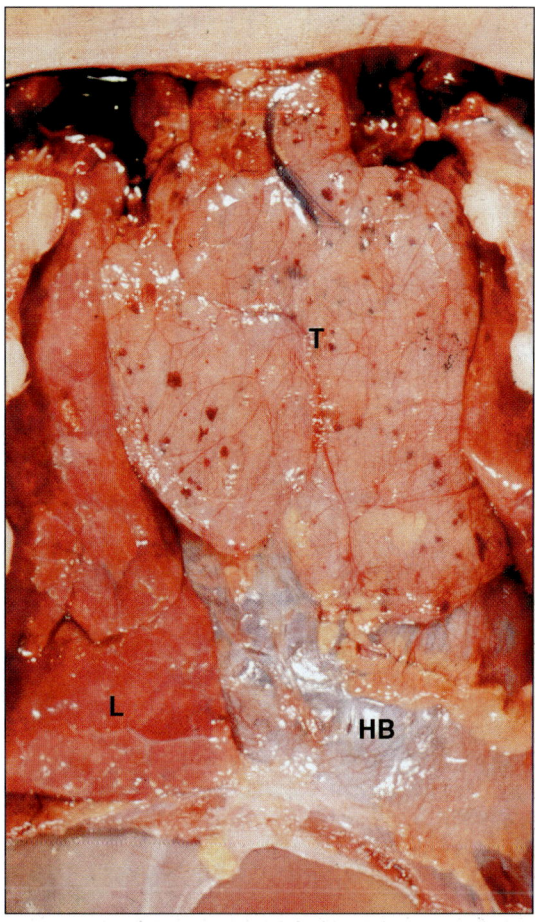

Abb. 9-39. Subkapsuläre Thymusblutungen (Tardieu-Flecken = Erstickungsblutungen) beim Neugeborenen. **T:** Thymus, **L:** Lunge, **HB:** Herzbeutel

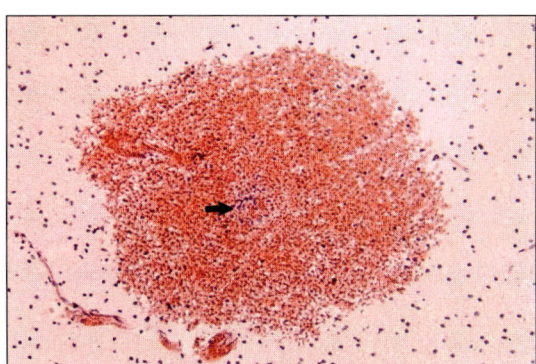

Abb. 9-40. Kugelblutung im Großhirn. Blutung um ein eingeschlossenes Blutgefäß (Pfeil) bei Purpura cerebri.

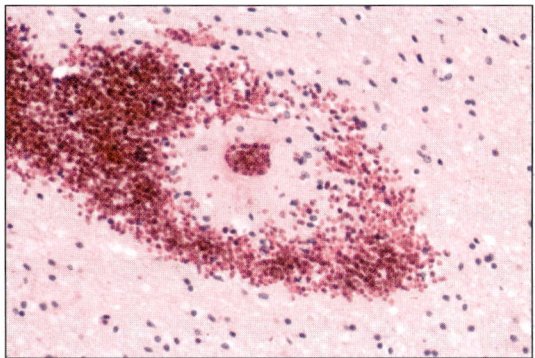

Abb. 9-41. Ringblutung im Großhirn. Blutgefäß, umgeben von einem Ring innen aus nekrotischer weißer Substanz und außen aus Erythrozyten (Leukämie).

H.-D. Mennel

Pathologie des Nervensystems

10.1 Besonderheiten des Nervensystems und seiner Schädigungsmuster

10.1.1 Pathomorphologie des gesteigerten intrakraniellen Drucks

Ursachen der intrakraniellen Raumforderung sind raumfordernde Größen, die primär lokalisiert oder primär generalisiert sein können. Als raumfordernde Größen kommen infrage: Tumoren, Entzündungen, Blutungen und Infarkte.

• **Tumoren** wachsen intrazerebral oder gehen von den Meningen aus. Sie erzeugen perifokale Ödeme und lösen die Kaskade der Hirndruckerscheinungen aus. Die **Meningiosis neoplastica** (leucaemica, carcinomatosa) ist eine primär generalisierte Neubildung. Sie wächst zunächst im Subarachnoidalraum und besetzt somit einen Teil der zum Druckausgleich zur Verfügung stehenden Reserveräume (Subarachnoidal- und Liquorraum).

• Ähnlich ist es bei **diffusen Entzündungen**, insbesondere bei der **eitrigen Meningitis**, die im Subarachnoidalraum liegt.

• Primär **lokalisierte Raumforderungen** im Bereich des intrakraniellen Raumes stellen Hirnabszesse, Granulome und Gummen sowie typische und atypische Massenblutungen. Auch Infarkte im Stadium I können aufgrund eines perifokalen Ödems raumfordernd wirken.

Kaskade der Hirndruckfolgen bei lokalisierter Raumforderung:
• **Hernie unter der Falx** mit Massenverschiebung einer Großhirnhemisphäre nach der Gegenseite

• **Hernie am Tentoriumsschlitz** mit Massenverschiebung von Großhirnmaterial um das Mittelhirn in die hintere Schädelgrube. Diese Hernie hat als Folgen eine Okulomotoriuslähmung mit einseitiger Mydriasis, eine gleichseitige hämorrhagische Infarzierung des Okzipitallappens mit Hemianopsie nach der Gegenseite, eine Abklemmung des gegenseitigen Hirnschenkels mit einer ipsilateralen Hemiparese (falsch lokalisierendes Zeichen) und eine Hirnstammverschiebungsblutung mit Befall der Mittelhirn- und Brückenhaube und damit Bewusstseinstrübung und Bewusstlosigkeit, Tod.

• **Hernie am Foramen occipitale magnum** mit Beeinträchtigung der vitalen Strukturen der Medulla oblongata (Atemlähmung).

Der Hirndruck steigt weiter an, wenn die lokalen Ereignisse nicht unmittelbar zum Tode führen. Sind sämtliche Reserveräume ausgefüllt, dann erreicht der Hirndruck Werte, die den Blutdruck übersteigen. Auf diese Weise kommt es zu einer Durchblutungsstille, die zum Hirntod führt.

10.2 Tumoren

Gemeinsame Eigenschaft der Hirntumoren ist, dass sie im intrakraniellen Raum wachsen und so den Gesetzmäßigkeiten des intrakraniellen Raums mit Hirndrucksteigerung und Massenverschiebung folgen. Man unterscheidet:
– hirneigene, neurogene intrakranielle Tumoren
– extrazerebrale neurogene intrakranielle Tumoren
– nicht neurogene intrakranielle Tumoren
– Tumoren der Hirnanhangsgebilde
– lokale Ausbreitungen aus benachbarten Gebieten, Metastasen.

Ein pragmatischer Vergleich verschiedener Tumoren nach ihren Wachstumsformen führt zu einem horizontalen Graduierungssystem mit insgesamt vier Graden (I–IV). Einzelne Tumorentitäten sind mit 1, 2 oder max. 3 Graden als Varianten vertreten. Die Grade lassen sich pathologisch-anatomisch nach Isomorphie bzw. Polymorphie der Zellen oder anderen Kriterien bestimmen und korrelieren mit der mittleren postoperativen Überlebenszeit.

● **Pilozytisches Astrozytom** (Grad I). Mittellinientumor meist des Jugendalters, pathologisch-anatomisch gekennzeichnet durch bipolar angeordnete Zellen (früher Spongioblastom), grobe, haarlockenförmige Gliafasern und Degenerationsprodukte der Gliafasern (Rosenthal-Fasern, Proteintröpfchen). Diese Tumoren kommen in Nervus opticus, Chiasma opticum, Thalamus, Kleinhirn und im Hirnstamm vor. Sie wachsen langsam und rezidivieren in der Regel nicht, falls entfernbar.

● **Isomorphes Astrozytom** (Grad II). Man unterscheidet fibrilläre oder gemistozytische Varianten und isomorphes Oligodendrogliom (Grad II). Es handelt sich um Tumoren des frühen bis mittleren Erwachsenenalters. **Astrozytome** sind kleinzystisch (fibrillär oder kompakt) und wachsen in den Großhirnhemisphären. Nach Entfernung wird eine mittlere postoperative Überlebenszeit von etwa 5 Jahren erreicht. Isomorphe Oligodendrogliome zeichnen sich durch das charakteristische histologische Honigwabenbild aus; sie wachsen eher kortikal, Verkalkungen kommen vor. Die mittlere postoperative Überlebenszeit beträgt ebenfalls etwa 5 Jahre.

● **Polymorphe** (anaplastische) **Astrozytome** und **Oligodendrogliome** (Grad III). Zusätzlich zu den bei den isomorphen Varianten nachweisbaren Strukturen findet man eine zelluläre Polymorphie und Gefäßproliferate. Es handelt sich um Tumoren des mittleren Erwachsenenalters.

● **Glioblastoma multiforme** (Grad IV). Es handelt sich um einen malignen Tumor des höheren Erwachsenenalters. Die mittlere postoperative Überlebenszeit beträgt trotz Therapie ein Jahr oder weniger. Makroskopisch ist der Tumor bunt (Verfettungen, Blutungen, Nekrosen, floride Teile), histologisch besteht er aus mehreren Zelltypen: Riesenzellen, bipolare Zellen, globuliforme kleine Zellen, Astrozyten sowie strichförmigen Nekrosen mit Pseudopalisaden und Gefäßproliferaten.

● **Ependymome** (Grad I–III) sind Tumoren des Kindes- und Erwachsenenalters, die in mehreren Varianten vorkommen. Gemeinsames Merkmal ist eine pseudorhythmische Anordnung mit Gruppierung der Zellen um Hohlräume (Ependymschläuche) oder Gefäße mit kernfreien Räumen.

● **Das Medulloblastom** (Grad IV) ist ein maligner Tumor des Kindesalters, der nur im Kleinhirn vorkommt. Die Zellen sind rund bis karotten- und rübenförmig; Mitosen kommen häufig vor. Medulloblastome sind die einzigen Tumoren, die regelmäßig auf dem Liquorweg metastasieren und zu sog. Abtropfmetastasen vor allem an den Rückenmarkswurzeln und in der Cauda equina führen.

● **Ganglienzelltumoren.** Reife und unreife Ganglienzelltumoren werden als Gangliogliome, Ganglioneuroblastome und Neuroblastome beschrieben. Graduierungen: I, III und IV. Bei Gangliogliomen werden reife Ganglienzellen, teils auch mehrkernig, und Gliazellen differenziert. Ganglioneuroblastome bestehen aus reifen Ganglienzellen und unreifen, rundkernigen Neuroblasten mit mitotischer Tätigkeit, während Neuroblastome lediglich aus den letzteren bestehen.

● **Schwann-Zell-Tumoren** (Neurinome). Neurinome sind Tumoren der Schwann-Hüllzellen des peripheren Nervensystems. Im intrakraniellen Raum kommen sie an den Wurzeln der Hirnnerven vor. Am bekanntesten ist das **Akustikusneurinom**. Neurinome bilden lang ausgreifende Züge und Bänder. Oft kommt eine Pseudopalisadenstellung durch Kernreihen zustande. Sie sind meist gutartig und rezidivieren nicht nach Entfernung. Multiple Neurinome kommen bei der **Recklinghausen-Krankheit** (Neurofibromatose) vor.

● **Meningeome** sind meist gutartige Geschwülste, die von den Pacchioni-Granulationen ausgehen und aus mehreren Unterformen bestehen. Im typischen endotheliomatösen Meningeom gibt es ein epithelähnliches Bild. Verkalkungen und Psammomkörner kommen vor. Übergangsmeningeome bilden besonders viele typische Einrollungsfiguren. Fibromatöse Meningeome weisen lange bipolare Züge auf.

● **Pinealistumoren.** In der Pinealis wachsen Parenchymtumoren (gutartige Pineozytome und maligne Pineoblastome) sowie Germinome. Letztere sind strahlensensibel und zeichnen sich durch einen besonders charakteristischen Zweizelltyp aus: große Tumorzellen und kleine straßenförmige oder diffus angeordnete Lymphozyten.

● **Hypophysenadenome** sind endokrine Tumoren mit einem sehr organähnlichen, allerdings etwas diffusen Bau. Unter Berücksichtigung der Zytologie wurden früher eosinophile, basophile und chromophobe Adenome unterschieden. Heute teilt man sie in endokrin aktive und endokrin inaktive Hypophy-

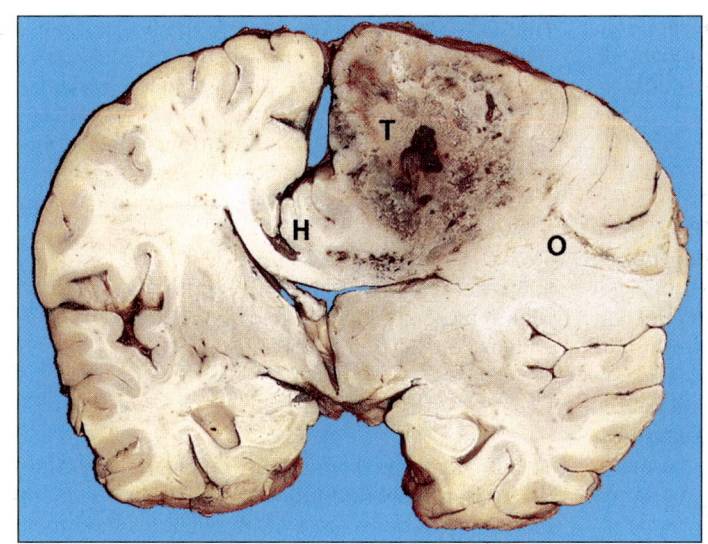

Abb. 10-1. **Glioblastom** (T) im Bereich der Hemisphäre mit erheblicher Hernie (H) unter der Falx und Ödem (O)

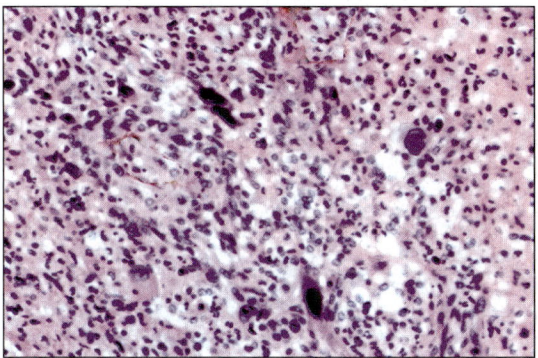

Abb. 10-2. **Glioblastoma multiforme** mit Tumorriesenzellen sowie ausgeprägter Zell- und Kernpolymorphie. HE-Fbg.

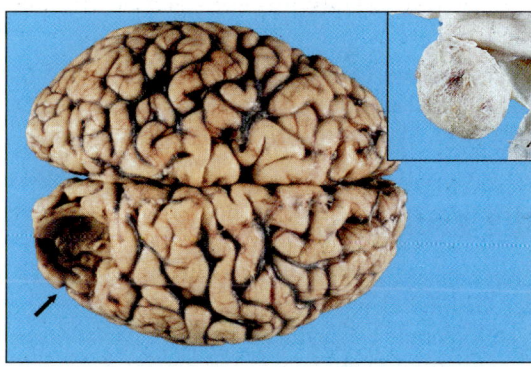

Abb. 10-3. **Meningeom.** Kugelförmiges Meningeom (Inset) an der Durainnenfläche. Druckatrophie (Pfeil) infolge des verdrängenden Wachstums.

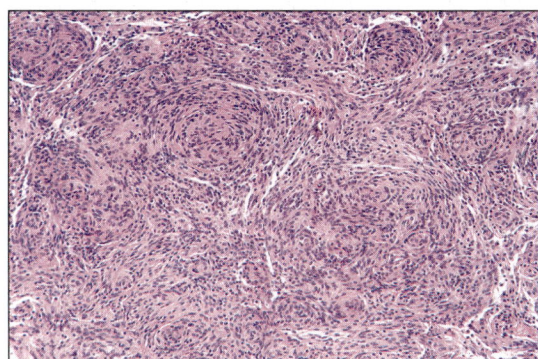

Abb. 10-4. **Meningeom** mit z. T. typischer zwiebelschalenförmiger Anordnung der Zellen. HE-Fbg.

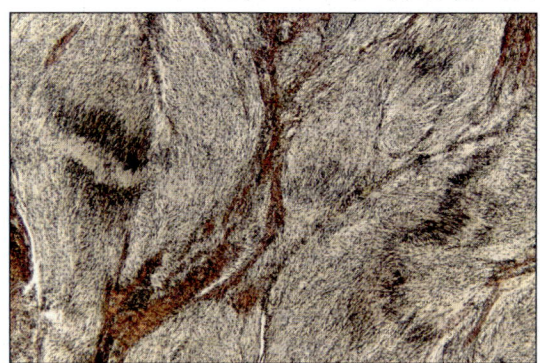

Abb. 10-5. **Neurinom** mit palisadenartig gestellten Kernen der Tumorzellen (»Fischzüge«). Van-Gieson-Fbg.

senadenome bzw. -karzinome ein. Die Neubildungen wachsen aus der Sella turcica nach oben; sie führen – durch Chiasmakompression – zu Sehstörungen.

● **Missbildungstumoren** (dysontogenetische Tumoren). Der wichtigste Missbildungstumor ist das Kraniopharyngeom, das von der Rathke-Tasche ausgeht und suprasellär wächst. Charakteristisch sind epitheliale Bänder mit Hohlräumen, die mit Zelldetritus, abgeschilfertem Keratin und dem eingedickten Verflüssigungsmaterial (Motoroil Cyst) angefüllt sind. Kraniopharyngeome wachsen in Richtung Zwischenhirn. Verkalkungen sind häufig. Weitere Missbildungstumoren sind **Teratome, Dermoidzysten** und **Epidermoidzysten**. Sie unterscheiden sich nicht von Tumoren dieser Art in anderen Körperlokalisationen.

● **Tumoren des Binde- und Stützgewebes.** Möglich sind alle mesenchymalen Tumoren, die auch an anderen Stellen vorkommen.

● **Metastasen.** Metastatische Absiedlungen im Hirn sind relativ häufig, besonders bei Karzinomen der Lunge, Mamma und Niere.

10.3 Entzündungen

Entzündungen im intrakraniellen Raum sind entweder Meningitiden, Enzephalitiden oder lokalisierte raumfordernde entzündliche Prozesse. Meist liegen kombinierte Entzündungen vor, da der Subarachnoidalraum und der perivaskuläre Raum miteinander in Verbindung stehen.

10.3.1 Meningitis

● Eine **eitrige Meningitis** kann hämatogen, fortgeleitet oder direkt entstehen. Pathologisch-anatomisch besteht ein dichtes Infiltrat im Subarachnoidalraum über beiden Konvexitäten (Haubenmeningitis). Durch Übergreifen auf die Hirnsubstanz kommt es zur Meningoenzephalitis. Bakterielle Meningitiden werden aus dem Liquor an der Liquorpleozytose und dem Vorherrschen von segmentkernigen Leukozyten erkannt.

● Zu den **granulomatösen Meningitiden** zählt die **Tuberkulose**, die sich bevorzugt in den basalen Zisternen ausbreitet. Hier entstehen Granulome und nekrotische Bezirke (Pannus), die Hirnnerven und Gefäße ummauern.

Ähnlich verhält sich die **Meningitis luica**, die als luische Frühmeningitis oder als tertiäre Meningitis syphilitica auftreten kann. Eine vaskuläre Verlaufsform besteht, wenn luische perivaskuläre Granulome (Gummen) zu Gefäßobliterationen und zu Infarkten führen; eine gummöse Verlaufsform liegt vor, wenn einzelne große Gummata raumfordernd wirken.

● **Virusmeningitiden** kommen als lymphozytäre Meningitiden (Liquorbefund) vor und heilen nach einiger Zeit spontan ab.

10.3.2 Enzephalitis

● Eitrige Formen kommen als **metastatisch embolische Herdenzephalitiden** vor. Es handelt sich um multiple Mikroabszesse im Bereich des gesamten Hirnparenchyms, die perivaskulär angeordnet sind. Sie treten im Rahmen einer Sepsis auf und stellen ein schweres Krankheitsbild dar, das zu einem erheblichen Hirnödem führt.

● Die bekannteste Virusenzephalitis ist die **Poliomyelitis anterior acuta Heine-Medin** (Polioencephalitis acuta Heine-Medin). Es handelt sich um eine Infektion der motorischen Vorderhornzellen und der motorischen Nervenwurzeln durch das Poliovirus. Dieses gelangt retrograd mit den Nervenbahnen in die motorischen Vorderhornzellen und zerstört die neuronalen Zellmembranen. Es kommt zum raschen Zerfall der Nervenzellen und zur Phagozytose (Neuronophagie). Die motorischen Vorderhörner werden später gliotisch verfestigt. Klinisch entwickeln sich schlaffe Lähmungen, die über eine Atemlähmung zum Tode führen können.

Eine weitere Virusenzephalitis ist die akute nekrotisierende **Enzephalitis vom Herpes-simplex-Typ**. Es handelt sich um meist bilateral symmetrische, temporal betonte Nekrosebildung mit reichlich Fettkörnchenzellen. Das Krankheitsbild endet nicht selten tödlich.

● Eine **granulomatöse Enzephalitis** kann zu lokalen Absiedlungen führen (Tuberkulom, luetisches Gumma, Pilzgranulome).

● Eine **nicht erregerbedingte Enzephalitis** ist die **perivenöse Enzephalitis**, die als parainfektiöse oder postvakzinale Enzephalitis vorkommt. Zunächst findet man schüttere perivaskuläre Infiltrate, später selektive perivenöse Entmarkungen und Fibrosierungen.

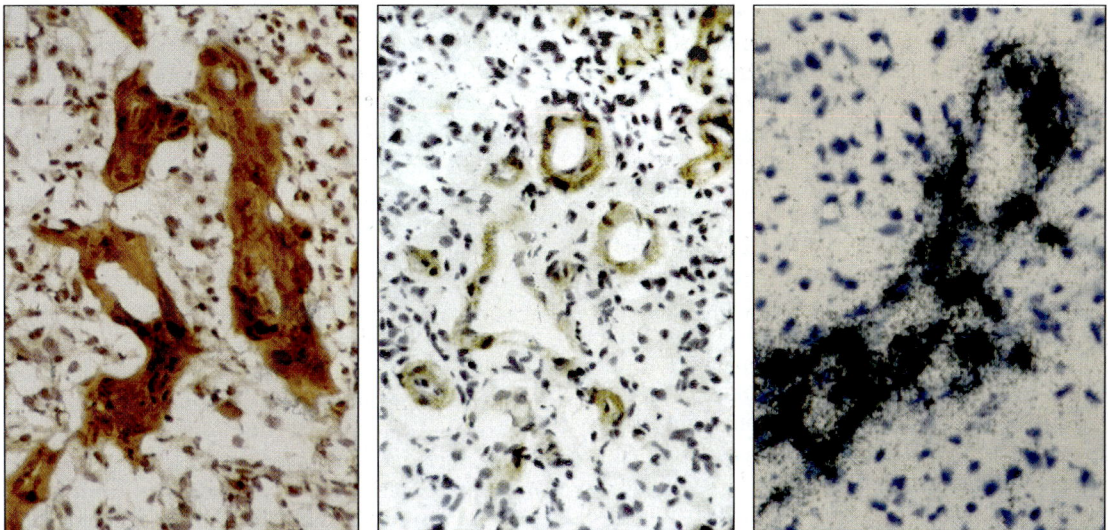

Abb. 10-6. Tumorangiogenesefaktoren. Links: **VEG-Faktor** (Vascular Endothelial Growth) wird im Tumor an neugebildete Gefäße gebunden, die VEGF-Rezeptor exprimieren. Streptavidin-Biotin-Peroxidase-Reaktion. Mitte: Nachweis von **PDGFR-ß-Protein** (Platelet-derived Growth Factor) an Blutgefäßen in einem Glioblastom. Immunhistochemischer Nachweis. Rechts: **PDGFR-ß-mRNA** in einem malignen Gliom (Rezeptor ausschließlich auf Blutgefäßen und nicht in Tumorzellen). In-situ-Hybridisierung mit ³⁵S.

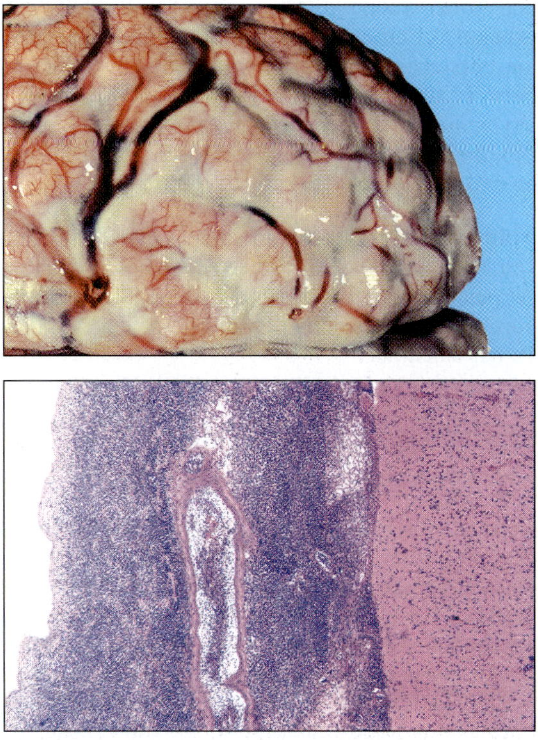

Abb. 10-7. Eitrige Meningitis. Oben: Eiter im Subarachnoidalraum über der Konvexität. Unten: dichte Ansammlungen von Eiterzellen. HE-Fbg.

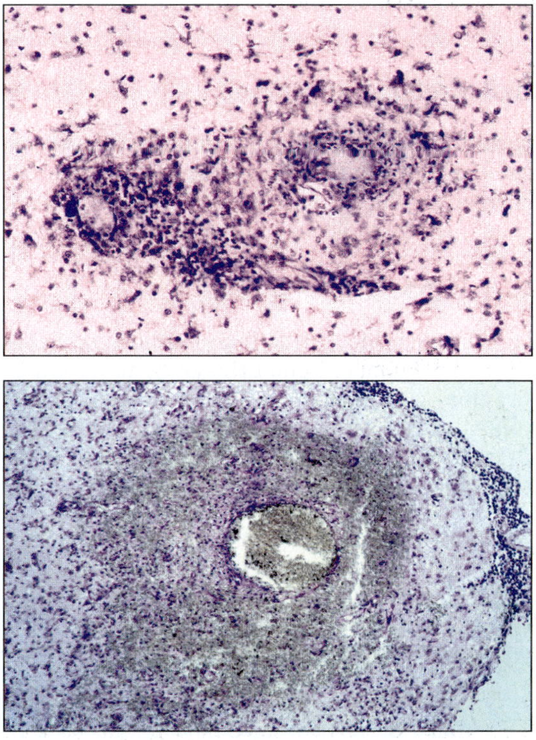

Abb. 10-8. Oben: **embolisch-metastatische Herdencephalitis** bei Sepsis. HE-Fbg. Unten: **Enzephalitis vom Herpes-Typ.** Kresylviolett-Fbg.

● **Übertragbare spongiforme Enzephalopathien.**
In den Formenkreis der **Prionen-Krankheiten** gehören die humane Creutzfeldt-Jakob-Krankheit (CJD), Scrapie (kommt nur bei Schafen vor), die durch Kannibalismus hervorgerufene Kurukrankheit unter den Mitgliedern des Fore-Stamms in Neuguinea, die hereditäre Gerstmann-Sträußler-Scheinker-Krankheit (GSS) und die bovine spongiforme Enzephalopathie (BSE bei Kühen). Alle Erkrankungen weisen ähnliche feingewebliche Veränderungen auf und werden wahrscheinlich durch eine pathologische proteaseresistente Form (PrP^{sc} = Scrapie) des normalen Prionenproteins (PrP^c = cellular) induziert. Eine Sonderform der Creutzfeldt-Jakob-Krankheit ist die rasch verlaufende Form bei Jugendlichen. Das Auftreten von typischen Amyloidplaques hat zum Verdacht der Übertragbarkeit von BSE auf den Menschen geführt. Histologisch findet man einen ausgeprägten Neuronenverlust mit Ausbildung multipler Vakuolen und einer reaktiven Gliose. Durch die Vakuolisierung des Neuropils zeigt das Gehirn ein schwammiges (»spongiformes«) Aussehen. Typisch sind das Ausbleiben von entzündlichen Reaktionen und die Bildung von Prionenprotein-haltigen Amyloidplaques (Kuruplaques: homogene eosinrote Ablagerungen).

10.4 Kreislaufstörungen

Kreislaufstörungen manifestieren sich als Hirninfarkte oder als Hirnblutungen (siehe Kapitel 3 und 9).

10.5 Schädel-Hirn-Trauma

Man unterscheidet offene und geschlossene Schädel-Hirn-Traumen. Beim **offenen Schädel-Hirn-Trauma** wird der Liquorraum eröffnet; dadurch kommt es zu einer gesteigerten Infektionsgefahr. Offene Schädel-Hirn-Traumen werden durch Hieb-, Stich- und Schussverletzungen ausgelöst.

Geschlossene Schädel-Hirn-Traumen sind häufig Folgen von Verkehrsunfällen. Man unterscheidet:
– **Commotio cerebri.** Es handelt sich um eine Hirnerschütterung mit Bewusstlosigkeit, retrograder Amnesie und möglichen vegetativen Zeichen ohne morphologisches Substrat.
– **Contusio cerebri** (Hirnquetschung). Es bestehen eine längerdauernde Bewusstlosigkeit, retrograde Amnesie und mögliche Herdzeichen. Pathologisch-anatomisch liegen traumatische Rinden-

prellungsherde oder Markblutungen zugrunde. Die Rindenprellungsherde bilden kuppenständige Nekrosen, die später abgeräumt werden und trichterförmige Narben hinterlassen. Traumatische Rindenprellungsherde kommen auch als Contrecoup-Verletzungen vor. Contrecoup-Verletzungen sind beim Schlag, Stoß und Fall auf den Hinterkopf häufig frontobasal und temporobasal.

Schädel-Hirn-Traumen führen oft zum **Hirnödem** und somit zu erheblichen klinischen Ausfallserscheinungen. Diese sind besonders ausgeprägt nach primären traumatischen Brückenblutungen und sind von sekundären verschiebungsbedingten Blutungen zu unterscheiden. Als axonale Schädigung bezeichnet man die Trias von ventrikelnahen Blutungen, primären Brückenblutungen und mikroskopischen diffusen axonalen Schädigungen des Markweißes.

Schädeltraumen können auch zu subduralen oder epiduralen Hämatomen führen. **Subduralhämatome** kommen durch traumatische Ruptur der Brückenvenen zustande und führen meist nach einem freien Intervall zu Hirndruckzeichen, Eintrübung und Koma. Subdurale Hämatome können akut oder subakut verlaufen. Chronische subdurale Hämatome entstehen längere Zeit nach einem Schädel-Hirn-Trauma. Man hat sie vielfach von einer Pachymeningiosis haemorrhagica interna unterschieden, die u. a. auf Traumen, aber auch auf Intoxikation und Vitaminmangel zurückgeführt wird.

Epidurale Hämatome entstehen aus Blutungen von Meningealarterien und setzen daher in der Regel eine Kalottenfraktur voraus. Meist führt das epidurale Hämatom schneller zu klinischen Zeichen als das subdurale.

10.6 Schädigungsmuster des Nervengewebes

Gut bekannt sind die Schädigungen bei Hypoxie. Ganglienzellen sind empfindlicher als Gliazellen, diese vulnerabler als Gefäßendothelien. Daher entsteht bei einer grenzwertigen Hypoxie – aber auch bei ähnlichen Schädigungen (Hypoglykämie) – eine selektive Ganglienzellschädigung. Dies kommt besonders bei der Durchblutungsstörung mit generalisiertem Blutdruckabfall und Reperfusion zustande, wenn die Ganglienzellen irreversibel geschädigt sind, die anderen Strukturen aber noch überleben. Man spricht von elektiven Parenchymnekrosen. In

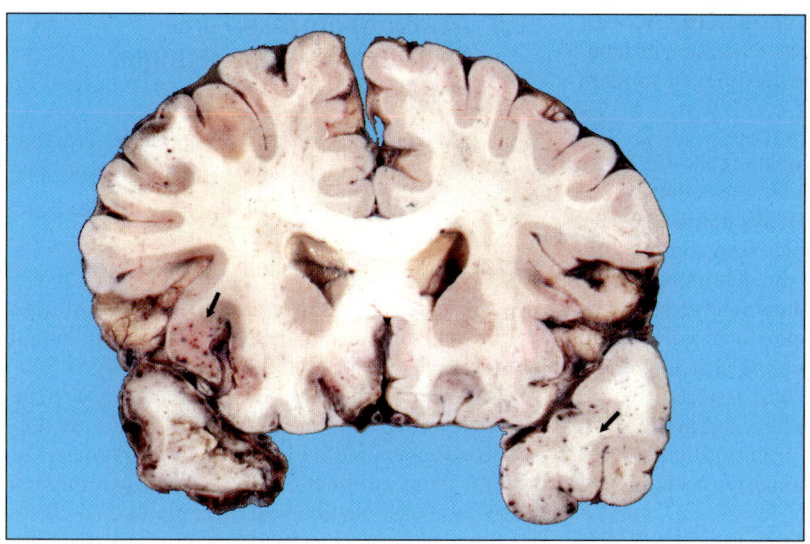

Abb. 10-9.   Enzephalitis vom Herpes-simplex-Typ. Punktförmige, temporal betonte
hämorrhagische Nekrosen (Pfeile).

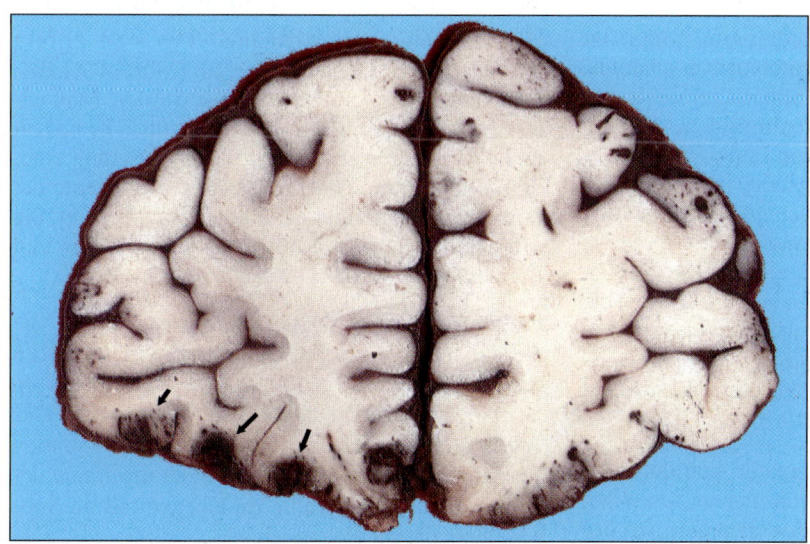

Abb. 10-10.   Posttraumatische Rindenprellungsherde. Multiple frische, frontobasal
betonte Herde (Pfeile) mit Subarachnoidalblutung.

diesen Fällen sind entweder der gesamte Kortex und Stammganglienanteile durch Ganglienzellschädigung betroffen oder nur bestimmte, besonders empfindliche Bezirke.

Auch innerhalb der grauen Substanz ist die Empfindlichkeit gegenüber diesen Noxen unterschiedlich (selektive Vulnerabilität). Zu den besonders vulnerablen Stellen gehören die Hippokampusformation, Stammganglien und der Kleinhirnkortex mit der Purkinje-Zellschicht. Innerhalb des Hippokampus ist die CA1-Region spezifisch vulnerabel: Hier findet man Ganglienzelluntergänge und Gliosen bei grenzwertigen Durchblutungsstörungen, bei gehäuften großen Krampfanfällen und bei einigen Intoxikationen sowie bei der frühkindlichen hypoxischen Hirnschädigung (Ammonshornsklerose).

Die Schädigung der Ganglienzelle verläuft über eine zentrale Chromatolyse, die nach Durchtrennung der Nervenfortsätze als reversibles Phänomen beobachtet wird. Falls alle zellulären Elemente, (Ganglienzellen, Glia und Endothelien) betroffen sind, entsteht eine Kolliquationsnekrose. Isolierte Ganglienzellschädigungen führen zu einer reaktiven Gliose.

Liquorraum und Subarachnoidalraum bilden im Prinzip ein Kontinuum. Alle pathologisch-anatomischen Veränderungen im Subarachnoidalraum (Subarachnoidalblutung, Meningitiden, äußere Hirnatrophie) betreffen auch den Liquorraum (Haematocephalus internus, Pyocephalus internus, Hydrocephalus internus). Abflussbehinderungen an den physiologischen Engen der Liquorräume (Foramina Monroi, Aquaeductus, Ausgänge des IV. Ventrikels) führen zum Hydrocephalus occlusus, eine Hirnatrophie dagegen zum Hydrocephalus e vacuo. Die Verklebungen der Resorptionsstellen beidseits im Bereich der Mantelkanten haben einen Hydrocephalus communicans zur Folge.

Frühkindliche Schädigungsmuster sind durch eine primitive Gliareaktion gekennzeichnet. Im allgemeinen werden Durchblutungsstörungen, venöse Abflussschäden oder Geburtstraumen in relativ glattwandige Zysten mit oder ohne Eröffnung des Liquorraums umgestaltet (Porenzephalie, Markporenzephalie). Insbesondere Karotisdurchblutungsstörungen können bei ungenügendem Kollateralkreislauf zur Hemiatrophia cerebri führen.

10.7 Alterungsprozesse und degenerative Erkrankungen des Nervensystems

Bei den degenerativen Erkrankungen des Nervensystems unterscheidet man Systemdegenerationen und diffuse Atrophien.

10.7.1 Parkinson-Krankheit

Die bekannteste Systemdegeneration ist der Morbus Parkinson. Aus noch unbekannten Gründen kommt es zu einer Degeneration der pigmenthaltigen Neuronen der Substantia nigra. Neuropathologisch findet man in den zugrunde gehenden Neuronen Lewy-Körperchen und im Neuropil freies Pigment. Es kommt dann zu einem Abfall der dopaminergen Aktivität dieser Neurone im Striatum und zu einem Ungleichgewicht zwischen dopaminerger und cholinerger Innervation. Klinisch ist diese Erkrankung durch die Trias »Akinese–Rigor–Tremor« gekennzeichnet. Akinese, das Hauptmerkmal dieser Erkrankung, bedeutet spontane Bewegungsarmut bis Bewegungslosigkeit (u. a. mimische Starre).

10.7.2 Hirnatrophien vom Alzheimer-Typ

Hirnatrophien vom Alzheimer-Typ sind diffuse Atrophien, die früher in präsenile (Morbus Alzheimer) und senile Formen eingeteilt wurden. Man unterscheidet heute die familiäre Alzheimer-Krankheit und eine sporadische Form. Die Abgrenzung einer präsenilen Form als Morbus Alzheimer könnte der familiären Alzheimer-Krankheit entsprechen, die offenbar etwas früher auftritt als die sporadischen Formen.

Pathologisch-anatomisch unterscheiden sich die Veränderungen bei Alzheimer-Krankheit, die zu echter Demenz führt, und die Veränderungen im normalen alternden Gehirn nur quantitativ. Das Alzheimer-Gewebssyndrom setzt sich aus senilen Drusen, Alzheimer-Fibrillenveränderungen und der kongophilen Angiopathie im Kortex und im Subarachnoidalraum zusammen.

– **Alzheimer-Drusen** oder **-Plaques** sind 100 bis 200 μm groß und bestehen aus einem Amyloidkern mit Resten von Axonen und Gliafasern. Wesentlich ist, dass die Zusammensetzung der Drusen sehr ähnlich ist wie bei der Slow-virus-Krankheit Kuru und beim Down-Syndrom.
– **Das Amyloid** entsteht aus dem Amyloidvorläuferprotein (APP = Amyloid Precursor Protein), von dem eine membrandurchsetzende, rezeptor-

ähnliche Struktur angenommen wird. Es wird durch ein Gen auf dem Chromosom 21 kodiert.

– Die **Alzheimer-Fibrillenveränderungen** sind versilberbare, verklumpte Stücke des Zytoskeletts der Neurone. Ultrastrukturell bestehen sie aus PHFs (Paired Helical Filaments). Die Beziehungen dieser intrazellulären Ablagerungen zu dem extrazellulär im Kortex liegenden Amyloid sind derzeit noch nicht ganz geklärt.

– Die dritte Komponente ist eine Ablagerung von **Amyloid** in den kleinen Gefäßen.

Weiter ist bei der Alzheimer-Krankheit neuropathologisch gesichert, dass größere subkortikale Kerne, vor allem der Nucleus basalis (Meynert), der Nucleus raphe dorsalis und der Locus coeruleus, einen Zellverlust aufweisen. Alle diese Kerne projizieren fein verteilt in den gesamten Kortex. Es ist allerdings umstritten, ob es sich dabei um Ursache oder Folge der kortikalen Veränderungen handelt.

Klinisch äußern sich diffuse Atrophien als »hirnorganische Psychosyndrome«, deren schwerste Form die Demenz mit zunehmendem Zerfall der Intelligenz ist.

10.8 Morphologische Grundlagen von Funktionsstörungen

10.8.1 Sensibilitätsstörungen

Sensibilitätsstörungen sind ein unspezifisches Symptom bei Befall der Leitungsbahnen, die von der Hautperipherie und den Körperorganen über das periphere und vegetative Nervensystem, weiter über die aufsteigenden Seitenstrang- und Hinterstrangbahnen zu den zentralen Verarbeitungen der Sensibilität führen.

Sensibilitätsstörungen treten bei genuinen neurologischen Erkrankungen auf; dabei sind die häufigsten Ursachen die peripheren Polyneuropathien und die Entmarkung der langen Bahnen bei Encephalomyelitis disseminata. Weiterhin kommt es zu Sensibilitätsstörungen bei einer toxischen Einwirkung auf das Nervensystem. Für Art und Ausmaß der Sensibilitätsstörungen ist die Topik wichtiger als die Ätiologie. Je nach Höhenlokalisation im zentralen Nervensystem (Befall der Wurzel oder der peripheren Nerven) entstehen unterschiedliche Syndrome. Auch bei den Hirnnerven kann sich ein unterschiedliches Muster ergeben, je nachdem ob zentra-

le Kerngebiete oder der periphere Nerv betroffen sind.

10.8.2 Schmerz

Als Schmerzrezeptoren dienen freie Nervenendigungen in der Haut, in den Eingeweiden (außer dem Parenchym von Lunge, Leber und Nieren) und den mesenchymalen Geweben. Als Schmerzqualitäten unterscheidet man

– den somatischen Schmerz (Oberflächenschmerz der Haut, Tiefenschmerz [Kopfschmerzen, Muskelschmerzen])
– den viszeralen Schmerz (z. B. Koliken).

Die Nozizeptoren sind meist polymodal und reagieren nur auf starke Reize. Die Schmerzempfindung adaptiert nicht. Dagegen gibt es zentrale Kontrollmechanismen und eine endogene Schmerzhemmung sowie eine starke Abhängigkeit des Schmerzempfindens überhaupt von psychischen Zuständen.

Schmerzen, die in den Bahnen oder höheren Zentren zustande kommen, werden auf den angenommenen Entstehungsort projiziert.

10.8.3 Periphere Lähmungen

Periphere Lähmungen beruhen auf einen Ausfall der motorischen Endstrecke, d. h. einer Schädigung des Alpha-Motoneurons im Vorderhorn, des Motoaxons oder Erregungsübertragung an der motorischen Endplatte. Sie führen je nach Ausprägung zu einer Verminderung bis Aufhebung des Basistonus und der Willkürmotorik. Das Vollbild der peripheren Lähmung ist die schlaffe Lähmung.

Wenn die motorische Innervation der Skelettmuskeln unterbrochen ist, kommt es zur Denervationsatrophie der Muskelfasern. Diese Atrophie beruht auf einem Ausfall der trophischen Einflüsse der motorischen Nerven und auf einem Mangel an mit der Muskelkontraktion selbst verbundenen Wachstumsreizen (Inaktivitätsatrophie).

Bei Schädigung der zu den Muskeln führenden Nerven sind Dehnungsreflexe frühzeitig beeinträchtigt, weil insbesondere die dicken, schnell leitenden Motoaxone und primären Muskelspindelafferenzen besonders empfindlich sind. Die Fremdreflexe bleiben erhalten, so lange noch funktionsfähige Alpha-Motoneurone den Muskel innervieren.

Die pathologisch-anatomischen Veränderungen der motorischen Nervenfasern können primär segmental demyelinisierend oder primär axonal dystrophisch sein. Bei Demyelinisierung ist die Leitungsgeschwindigkeit der Motoaxone besonders stark verringert.

10.8.4 Rückenmarkssyndrome

Eines der wichtigsten Rückenmarkssyndrome ist eine Querschnittsschädigung, die als Lähmung, Sensibilitätsstörung oder als komplette **Querschnittslähmung** vorliegen kann. Bei der Querschnittslähmung findet man eine doppelseitige zentrale Lähmung mit Sensibilitätsstörungen und vegetativen Ausfällen. Die Querschnittslähmung entsteht, wenn eine komplette Kontinuitätsunterbrechung des Rückenmarks vorhanden ist. Die Höhe der Querschnittslokalisation kann nach der motorischen Innervation, noch einfacher nach den sensiblen segmentalen Zonen bestimmt werden. Die vegetativen Störungen bestehen in Harn- und Stuhlverhaltungen. In den Regionen, die von den unterhalb der Läsion gelegenen Rückenmarkabschnitten sympathisch innerviert werden, kann Schwitzen nicht mehr zentral ausgelöst werden.

10.8.5 Störungen des supraspinalen motorischen Systems

Das supraspinale motorische System, das früher als Pyramidenbahn bezeichnet wurde, umfasst die Strecke vom motorischen präzentralen Kortex bis zur motorischen Vorderhornzelle. Die Bezeichnung Pyramidenbahn ist nicht ganz korrekt, weil sie die kortikonukleären Bahnen zu den Hirnstammkernen und Brückenkernen außer Acht lässt und andere Bahnen mit einbezieht, die nicht unbedingt der Willkürmotorik dienen. Die extrapyramidalen Bahnen begleiten die Pyramidenbahn vom Kortex bis zur inneren Kapsel und dem Rückenmark, sodass sie meist mitgeschädigt werden. Bei einer isolierten Schädigung der Pyramidenbahn kommt es zu schlaffen Paresen. Bei einer gemeinsamen Schädigung der Pyramidenbahn und der retikulospinalen und rubrospinalen Projektion kommt es zur Kraftminderung und Spastik.

Die Pyramidenbahn selbst kann in verschiedenen Höhen betroffen sein. Kleinste Veränderungen im motorischen Kortex führen zur kortikalen Monoparese, die schlaff sein kann. Größere Schädigungen im Kortex (z. B. beim Mediainfarkt) betreffen die kontralaterale Seite und den N. facialis, sodass eine kontralaterale Hemiparese und eine zentrale Fazialisparese entstehen. Aufgrund der Tatsache, dass auch präzentrale Rindenfelder mit einbezogen sind, entsteht eine Spastik. Hier kommt es beim Befall der linken Seite bei Rechtshändern zusätzlich zu einer motorischen, sensorischen oder globalen Aphasie.

Die stärkste anatomische und physiologische Konzentration erfährt die Pyramidenbahn im Bereich der inneren Kapsel. Dort können kleinste Infarkte eine komplette kontralaterale Hemiparese meist ohne Aphasie auslösen. Es kommt dabei zur spastischen Hemiplegie. Im hinteren Anteil der inneren Kapsel liegt ein Zentrum für die sensible Leitung, sodass beim Befall der gesamten Kapsel auch eine kontralaterale Hemihypästhesie oder Hemianästhesie besteht.

Bei **Syndromen der Stammganglien** kommt es zu extrapyramidal-motorischen Störungen, die sich in zwei große Gruppen einteilen lassen:
- **Plussymptomatologie:** Bewegungsunruhe, Chorea major Huntington, Hemiballismus und ähnlichen Symptome
- **Minussymptomatologie** (Parkinson-Symptomenkomplex): Rigor, Akinese, Tremor.

10.9 Neuropsychologische Syndrome

Neuropsychologische Syndrome werden als **Werkzeugstörungen** bezeichnet. Es handelt sich um globale Handlungsabläufe, die eine Zwischenstellung zwischen lokalisierbaren neurologischen Herdsymptomen und psychopathologischen Symptomen einnehmen. Ursachen von Werkzeugstörungen sind lokalisierte Schäden, meist Durchblutungsstörungen oder Schädel-Hirn-Traumen, die die für die Werkzeugleistung verantwortlichen Hirngegenden schädigen.

Neuropsychologische Symptome betreffen überwiegend die Sprache. Beim Ausfall des motorischen Broca-Sprachzentrums resultiert eine motorische Aphasie. Eine sensorische oder rezeptive Aphasie entsteht, wenn das sensorische Sprachzentrum (Wernicke-Zentrum in der Temporalrinde) betroffen ist. Auch das Sprachverständnis ist gestört. Falls Broca-Zentrum und Wernicke-Zentrum beteiligt werden, ist die Sprachproduktion gering, das Verständnis gestört. Es handelt sich dann um eine **globale Aphasie**. Das sensorische Sprachzentrum steht mit den primären und sekundären Sehzentren über ein Feld in Verbindung, das als Lesezentrum apostrophiert wird. Beim isolierten Ausfall dieses

Feldes soll eine **Alexie**, eine Leseschwäche resultieren.

Apraxien sind wichtige Störungen komplizierter Handlungsabläufe. Die konstruktive Apraxie betrifft die räumliche Vorstellung, die vor allem dann infrage kommt, wenn sie zeichnerisch oder konstruktiv nachvollzogen werden soll. Bei der ideomotorischen Apraxie kann auf Aufforderung ein Handlungsablauf nicht in die entsprechende Sequenz von zielgerichteten Handlungen umgesetzt werden, obwohl eine Handlung ausgeführt wird.

10.10 Hör- und Sehstörungen

Hörwellen werden durch Luftleitungen bis zum Mittelohr getragen. Durch Störung der mechanischen Übertragung vom Trommelfell auf das Innenohr kann es zur Schallleitungsschwerhörigkeit kommen. Dies ist typischerweise bei Otosklerose, einer zu knöcherner Fixation der Steigbügelfußplatte führende Erkrankung, der Fall. Häufig und wichtiger ist die Innenohrschwerhörigkeit, die aufgrund verschiedener pathologischer Veränderungen zustande kommen kann. Eine ganze Reihe genetischer Störungen (Fehlbildungen und Fehlbildungssyndrome) sind mit Innenohrschwerhörigkeit verbunden. Pränatal kann diese auch durch infektiöse oder toxische Schäden (Röteln, Thalidomid) ausgelöst werden.

Bei der **Menière-Krankheit** führt ein Labyrinthhydrops zu einer Schädigung der Innenohrhaarzellen mit Schwerhörigkeit. Eine plötzlich auftretende einseitige Innenohrschwerhörigkeit bezeichnet man als Hörsturz. Eine einseitige Innenschwerhörigkeit kann auch durch Druck eines Tumors (Akustikusneurinom) auf den Hörnerv bedingt sein. Die zu Schwerhörigkeit führende Schädigung kann u. a. durch Ableitung akustisch evozierter Potenziale lokalisiert werden.

Bei den **Sehstörungen** haben Gesichtsfeldausfälle morphologisch begründbare Ursachen. Die bitemporalen Hemianopsien kommen zustande, wenn ein pathologischer Prozess die sich in der Mitte des Chiasma opticum kreuzenden Fasern beider nasaler Retinahälften schädigt: meist handelt es sich um ein Hypophysenadenom. Homonyme Anopsien nach der Gegenseite bei dem Ausfall beider linker oder beider rechter Retinahälften kommen bei Schädigung der Sehbahn nach der Kreuzung im Chiasma opticum zustande. Häufigste Ursache ist ein Ausfall der Kalkarinarinde bei Durchblutungsstörungen im Bereich der Arteria cerebri posterior der einen Seite. Beim Ausfall beider primären Projektionszentren für das Sehen entsteht eine Rindenblindheit.

Störungen, die nicht in der primären Sehrinde, sondern in den Assoziationsfeldern liegen, nennt man **optische Agnosien**. Eine Sonderform stellt die Prosopagnosie dar. Bei dieser Erkrankung werden die Menschen nicht mehr nach dem optischen Eindruck ihres Gesichtes erkannt, wohl aber noch nach der Stimme.

10.11 Störungen zentraler vegetativer Funktionen

Unter dem Begriff zentrale vegetative Funktionen fasst man einige Leistungen zusammen, die mehr automatisch ablaufen und den Schlaf-Wach-Rhythmus, die Atmung, die Körpertemperatur, appetitives Essverhalten und Sexualität regeln. Die Lokalisation dieser Funktionen ist schlecht definiert. Für einen Teil wird der Hypothalamus im Mittelhirn mit der Hypothalamus-Hypophysen-Achse als Zentrum angenommen. Alle diese zentralnervösen vegetativen Funktionen stehen mehr oder weniger deutlich unter dem Einfluss autonomer so genannter Zeitgeber.

Wichtige Störungen (z. B. Anorexia nervosa, Schlafapnoe u. a.), die man dem zentralen vegetativen Nervensystem zuschreiben muss, konnten bis jetzt nur funktionell definiert werden. Störungen der vegetativen Kerne des Rückenmarks und des peripheren vegetativen Nervensystems lassen sich dagegen lokalisieren: z. B. ein zentrales und ein peripheres Horner-Syndrom, Blasenlähmung und Störungen der Schweißsekretion.

Glossar

A

a/an- (Alpha privativum): vor ein Wort gesetzt, um das Gegenteil zum Ausdruck zu bringen. Weist z. B. auf das Fehlen eines Organs (*Agenesie* = ohne Anlage), einer Extremität (*Amelie* = ohne Extremität) oder einer Funktion (*anaerob* = ohne Sauerstoffverbrauch) hin.

Abort (Fehlgeburt): tote Leibesfrucht mit einem Gewicht unter 500 g. Eine tote Frucht über 500 g wird als **Totgeburt** bezeichnet. Sind z. Z. der Geburt auch nur kurzfristige vitale Zeichen nachweisbar, dann liegt unabhängig vom Körpergewicht eine reife (über 3000 g Körpergewicht) oder unreife **Frühgeburt** vor.

Abszess: umschriebene, abgekapselte, mit Einschmelzung des örtlichen Gewebes einhergehende Ansammlung von Eiterzellen in einem anatomisch nicht vorgebildeten Hohlraum (Leber-, Hirnabszess). Ist der Prozess noch nicht abgeschlossen (keine Abszesskapsel), dann spricht man von einer **abszedierenden Entzündung.**

Accretio: Verwachsung (nach außen, im Gegensatz zur Concretio) der Oberfläche von zwei normalerweise getrennten Organen. Kommt bevorzugt nach Entzündungen oder bei Tumorinfiltration vor (Verwachsungen zwischen Perikard und Pleura).

Adaptation: Anpassung als Reaktion auf physiologische oder pathologische Reize, typischerweise bei vermehrter oder verminderter Beanspruchung (z. B. Vergrößerung der Myokardfasern bei vermehrter Belastung infolge Bluthochdruck).

Aden(o)-: Drüse.

Adenom: gutartiger epithelialer Tumor, der von einem drüsig-parenchymatösen Organ (z. B. Niere, Schilddrüse, Hypophyse) oder von einer Schleimhaut mit drüsigen Strukturen (Darmmukosa) ausgeht.

Adenose: drüsige Proliferation, Vermehrung von Drüsengewebe. Sonderform der Mastopathie.

Adhäsion (Adhaesio): aneinanderhaften durch Verwachsung oder Verklebung.

Adiaspore: asexuelle Pilzspore, die sich im Gewebe des Menschen oder Tieres vergrößert, aber nicht vermehrt.

-aemia,-ämie: Wortendung für Blut (z. B. *Anämie*).

Ätiologie: Ursache einer Erkrankung.

Agenesie: angeborene Fehlbildung, die ursächlich auf einer fehlenden embryonalen Organanlage beruht (z. B. *Nierenagenesie*).

AGS: adrenogenitales Syndrom.

AIDS (Acquired Immune Deficiency Syndrome): erworbenes Immundefizienzsyndrom mit Verminderung oder Fehlen der T-Helferzellen. Wird durch Retroviren (HIV: humanes Immundefizienz-Virus) hervorgerufen.

Akro: äußerstes Ende. **Akren:** Körperenden (Finger und Zehen) sowie hervorstehende Körperpartien (Nase, Ohrmuscheln, Kinn).

Akronym: Wort, das sich aus den ersten Buchstaben mehrerer Wörter zusammensetzt (AIDS, APUD, ALS).

Allergie: Überempfindlichkeitsreaktion des Immunsystems gegen an sich apathogene Fremdstoffe (z.B. Pflanzenpollen bei allergischer Rhinitis).

Amyloidose/Amyloid: Sammelbezeichnung für mehrere, ursächlich verschiedene Erkrankungen mit einer hyalinen extrazellulären Eiweißablagerung. Diese weist folgende gemeinsame Eigenschaften auf: hohe Affinität zum Farbstoff Kongorot, grüne Doppelbrechung im polarisierten Licht und typische fibrilläre Ultrastruktur (ß-Faltblattstruktur). Chemisch können ganz unterschiedliche Substanzen als Amyloid abgelagert werden, z. B. Immunglobulinketten, Akute-Phase-Proteine oder Proteohormone.

ana-: auf, hinauf, auseinander (*Anatomie* = Aufschneiden).

Anämie: zu niedriger Hämatokritwert (Normalwerte [SI-Einheit = Erythrozytenvolumen im Gesamtblutvolumen% × 0,01] für Männer 0,43% bis 0,49%, für Frauen 0,36% bis 0,45%), zu niedrige Erythrozytenkonzentration (4–6^{12} Erythrozyten/Liter) oder zu niedrige Hämoglobinkonzentration (Normalwerte 130 bis 175 g/l) im Blut.

Anaplasie: vollständig fehlende Differenzierung. Beispielsweise kann bei einem anaplastischen Karzinom das Ausgangsgewebe anhand des histologischen Bildes nicht mehr sicher bestimmt werden.

Anaphylaxie: allergische Reaktion Typ I, IgE-vermittelt.

Andr(o)-: Mann, männlich (*Andrologie*).

Anergie: fehlende Reaktion des Immunsystems auf einen antigenen Stimulus, z. B. bei Immundefekt.

Aneurysma: umschriebene, irreversible Ausweitung einer vorgeschädigten Arterienwand (angeborenes oder erworbenes, echtes oder falsches Aneurysma) oder einer Herzkammerwand (akutes oder chronisches Herzwandaneurysma nach Infarkt).

Angina: 1) Entzündung des Waldeyer-Ringes; 2) durch Ischämie hervorgerufener Schmerz (*Angina pectoris*).

Angio-: Gefäß (*Angiographie, Angiom*).

Anomalie: Abweichung von der Norm. Bezeichnung für Fehlbildungen geringen Grades, die zu keiner wesentlichen Beeinträchtigung der Funktion führen.

ant(e)-: vor-. vorder-; Gegenteil von »post« (anterior).

anti-: gegenüber, entgegen (*Antibiotika*).

Antigen: Molekül, das in der Lage ist, eine spezifische immunologische Abwehrreaktion hervorzurufen.

Antikörper: von Lymphozyten gebildetes Immunglobulin, das spezifisch mit einem Antigen reagiert.

Aplasie: angeborene Fehlbildung, die ursächlich auf einer fehlenden Ausdifferenzierung eines embryonal angelegten Organs beruht (z. B. *Thymusaplasie*).

apo-: ab, zurück, los, entfernen (*apokrin* = absondern).

Apoplexie: plötzliche Blutung in ein Organ (*Nebennierenapoplex* beim Waterhouse-Friderichsen-Syndrom).

Apoptose (griechisch: Herabfallen der Blätter): aktiv aus innerer (z. B. Genommutationen, Zellalterung) oder äußerer (z. B. aktivierungsinduzierter Zelltod bei Beendigung einer Immunreaktion) Ursache eingeleiteter Zelltod. Auch als **programmierter Zelltod** bezeichnet. Im Gegensatz dazu tritt der **nekrotische Zelltod** passiv nach Überschreiten der Anpassungsfähigkeit von Zellen ein (z. B. Verbrennung).

ARDS: Adult Respiratory Distress Syndrome.

Arrosion: Zerstörung eines Gewebes oder eines Organs (Arterienarrosion, Knochenarrosion bei Plasmozytom) durch tumor- oder entzündlich bedingtes »Annagen«.

Arteriosklerose: Oberbegriff für chronische, degenerative Stoffwechselerkrankungen der Arterien, die mit Wandfibrose einhergehen. Kommt als Lipidflecken, fibröse Intimaplaques, Arteriolosklerosen und Mediaverkalkungen vor. Betroffen sind alle Abschnitte des Kreislaufapparates: Arteriosklerose in großen und mittelgroßen Arterien, Mönckeberg-Sklerose in der A. femoralis, Arteriolosklerose in Arteriolen, Kapillarosklerose (bei Diabetes mellitus oder Phenacetinabusus) in Kapillaren, Phlebosklerose (bei venösem Hochdruck, z. B. im Pfortadersystem) in Venen, Klappensklerose im Herzen.

Arthrokonidie (Gliederspore, früher auch Arthrospore genannt): Konidie, die durch Abbrechen oder Querteilung von Hyphen – an den Septen – entsteht.

Asteroidkörperchen: sternförmige Struktur mit oder ohne Pilzzelle(n) im Zentrum. Siehe auch Splendore-Hoeppli-Phänomen.

Aszites: Erguß in der freien Bauchhöhle. Formen: seröser, hämorrhagischer (Hämaskos) oder chylöser Aszites.

Atelektase: nicht belüfteter Lungenbezirk.

Atherom: kommt als echtes A. (epidermale Zyste) oder als falsches A. (Talgretentionszyste) vor. Unabhängig davon wird damit die frühe Intimaläsion der Atherosklerose bezeichnet, eine Einlagerung von Lipiden, Kohlenhydraten, Blutbestandteilen und Entzündungszellen.

Atherosklerose: Veränderungen der Intima von Gefäßen, bei der ein Atherom (meist ulzerierte Läsion aus eingelagerten Lipiden, Kohlenhydraten, Blutbestandteilen und Entzündungszellen) zunehmend durch Fasergewebe sklerosiert und schließlich verkalkt.

Atresie: ohne Öffnung. Teil- oder Totalverschluß eines Hohlorgans *(Ösophagusatresie)*.

Atrophie: erworbene Rückbildung (Verkleinerung) eines ursprünglich normalen Organs durch Verminderung der Zellzahl oder der Zellgröße (siehe auch Involution).

auto-: selbst- *(autoimmun, Autolyse)*.

Autoimmunität: Reaktion des Immunsystems gegen körpereigene Antigene. Entstehen dadurch klinische Symptome, spricht man von einer Autoimmunerkrankung.

autochthon: örtlich, selbstständig, von selbst an Ort und Stelle entstanden.

Autolyse: Selbstverdauung von Zellen oder Gewebe durch freigesetzte lysosomale Zellenzyme ohne Mitwirkung von Bakterien.

Autopsie: Obduktion, Sektion.

autochthon: an Ort und Stelle bzw. ohne äußere Einwirkung entstanden.

AVK: arterielle Verschlußkrankheit.

B

bi-: zweimal *(Uterus bicornis, Cor biatriatum)*.

Bio-: Leben *(Biologie)*.

Biopsie: Entnahme einer kleinen Gewebeprobe zur weiteren histologischen Untersuchung.

-blastom: Endung für »unreife« (oft bösartige) Neubildung *(Neuroblastom)*.

Borderline: Grenzfall (Borderline-Tumor: Tumordignität zwischen gut- und bösartig).

Botryomykose (Aktinophytose oder bakterielle Pseudomykose): ursprünglich wurde der Begriff für eine Pferdeinfektion durch *Micrococcus ascoformans* verwendet. In der Humanpathologie eine Bezeichnung für Bakterienhaufen (z. B. Staphylokokken), die drusenartig angeordnet sind und mit anderen echten Drusen verwechselt werden können.

brachy-: kurz *(Brachyösophagus)*.

brady-: langsam *(Bradykardie)*.

Bulla: Blase *(bullöses Lungenemphysem)*.

C

Calor: Wärme. Ein Kardinalsymptom der akuten Entzündung.

Carcinoma (Karzinom): bösartige, aus Epithelzellen entstandene Neubildung.

Carcinoma in situ (CIS): Gewebsveränderung mit den zytologischen Zeichen der Malignität, aber ohne Stromainvasion (kein Durchbruch der Basalmembran).

CD: Cluster of Differentiation. In einer Gruppe zusammengefasste monoklonale Antikörper, die dasselbe Antigen, meist Oberflächenmoleküle von Leukozyten, erkennen.

CEA: Carcinoembryonales Antigen.

Chondro-: Knorpel *(Chondrom)*.

Choristom: tumorartige Fehlentwicklung aus versprengtem, nicht ortsständigem Gewebe (siehe auch Hamartom).

CIN (Cervical Intraepithelial Neoplasia): Präneoplasie der zervikalen Schleimhaut, wird in drei Grade (I, II, III) unterteilt.

CLL (chronische lymphatische Leukämie): Neoplasie der Lymphozyten, die leukämisch (Ausschwemmung im peripheren Blut) oder nodal (knotig-tumoröse Infiltration von Lymphgeweben) wachsen kann.

Commotio: durch Stoß oder Druck bedingte Erschütterung mit funktionellen Störungen, die aber nicht von einem morphologischen Substrat begleitet werden (*Commotio cerebri* = Gehirnerschütterung, *Commotio cordis* = Herzrhythmusstörungen nach Thoraxtrauma).

compound: umfasst mehr als eine Struktur oder Region (*Compoundnävus*: hier liegen die Pigmentzellen sowohl in der Epidermis und der Dermis).

Concretio: teilweise oder vollständige Verwachsung (nach innen) zwischen zwei serösen Blättern eines Organs (*Concretio pericardii* = Verwachsung zwischen Epi- und Perikard. Kann – im Gegensatz zur *Constrictio pericardii* – beschwerdefrei bleiben).

Congestio: Stauung, Anschoppung.

Constrictio: Zusammenschnürung, Ummauerung (*Constrictio cordis* = Herzummauerung durch ein verdicktes, oft verkalktes Perikard. Geht mit Symptomen einher: venöse Einflußstauung, Blutstauung im großen Kreislauf).

Contusio: Prellung.

cribrosus: siebartig (z. B. *Adenocarcinoma cribrosum* = besonderes Wachstumsmuster von Adenokarzinomen mit »Drüsen in Drüsen«).

Cyst(o)-, auch Zyst(o)-: Blase. *Cystitis/Zystitis* = Harnblasenentzündung.

Cyt(o)-, auch Zyt(o)-: Zelle (*Zytologie*).

D

Defektheilung: morphologisch oder funktionell unvollständige Reparation (Narbe) eines Gewebes oder Organschadens.

Demarkation: makroskopisch oder histologisch erkennbare Begrenzung eines pathologischen Prozesses (z. B. einer Nekrose).

des-: ohne, weg-, spalten (*Desintoxikation, Desinfektion*).

Desmoplasie: Induktion von Stromabildung in einem Tumor (siehe auch Szirrhus).

dextro-: rechts (*Dextroversion, Dextroposition*).

di-: doppelt, ab-, auseinander-, ausbreiten (*diffus, Uterus didelphys*).

dia-: durch, zwischendurch (*Diapedese*).

Diapedese: Austritt von Blutzellen durch eine Gefäßwand (*Haemorrhagia per diapedesin* = Austritt von Blutzellen durch erweiterte Endothellücken).

Diathese: Bereitschaft für eine bestimmte krankhafte Reaktion des Organismus (*hämorrhagische Diathese* = Blutungsneigung).

DIC (Disseminated Intravascular Coagulation): disseminierte intravaskuläre Gerinnung.

Dignität (lateinisch: Wertigkeit): klinischer Begriff für das biologische Verhalten einer Erkrankung. Bezieht sich meist auf den gutartigen oder bösartigen Verlauf einer Tumorkrankheit. Die Dignitätsbestimmung erfolgt durch zytohistologische Untersuchungsmethoden, es ist aber letztlich ein biologischer Begriff.

Dimorphismus: Fähigkeit verschiedener Erreger (*Blastomyces dermatitidis, Paracoccidioides brasiliensis, Histoplasma capsulatum* var. *capsulatum, Histoplasma capsulatum* var. *duboisii, Coccidioides immitis, Sporothrix schenckii* und *Penicillium marneffei*), im parasitären Zustand als Spross-(Hefe-)Pilz und im saprophytären Zustand als Fadenpilz vorzukommen. In der Kultur sind beide Formen in Abhängigkeit der Zusammensetzung des Nährbodens und der Temperatur reproduzierbar.

dis-: Trennung (*Disjunktion*).

Dolor: Schmerz. Ein Kardinalsymptom der akuten Entzündung.

Druse: haufenförmige Anordnung von Erregern (Pilze, Aktinomyzeten oder andere Bakterien) im Gewebe bei Aktinomykose, Eumyzetomen und Schizomyzetomen. Können als verschiedenfarbige Körnchen aus Fisteln von Hautabszessen austreten.

dys-: fehl-, miß-, abweichend von der Norm (*Dysplasie, Dysgenesie, Dysrhaphie*).

Dysgenesie: anlagebedingte Fehlentwicklung. Wird in diesem Sinne oft synonym mit Dysplasie verwendet.

Dysplasie: 1) Fehlgestaltung eines Organs oder Gewebes infolge einer angeborenen Differenzierungsstörung (z. B. *zystische Nierendysplasie, Chondrodysplasie*). 2) Die erworbene Dysplasie ist eine präneoplastische Reifestörung in einer Schleimhaut und wird in drei Stufen unterteilt *(Dysplasie Grad I, II, III)*. In der Portio und Cervix uteri werden diese Veränderungen unter dem Begriff CIN I bis III (Cervical Intraepithelial Neoplasia) zusammengefasst. Die Dysplasie Grad III entspricht in der Wertigkeit einem Carcinoma in situ.

Dysrhaphie: Fehlentwicklung eines Organs, die auf einer mangelnden Schließung embryonaler Strukturen beruht, z. B. des Rückenmarkkanals.

E

early cancer: Frühkarzinom (im Magen auf Mukosa und Submukosa beschränkte Karzinominfiltration).

Eiter (Pus): Exsudat aus zerfallenen segmentkernigen (neutrophilen) Leukozyten.

Ektasie: Ausweitung von Gefäßen, Ausführungsgängen oder Hohlorganen.

-ektomie: operative Entfernung eines Organs *(Appendektomie)*.

ektop: ortsfremd, nach außen verlagert *(Ektopie)*.

Embolie: intravaskuläre Verschleppung einer gasförmigen (Luft), flüssigen (Amnionflüssigkeit) oder soliden (Verschleppung von Thromben = Thromboembolie) Substanz bzw. von Zellen oder Zellverbänden (Tumorembolien).

Embryopathie: Störung, die auf einer von außen einwirkenden Schädigung während der Embryogenese beruht.

Emphysem: irreversible Überblähung der Alveolen und Bronchioli respiratorii.

Empyem: mit Eiter angefüllter präexistenter (anatomischer) Hohlraum *(subphrenisches Empyem* [nicht Abszess], *Gallenblasenempyem)*.

endo-: innen, intern *(Endothel, Endometrium, Endokarditis)*.

Endotoxin: beim Zerfall von Bakterienwänden freigesetzte Moleküle (Proteine, Polysaccharide, Lipide), die eine heftige Immunreaktion auslösen und zum Endotoxinschock führen können. Aktiver Bestandteil ist das Lipid A der Lipopolysaccharide.

Enter(o)-: Darm *(Enteritis, Mesenterium)*.

Entzündung: zelligvaskuläre Reaktion des Organismus auf einen Gewebeschaden.

Enzephalomalazie: ischämisch bedingte Hirnerweichung.

epi-: über-, darüber hinaus *(Epithel, Epikard)*.

Epidemiologie: Lehre von der Häufigkeit von Krankheiten in Abhängigkeit von umweltbedingten und sozialen Faktoren.

Epitheloidzelle: von Monozyten/Makrophagen abstammende Zellen, die keine Phagozytoseaktivität zeigen, sondern ganz auf Antigenpräsentation und Zytokinsekretion spezialisiert sind. Charakteristikum epitheloidzelliger Granulome.

Eponym: Erkrankungsname, der von einer Person (Erstbeschreiber) oder Region (Stadt) abgeleitet wird. Der Begriff »Morbus« wird im Zusammenhang mit Eponymen nicht mehr verwendet, stattdessen »Krankheit«, »Syndrom« usw. *(Cushing-Syndrom, Hodgkin-Krankheit)*.

Erosion: oberflächlicher Defekt der Haut oder einer Schleimhaut *(Magenschleimhauterosion = überschreitet nicht die Mukosa)*.

eu-: normal, gut, wohlgeformt *(euchromatisch)*.

Eumyzeten: Begriff für echte Pilze.

ex-, ec-, ek-: darüber hinaus *(exzentrisch, Eczema, Ektopie)*.

Exfoliativzytologie: zytologische Untersuchung von spontan abgeschilferten oder abgestrichenen Zellen (z. B. Zervixabstrich).

exo-: nach außen *(exokrin, exogen)*.

Exotoxine: von lebenden Bakterien freigesetzte Proteine, die toxische Reaktionen beim Wirt auslösen (z. B. Choleratoxin, Diphtherietoxin).

Exsudat: meist entzündlich bedingter Austritt einer eiweißreichen Flüssigkeit aus dem Gefäßsystem in das umgebende Gewebe oder in präformierte Hohlräume *(fibrinöses Exsudat)*.

extra-: außerhalb *(extrazellulär)*.

F

Fehlbildung: angeborene, zum Zeitpunkt der Geburt manifeste Veränderung der Form oder Funktion des Körpers, eines Organs oder einer Extremität, die über eine Anomalie hinausgeht.

Fetus: Schwangerschaftsprodukt nach der 8. Schwangerschaftswoche bis zur Geburt.

Fetopathie: Schädigung der Frucht während der fetalen Entwicklungszeit.

Fibrinoid: extrazellulär gelegene, färberisch homogen rötliche fibrinähnliche Substanz, die vor allem bei immunologisch bedingten Gewebenekrosen (besonders der kollagenen Fasern: Rheumaknötchen, Lupus erythematodes) vorkommt. Ferner kommen sie nach HCl-Einwirkung im Fundus von peptischen Ulzera der Magenschleimhaut vor.

Fibroadenom: Mischtumor, der aus einer epithelialen und einer mesenchymalen Komponente besteht *(Fibroadenom der Mamma)*.

Fibromatose: tumorartige Veränderung mit einer verstärkten Kollagenfaserneubildung *(Fibromatose der Palmaraponeurose, Desmoid)*.

Fibrose: diffuse Gewebe- oder Organveränderung mit einer verstärkten Kollagenfaserneubildung.

Fistel: pathologische, nicht natürliche gangförmige Verbindung zwischen zwei Organen oder Hohlräumen *(Perianalfistel)* bzw. der Hautoberfläche. Fisteln sind meist entzündlich bedingt, kommen aber auch bei Tumoren oder nach Strahleneinwirkung vor.

Flush: anfallsweise auftretende Rötung der Gesichtshaut. Befund beim typischen Karzinoidsyndrom.

Functio laesa: eingeschränkte oder gestörte Funktion. Wird zu den Kardinalsymptomen einer akuten Entzündung gezählt.

Fungämie: Im Blut extra- oder intrazellulär in Makro- oder Mikrophagen zirkulierende Pilzzellen.

fungus ball (mykotischer Pseudotumor): englische Bezeichnung für eine Ansammlung von Pilzzellen (meist Hyphen), Exsudat und Geweberesten, die in natürlichen Körperhöhlen (Harnblase) oder in pathologischen Hohlräumen (Lungenkavernen, Bronchiektasen) entstehen und in der Regel eine sekundäre Besiedelung darstellen.

Furunkel: vom Haarfollikel ausgehender Abszess.

G

Gammopathie: Sammelbegriff für Erkrankungen, die eine pathologische Veränderung der Immunglobuline im Blut zeigen. Gammopathien können monoklonal (Paraproteinämie bei Plasmozytom) oder polyklonal (Infektionen, Leberzirrhose) sein.

Gangrän (Brand): ischämisch, seltener traumatisch oder thermisch bedingte Gewebenekrose. Besonders häufig im Bereich der unteren Extremitäten bei Diabetes mellitus. Bei der **trockenen Gangrän** liegt eine Mumifikation nach Wasserverdunstung vor. Bei der **feuchten Gangrän** ist die Durchblutungsstörung durch eine venöse Insuffizienz bedingt. Bei zusätzlicher Infektion mit Fäulniserregern entwickelt sich eine übelriechende, grünliche Gangrän (Appendix, Lunge). Bei einer Infektion mit gasbildenden anaeroben Bakterien spricht man von einem **Gasbrand** oder einer **Gasgangrän**.

Gen(o)-, -gen: Entstehung, erzeugen, verursacht durch *(Pathogenese, exogen)*.

Gestose: Oberbegriff für schwangerschaftsspezifische Erkrankungen (EPH-Gestose: edema + proteinuria + hypertonia; SIH: schwangerschaftsinduzierte Hypertonie).

Gicht: Erkrankung des Purinstoffwechsels, die mit Hyperurikämie und Ablagerungen von Natriumurat (in Gelenken oder subkutan als Tophus) einhergeht.

-gnose: Erkenntnis *(Diagnose)*.

Grading: Quantifizierung des Differenzierungsgrads eines bösartigen Tumors, bezogen auf die morphologische Ähnlichkeit mit dem Muttergewebe, aus dem die Geschwulst hervorgegangen ist. **Grad I:** hochdifferenziert, entspricht weitgehend dem Muttergewebe. **Grad II:** mittelgradig differenziert. **Grad III:** entdifferenziert. Manche Gradingsysteme sehen noch einen **Grad IV** vor: anaplastisch, keine Ähnlichkeit zum Muttergewebe.

Graft-versus-Host (GvH) Reaktion: MHC-vermittelte Reaktion transplantierter immunkompetenter Zellen gegen Gewebe und Strukturen des Empfängers, vor allem nach allogener Knochenmarktransplantation.

Granularatrophie: Verkleinerung eines Organs mit gerunzelter Oberfläche (*rote* oder *weiße Granularatrophie der Niere*).

Granulationsgewebe: vorwiegend aus Kapillaren, Fibroblasten und verschiedenen Entzündungszellen bestehende Gewebereaktion im Rahmen einer Reparation nach Nekrose.

Granulom: Sammelbegriff für eine umschriebene, aber nicht abgekapselte Gewebereaktion sehr unterschiedlicher Ätiologie. Granulome kommen als Entzündung, Fremdkörperreaktion oder im Rahmen von Autoimmunerkrankungen vor. Sie bestehen aus Makrophagen, Epitheloidzellen mit oder ohne Bildung mehrkerniger Riesenzellen und einem Randsaum aus T-Lymphozyten und Fibroblasten. Zentral kann eine Nekrose liegen.

H

Hamartom: tumorartige Fehlbildung aus ortsständigem Gewebe (*Hamartochondrom* der Lunge, *hamartöse* Gefäßmissbildungen).

Hämatom: umschriebene Einblutung in Weichteile, in die Wand eines Gefäßes oder in ein Organ.

HCG: Human Chorionic Gonadotropin. Wird vom Trophoblast gebildet. Erhöhte Serumspiegel zeigen eine Schwangerschaft (auch Blasenmole) oder einen trophoblastären Tumor (Chorionkarzinom des Uterus oder des Hodens) an. HCG kann immunhistologisch bestimmt werden.

hemi-: halb (*Hemihypertrophie des Körpers*).

Hepatisation: pathologisch verändertes Organ von leberartiger Konsistenz (*Hepatisation der Lunge* bei Lobärpneumonie).

hetero-: verschieden (*Heterochromatin, Heterotopie*).

hidro-, hid-: Präfix für Schweißdrüse (*Hidradenitis, Hidradenom*).

Hirsutismus: bei der Frau vorkommende vermehrte Sexual-, Gesichts- und Körperbehaarung vom männlichen Typ als Folge einer Androgeneinwirkung (iatrogen-medikamentös, Tumor in den Ovarien oder Nebennieren) sowie bei Östrogenmangel.

Hist(o)-: Gewebe (*Histologie*).

Histogenese: Entstehung oder Ursprung eines Gewebes.

HIV (Human Immunodeficiency Virus): siehe AIDS.

HLA-Komplex: siehe MHC-Antigene.

Homöostase: durch Selbstregulation erzieltes dynamisch-physiologisches Gleichgewicht in einem lebenden Organismus.

humoral: in Körperflüssigkeiten gelöst (humorale Immunreaktion: durch im Blut zirkulierende Antikörper ausgelöst).

HUS: hämolytisch-urämisches Syndrom.

HVL: Hypophysenvorderlappen.

Hyalin: histologischer Sammelbegriff für Gewebe oder Gewebsveränderungen, die sich homogen eosinrot anfärben. Hyalin kann epithelialen (Schilddrüsenkolloid) oder mesenchymalen Ursprungs sein. Als **Hyalinose** bezeichnet man die eosinrote Homogenisierung von Bindegewebe oder glatten Muskelfasern (z. B. der Arteriolenwand bei Arteriolosklerose).

hydro-: Wasser (*Hydrocephalus, Hydramnion*).

Hydrops: pathologische Ansammlung von Wasser (häufig als Transsudat) in Körperhöhlen und/oder Weichteilgewebe. Sonderform: *Hydrops congenitus universalis* als schwerste Manifestationsform eines Morbus haemolyticus neonatorum bei Rhesusfaktor-Inkompatibilität.

hyper-: über, mehr-; Gegenteil von »hypo« (*Hypertrophie, Hyperthyreose*).

Hyperämie (Blutstauung): örtliche, intravaskuläre Blutvermehrung, die aktiv oder passiv bedingt sein kann.

Hyperplasie: Größenzunahme eines Gewebes oder Organs durch Zellvermehrung.

Hypersensitivität: Überempfindlichkeit des Immunsystems, z. B. gegen apathogene Fremdstoffe (Allergie).

Hypertrophie: Größenzunahme eines Gewebes oder Organs durch Vergrößerung der einzelnen Zelle *(Myokardhypertrophie)*.

Hyphe: hohler Pilzfaden, der septiert oder unverzweigt vorkommen kann.

hypo-: unter-, unterhalb, weniger; Gegenteil von »hyper« *(Hypotonie)*.

Hypoplasie: angeborene Entwicklungsstörung, bei der die Größe (bzw. das Gewicht) eines Organs unter der Norm liegt.

Hypoxie: Mangelversorgung eines Gewebes mit Sauerstoff.

Hypoxämie: mangelnder Sauerstoffgehalt des Blutes.

I

iatrogen: durch ärztliches Handeln (im Rahmen der Diagnostik oder Therapie) gesetzter Körperschaden.

ICD: internationale Klassifikation der Krankheiten, Verletzungen und Todesursachen mit Kodierung (derzeit gültige Fassung: 10. Revision, 1996). Wird von der WHO publiziert.

ICD-O: internationale Klassifikation für Tumoren mit Kodierung (onkologische Klassifikation).

idiopathisch: unbekannte Genese, selbstständig, primär, ohne erkennbare Ursache entstanden (essenziell).

Ikterus: Gelbfärbung von Haut, Skleren und inneren Organen infolge einer Erhöhung der Gallenpigmente (Bilirubin) im Blut.

Immundefekt (Immundefizienz): Störung der Immunität. Immundefekte können angeboren (Agammaglobulinämie Typ Bruton) oder erworben (iatrogene Immunsuppression, Bestrahlung, Virusinfektionen [AIDS]) sein und als Defekte der **B-Lymphozyten** (kongenitale Agammaglobulinämie, Hypogammaglobulinämie des Neugeborenen), **T-Lymphozyten** (Di George-, Netzelof-Syndrom), **B- und T-Lymphozyten** (SCID [Severe Combined Immunodeficiency Disease]: Louis-Barr-, Wiskott-Aldrich-Syndrom), als **Phagozytosestörung** (Chediak-Higashi-, Hiob-Syndrom) oder als **Komplementdefekte** vorkommen.

Immunglobuline (Ig, Gammaglobuline): durch Plasmazellen (B-Lymphozyten) produzierte Antikörper der Klassen IgA, IgG, IgD, IgE und IgM.

Immunhisto-(zyto-)chemie: Nachweis spezifischer antigener Strukturen am Gewebsschnitt oder zytologischen Präparaten durch mono- oder polyklonale Antikörper, die über eine enzymatisch katalysierte Farbreaktion oder Fluoreszenzfarbstoffe detektiert werden. Wichtige diagnostische Technik in der Pathologie.

Immunologische Überempfindlichkeitsreaktionen: Typ I (Soforttyp, Anaphylaxie, meist IgE-abhängig). Typ II (zytotoxischer Typ, Ig-abhängig). Typ III (Immunkomplextyp). Typ IV (verzögerter Typ, T-Zell-abhängig).

Induration (Verhärtung): Kollagenfaservermehrung in einem parenchymatösen Organ infolge einer Entzündung (Fibrose), Kollagenose oder chronischen Blutstauung *(Stauungsinduration der Milz, Leber oder Nieren)*.

Infarkt: durch Sauerstoffmangel (Ischämie) bedingte intravitale Gewebenekrose. Der **anämische Infarkt** (blutarme Nekrose) entsteht durch den Verschluss einer terminalen Arterie *(Infarkt der Niere, Milz oder des Myokards)*. Der **hämorrhagische Infarkt** (blutreiche Nekrose) ist durch sekundäres Einbluten in den nekrotischen Bezirk *(hämorrhagischer Lungeninfarkt)* bedingt.

Infarzierung: blutreiche Nekrose durch Venenverschluss (venöse Blutstauung verhindert den Zufluss von sauerstoffreichem Blut: *Mesenterialvenenthrombose, Nierenvenenthrombose)*.

Infektion: Ansteckung durch das Eindringen von Mikroorganismen in den Körper. Die Erkrankung als Folge einer Infektion (Reaktion des Organismus) wird als **Infektionskrankheit** bezeichnet.

infra-: unterhalb; Gegenteil von »supra-« *(infraclavicularis)*.

inter-: zwischen *(Arteria intercostalis)*.

intra-: intern, innerhalb; Gegenteil von »extra-« *(intrazellulär)*.

Inzidenz: Zahl der neuen Erkrankungen innerhalb einer definierten Zeitspanne und bezogen auf eine bestimmte Population (meist pro 100 000 Einwohner/Jahr).

IRDS: Infant Respiratory Distress Syndrome.

Ischämie (Blutleere): unzureichende *(relative Ischämie)* oder völlig fehlende *(absolute Ischämie)* Durchblutung eines Organs oder Gewebes.

iso-: gleich, gleichmäßig *(isoton)*.

-itis: Entzündung *(Gastritis)*.

J

Junktion, junktional: Verbindung zwischen zwei Strukturen oder Flächen *(Junktionsnävus* = dermoepidermaler Pigmentnävus).

juxta-: dicht daneben, nahe bei *(juxtaglomerulär)*.

K

Kachexie (Auszehrung): allgemeine Atrophie (oder altersbedingte Involution) des Gesamtorganismus mit Gewichtsverlust, Kräftezerfall und Teilnahmslosigkeit. Spätkomplikation von Tumorleiden, chronischen Infektionen (Tuberkulose) oder Mangelernährung.

Kallus (Schwiele, Narbe): Wiederherstellung der Kontinuität eines Knochens nach Knochenfraktur durch Granulationsgewebe und Bindegewebe *(fibröser Kallus)* oder durch neugebildetes Knochengewebe *(ossärer Kallus)*.

Kanzerogenese: Entstehungsmechanismus maligner Tumoren *(Kanzerogene* = Noxen, die maligne Tumoren induzieren).

Karbunkel: konfluierende Furunkel mit tiefer Abszessbildung.

Karnifikation: fleischartige Verfestigung eines Gewebes oder Organs, meist im Rahmen einer chronischen Entzündung (karnifizierende Pneumonie).

Karzinogenese: Entstehungsmechanismus (kausale und formale Pathogenese) der bösartigen Tumoren (im engeren Sinne der Karzinome).

Karzinoid: Sammelbezeichnung für niedrigmaligne Tumoren des neuroendokrinen Systems.

Karzinom: maligner epithelialer Tumor.

Katarrh: Entzündungsform, die mit einer Schleimhauthyperämie und seröser oder schleimiger Exsudation einhergeht *(Nasenhöhlenkatarrh* = seröse oder schleimige Rhinitis, Schnupfen). *Desquamativkatarrh* = mit Zellabschilferung einhergehende Entzündung.

Kaverne: pathologische, meist durch Gewebseinschmelzung (bei Entzündung, Infarkt oder Tumor) bedingte Hohlraumbildung in einem Organ *(tuberkulöse Lungenkaverne)*.

Keloid (Wulstnarbe): massive, umschriebene, narbig bedingte Kollagenfaservermehrung in der Haut.

KHK: koronare Herzkrankheit (stenosierende Erkrankung der Herzkranzgefäße).

Klon: einheitliche Nachkommen (Zellen und Gene) von einem Mutterorganismus (Mutterzelle).

Koagulopathie: gestörte Blutgerinnung (zu viel: Thromboseneigung, zu wenig: hämorrhagische Diathese).

Kolliquationsnekrose: Nekrosen, die mit einer Verflüssigung einhergehen (typisch für den Hirninfarkt).

Kompartiment: anatomischer Begriff für einen weitgehend abgeschlossenen Raum (Muskeltunnel). *Kompartimentsyndrom* = Störung, die durch Ansammlung von Flüssigkeit (Exsudat) in einem Kompartiment entsteht und zu einem örtlichen Druck (z. B. auf Gefäße oder Nerven) führt.

Kompression: zusammendrücken, externer Druck *(Druckatelektase)*.

Konidien: asexuelle Sporen, die sich exophytisch aus einer Hyphe entwickeln und nach Reifung durch Abschnürung trennen. Sie können als ein- bis zweizellige Mikrokonidien oder als mehrzellige Makrokonidien vorkommen.

L

Lapar(o)-: Bauch *(Laparotomie)*.

Lebenserwartung, mittlere: für jede Altersklasse statistisch ermittelte Durchschnittszahl der zu erwartenden Lebensjahre (errechnet als Quotient aus der Gesamtzahl der noch zu durchlebenden Jahre und der Zahl der Überlebenden).

Lebenserwartung, altersspezifische mittlere: die Angabe bezieht sich auf ein Kollektiv mit einem bestimmten Lebensalter.

Letalität: Zahl der an einer bestimmten Erkrankung Verstorbenen, bezogen auf die Zahl der Erkrankten (Angabe in Prozent oder pro 1000).

Lipo-: Fett *(Lipom)*.

Lipoidose (pathologische Einlagerung von Lipiden): Stadium einer Arteriosklerose mit Lipideinlagerungen in die Arterienintima.

Lipomatose: diffuse, tumorartige Vermehrung von Fettzellen.

Litho-: Stein *(Nephrolithiasis, Cholezystolithiasis)*.

-logo: Sprache, Wissenschaft *(Pathologie)*.

Lymphadenopathie: Erkrankung der Lymphknoten, häufig auch für vergrößerte Lymphknoten.

Lyse, -lysis: Auflösung *(Autolyse)*.

M

makro-: groß; Gegenteil von »mikro« *(Makropathologie)*.

Makrosomie: Großwuchs.

mal-: falsch, schlecht *(Malrotation, Malformation = Missbildung)*.

maligne: bösartig. Eigenschaft des invasiven und metastasierenden Wachstums bösartiger Tumoren.

Malignitätsgrad: Graduierung des biologischen Verhaltens eines bösartigen Tumors (hoch- oder niedrigmaligne Lymphome; Karzinome werden meistens in drei Grade unterteilt).

MALT: Mucosa-associated Lymphoid Tissue.

Marasmus, marantisch: Auszehrung; siehe auch Kachexie.

mega(lo)-: Wortteil für »groß« *(Megakaryozyt, Kardiomegalie)*.

MEN: multiple endokrine Neoplasien. Durch ererbte Mutationen hervorgerufene Tumorprädispositionen, die verschiedene endokrine Gewebe betreffen (Nebenniere, Schilddrüse, Nebenschilddrüse usw.).

mes-, meso-: zwischen, mittel- *(Mesoderm, Mesenchym)*.

met-, meta-: örtlich oder zeitlich nach, danach, darüber hinaus *(Metastase, metapneumonisch)*.

Metaplasie: durch chronische Reizeinwirkung bedingte Umwandlung eines differenzierten Zelltyps in einen anderen differenzierten Typ (Plattenepithelmetaplasie der Zervixschleimhaut oder des respiratorischen Epithels, metaplastische Knochenneubildung in der Muskulatur [Myositis ossificans] oder im Stroma von Tumoren).

Metastase: Absiedlung. Der Begriff bezieht sich meist auf direkt in Körperhöhlen, lymphogen oder hämatogen verschleppte Tumorzellen, die eine Tochtergeschwulst bilden. Steht auch für bakterielle Embolien (metastatische Ausscheidungsherde) oder für Stoffwechselstörungen (metastastische Verkalkungen).

MHC (Major Histocompatibility Complex)-Antigene: auch als HLA-Komplex (Human Leucocyte Antigen) bezeichnet. Von sehr polymorphen Genabschnitten kodierte Oberflächenmoleküle, die Grundlage der Unterscheidung zwischen Selbst und Nicht-Selbst sind und der Antigenpräsentation dienen. Man unterscheidet zwischen Klasse-I- und Klasse-II-MHC-Antigenen.

mikro-: klein, kurz. Gegenteil von makro- *(Mikrobiologie)*.

mono-: allein, einzig *(monomorph, monochromatisch)*.

Morbidität: Zahl der an einer Krankheit Erkrankten, bezogen auf eine bestimmte Population und Zeitspanne (siehe Inzidenz und Prävalenz). Angabe meist pro 100 000 Einwohner/Jahr.

Morbus: Krankheit (griechisch auch: noso).

Morph(o)-: Form, Gestalt *(Morphologie)*.

Mortalität (Sterblichkeit): Zahl der Sterbefälle einer Krankheit, bezogen auf eine bestimmte Population innerhalb eines definierten Zeitraums (meist pro 100 000 Einwohner/Jahr). Die perinatale Mortalität bezieht sich auf Totgeborene (Mindestgewicht 500 g oder mit Lebenszeichen zum Zeitpunkt der Geburt) und Neugeborene, die innerhalb der ersten 7 Tage nach der Geburt verstorben sind.

MPS: Mononukleäres Phagozytensystem (früher RES [retikuloendotheliales System] oder RHS [retikulohistiozytäres System]). Als wesentliche Funktion der Makrophagen wurde die Phagozytose angesehen. Zellen mit dieser Eigenschaft (Kupffer-Sternzelle, Mesangiumzellen der Niere, sog. Alveolarmakrophagen der Lunge) wurden unter der Bezeichnung retikuloendotheliales System (RES) zusammengefaßt und später in retikulohistiozytäres System umbenannt. Heute sind unter der Bezeichnung mononukleäres Phagozytensystem folgende Zellgruppen zusammengefaßt:

– **phagozytierende Makrophagen**, die den alten Begriffen RES und RHS (Sinusmakrophagen der Milz, Kupffer-Sternzellen der Leber) entsprechen. Diese Zellen enthalten reichlich Lysosomen, Peroxidasen und Hydrolasen.

– **antigenpräsentierende Zellen**, die in der Lage sind, phagozytierte und intrazytoplasmatisch modifizierte Antigene den T-Helferzellen zu präsentieren und so die Antikörperbildung zu induzieren.

– **sezernierende Zellen** (Regulation der Immunantwort: Prostaglandine, FGF u. a.).

Mukozele: mit Schleim angefüllter Hohlraum, schleimhaltige Retentionszyste *(Mukozele der Appendix)*.

multus- (multi-): viel; Gegenteil von »paucus« *(multizentrisch)*.

Mutation: bleibende Veränderung in einem Genom, die zu einem Defekt des Erbgutes führt.

– **Keimbahnmutation:** Mutation in einer Keimzelle.

– **Somatische Mutation:** Mutation in einer somatischen Zelle, wird nicht weiter vererbt.

– **Missense Mutation:** Mutation einer einzelnen Base (Punktmutation), die zu einem Aminosäureaustausch führt.

– **Nonsense Mutation:** Punktmutation, die zu einem Abbruch der Peptidkette führt.

– **Spleißmutation:** Veränderung eines Exon-Intron-Übergangs, führt zu einer fehlerhaften mRNA-Prozessierung.

Myelo-: Knochenmark *(Myelopoese)*.

Mykid: klinische Bezeichnung für die allergische »Id-Reaktion« auf Pilzallergene.

Mykose: Infektionskrankheit durch Pilze *(Mukormykose)*.

Myo-: Muskel *(Myokard, Myotonie)*.

N

Nävus (Mal): gutartiger Hauttumor, bestehend aus Pigmentzellen *(Pigmentnävus, Nävuszellnävus)*, der mit gewucherter Epidermis *(Naevus verrucosus)*, Haaren *(Naevus pilosus)*, Blutgefäßen *(Naevus vasculosus)* oder Talgdrüsen *(Naevus sebaceus)* einhergehen kann.

nekr(o)-: tot.

Nekrose: passive Form des Zelltodes, ausgelöst durch ein Überschreiten der zellulären Adaptationsfähigkeit (im Gegensatz zur Apoptose, dem aktiv eingeleiteten programmierten Zelltod).

neo-: neu *(Neoplasie)*.

Neoplasie: echter Tumor aus körpereigenen Zellen mit unkontrolliertem Wachstum.

Nosologie (griechisch: *nosos* = Krankheit): Lehre von den Krankheiten.

Noxe (Noxa lat. = Schaden): schädigendes (pathogenes) Agens als Auslöser einer Krankheit.

O

Obduktion (Autopsie, Sektion): Eröffnung der Leiche zur Feststellung der durch Krankheiten hervorgerufenen Veränderungen und der Todesursache.

Obstruktion: Verstopfung oder Verlegung (durch Schleim, Fremdkörper, Gewebe) der Lichtung eines Hohlorgans *(Obstruktionsatelektase)*.

Ödem: Austritt einer eiweißarmen (kreislaufbedingtes Transsudat) oder einer eiweißreichen (entzündlich bedingtes Exsudat) Flüssigkeit aus dem Blut in das umgebende Gewebe (Hirn-, Lungen-, Knöchelödem). *Intrazelluläres Ödem* = Zellschwellung infolge vermehrten Einstroms von Ionen und Wasser.

Okklusion: Verschluss einer Lichtung durch eine externe Einwirkung (Druck, Einklemmung).

oligo-: (zu) wenig, (zu) gering *(Oligodendroglia, Oligohydramnion)*.

Onko-: Geschwulst *(Onkologie, onkogen).*

Onkogen: mutierte oder fehlexprimierte Form eines normalen zellulären Gens *(Protoonkogen),* welches kausal an der Tumorentstehung durch maligne Transformation von Zellen beteiligt ist. *Dominantes Onkogen:* Die Veränderung in einem der beiden Gene reicht für die Transformation einer Zelle aus. *Rezessives Onkogen* oder *Tumorsuppressorgen:* Beide Allele müssen von einer Mutation, Deletion oder Inaktivierung betroffen sein.

Organisation: reparativer Prozess nach einer Entzündung oder Nekrose, der den Abbau des Gewebsschadens und die funktionelle und morphologische Wiederherstellung zum Ziel hat bzw. zur Defektheilung führt.

-osis, -ose: pathologischer Zustand. Endung für degenerative *(Nephrose)* oder diffuse *(Sarkomatose)* Erkrankungen.

Osteo-: Knochen *(Osteosarkom).*

P

pachy-: dick *(Pachymeningiosis).*

pan-: ganz, gesamt *(Panarteriitis).*

Pannus: gefäßreiches, zellig infiltriertes Bindegewebe als Reaktionsform einer Entzündung *(Pannus in der Hirnbasis* bei Meningealtuberkulose, *Pannus im Hüftgelenk* bei Coxarthrose).

papillär: an der Oberfläche sich vorwölbende Gewebsstruktur, die aus Epithelien und Stroma besteht. **Pseudopapillär:** Gewebsstruktur nur aus Epithelien.

para-: nebenan, neben-, begleitend *(Paraneoplasie, parapneumonisch).*

Paraneoplasie (paraneoplastisches Syndrom): morphologische Veränderungen oder funktionelle Störungen, die eine Neoplasie begleiten (z.B. Hyperkalzämie, Thrombosen, Hormoneffekte), aber nicht auf eine direkte Tumoreinwirkung zurückzuführen sind. Paraneoplasien können gleichzeitig, früher oder später als die Neoplasie klinisch manifest werden. Nach vollständiger Entfernung des Tumors bilden sich Paraneoplasien häufig zurück und werden bei einem Rezidiv wieder klinisch manifest.

Paraproteine: Oberbegriff für eine heterogene Gruppe von monoklonalen Globulinen (Immunglobuline bei verschiedenen malignen Lymphomen, besonders beim Plasmozytom). Ihr Molekül setzt sich aus leichten oder aus schweren Ketten (Kappa [Schwerkettenkrankheit des IgG] und Lambda [L-Kettenkrankheit mit Bence-Jones-Protein]) zusammen.

pathos-: Leiden *(Pathologie* = Lehre von der Entstehung von Krankheiten und den Veränderungen an den Organen).

Pathogenese: Lehre der Entstehung und Entwicklung von Krankheiten sowie der hervorgerufenen Veränderungen an Organen oder Gewebe. Man unterscheidet eine **kausale Pathogenese** *(warum entsteht eine Krankheit?)* und eine **formale Pathogenese** *(wie entsteht eine Krankheit?).*

PCR: Polymerase Chain Reaction. Enzymatische Kettenreaktion, bei der Nukleinsäurefragmente im Reagenzglas massenhaft kopiert werden, um genügend Ausgangsmaterial für diagnostische Untersuchungen (z. B. Analyse auf Mutationen) zur Verfügung zu haben.

-penie: zu wenig, fehlend, Defizit *(Leukopenie).*

peri-: um-, in der Umgebung *(Peritoneum, Perikard).*

phag-: fressen *(Makrophage).*

Phlebo-: Wortteil für Vene *(Phlebitis).*

Phlegmone: diffus im Gewebe ausgebreitete eitrig-granulozytäre Entzündung.

Pleomorphie: Auftreten von verschieden differenzierten Geweben in Tumoren (z. B. mesenchymale und epitheliale Anteile beim *pleomorphen Speicheldrüsenadenom).*

Pneumo-: Luft, Gas, Lunge *(Pneumothorax, Pneumonie).*

poly-: viel, mehrere *(Polyglobulie, polyploid).*

Polymorphie: Auftreten irregulärer Kerngrößen und -formen in (meist malignen) Tumoren.

post-: örtlich oder zeitlich für hinter-; Gegenteil von »prae-« *(postnatal).*

prae-, (prä-): örtlich oder zeitlich für vor; Gegenteil von »post-« *(praeauricularis, Präkanzerose).*

Präkanzerose: morphologische Veränderung oder klinischer Zustand, der mit einer erhöhten Inzidenz maligner Tumoren einhergeht.

Prävalenz: Gesamtzahl der an einer bestimmten Krankheit Erkrankten in einer Population (meist pro 100 000 Einwohner) zu einem bestimmten Datum.

pro-: zeitlich oder örtlich für vor, hervor, frühere Stufe *(Prostata, Proerythroblast).*

Prognose: voraussichtlicher Verlauf (auch Dauer) einer Erkrankung.

Psammomkörper: kleine kugelförmige, häufig geschichtete Kalkablagerungen im Gewebe. Kommen im Stroma bestimmter Tumoren (Schilddrüsen- und Ovarialkarzinome) vor.

pseudo-: falsch *(Pseudomembran, Pseudodivertikel).*

Pseudodivertikel: Ausbuchtung eines Hohlorgans, die nicht aus allen Wandschichten besteht *(Pseudodivertikel des Ösophagus, der Harnblase, des Dickdarms).*

Pseudohyphe: in Ketten angeordnete, längliche Pilzzellen, die morphologisch einer Pilzzelle entsprechen. Insgesamt bilden sie ein Pseudomyzel. Nehmen eine Zwischenstellung zwischen sprossenden Hefezellen und Hyphen ein.

Pseudomembran: entzündlich bedingter Fibrinschorf auf einer Organ- oder Schleimhautoberfläche. Im Gegensatz zur echten Membran (anatomischer Begriff) fehlt der epitheliale Überzug *(pseudomembranöse Entzündung).*

Pseudotumor: abnorme Masse in einem Organ oder präformierten Hohlraum, die nicht auf eine Neubildung zurückzuführen ist, sie aber klinisch und makroskopisch vortäuscht. Ursachen sind Blutungen *(Hämatome),* Entzündungen *(mykotische Pseudotumoren, Parasiten)* oder stoffwechselbedingte Ablagerungen von verschiedenen Substanzen *(Amyloid).*

Pseudozyste: umschriebener, mit Flüssigkeit angefüllter, neugebildeter Hohlraum, der nicht von Epithel ausgekleidet ist (alte, verflüssigte Nekrose oder Hämatom).

-ptose: Senkung *(Nephroptose).*

Punktionszytologie: Gewinnung von Zellen durch Aspiration mit Nadeln zur Diagnostik.

Purpura: multiple kleinfleckige (petechiale) Kapillarblutungen im Rahmen einer hämorrhagischen Diathese oder eines Schocks *(Hautpurpura, Purpura cerebri, thrombozytopenische Purpura).*

Pus, pyo-: Eiter, eitrig *(Pustel, Pyodermie, Pyosalpinx).*

Pyelo-: Becken *(Pyelitis).*

R

re-: zurück, erneut, wieder *(reaktivieren, Reflex, Resorption).*

Rearrangement: Umlagerung der Immunglobulin- oder T-Zell-Rezeptorgene in Lymphozyten zur Erzeugung Antigen-spezifischer Rezeptoren bzw. Antikörper.

Reflux: Rückfluss, Regurgitation *(Refluxösophagitis).*

Regeneration: Wiederherstellung, Ergänzung oder Ersatz nach physiologischem oder pathologischem Zell- oder Gewebeverlust.

Regression: Rückbildung (z. B. Verlust des funktionellen Gewebes in einem Organ).

Remission: Nachlassen *(Teilremission)* oder vollständige Rückbildung *(komplette Remission)* von chronischen Krankheitszeichen, dauerhaft oder nur vorübergehend *(Remission einer Leukämie).*

Reparation: Wiederherstellung nach einem (z. B. durch Entzündung oder Nekrose hervorgerufenen) Gewebeschaden, meist als Defektheilung (Narbe).

RES: retikuloendotheliales System (alte Bezeichnung für MPS).

Restitutio ad integrum: vollständige morphologische und funktionelle Wiederherstellung nach einem Gewebe- oder Organschaden.

retro-: räumlich zurück, hinten; Gegenteil von ante *(Retroperitoneum).*

Rezidiv: erneutes Auftreten einer Erkrankung nach symptomfreiem Intervall. Typisch für maligne Tumoren *(Lokalrezidiv, Rezidivmetastase).*

Rhexis: Zerreißen *(Rhexisblutung, Haemorrhagia per rhexin).*

RHS: retikulohistiozytäres System (alte Bezeichnung für MPS).

Rubor: Rötung. Ein Kardinalsymptom der akuten Entzündung.

S

SAA: Serum-Amyloid A. Protein der Akute-Phase-Reaktion, Vorläuferprotein der AA-Amyloidose.

Schnellschnitt: intraoperative histologische Untersuchung anhand von Gefrierschnitten mit dem Ziel, das weitere operative Vorgehen zu bestimmen.

Schock: akute Kreislaufinsuffizienz, die zu einer unzureichenden Durchblutung der terminalen Strombahn führt.

semi-: halb-, unvollständig, nicht ganz *(Semilunarklappe, semimaligne).*

semimaligne: Dignität eines Tumors zwischen gut- und bösartig. Der Begriff wird für örtlich maligne Neubildungen mit lokal destruktivem Wachstum, die zum Rezidiv neigen, aber nicht metastasieren, verwendet. Beispiele: Zylindrom der Speicheldrüse (heute adenoidzystisches Karzinom), Basaliom (Basalzellenkarzinom), Parotismischtumor (pleomorphes Adenom).

Sepsis: Einschwemmung von virulenten Keimen ins Blut, verbunden mit klinischen Symptomen (Fieber).

Septikopyämie: Sepsis mit eitrigen Ausscheidungsherden (hämatogen bedingte, abszedierende Entzündung in Nieren, Herz, Lunge, Gehirn und anderen Organen).

Sequester: nekrotisches Gewebe, das durch den Körper nicht vollständig beseitigt werden kann und daher von Granulationsgewebe demarkiert wird (Knochensequester bei Osteomyelitis).

Sklerose: Verhärtung eines Gewebes oder Organs infolge einer Vermehrung und Verdickung der kollagenen Fasern *(Sklerodermie, Multiple Sklerose).*

SNOMED (Systematized Nomenclature of Medicine): die in der Medizin verwendeten Begriffe sind nach Topographie (T), Morphologie (M), Ätiologie (E), Funktion (F), Krankheit (D = Disease), Prozedur (P) und Beruf (J = Job) geordnet. Wird in der Onkologie zu Erfassung der tumorartigen Veränderungen verwendet und mit einer fünfstelligen Nummer in *Kursivschrift* angegeben.

Sphärule: runde Pilzzelle, die im reifen Zustand – als große zystische Zelle – Endosporen enthält (Sporangium mit Sporangiosporen), durch die sie sich im Gewebe fortpflanzt. Unreife Sphärulen sind kleiner und enthalten (noch) keine Endosporen.

Splendore-Hoeppli-Phänomen: eosinophile Eiweißmassen, die kranz- oder strahlenförmig um Mikroorganismen (z. B. Pilzzellen und Drusen) angeordnet sind. Sie entstehen als Folge einer lokalen immunologischen Reaktion.

Splen(o)-: Milz *(Splenomegalie).*

Sporen: gegenüber der vegetativen Form ein Zustand der erhöhten Widerstandsfähigkeit eines Mikroorganismus. Der Übergang wird als Sporulation bezeichnet. Das Endprodukt sind interne (Endosporen) oder externe (Exo-)Sporen, die gegenüber Hitze, Austrocknung, Chemikalien und Licht besonders resistent sind.

Stadium: Unterteilung oder Graduierung einer Erkrankung unter Berücksichtigung bestimmter Kriterien (zeitliche Entwicklung [akut oder chronisch, primär oder sekundär], räumliche Ausbreitung [lokal, lokoregional oder generalisiert]).

Staging: Stadienbestimmung einer Erkrankung. Der Begriff bezieht sich meist auf die Ausbreitung maligner Tumoren (TNM, FIGO und andere Vorschläge).

Stase: Stillstand einer Zirkulation, Stauung.

Status: Momentanzustand der Entwicklung einer Erkrankung (Status eines Tumors).

Stenose: Einengung der Lichtung eines Hohlorgans *(Ösophagusstenose, Aortenisthmusstenose).*

Strangulation: Abschnürung eines Hohlorgans mit Verlegung der Lichtung *(Strangulationsileus* bei Volvulus oder inkarzerierter Hernie).

Struma: jede Vergrößerung einer Schilddrüse, die stoffwechsel-, entzündlich oder tumorbedingt sein kann.

sub-: unter, unterhalb; Gegenteil von »super« (*subkapsulär*).

Suffusion: flächenhafter, unscharfer Blutaustritt, höherer Grad der Sugillation.

Sugillation: flächenhafte Blutung in ein Gewebe.

super-: über, überzählig; Gegenteil von »sub-« (*superfiziell*).

supra-: oberhalb liegend; Gegenteil von »infra« (*supraclavicularis*).

syn-: mit-, zusammen- (*Syndrom, Synostose*).

Syndrom: Koppelung von verschiedenen Störungen, Befunden und Veränderungen, die alle auf eine gemeinsame, aber nicht spezifische Ursache zurückzuführen sind.

Szirrhus, szirrhös (Verhärtung, hart): Karzinom mit einem besonders kollagenfaserreichen Stroma.

T

tachy-: schnell (*Tachykardie*).

Telomerase: Ribonukleoenzym, das die Chromosomenenden (Telomere) bei jeder Zellteilung auf die ursprüngliche Länge ergänzt. Bei fehlender Telomerase kommt es zu einer zunehmenden Chromosomenverkürzung mit Zellalterung.

Terat(o): Missbildung (*Teratologie*). Teratogene Determinationsperiode: Zeitraum, in dem sich ein Organsystem embryonal entwickelt und unter Umwelteinwirkungen bestimmte Organschädigungen hervorrufen kann.

Teratom: Neubildung, die aus mehreren Keimblättern hervorgeht und daher ganz unterschiedliche Gewebearten ausbilden kann (besonders häufig im Ovar). *Reifes Teratom* = gut differenziert, meistens gutartig; *unreifes Teratom* = teilweise undifferenziert, meist bösartig.

Thrombophlebitis: Venenentzündung, die mit einer Thrombose einhergeht.

Thrombose: intravaskuläre oder intrakardiale Gerinnung.

TIA: transitorische ischämische Attacke (vorübergehende Hirnischämie).

TNM-System: Vorschlag zur Quantifizierung der Ausbreitung eines Tumors (siehe Staging). **pTNM:** pathologisch-anatomische Bestimmung der Tumorausbreitung. Es werden u.a. berücksichtigt:
– die lokale Ausbreitung des Primärtumors (T = Tumor),
– die lokoregionale Ausbreitung (N = Nodes [für Lymphknoten]) und
– die Fernausbreitung (M = Metastase).

Totgeburt: über 500 g schwere Leibesfrucht ohne Lebenszeichen zum Zeitpunkt der Geburt. Bei einem Gewicht von 500 bis unter 3000 g Körpergewicht liegt eine unreife Totgeburt vor, ab 3000 g spricht man von einer reifen Totgeburt.

trans-: durch, quer durch (*transversus, transkutan*).

Transplantatabstoßung: durch fremde MHC-Antigene ausgelöste Immunreaktion des Empfängers gegen das transplantierte Organ. Je nach zeitlichem Ablauf und zugrunde liegendem Mechanismus unterscheidet man perakute, akute und chronische Abstoßungsreaktionen.

Transsudat: durch Kreislaufstörung (erhöhter hydrostatischer Druck) bedingter Austritt einer eiweißarmen Flüssigkeit aus dem Blut.

tri-: dreifach (*Trisomie*).

Troph(o)-: ernähren (*Trophoblast, Atrophie*).

TTP: thrombotisch-thrombozytopenische Purpura.

Tumor: Schwellung. Ein Kardinalsymptom der akuten Entzündung. Heute gebräuchlich für Neubildung (»echter Tumor«).

Tumormarker: lösliches Molekül in Serum oder Gewebe, welches auf das Vorhandensein eines bösartigen Tumors hinweisen kann (α-Fetoprotein bei Leberzellkarzinom und Yolksac-Tumor, HCG bei Chorionkarzinom, CEA bei verschiedenen Adenokarzinomen). Hier sind auch verschiedene Hormone und hormonartige Substanzen (ACTH, Serotonin und andere) zu nennen.

U

Ulkus: Geschwür; erworbener, tiefer (im Magen-Darm-Trakt über die Mukosa reichender, in der Haut über die Epidermis hinausgehender) Substanzdefekt.

Urämie: Vergiftungszustand durch Retention harnpflichtiger Substanzen bei Niereninsuffizienz.

Uro-: Harn *(Urologie).*

V

Vakatwucherung: Gewebewucherung (Fettgewebe), um einen Hohlraum zu füllen, der durch Atrophie, Entzündung oder Nekrose entstanden ist *(Vakatwucherung des Hilumfettgewebes* bei Atrophie des Nierenparenchyms).

Varizen: irreversible Ausweitung der Lichtung einer Vene *(Stammvarizen, Ösophagusvarizen).*

Verbrauchskoagulopathie: Verbrauch gerinnungsfördernder Substanzen (Fibrinogen und Thrombozyten) im Rahmen einer disseminierten intravaskulären Gerinnung (DIC: Kapillarthromben aus Fibrin und Thrombozyten) bei Schock. Manifestiert sich als hämorrhagische Diathese mit Thrombozytensturz.

Verkäsung: Form einer trockenen Koagulationsnekrose (typisch für die exsudative Form der Tuberkulose).

villös: zottig, zottenreich *(villöses Dickdarmadenom).*

VIN: intraepitheliale Neoplasie der Vulva.

Vita: Leben *(Vita minima).*

W

WHO (World Health Organization): Weltgesundheitsorganisation.

X

xanth(o)-: gelb- *(Xanthom).*

xer(o)-: trocken *(Xerosis vesicae).*

Z

-zele: Bruch, Hernie *(Hydrozele).*

Zirrhose (gelb), zirrhotisch: irreversibler Umbau der Leber mit Fibrose und knotiger Parenchymregeneration. Der Begriff bezieht sich auf die gelbe Organfarbe (Ikterus).

Zyst(o)-: Blase *(Zystitis).*

Zyste: erworbener, von Epithel ausgekleideter Hohlraum *(Retentionszyste).*

Zyto-: Zelle *(Zytologie).*

Zytopathologie: Untersuchung einzelner Zellen zur Erkennung von Krankheiten.

Übersichtsbeiträge

Alberts B, Bray D, Lewis J, Raff M, Roberts K, Watson JD. Molekularbiologie der Zelle. 3. Aufl. Weinheim: Wiley-VCH, 1995

Cotran RS (Ed) Robbins Pathology Basis of Disease. 5ᵗʰ ed. Philadelphia: Saunders, 1994

Gilbert SF (Ed) Developmental Biology. 6ᵗʰ ed. Sunderland, Mass.: Sinauer Ass. Inc. Publ., 1999

Gross R, Schölmerich P, Gerok W (Hrsg). Die Innere Medizin. 10. Aufl. Stuttgart, New York: Schattauer, 2000

Kleinig H, Sitte P. Zellbiologie. 4. Aufl. Heidelberg: Spektrum Akademischer Verlag; G. Fischer, 1999

Krück F, Pathophysiologie und Pathobiochemie. 2. Aufl. München, Wien, Baltimore: Urban & Fischer, 1994

McGee JO'D, Isaacson PG, Wright NA. Oxford Textbook of Pathology. Oxford, New York, Tokyo: Oxford University Press, 1992

Remmele W (Hrsg). Pathologie. Ein Lehr- und Nachschlagebuch. Heidelberg, New York, Tokyo: Springer, 1994

Rohen JW, Yokochi C, Lütjen-Drecoll E. Anatomie des Menschen. 4. Aufl. Stuttgart, New York: Schattauer, 1998

Rubin MD, Farber JL (Eds). 2ⁿᵈ ed. Philadelphia: Lippincott, 1994

Spezielle pathologische Anatomie: Ein Lehrwerk und Nachschlagewerk. Begr. v. W. Doerr und E. Uehlinger. Hrsg. v. G. Seifert et al. 22 Bände. Berlin: Springer, 1997–2001

Sternberg SS (Ed). Diagnostic Surgical Pathology. 2ⁿᵈ ed. New York: Raven Press, 1992

Sternberg SS (Ed). Histology for Pathologists. New York: Raven Press, 1992

Thomas C (Hrsg). Grundlagen der klinischen Medizin. Band 1–11. Stuttgart, New York: Schattauer, 1989–1994

Thomas C. Histopathologie. 12. Aufl. Stuttgart, New York: Schattauer, 1998

Thomas C (Hrsg). Infektionskolleg in Wort und Bild. Band 1–6. Stuttgart, New York: Schattauer, 1982–1984

Thomas C (Hrsg). Internationales Lehrbuch für Pharmaberater. Band 1–15. Stuttgart, New York: Schattauer, 1985–1987

Thomas C. Makropathologie. 8. Aufl. Stuttgart, New York: Schattauer, 1993

Thomas C. Störungen des Wachstums. In: Allgemeine Pathologie. Sandritter W (Hrsg). Stuttgart, New York: Schattauer, 1981

Underwood JCE (Ed). General and Systematic Pathology. Edinburgh, London, Madrid, Melbourne, New York, Tokyo: Churchill Livingstone, 1992

WHO. International Histological Classification of Tumours. 2ⁿᵈ ed. Berlin, Heidelberg, New York, Paris, Tokyo: Springer, 1989–1991

Wigglesworth JS, Singer DB. Textbook of Fetal and Perinatal Pathology. Boston: Blackwell, 1991

1. Einleitung

Forster B. Praxis der Rechtsmedizin für Mediziner und Juristen. Stuttgart, New York: Thieme, 1986

Lizza JP. Persons and death: what's metaphysically wrong with current statutory definition of death. J Med Philos 1993; 18: 351–74

Schuster HP. Notfallmedizin. In: Innere Medizin der Gegenwart. Gerok W, Hartmann F, Schuster

HP (Hrsg). Band 3. München, Wien, Baltimore: Urban & Fischer, 1989

2. Anpassungsreaktionen

Antonio J, Gonyea WJ. Progressive stretch overload of skeletal muscle results in hypertrophy before hyperplasia. J Appl Physiol 1993; 75: 1263–71

Carter DR. Mechanical loading histories and cortical bone remodeling. Calcif Tissue Int 1984; 36: 19–24

Francis GS, Carlye WC. Hypothetical pathway of cardiac myocyte hypertrophy: response to myocardial injury. Eur Heart J 1993; 14 Suppl: 49–56

Fukuda H, et al. Age related changes in cerebral white matter measured by computed cranial tomography. Comput Med Imaging Graph 1990; 14: 79–84

Hadjis NS, Blumgart LH. Editorial: Clinical aspects of liver atrophy. J Clin Gastroenterol 1989; 11: 37

Lee YA, Lindpaintner K. Role of the cardiac renin-angiotensin system in hypertensive cardiac hypertrophy. Heart J 1993; 14 Suppl: 42–8

Lundberg AS, Weinberg RA. Controll of the cell cycle and apoptosis. Eur J Cancer 1999; 35: 1886–94

Marx JL. The yin and yang of cell growth control. Science 1986; 232: 1093–5

Nelson KA, Walsh D, Sheehan FA. The cancer anorexia-cachexia syndrome. J Clin Oncol 1994; 12: 213–25

Richey ML, Richey HK, Fenske ND. Aging-related skin changes: development and clinical meaning. Geriatrics 1988; 43: 49–64

3. Zell- und Gewebeschäden

Baroldi G. Anatomy and quantification of myocardial cell death. Methods Arch Exp Pathol 1988; 13: 87–113

Blundell JE, Lawton CL, Hill AJ. Mechanisms of appetite control and their abnormalities in obese patients. Horm Res 1993; 39 Suppl: 72–6

Buja LN, Eigenbrodt NL, Eigenbrodt EH. Apoptosis and necrosis. Basic types and mechanisms of cell death. Arch Pathol Lab Med 1993; 117: 1208–14

Cohen JJ. Apoptosis: the physiologic pathway of cell death. Hosp Pract Off Ed 1993; 28: 35–43

Cohen AS, Connors LH. The pathogenesis and biochemistry of amyloidosis. J Pathol 1987; 151: 1–10

Denk H, Zatloukal K, Preisegger KH. Cytoskelett – Funktion und Pathologie: Untersuchungen zur Pathologie des Intermediärfilament-Cytoskeletts der Leberzelle. Verh Dtsch Ges Path 1990; 74: 335–49

Dustin P, Brion JP. Pathology of the cytoskeleton. Ann Pathol 1988; 8: 3–19

Ganote C, Armstrong S. Ischaemia and the myocyte cytoskeleton: review and speculation. Cardiovasc Res 1993; 27: 1387–403

Hein R, et al. Zur Pathophysiologie der Fibrosen. Die progressive systemische Sklerodermie als Modellerkrankung. Hautarzt 1988; 39: 65–71

Henderson VW, Finch CE. The neurobiology of Alzheimer's disease. J Neurosurg 1989; 70: 335–53

Jones JSP. Pathology of the Mesothelium. Berlin, Heidelberg, New York: Springer, 1987

Milewicz DM. Marfan syndrome: defective synthesis, secretion and extracellular matrix formation of fibrillin by cultured dermal fibroblasts. Am Soc Clin Invest 1992; 89: 9–86

Mullan N, Crawford F. Genetic and molecular advances in Alzheimer's disease. Trends Neurosci 1993; 16: 390–403

Walczak H, Krammer PH. Th CD95 (APO1/Fas) and the TRAIT (APO-2L) apoptosis systems. Exp Cell Res 2000; 256: 58–66

Yeowell NN, Pinnell SR. The Ehlers-Danlos syndrome. Semin Dermatol 1993; 12: 229–40

Zimniak P. Dubin-Johnson and Rotor syndrome: molecular basis and pathogenesis. Semin Liver Dis 1993; 13: 248–60

4. Exogene Noxen

Allen JE. Drug-induced photosensitivity. Clin Pharm 1993; 12: 580–7

Bobrow M. Radiation induced disease. Ciba Found Symp 1993; 175: 182–92

Duffy DM. Silicone: a critical review. Adv Dermatol 1990; 93–107

Fajardo LF, Berthrong N. Vascular lesions following radiation. Pathol Ann 1988; 23: 297–330

Fietkau R, et al. Zur Malignominduktion durch Strahlentherapie: eine retrospektive Untersuchung von 454 Tumoren. Strahlenther Onkol 1988; 164: 247–59

Henschler D (Hrsg). Gesundheitsschädliche Arbeitsstoffe. Weinheim: VCH, 1990

Jones DP. New concepts of the molecular pathogenesis arising from hypoxia. Progr Clin Biol Res 1988; 274: 127–44

Mathieu, et al. Poisoning by some insecticides, herbicides and fungicides. Acta Clin Belg Suppl 1990; 13: 75–85

Mehrtens G, Perlebach. Die Berufskrankheitenverordnung BeKV. Ergänzbare Sammlung der Vorschriften, Merkblätter und Materialien. Weinheim: VCH. Stand April 1990

Michalowski A. The pathogenesis of the late side effects of radiotherapy. Clin Radiol 1986; 37: 203–7

Neumayr A, Woschnagg H. Toxische Leberschäden. Med Welt 1989; 40: 272–7

Opie LH. The mechanism of myocyte death in ischaemia. Eur Heart J 1993; 14 Suppl G: 31–3

Salfelder K. Atlas of Fungal Pathology. Current Histopathology. Gresham GA (Ed). Dordrecht, Boston, London: Kluwer, 1990

Salfelder K. Atlas of Parasitic Pathology. Current Histopathology. Gresham GA (Ed). Dordrecht, Boston, London: Kluwer, 1992

Schäfer H. Toxische Organschäden. Versicherungsmedizin 1989; 2: 29–38

5. Immunpathologie

Copper KD. Atopic dermatitis: recent trends in pathogenesis and therapy. J Invest Dermatol 1994; 102: 128–37

Delves PJ, Roitt IM. The immune system. N Engl J Med 2000; 343: 37–49 und 108–17

Gemsa D, Kalden JR, Resch K. Immunologie. Grundlagen – Klinik – Praxis. 4. Aufl. Stuttgart, New York: Thieme, 1997

Janeway CA, Travers P. Immunobiology. The Immune System in Health and Disease. Edinburgh: Churchill Livingstone, 1996

Krammer PH. CD95's deadly mission in the immune system. Nature 2000; 307: 789–95

Mooij P, Drexhage HA. Autoimmune thyroid disease. Clin Lab Med 1993; 13: 683–97

Peter HH. Klinische Immunologie. In: Innere Medizin der Gegenwart. Gerok W, Hartmann F, Schuster HP (Hrsg). Band 9. München, Wien, Baltimore: Urban & Fischer, 1991

Peter HH. Klinische Immunologie. In: Innere Medizin der Gegenwart. Gerok W, Hartmann F, Schuster HP (Hrsg). Band 9. München, Wien, Baltimore: Urban & Fischer, 1991

Roitt IM, Delves PJ. Encyclopedia of Immunology. London, San Diego, New York, Boston, Sydney, Tokyo, Toronto: Harcourt, 1992

Witko-Sarsat V, Rieu P, Descamps-Latscha B, Lesavre P, Halbwachs-Mecarelli L. Neutrophils: molecules, functions and pathophysiological aspects. Lab Invest 2000; 80: 617–53

6. Entzündung

Beal AL, Cerra FB. Multiple organ failure syndrome in the 1990s. Systemic inflammatory response. J Am Med Ass 1994; 271: 226–33

Bone RC. The pathogenesis of sepsis. Ann Intern Med 1991; 115: 457–69

Clark RA. Biology of dermal wound repair. Dermatol Clin 1993; 11: 647–66

Kirsner RS, Eaglstein WH. The wound healing process. Dermatol Clin 1993; 11: 629–40

Ocklitz HW, et al. Infektionskrankungen. In: Handbuch der Inneren Erkrankungen. Brüschke G. Band 5. Stuttgart, New York: Fischer 1983

7. Zellersatz

Boilly B, et al. Cell interactions and regeneration control. Int J Dev Biol 1990; 34: 219–31

Chamuleau RAFM, Bosman DK. Liver regeneration. Hepatogastroenterology 1988; 35: 309–12

Hall SM. Regeneration in the peripheral nervous system. Neuropathol Appl Neurobiol 1989; 15: 513–29

Hermann V. Histogenese, De- und Regeneration sowie Adaptations-, Alters- und Kompensationserscheinungen in der Skelettmuskulatur. Zentralbl Path 1987; 133: 391–411

Kamel CW, DeBrun DP, Dorfmann RF, Warnke RA. Warthin-Finkeldey polykaryocytes demonstrate a T-cell immunotype. Am J Clin Pathol 1992; 97: 179–83

Seckel BR. Enhancement of peripheral nerve regeneration. Muscle Nerve 1990; 13: 765–800

Van Lancker JL. Molecular events in liver regeneration and repair. Curr Top Pathol 1989; 74: 205–54

8. Tumoren

Ambinder RF, Griffin CA. Biology of the lymphomas: cytogenetic, molecular biology, and virology. Curr Opin Oncol 1991; 3: 806–12

DeVita VT, Hellman S, Rosenberg SA. Cancer. Principles and Practice of Oncology. 4th ed. Philadelphia, Toronto: Lippincott, 1993

Igney FH, Behrens CK, Krammer PH. Tumor counterattack – concept and reality. Eur J Immunol 2000; 30: 725–31

Kath R, Schmidt CG. Tumorprogression und Metastasierung. Zentralbl Chir 1990; 115: 785–92

Lennert K. Feller AC. Histopathologie der Non-Hodgkin-Lymphome. 2. Aufl. Berlin, Heidelberg, New York, London, Paris, Tokyo, Hongkong: Springer, 1990

Liotta LA, Stetler-Stevenson WG. Tumor invasion and metastasis: an imbalance of positive and negative regulation. Cancer Res 1991; 51: 18 Suppl: 5054s–9s

Lundberg AS, Hahn WC, Gupta P, Weinberg RA. Genes involved in senescene and immortalization. Curr Opin Cell Biol 2000; 12: 705–9

Mareel MM, van Roy FM, Bracke ME. How and when do tumor cells metastasize. Crit Rev Oncol 1993; 559–94

Masucci MG. Viral immunpathology of human tumors. Curr Opin Immunol 1993; 5: 693–700

Nicolson GL. Molecular mechanisms of cancer metastasis: tumor and host properties and the role of oncogens and suppressor genes. Curr Opin Oncol 1991; 3: 75–92

Nowell PC. Biology of disease. Cancer, chromosomes and genes. Lab Invest 1992; 66: 407–17

Price JE. The biology of cancer metastasis. Prog Clin Biol Res 1990; 354A: 237–55

Rogers AE, Zeisel SH, Groppman J. Diet and carcinogenesis. Carcinogenesis 1993; 14: 2205–17

Ruiter DJ, et al. Angiogenesis in wound healing and tumor metastasis. Behring Inst Mitteil 1993; 258–72

Sanahan D, Weinberg RA. The hallmarks of cancer. Cell 2000; 100: 57–70

Schmähl D, Thomas C, Auer R. Iatrogenic Carcinogenesis. Berlin, Heidelberg, New York: Springer, 1977

Seidman JD, Berman JJ. Premalignant nonepithelial lesions: a biological classification. Mod Pathol 1993; 6: 544–54

Spiessl B, et al. (Hrsg). TNM-Atlas. 2. Aufl. Berlin, Heidelberg, New York, London, Paris, Tokyo, Hongkong: Springer, 1990

Sutton G, Hormonal aspects of endometrial cancer. Curr Opin Obstet Gynecol 1990; 2: 69–73

Thomas C, Windt T, Grom E. Hämatologische und endokrine Formen des paraneoplastischen Syndroms. Stuttgart, New York: Schattauer, 1974

Wagner G (Hrsg). Tumorlokalisationsschlüssel. ICD-O. 2. Aufl. Berlin, Heidelberg, New York, London, Paris, Tokyo, Hongkong, Barcelona, Budapest: Springer, 1991

Wetzler M, et al. CML: mechanisms of disease initiation and progression. Leuk Lymphoma 1993; 11 Suppl 1: 47–50

9. Kreislaufstörungen

Alexander K (Hrsg). Gefäßkrankheiten. In: Innere Medizin der Gegenwart. Gerok W, Hartmann F, Schuster HP (Hrsg). München, Wien, Baltimore: Urban & Fischer, 1994

Begemann H, Rastetter J. Klinische Hämatologie. 4. Aufl. Stuttgart, New York: Thieme, 1993

Dhalla NS, et al. Pathophysiology of cardiac dysfunction in congestive heart failure. Can J Cardiol 1993; 9: 873–87

Fulde GW, Harrison P. Fat embolism – a review. Arch Emerg Med 1991; 11: 217–51

Juhan-Vague I, Collen D. On the role of coagulation and fibrinolysis in atherosclerosis. Ann Epidemiol 1992; 2: 427–38

Noble WH, St-Amand J. Amniotic fluid embolus. Can J Anaesth 1993; 40: 971–80

O'Brien KD, Chait A. The biology of arterial wall in atherogenesis. Med Clin North Am 1994; 78: 41–67

Patterson JH, Adam KF. Pathophysiology of heart failure. Pharmacotherapy 1993; 13: 73–81

Ruilope LM, et al. Are renal hemodynamics a key factor in the development and maintenance of arterial hypertensions in human? Hypertension 1994; 23: 3–9

Wada H, et al. Increased vascular endothelial cell markers in patients with disseminated intravascular coagulation. Am J Hematol 1993; 44: 85–8

13

Sachverzeichnis

A

Abscheidungsthrombus 236, 253
Abstoßung, Transplantat 22, 135
Abszesse 149, 160
–, metastatische 156
Abwehr, humorale 113
–, spezifische 120
Abwehrreaktion, unspezifische 123
Addison-Krankheit 46
Adhäsionsmoleküle 117
Adipositas 40
Adressine 117
    Äthylenimine, kanzerogene 190
    Ätiologie, Definition 1
Agnosien 269
Agonie 9
Agranulozytose 150
AICD = Activation Induced Cell
    Death 53
AIDS = Acquired Immunodeficiency
    Syndrome 129
α-Aktin 14, 16, 25
Aktinomykose 97, 109
Akustikusneurinom 260
Akute-Phase-Reaktion 124, 154
Albinismus 46, 69
Alexie 269
Allergie 131
Altersatrophie 29
Altershaut 36
Alterung (Zellalterung) 166
Alzheimer-Drusen 267
Alzheimer-Krankheit 35, 44, 67, 266
Ames-Test 189
Amine, aromatische 189
–, vasoaktive 146
Amöbiasis 100
Amputationsneurom 171, 177
Amyloid 19, 267
Amyloidablagerungen, lokale 64
Amyloidosen 61

– bei chronischen Erkrankungen 63
–, Darm 61
–, familiäre kardiopathische 63
–, – nephropathische 63
–, neuropathische 63
–, gammopathieassoziierte 63
–, hereditäre 63
–, Herz 63
–, isolierte Tumoren 64
–, Leber 61, 78
–, Milz 61
–, nicht hereditäre systemische 63
–, Niere 22, 23, 61
–, Systematik 62
–, systemische 63
Anämie 244, 247
–, perniziöse 139
Anaphylaxie 131
Anasarka 54
Aneurysma, Formen 249
–, arteriosklerotisches 228
– dissecans 228
– falsum 228
– verum 227
Angina pectoris 220, 229
Anoikis 27
Anthrakose, Lunge 70
–, Pigment 46
–, Pleura 70
Antikörper 11, 114
α$_1$-Antitrypsin-Mangel 60
Aorta, Atherom 66
Aphasie 269
Apoptose 27, 29 48, 52, 74, 182
Appendix, Enterobiasis 111
Apraxien 269
Arachidonsäurederivate 145
ARC = AIDS-related Complex 130
ARDS = Adult Respiratory Distress
    Syndrome 81
Armanni-Ebstein-Zellen 39
Arteriolosklerose 226

Arteriosklerose 226
– Mönckeberg 227
Arthritis, rheumatoide 139, 153, 164
Arthrosis deformans 58
Arthus-Reaktion 133
Asbestose 83, 185
Ascaridiasis 100
Aschoff-Knötchen, rheumatisches
    163
Aspergillose 98
Aspergillus fumigatus 109
Asteroidkörperchen 163, 172
Astrozytom 260
Ataxia teleangiectatica 129
Atherom 66, 226
Atherosklerose 225
ATM-Kinase 54
Atopie 131
Atrophie 29, 30
–, braune 26, 45
–, generalisierte 31
–, Haut 31
–, Herz 29
–, Hirn 30, 32
–, ischämische 31
–, Knochen 30, 37
–, Leber 29
Autoimmunkrankheiten 137
–, paraneoplastische 140
Autophagosomen 45

B

Bakteriämie 155
Bakterien, Tuberkel- 24
Balkenblase 33, 37
Barrett-Karzinom 174
Barrett-Metaplasie 173
Basaliom 223
Basalmembran, Veränderungen 57
Basalzellenkarzinom 223
Bcl-2 20, 53, 54

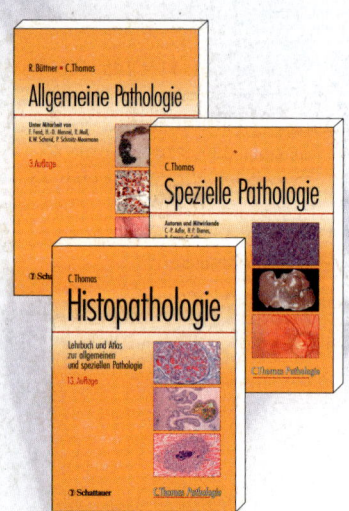
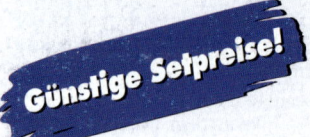
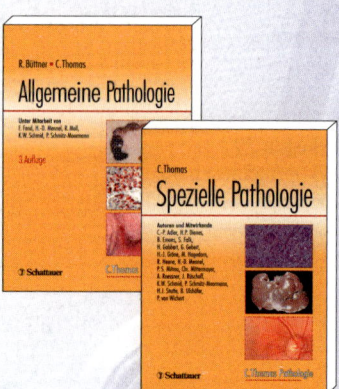